数字化转型时代

精准医学创新研究与产业发展报告

2023年第4册

重大疾病精准防诊治

陆林　毛颖　许迅　主编

清华大学出版社

北京

图书在版编目（CIP）数据

数字化转型时代：精准医学创新研究与产业发展报
告. 2023年. 第4册, 重大疾病精准防诊治 / 陆林, 毛颖,
许迅主编. –– 北京：清华大学出版社，2024. 8.
ISBN 978–7–302–67175–6

Ⅰ. R–12

中国国家版本馆CIP数据核字第2024KF0739号

责任编辑：孙　宇
封面设计：钟　达
责任校对：李建庄
责任印制：沈　露

出版发行：清华大学出版社
　　　　　网　　　址：https://www.tup.com.cn，https://www.wqxuetang.com
　　　　　地　　　址：北京清华大学学研大厦 A 座　　　　　邮　　　编：100084
　　　　　社 总 机：010-83470000　　　　　邮　　　购：010-62786544
　　　　　投稿与读者服务：010-62776969，c-service@tup.tsinghua.edu.cn
　　　　　质量反馈：010-62772015，zhiliang@tup.tsinghua.edu.cn
印 装 者：北京博海升彩色印刷有限公司
经　　　销：全国新华书店
开　　　本：185mm×260mm　　　　　印　　张：22.5　　　　　字　　数：436 千字
版　　　次：2024 年 8 月第 1 版　　　　　印　　次：2024 年 8 月第 1 次印刷
定　　　价：198.00 元

产品编号：108680-01

编委会名单

总　前　言

　　精准医学是建立在人类个体基因、环境及生活方式差异基础上对疾病开展预防的治疗的一个新兴医学领域，涉及多学科融合，面临着基础研究、临床应用、技术开发、产业化、投资等多方面的需求和挑战。在数字化转型的大背景下，我国政府高度重视积极推动精准医学发展，"十三五"期间，启动了国家重点研发计划"精准医学研究"重点专项，取得了多项研究成果，推动精准医学创新研究、成果转化和产业发展，很大程度上满足了人民群众日益增长的医疗卫生服务需求，并在抗击新冠疫情中发挥了重要作用。

　　为了及时了解全球科技、数字经济和精准医学发展具有重大影响的技术突破和未来发展方向，归纳和梳理我国精准医学的进程，为政策制定、学科创新和产业发展提供咨询依据，在国家卫生健康委员会、科技部和中华医学会的指导下，由上海医学创新发展基金会、清华大学医院管理研究院、上海医疗质量研究中心、上海广慈转化医学研究发展基金会和源墨健康研究院等单位发起，组织了由 16 位中国医疗行业权威专家院士领衔、140 位多领域研究人员参与完成了《数字化转型时代：精准医学创新研究与产业发展研究报告》（2022 年版，上、中、下三册）。报告从重大疾病原创研究、重点领域原创研究、前沿科技分析、产业发展分析、研究案例和文献检索六大方面系统展现精准医学前沿技术的发展，系统阐述和研究了精准防诊治的策略。报告发布后引起了强烈反响，收获了认可。

　　在各界朋友的关心和鼓励下，《数字化转型时代：精准医学创新研究与产业发展报告》（2023 年版）得以成功与大家见面。2023 年版报告由 17 个课题组团队共同完成，内容上，在 2022 年报告基础上有更新及延伸，囊括了最新的前沿技术发展及应用、重大疾病精准防诊治，同时，结合我国精准医学研究和产业发展的现状，明确关键发展领域并构建用以支持精准医学可持续发展的生态体系。17 个课题于 2023 年年初立项，6 月召开中期研究进展会，10 月底召开结题会，12 月所有课题提交成果报告，17 个课题组团队历时 10 个月完成了研究任务。2024 年第一季度，出版社完成合稿，总计 17 份研究报告分为 4 个分册：《精准医学体系建设及关键领域发展》《精准医学前沿创新科技发展》《精准医学前沿创新科技应用》及《重大疾病精准防诊治》，从理论探索到应用实践，深入剖析了我国精准医学的发展之路及未来趋势。

2023年第1册《精准医学体系建设及关键领域发展》中包含4个课题内容："医疗服务创新及个体化医疗发展的体系及平台系统建设""医保政策研究""大数据有效挖掘及关键数字技术应用""智慧医院建设"；第2册《前沿创新科技发展》包含5个课题："提高情感与认知障碍诊疗技术的数字化创新""阿尔茨海默病（AD）早筛早诊的研究进展""细胞免疫治疗创新研究与产业发展""影像技术在精准诊断中的应用""基于生物标志物的疾病精准防诊治方案研究"；第3册《前沿创新科技应用》包含3个课题："前沿创新科技在医院的应用场景研究""前沿创新科技在基层健康服务中的应用场景研究""成果转化的生态建设及投融资机遇"；第4册《重大疾病精准防诊治》中包含5个课题："老年眼底病精准防诊治""中国多发性硬化精准诊疗能力提升思路与实践""精神与心理疾病精准防诊治""脑肿瘤的精准防诊治""儿童遗传性疾病精准防诊治"。各分册内容按其内在逻辑编撰成册，内涵丰富，欢迎大家共同学习。

在此，感谢参加课题的领域牵头专家（按姓氏拼音排序）：

陈文祥（国家卫生健康委临床检验中心）

陈晓春（福建医科大学附属协和医院）

董　强（复旦大学附属华山医院）

董家鸿（中国工程院院士　清华大学长庚医院）

代　涛（国家卫生健康委统计信息中心）

葛延风（国务院发展研究中心）

黄　钢（上海医疗质量研究中心）

黄　河（浙江大学医学院附属第一医院）

金春林（上海市卫生和健康发展研究中心）

陆　林（中国科学院院士　北京大学第六医院）

罗小平（华中科技大学同济医学院附属同济医院）

毛　颖（复旦大学附属华山医院）

饶克勤（中国卫生经济学会　清华大学医院管理研究院）

宋瑞霖（中国医药创新促进会）

王　波（上海医学创新发展基金会）

王兴鹏（上海申康医院发展中心）

许　迅（国家眼部疾病临床医学研究中心）

张　勇（源墨健康研究院）

张宗久（清华大学医院管理研究院）

在此，也对各位牵头专家带领的课题组研究成员的辛苦付出表示感谢。

课题研究工作得到了来自产业界合作伙伴的帮助和支持：罗氏集团、渤健生物、先声药业、桑瑞思科技、迪安诊断、昂朴生物。

感谢上海医疗质量研究中心和源墨健康研究院对课题的管理工作并助力课题成果出版！

最后，编委会在本书编撰过程中倾心审校，但可能仍存有疏漏、不正之处，还请读者批评指正。

本书编委会

2024 年 3 月

目　录

第一章　重大疾病防诊治概述

精准医学是指在大样本研究获得疾病分子机制的知识体系基础上，以生物医学数据为依据，综合考虑个人基因特征、生活环境及生活习惯，制订出个体化的预防和治疗方案。精准医学概念的出现适应于人类基因组计划的完成、基因测序技术的快速发展以及生物医学大数据时代的到来，其个性化的特点也是未来医学发展的必然走向。利用贯穿全生命周期的个人健康信息大数据，建立个人健康档案，从而实现精准用药、定向用药和有效用药，使患者能够最大获益，也提高医疗资源有效利用率。

2016 年 1 月，中国科学院启动"中国人群精准医学研究计划"。依据《国家中长期科学和技术发展规划纲要（2006—2020 年）》，"精准医学研究"被列为 2016 年优先启动的重点专项之一，并正式进入实施阶段。

"健康中国"是我国重要的发展战略，发展精准医学，是助力"健康中国"目标实现的重要路径。本书以几种重大疾病为抓手，涉及多发性硬化、眼底病、脑肿瘤、精神与心理疾病及儿童遗传病等，不仅从医生视角，更从研究者和产业的角度进行了全面的剖析。我们意识到自身的优势和劣势，洞察到未来的挑战和机遇，希望借此对国家在部署相关政策、医生在开展临床研究、产业在布局优化等方面，提供有价值的思考和启示。

一、多发性硬化诊治现状及挑战

多发性硬化（multiple sclerosis，MS）是一种慢性炎症性、免疫介导的中枢神经系统脱髓鞘疾病，是最常见的中枢神经系统特发性炎性脱髓鞘疾病之一。青壮年女性好发，起病年龄20～40岁。亚洲人群较欧美人群低发。2018年，MS被列入中国国家卫生健康委员会公布的中国《第一批罕见病目录》。此后，疾病修正治疗药物（disease-modifying therapie，DMT）的审批和纳入国家医保药品目录的速度显著加快，为临床患者提供了更多的治疗选择。MS在中国属罕见病，临床和基础研究起步较晚，评估及治疗方法和标准滞后。规范化评估和规范化治疗仍处于起步建设阶段。由于MS疾病发展轨迹个体差异极大，其治疗强调"个体化"，精准诊疗和综合管理显得尤为重要。目前国际上已有超过20种DMT获批，进阶治疗、早期高效及降阶或停药不同治疗理念仍存在争议。其次，根据中国现有已发表的数据，阐述中国MS在诊断、治疗和患者长期随访治疗现状，并识别出存在的问题，为未来全面推动中国MS的精准诊疗指明方向。在诊断方面，不同层级医院和神经科医生的诊断能力存在较大差异，在具有神经免疫专科的大型综合三甲医院，MS诊断水平与国际持平；然而在一些较小的非专科中心，MS的误诊、漏诊和延误诊断存在较多问题。在治疗方面，目前神经免疫专科中的DMT使用率（70%以上）达到或者超过国际平均水平，而在一些较小的非专科中心，DMT使用率在30%以下。因此，在未来需要全面提高神经科医生MS的精准诊断水平，提高缓解期的标准DMT使用率，建立规范化随访数据平台，完善MS患者的长期精准、规范诊疗。

二、老年致盲性眼底病精准防诊治现状及挑战

随着我国社会老龄化进程的发展，眼部疾病特别是致盲性眼底病对老年患者的视觉和生活质量造成不可忽视的影响，随之而来的治疗费用、康复费用、护理照护成本等给家庭和社会造成巨大的经济负担。本书主要聚焦年龄相关性黄斑变性（age-related macular degeneration，AMD）、糖尿病视网膜病变（diabetic retinopathy，DR）、病理性近视（pathological myopia，PM）三大致盲性眼底病，并阐述这三大致盲性眼底病的流行病学背景、疾病的经济学负担，综述现阶段的基础研究和临床研究概况，特别是人工智能（artificial intelligence，AI）在疾病的防、诊、治方面的应用。我们将进一步依托国家眼部疾病临床医学研究中心等平台，建设老年致盲性眼底病多模式影像平台，并为基于人工智能决策系统的精准防治赋能；直面致盲性眼底病诊治的新挑战，并提供可能的解决方案。

三、中国脑肿瘤的诊疗发展现状及挑战

21世纪，华山医院率先引进了全亚洲第一台高场强术中MRI，并建设了术中MRI手术单元，证实了导航系统能够有效提高神经肿瘤的全切率、降低术后神经功能障碍发生率。天坛医院牵头制定《中国脑胶质瘤分子诊疗指南》，在全国范围内推广脑胶质瘤分子病理和个体化治疗规范化理念，也使中国成为神经外科医生掌握脑胶质瘤分子诊断知识最全面的国家之一。脑肿瘤生物样本库的建设成为推动精准诊疗事业发展的原动力，与此同时，多模态神经导航、清醒麻醉下脑功能区定位、快速术中分子诊断等技术在临床的应用越发普及，使得中国脑胶质瘤患者的平均生存时间达到国际领先水平，获得业内的高度认可。

2021年4月16日国家卫生健康委员会决定以复旦大学附属华山医院为主体，联合

首都医科大学附属天坛医院和宣武医院共同组成国家神经疾病医学中心。多个神经肿瘤成立国家级多学科诊疗联盟，各种自主研发的新型靶向药物不断进入Ⅰ、Ⅱ、Ⅲ期临床试验，产学研结合逐步紧密，围绕神经肿瘤精准诊疗的产业化不断升级。当然，我们也要看到，中国神经肿瘤精准诊疗的整体水平依然落后于国际先进，特别是在创新领域，无论是分子诊断还是药物研发，欧美国家始终处于引领地位，这也让我们意识到要做尝试和突破，不仅要让更多的中国患者获益，还要吸引国外患者来华就医，为建立国际化医疗体系贡献一部分力量。

四、精神与心理疾病的精准防诊治现状及挑战

健康不仅为疾病或羸弱之消除，而系体格、精神与社会之完全健康状态。精神卫生是健康的重要组成部分，没有精神健康就没有健康。良好精神卫生状况指的是精神与心理处于健全和安乐状态。精神的健康状况会影响身体健康和良好的社会适应，而身体健康与社会适应也会影响精神健康。

健康中国2030规划纲要、健康中国行动：心理健康促进行动，强调四块工作，分别是体系建设、心理治疗与精神科诊疗、重症精神障碍管理和大众心理健康服务（健康教育、咨询、心理评估、心理危机干预、心理援助服务等）方面。良好的个体心理健康状态是保障各行各业平稳发展的社会心理基石，只有实现人人心理健康，才能实现社会心理健康，从而推动教育、医疗、经济等产业蓬勃发展，进而实现物质富足与精神饱满、经济增长与社会进步的状态，助力实现国家富强、民族振兴、人民幸福的中华民族伟大复兴的中国梦。

五、儿童遗传相关疾病的精准全周期管理现状及挑战

儿童和成人有较大差异，疾病谱、诊断和治疗都需要关注儿童的特点，因此儿童的疾病诊疗管理涉及精准医疗在儿科的应用。

精准医疗，也称为个性化医疗，是根据每位患者的个体特征定制治疗方案，包括诊断精准、治疗精准、管理精准等。精准医疗在很大程度上依赖于个体疾病的遗传和分子分析。随着生物医学迅速发展，人类遗传密码解读技术的突飞猛进，对人类基因组的探索不断深化对遗传性疾病的认识和对其分子机制的理解，为遗传病的诊断和个体化治疗奠定了坚实的基础。通过了解疾病的特定遗传突变或分子特征，医生可以选择对该个体最有可能有效的治疗方法。

遗传性疾病是由个体遗传组成的异常引起的疾病，这些异常可以由DNA序列的各种变化引起。遗传性疾病包括染色体疾病、单基因变、多基因病、表观遗传异常和线粒体病等。了解遗传性疾病分子机制对正确诊断和治疗至关重要。单基因病和

染色体病是儿童特有的疾病，因此儿童遗传性疾病是精准医疗的重要部分。

儿科精准医疗将精准医疗的原则特别应用于儿科遗传性疾病，重点在于根据儿童独特的遗传、发育和健康需求来定制个体化医疗。

第二章　多发性硬化精准医疗创新与产业发展

第一节　概述

"十三五"期间，为罕见病患者的生命健康权将得到更好保障，国家各部委针对支持罕见病防治与保障工作，加强罕见病研究、诊疗和药品研发供应，完善罕见病医疗保障体系，做了很多顶层设计和实践探索。

一、罕见病政策的顶层设计

2018年，国家卫生健康委员会等五部门联合印发的《第一批罕见病目录》公布，首次明确了罕见病管理范畴，大力促进罕见病事业发展。

2019年，国家卫生健康委员会遴选并建立全国罕见病诊疗协作网、发布《罕见病诊疗指南（2019年版）》，同时开展罕见病病例诊疗信息登记工作的通知，从国家层面组织开发中国罕见病诊疗服务信息系统。

2020年，新修订的药品注册管理办法明确了将具有明显临床价值的防治罕见病的创新药和改良型新药纳入优先审评审批程序，对于临床急需的境外已上市境内未上市的罕见病药品在70日内审结。

2020年发布的《关于深化医疗保障制度改革的意见》明确提出，"以基本医疗保险为主体，医疗救助为托底，补充医疗保险、商业健康保险、慈善捐赠、医疗互助共同发展的医疗保障制度体系"，同时提出要"探索罕见病用药保障机制"。

2023年9月20日，国家卫生健康委员会等6部门联合制定了《第二批罕见病目录》，收录86种罕见病。至此，中国共有207种罕见病被纳入目录。

二、罕见病政策的实践探索

（一）审批加速

国家药监局从2018年至今，共遴选发布了三批临床急需境外新药品种名单，81个药物中一半多是罕见病，其中已有26个罕见病药物通过临床急需境外新药专门通道获批上市。目前《第一批罕见病目录》收录的121种罕见病，已有103种药物在中国上市，涉及47种罕见病。

（二）可及性提高

2018年国家医保局成立以来，通过医保目录准入谈判，已累计将26种罕见病用药纳入医保目录，平均降价超过50%。

（三）地方罕见病用药保障机制探索

部分省市已将部分罕见病纳入单行支付/门诊特殊疾病或慢性疾病，保障患者门诊端享有较高的报销比例；同时在医院之外开辟第二通道"双通道"，即患者可凭医院处方在医保定点药店购药，从而药费不经由医院，直接通过药店与医保基金结算。

（四）公益慈善力量参与

包括官方学术背景的组织如中国罕见病联盟，民间公益慈善组织如北京病痛挑战公益基金会，患者组织如瓷娃娃罕见病关爱中心、蔻德罕见病中心等，一起参与解决罕见病诊疗、用药、保障等问题。

三、MS未满足的需求（早诊、早治）

尽管这些年在政策的设计和实践已经取得了不小的进步，然而罕见病领域的未被满足的需求是巨大的，如诊断、监测、康复、心理支持等。大量患者长期处在难以确诊的彷徨或误诊求医的奔波中。以MS为例，临床表现非常复杂，不少症状会与其他常见病有重叠，因此容易发生误诊或漏诊。延迟诊断或延迟确诊最终造成的诊疗现状，就是治疗率低、治疗达标率更低。

中国MS患者调查报告显示：①发病高峰年龄为20～40岁即青壮年时期；MS临床表现多样，包括：视力下降、复视、肢体感觉障碍、肢体运动障碍、认知障碍、共济失调、膀胱或直肠功能障碍等。②MS确诊周期长，约一半的患者就诊后不能立即确诊；公众对疾病认知度低，一旦确诊，患者的精神负担极大。③标准治疗药物使用率低，亟须树立标准治疗观念、进一步推动标准治疗药物可及性，改善患者预后。④MS严重降低了患者及其家属的生产力，疾病也给他们带来了沉重的负担。

因此，需要兼具科学性与实操落地的评估工具及数据规范化管理系统，全面、综合提升MS临床实践的精准诊疗能力，高质量推进健康中国建设。

第二节　多发性硬化的流行病学及临床特点

一、全球流行病学数据

据Atlas报告估计，2020年，全球MS患者数达280万人，与2013年相比，增加了50万人。然而，在世界上许多地区（包括非洲和南美洲大部分地区），仍未进行过正式研究或者数据不够理想。即便如此，MS患病率仍旧随时间推移而升高，估计在10年间（2005—2015年）MS患者数量增加了19%。这种增加可能是由监测和识别MS的能力增强以及预期寿命延长所致。MS患病率存在明显的纬度梯度，随着与赤道距离的增加，患病率也随之增加。MS诊断和治疗的能力和条件，以及准确估计人群患病率所需的综合健康数据也倾向于类似以上梯度分布。中高患病率地区包括澳大利亚及周边国家、欧洲和北美；而低患病率地区包括南亚、拉丁美洲、非洲和加勒比地区。

大多数MS患者在成年早期首次出现症状，但典型发病年龄在30岁左右，女性的发病率高于男性。但是仍有2%~10%的MS患者在儿童期发病；4%~10%的MS患者在50岁后发病。过去，MS被认为是白人或北欧后裔专属疾病。然而，新证据表明，黑人（居住在美国）的风险可能高于之前预想的风险。基于人群的研究表明，MS生存率随患病时间推移而有所提高，与一般人群的生存率一致。尽管如此，MS患者的平均寿命比一般人群低5~10年。

二、MS的风险因素

MS是一种中枢神经系统（central nervous system，CNS）自身免疫性疾病，以髓鞘损伤以及随后的神经退行性变为特征。MS引起的不良自身免疫反应导致患者出现一系列神经症状，影响运动、感觉、协调和认知功能。MS是年轻人致残的主要原因。目前已确定的MS风险因素多种多样，而且可能产生相互影响。这些风险因素包括遗传因素（约占风险因素的25%）和环境因素（具体包括生活在高纬度地区、感染、吸烟、肥胖、维生素D水平低和暴露于EBV）（图2-2-1）。

（一）感染

鉴于疾病的免疫学性质，传染因子长期以来被认为是MS的假定致病因子。研究人员根据迁移模式推测，儿童期暴露于病原体可能改变MS的发生风险。因此，对以下病原体的研究最为广泛：EBV、麻疹病毒、腮腺炎病毒、风疹病毒、水痘带状疱疹病毒（varicella-herpes zoster virus，VZV）、人类疱疹病毒-6（human herpesvirus-6，HHV-6）和肺炎衣原体。

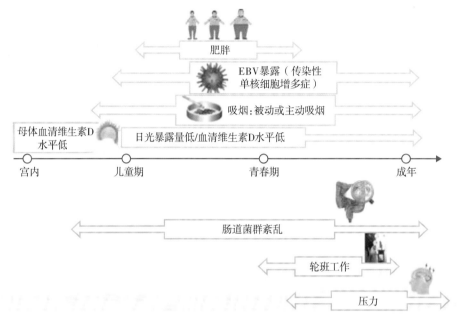

图2-2-1 MS患者整个生命周期中的潜在环境风险因素

关于病毒病原体的研究结果不一，大部分证据表明它们与MS无关。HHV-6是另一种常见的病毒，几乎存在于所有2岁及以下的儿童中。鉴于HHV-6阴性个体稀少以及暴露年龄非常小，实际上不可能进行病例对照研究。相反，HHV-6发挥作用的证据主要来自在尸检的MS病灶中发现了该病毒。由于缺乏时间相关性证据，无法得出HHV-6在MS中起到因果作用的结论。一项研究发现，与无MS的个体相比，处于MS早期阶段的患者对HHV-6的免疫应答增强。

20世纪90年代末，一个研究团队发现MS患者脑脊液中存在肺炎衣原体抗体和DNA，此后人们对与MS风险和与疾病进展相关的细菌兴趣激增。肺炎衣原体被认为在一般人群中相对常见，血清转化通常发生在5～14岁。据估计，在美国成人中，它还可导致10%的社区获得性肺炎以及5%的支气管炎和鼻窦炎病例。

（二）EBV

EBV在全球人群中普遍存在，超过90%的人群暴露于EBV。EBV暴露也始终与MS风险相关。大多数人在幼年期就已经暴露于EBV，通常会导致无症状或轻度流感样疾病。如果个体在青春期或成年期首次暴露于EBV，则表现为传染性单核细胞增多症。抗EBV的高抗体滴度和传染性单核细胞增多症病史均与MS风险增加相关。其中最突出的示例包括来自美国国防部血清库的数据。该血清库收录了约4000万份军人血清样本（每2年采集一次）。这个可以估算MS发病前可能EBV感染的时间（测定是否存在抗体）。MS风险随着抗EBV抗体滴度的升高而增加，抗体水平最高的六分位数人群患MS的风险是水平最低的六分位数人群的36倍。同一批研究人员对首次血清检测时EBV抗体呈阴性的所有受试者进行了随访，发现最终发生MS的10例患者均在其疾病症状发作前检测出了EBV抗体。

2010年的一项荟萃分析总结了既往传染性单核细胞增多症和MS风险之间潜在因果关系的证据，其中包括18项研究，19390例MS患者和16007例对照病例。与无传染性单核细胞增多症病史的患者相比，有传染性单核细胞增多症病史的患者发生MS的风险增加2倍以上。根据对已发表文献（2011年12月之前）进行的荟萃分析，98.3%接受检测的成人MS患者存在EBV抗体，而未知是否患有MS的对照组中93.7%检测到EBV抗体。据报告，儿童MS患者的EBV血清阳性率低于成人MS患者；8.3%的儿童MS患者和34.7%的对照儿童为EBV血清阴性。由此推断EBV感染是MS发生的必要条件。但并非所有人都同意这一观点，EBV仍可能是一种附带现象而非病原体。

（三）疫苗

根据WHO的推荐，法国于1994年启动了对所有中学一年级学生进行乙型肝炎疫苗接种的计划。截至1998年，一系列MS病例报告至法国卫生当局，认为MS与疫苗相关，导致计划暂停。随后，进行了一系列设计良好的研究；2011年，对乙型肝炎和其他疫苗与MS风险的关系进行了荟萃分析。荟萃分析结果显示，无证据表明在接种乙型肝炎、结核病（卡介苗）、流感、麻疹-腮腺炎-风疹（measles mumps rubella，MMR）、脊髓灰质炎或伤寒疫苗后MS风险会发生改变。随后一项基于美国加利福尼亚州进行的研究，比较了780例CNS脱髓鞘综合征（包括MS）新发病例与3885例匹配对照病例，结果也发现乙肝疫苗接种与MS风险之间无相关性。虽然人们对部分疫苗中使用的佐剂和（或）接种后发生MS的个体病例报告表示担忧，但是尚未发现靶向人乳头状瘤病毒（human papilloma virus，HPV）或H1N1甲型流感病毒的其他疫苗与MS风险之间存在任何关系。尽管有人认为接种部分疫苗（如白喉或破伤风疫苗）可对MS具有防护作用，但需要进行重复验证。

（四）日光暴露

纬度和 MS 患病率的生态学研究引起了人们对气候因素的关注。日光暴露可能影响 MS 发病风险。紫外线（ultraviolet，UV）光谱中的特定波长刺激人体皮肤启动 25-羟基维生素 D（25-OH-D）的合成。25-OH-D 和日光直射均具有全身免疫调节作用，这提供了生物学原理。一项在澳大利亚塔斯马尼亚进行的基于人群的病例对照研究，对日光暴露在调节 MS 风险中的潜在作用提供了关键见解。此项研究共调查了 136 例 MS 病例和 272 例社区对照病例既往日光暴露情况。此外，还测量了光化性（皮肤）损伤情况，为累积终生日光暴露量提供了客观指标。6 ～ 15 岁较高的日光暴露量与

MS 风险降低相关；光化性损伤越大，风险越低。随后的几项研究重复并扩展了以上观察结果。有研究证实，暴露时间窗从出生开始一直延伸到成年早期。此外，在不同人种／种族（居住在美国南加州）之间观察到较高日光暴露与较低 MS 风险之间存在一致的相互关系。其他研究还探索了季节效应，并表明居住地区可以影响是否夏季和（或）冬季日光更具有相关性。

（五）血清维生素D

低日光暴露、低血清 25-OH-D 水平和（或）低维生素 D 摄入均与较高的 MS 风险相关。一个研究团队分析了美国国防部血清库中的 257 例在发病前提供了样本的 MS 病例。结果显示，在白人受试者中，较高的血清 25-OH-D 水平与较低的 MS 风险相关。当仅分析 20 岁前测量的血清水平时，则关系略强。在黑人或西班牙裔中未观察到相似的相关性。后来一项在南加州进行的研究观察到相似的人种差异。尽管发现所有人种的日光暴露量均较高，但血清 25-OH-D 水平较高仅与白人 MS 风险较低相关。

在芬兰产妇队列中评估妊娠期间血清 25-OH-D 水平与后代发生 MS 风险的关系。在这项巢式病例对照研究中，176 例 MS 病例与 326 例对照病例在出生地区、母亲血清样本采集日期和母婴出生日期上均进行了匹配。妊娠 25-OH-D 缺乏与后代 MS 风险几乎增加 2 倍有关。

一项荟萃分析试图回答血清 25-OH-D 水平与 MS 风险的相关性问题。然而，在纳入的 11 项研究中（包括 1007 例 MS 病例和 829 例对照病例），大多数研究在患者发病后数年检查了其血清水平。观察结果显示，MS 病例中血清维生素 D 水平低于对照组可能是 MS 的结果，与 MS 发病无关。

美国护士健康研究纳入了两个前瞻性随访的女护士队列，总计超过 238000 名受试者，每 4 年完成一次饮食相关问卷。截至 2000 年，173 名女性发生了 MS，与对照组相比，维生素 D 总摄入量（来源于食物或补充剂）高（相对于最低）的女性发生 MS 的风险降低。当仅评估补充摄入而非食物来源的维生素 D 时，这种相关性仍然显著。随后在美国护士健康研究队列中进行的一项研究报告称，妊娠期间膳食维生素 D 摄入量高（主要来源于牛奶）的女性后代患 MS 的风险降低。每天饮用 2 ~ 3 杯牛奶（与每月饮用＜ 3 杯相比）的妊娠女性相比，MS 风险较低。

（六）吸烟

吸烟是全球可预防的死亡主要原因。虽然全球吸烟者数量正在减少，但在发展中国家的部分地区，烟草使用正在增加。吸烟与类风湿性关节炎、系统性红斑狼疮和MS风险增加有关。研究认为吸烟主要通过其炎症特性引发免疫应答。荟萃分析和随后发表的原始观察性研究结果，以及这种关系的生物学合理性，为吸烟对MS风险产生的影响提供了有力证据。

一项荟萃分析整理了 1960 年至 2010 年 5 月发表的研究。结果显示，基于 3052 例 MS 病例和 457619 例对照病例，吸烟者发生 MS 的风险高 50%。随后的研究发现，被动吸烟人群的 MS 风险更高。在法国、美国和加拿大，父母在家吸烟与儿童期 MS 发病率增加相关。瑞典的一项关联研究发现，母亲在妊娠期间吸烟（数据在妊娠期间采集）与后代发生 MS 风险之间无相关性，表明烟草暴露的"风险"期发生在孩子出生后。

（七）膳食宏量和微量营养素、酒精和咖啡因摄入

虽然膳食可能在许多慢性疾病的风险中发挥作用，但客观测量尤其具有挑战性。此外，值得注意的是，评估特定饮食成分是否影响疾病风险的能力，取决于正在研究的更广泛（一般）人群摄入该饮食成分的频率。如果评估人群摄入低至中等量的食物或饮料（例如，多脂鱼或酒精或咖啡 / 咖啡因），则不太可能发现与所关注疾病（MS）之间的关系，即使这种关系存在。

与饮食和 MS 风险相关的部分最佳可用证据来自美国护士健康研究。最早的一项研究观察了膳食脂肪摄入情况并得出结论，没有证据支持总脂肪摄入量或特定类型的脂肪摄入量与 MS 风险相关。20 年后，研究更详细地评估了 MS 与脂肪摄入量的关系，重点关注多不饱和脂肪酸（polyunsaturated fatty acid，PUFA）。较高的 PUFA 摄入量与较低的 MS 风险相关，基于植物的 α- 亚麻酸的作用最显著；而在主要源于海洋的 PUFA（长链脂肪酸二十碳五烯酸和二十二碳六烯酸）中，未发现与 MS 风险之间存在显著关系。此外，对护士健康研究队列进行的其他研究得出结论，膳食摄入盐、类胡萝卜素、维生素 C 和维生素 E 未改变 MS 风险。虽然这些来自美国女性的研究结果非常有价值，但在其他环境和人群中，仍有很大的空间来评估饮食对 MS 风险产生的潜在作用。此外，由于膳食的单个成分可能不会单独发挥作用，因此评估总体摄食量和饮食模式对 MS 风险的作用可能更有价值。

尚不清楚饮酒是否会改变MS风险。根据前瞻性护士健康研究队列，未发现相关性。而一项瑞典回顾性研究报告称，在MS发病前1年内大量饮酒可降低MS风险。但MS可引起膀胱和步态（行走）问题，这些问题在MS发病前5年内很明显，两者都可能限制过度饮酒的能力或欲望。尽管如此，瑞典研究作者还指出，大多数护士健康研究受试者是低至中度饮酒者，因此，如果MS风险与较高摄入量有关，这种关系也可能会被忽略。一项英国的研究采用了一种不同的方法，即通过访问医院记录来区分MS患者与因滥用酒精入院的患者。研究发现，酒精滥用与MS风险增加相关，尤其是在男性中。因此，需要进行长期前瞻性队列研究来阐明酒精摄入与MS风险之间的潜在关系。

与酒精一样，针对咖啡/咖啡因与MS风险进行的相关性研究，在不同研究人群中

产生了不一致的证据。根据一项使用美国护士健康研究数据进行的前瞻性研究，咖啡因消费者（咖啡、茶或可乐）发生MS的风险没有改变。随后，一项基于美国和瑞典的病例对照研究表明大量饮用咖啡的消费者发生MS的风险降低。在大量饮用咖啡的消费者（每日＞900 mL）中，观察到较低的MS风险。但是该研究是基于回顾性自我报告数据，这容易受到回忆和错误分类偏倚的影响。饮用咖啡可能与其他健康和生活方式相关因素相关，这些因素也可能与MS的存在相关，如偏头痛。

（八）肥胖

在全球范围内，自1975年以来，肥胖的发生率增加了两倍，这种趋势产生了多方面的健康和社会后果。肥胖可促使许多免疫介导的疾病发生和进展，包括1型糖尿病、类风湿性关节炎，也可能导致MS。脂肪组织被认为参与了可调节免疫应答的化学信号传导。

2009年发表的一项利用美国护士健康研究数据进行的分析，首次证明了肥胖和MS风险之间存在令人信服的关系。成年早期报告体型较大的女性后期发生MS的风险显著增加。这些女性在其18岁时测得BMI≥30 kg/m^{2}与MS风险增加相关。瑞典、挪威和意大利研究也证实了这些研究结果。一项儿童MS研究发现，肥胖女孩的MS风险增加，但男孩未增加；从儿童期一直到成年早期，肥胖会增加MS风险。

（九）压力

长期以来，心理压力被认为是慢性疾病发作的潜在因素，这可能与慢性压力导致的炎症反应增强有关。一项系统性综述总结了已发表的压力与MS风险相关的证据（1980年至2010年11月）。虽然纳入的5项研究指出生活压力事件发生后MS风险增加，但由于评估压力的方法各不相同，无法得出确切结论。随后的一项美国护士健康研究发现，女性压力与MS风险之间没有关系。评估的压力包括工作和家庭相关压力（在MS发病前进行前瞻性提问），以及儿童期和青春期的身体变化情况（在MS确诊后进行回顾性提问）。

（十）职业暴露

职业暴露于有机溶剂（如油漆、清漆、黏合剂和清洁剂）较为常见。这些有机溶剂还用于生产染料、聚合物、塑料、纺织品、印刷油墨、农产品和药品。两项荟萃分析均证实，暴露于有机溶剂与MS风险增加相关。最近的一项研究汇总了15篇文献（1994—2012年）的数据，结果显示暴露于有机溶剂的工作人员发生MS的概率是未暴露者的1.5倍。

越来越多的证据表明轮班工作可能会增加患慢性疾病的风险。目前尚不清楚潜在的作用机制，但据推测，免疫失调与不良健康行为（夜班工作相关）发生率较高之间存在间接影响。轮班工作也可能只是不良健康的标志，而不是导致MS的直接原因。轮班工作者更可能具有较低的社会经济地位和持续不良行为，如吸烟。尽管如此，一项来自瑞典的基于人群的病例对照研究，要求参与者回忆他们的工作时间，随后发现既往轮班工作与MS风险增加相关。如果在20岁之前从事轮班工作，则MS的发生概率略高。

（十一）MS发病的暴露时间和基因-环境相互作用

环境暴露的时间可能在随后触发MS发病方面发挥作用（图2-1）。虽然儿童期和青少年早期似乎代表了关键的"风险"期，但有证据表明，风险因素也可能在子宫内发挥作用并持续至成年期。产前风险期建议包括，报告母亲孕前肥胖、妊娠期间低维生素D（或低牛奶）摄入量和父亲年龄可能较大之间存在相关性。以上均与MS风险增加相关。虽然出生月份或季节与MS风险相关（春季出生与MS风险较高相关，秋季出生风险较低），但这些分析存在诸多挑战，包括在基础一般人群中考虑出生的季节性影响，因此这些观察结果并不确定。

最有力的证据表明，儿童期和青少年期的暴露量对MS的最终发展至关重要。研究显示，较低的血清25-OH-D水平、较低的日光暴露量和较高的BMI均在此期间发挥作用。根据报告，"风险"期可能一直持续至成年早期，这些风险包括吸烟、压力、轮班工作、血清维生素D水平低和生活在低紫外线辐射且日光暴露量低的地区。

通过综合考量环境暴露信息和MS遗传风险因素，已确定那些可能协同增加MS风险的关键因素。目前已经研究了人类白细胞抗原（human leukocyte antigen，HLA）基因、EBV、吸烟和（或）有机溶剂之间的相互作用。在瑞典，HLA-DRB1*15阳性和HLA-A*02阴性且曾暴露于EBV的个体患MS的概率是未携带这些因子的个体的16倍。另一项瑞典研究报告称，HLADRB1*15阳性和HLA-a*02阴性吸烟者的MS风险是不携带这些风险因素的人群的13倍。在第三项研究中，研究人员汇总了来自澳大利亚、美国和瑞典3项病例对照研究的结果，发现吸烟者中抗EBV的抗体水平显著更高，但未观察到HLA状态发生改变，这表明HLA-DRB1*15的MS风险与吸烟无关。

（十二）小结

目前在研究MS流行病学和MS风险因素方面仍然存在许多挑战。随着时间的推移，普通公众和临床医生对MS的认识都在不断增加，MS的诊断标准也随之改善。此外，由于获得医疗服务和接受MS专科神经科医生治疗的条件和能力可能不同，因此总结几十年或不同地区之间的信息可能具有挑战性。此外，尚不清楚任何个体MS发病的确切时间。事实上，最近的研究表明，疾病过程甚至身体、认知和其他健康行为改变可能在MS临床确诊之前很多年就已经开始，因此确定MS的时间性可能仍然具有挑战性。而且有时难以区分MS风险因素与行为/生活方式改变，因为在尚未确诊的个体中疾病过程已经开始。

近年来对MS前驱症状的深入了解，有助于在寻找触发MS因素时缩小病因相关的范围。更好地了解MS前驱症状也可能有助于在未来更及时地识别MS。在发病前前瞻性地对其他方面均健康的大型人群队列进行随访，是一种最佳的研究设计（类似于美国护士健康研究）。但是，这些研究的成本也非常高，而且想要顺利开展研究以减少后续失访也具有挑战性。

确定MS的致病因素可为疾病机制提供有价值的见解，并可能用于制定预防策略。然而，基于目前的证据，完全预防MS是不可能的。例如，据估计，通过消除EBV，可预防90%的MS病例。然而，由于目前没有合适的疫苗可用，并且在消除与人类共同进化数千年的常见病毒时可能产生的不良后遗症上存在不确定性，这种方法目前不可行。基因-环境研究报告了MS风险相对较高的比值比；然而，从公共卫生的角度来看，基因检测无用或不适用。因为约1/3的北美或欧洲人群可能携带与MS相关的HLA"风险基因"。对于被认为面临MS"风险"的患者（尽管后者的最佳剂量尚未阐明），可建议减少吸烟和控制青少年肥胖，并安全地"优化"日光暴露量和（或）维生素D摄入量。

尽管各界付出了最大的努力，但关于MS的病因仍有许多未知之处。部分新的研究方向包括研究肠道微生物群以及肠-脑轴在MS风险中的作用。其他潜在的可变因素，如膳食和运动，也可能起到一定作用，但目前尚不清楚。目前已经确定了基因和环境因素之间存在特定相互作用，表观遗传学领域研究也可能有助于进一步阐明MS发病的途径。鉴于MS研究需要大规模人群，必须借助于国际合作、大量的研究和战略投资，才能揭示MS的病因。

三、临床表现及分型

MS的临床表现在发病年龄、残疾恶化率和临床症状方面可因不同患者的具体情况而产生巨大差异。虽然已经对MS表型进行了描述，并随着时间的推移对其进行细化，但即使在疾病的亚型中，表现也可能具有相当的异质性。MS残疾历来使用扩展残疾状态量表（expanded disability status scale，EDSS）进行追踪，根据7个功能系统和步行能力为患者评分，评分范围为0～10分。在EDSS评分中，0分表示无残疾，6.0分表示需要单侧助行器，9.0分表示患者因MS而卧床（图2-2-2）。

MS病程定义仍在不断发展，与诊断标准相似，会定期进行更新。2014年Lublin-Reingold MS表型分类描述对MS表型展开讨论。MS患者被分为复发缓解型MS（relapsing-remitting multiple sclerosis，RRMS）、继发进展型MS（secondary progressive multiple sclerosis，SPMS）、原发进展型MS（primary progressive multiple sclerosis，PPMS）（图2-2-3）。如果MRI显示钆增强或新发T2病灶或出现临床复

发，则可将三种表型中的每一种进一步确定为存在疾病活动。此外，根据是否产生了独立于复发的明显临床进展，可进一步确认进展型MS的表型。

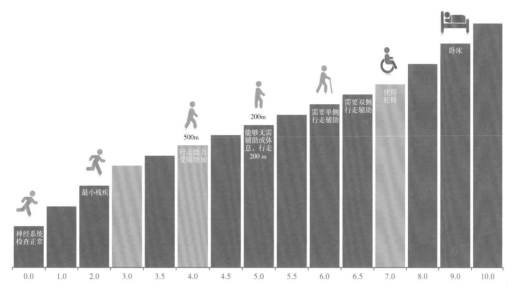

图 2-2-2　扩展残疾状态量表

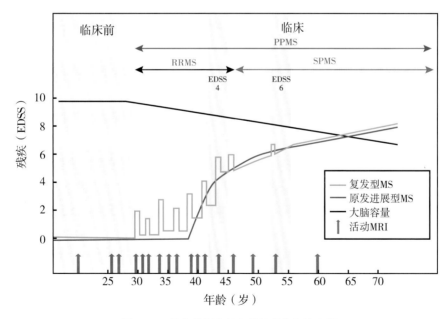

图 2-2-3　按年龄划分的多发性硬化自然病程

　　MS表型也许是患者一生中会经历或可能经历的连续阶段。出现明显的MS症状前，未知数量的患者存在确切提示MS的MRI证据。MS实际"开始"的时间依旧难以确定。基于临床试验中首次典型的MS临床复发时（定义为临床孤立综合征）通过患者脑部MRI扫描所见的平均病变数量，大部分最终诊断为MS的患者很可能会在首次明确的临床事件前经历非明显症状的前驱症状。除无症状MRI病变外，前驱症状可能包括活动水平降低、认知功能减退、脑容量损失、亚临床运动障碍、神经丝轻链水平升高和医疗服务使用增加。使用更新的诊断标准，根据适当的MRI和（或）脑脊液（cerebrospinal fluid，CSF）异常结果，许多患者在首次脱髓鞘发作后被诊断为RRMS。RRMS临床发作后10~15年，许多MS患者将开始表现出症状缓慢进展的体征，伴或不伴叠加复发，这种情况被称为SPMS。其他患者表现为MS缓慢进展，无既往临床复发，定义为PPMS，疾病进展开始的时间通常与SPMS相似。最终，随着年龄增长，许多患者将不再复发，以及不再出现显著的MRI扫描变化，部分患者在残疾程度继续加深，而其他患者则趋于稳定。

（一）临床和影像学孤立综合征

CNS脱髓鞘疾病谱，包括临床孤立综合征（clinically isolated syndrome，CIS）和影像学孤立综合征（radiologically isolated syndrome，RIS），其不同表型和表现具有临床医生应了解的异质性临床和预后特征。当患者具有MS的典型MRI表现，但无任何临床症状时，则称为患有RIS。当患者因其他疾病（如头痛）接受MRI检查时，通常会发现此类偶发结果。鉴于无临床症状，不可将RIS患者视为患有MS。然而，RIS患者可转变为复发缓解型MS或原发进展型MS。

CIS是指单个脱髓鞘事件（如视神经炎或部分脊髓炎），通常是MS的最早临床表现。部分患者在出现CIS时即符合MS诊断标准。重要的是，要认识到诊断标准随着时间的推移而不断更新。与较早期的CIS队列相比，标准的改变使新的CIS队列的疾病负担更少。根据2017年版McDonald诊断标准，如果MRI显示患者同时存在MS特有的增强和非增强病变，符合时间和空间多发性标准，或者符合空间多发性标准，并且存在CSF特异性寡克隆区带（oligoclonal band，OB），则可以在患者出现CIS时被诊断为患有MS。在出现CIS但不符合MS诊断标准的患者中，某些特征与未来发生MS的风险较高相关，因此需要对这些患者进行更密切的临床和影像学监测（表2-2-1）。值得注意的是，诊断标准的改变导致更多的CIS患者符合MS标准，因此根据旧版标准对CIS队列进行的研究可能高估了根据2017年版McDonald诊断标准确认的CIS患者转化为MS的风险。然而，从实用的角度来看，使用旧版或新版诊断标准的CIS研究仍然是评估转化风险的最佳方式。

表 2-2-1　从影像学和临床孤立综合征转变为多发性硬化的预测因素

预测因素	影像学孤立综合征	临床孤立综合征
人口统计学特征	年龄较小 男性（可能）	年龄较小 非白种人

预测因素	影像学孤立综合征	临床孤立综合征
临床特征	不适用	脊髓炎或脑干表现
影像学特征	MRI显示钆增强病变累及后颅窝脊髓病变	大脑MRI异常
辅助检测	视觉诱发电位异常	脑脊液异常（寡克隆区带阳性或鞘内免疫球蛋白G合成增加）

（二）RRMS和SPMS

RRMS是最常见的MS表型，以反复发作缓解为临床特征。发病初期约占MS病例的85%。在RRMS阶段，患者将出现数量不等的新发急性复发；视神经、大脑和脊椎新发MRI病变；以及与这些急性事件相关的不同程度的恢复或残疾。随着年龄增长，新的复发和MRI病变显著减少。RRMS患者表现为复发伴随着脱髓鞘，但会有不同程度的恢复。RRMS发病的中位年龄为29岁。某些患者可表现为高度侵袭性病程，其特征为尽管接受了DMT，但仍频繁复发。一般而言，复发频率会随时间推移而降低，估计疾病每持续5年，复发就会减少17%。

SPMS的发病初期为RRMS，经过数年至数十年的时间有75%～85%的RRMS患者会出现持续进展，临床发作次数虽然减少，但神经功能残疾却逐渐加重。许多MS患者将开始表现出症状缓慢进展的体征，伴或不伴复发。在SPMS患者中，大多数复发发生在进展型疾病发病后的5年内（91.6%）和（或）患者55岁前（95.2%）。几项关于MS自然病程的大型研究已就RRMS和后续的SPMS发展进行广泛报告。这些研究在地理位置、背景、与DMT可用性相关的时间和患者人群方面存在差异，提供了关于至特定残疾里程碑的时间、至转化为SPMS的时间和MS自然病程其他要素的各种估计结果（表2-2-2）。

表 2-2-2　复发型 MS、原发进展型 MS 和未成年型 MS 的自然病程

病程	复发型 MS	原发进展型 MS	未成年型 MS
中位年龄（岁）			
出现症状	28～30	35～42	15
出现疾病进展	38～49	35～42	41
达到EDSS评分4分	44～46	40～44	34～40
达到EDSS评分6分	50～56	48～58	42～45
从症状出现至以下事件的时间（年）			
出现疾病进展（SPMS）	18.9～20	不适用	28
达到EDSS评分6分	15～23	3～14年	28～31

（三）PPMS

MS患者从发病开始可表现出神经系统症状的逐渐累积，这被称为PPMS。PPMS

起病隐袭，无明显的临床发作，表现为逐渐进展的神经功能残疾。10%～15%患者属此型。通常，PPMS患者具有更多的神经退行性表现，但可能存在叠加复发或炎性MRI活动。据估计，3%～39%的PPMS患者出现过叠加复发。一项针对RIS患者的5年随访研究估计，约3%的患者转化为PPMS，这表明在临床发作前患者已经出现炎症活动。关于MS自然病程的大型研究也提供了关于PPMS的信息，但每个队列中PPMS患者的比例相对较低。PPMS发病的中位年龄为40岁。

（四）暴发型多发性硬化

患者可能出现暴发性或侵袭性疾病，需要高效药物快速控制炎症性疾病活动。拟定的侵袭性MS（fulminant onset MS）标准建议，RRMS患者应存在以下一种或多种情况：5年内EDSS评分达到4分；过去一年内至少复发2次且未完全缓解；2次以上的MRI显示出现新发或扩大T2病灶或钆增强病变（尽管已接受治疗）；且1年内接受1次或多次DMT均无应答。对于这些疾病较为严重的患者，通常需要接受强效免疫抑制作为一线治疗。Balo同心圆性硬化、马尔堡（Marburg）变异型MS、肿胀性MS和急性播散性脑脊髓炎（acute disseminated encephalomyelitis，ADEM）样MS表现等通常被纳入暴发型MS的类别。

（五）良性多发性硬化

鉴于MS临床表现的异质性，出现了"良性MS"（benign MS）的概念，即随着时间的推移，患者出现复发相对较少，且残疾累积缓慢或无残疾累积。尽管已知MS的某些良性预后因素，但仍无法识别发病时病程为良性的患者。如果个体患者未接受DMT，也难以从实际自然病程中辨别其接受DMT的临床病程。此外，MS病程较轻的患者即使在无身体残疾的情况下也可能会出现致残性认知障碍。因此，只有事后才能对"良性MS"做出诊断。

（六）未成年型多发性硬化

未成年型MS（pediatric-onset MS，POMS）是指在18岁之前（通常在儿童期和青少年早期）发生首次临床事件的MS患者，约占MS成人患者的10%。据估计，POMS的中位发病年龄为15岁。尽管POMS患者通常表现出与成人MS患者相似的综合征，但共济失调、脑病、惊厥发作和脑干综合征在10岁以下的儿童中更常见。研究估计，6%～18%的ADEM患者依然符合MS诊断标准。绝大多数POMS患者的病程为复发缓解，且复发倾向于恢复良好，但病程早期复发率相对较高。

就POMS患者的长期预后而言，从疾病发作至SPMS的中位时间为28年，转化时的中位年龄为41岁。尽管POMS患者从发病到SPMS转化的时间更长（估计值范围为28～32年，而成年型MS患者则为20年）。POMS患者SPMS发病的中位年龄为41.4岁，比成年型MS患者年轻约5岁。同样，与成年型MS患者相比，POMS患者达到残疾里程碑的时间更长，但达到这些里程碑时的中位年龄更小。达到EDSS 4分时的年龄范围为34~40岁（疾病持续时间为20~24年）；达到EDSS 6分时的年龄范围为42~45岁（疾病持续时间为28~31年）。对于POMS患者，另一个重要考虑因素是早期认知障碍和重度疲劳，由此会导致生活质量下降。

四、多发性硬化的预后因素

通过各种研究以及随着时间的推移，一些临床和其他特征预示着MS很明显将产生不同的预后。然而，预测个体患者的MS预后仍然很困难。MS的不良预后因素总结如图2-2-4所示。

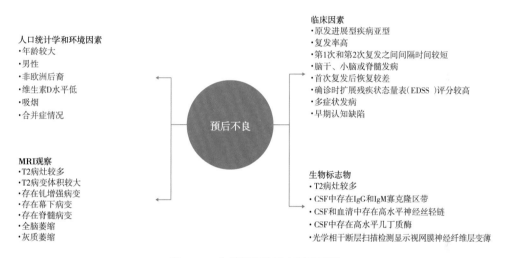

临床因素
· 原发进展型疾病亚型
· 复发率高
· 第1次和第2次复发之间间隔时间较短
· 脑干、小脑或脊髓发病
· 首次复发后恢复较差
· 确诊时扩展残疾状态量表（EDSS）评分较高
· 多症状发病
· 早期认知缺陷

人口统计学和环境因素
· 年龄较大
· 男性
· 非欧洲后裔
· 维生素D水平低
· 吸烟
· 合并症情况

预后不良

MRI观察
· T2病灶较多
· T2病变体积较大
· 存在钆增强病变
· 存在幕下病变
· 存在脊髓病变
· 全脑萎缩
· 灰质萎缩

生物标志物
· T2病灶较多
· CSF中存在IgG和IgM寡克隆区带
· CSF和血清中存在高水平神经丝轻链
· CSF中存在高水平几丁质酶
· 光学相干断层扫描检测显示视网膜神经纤维层变薄

图 2-2-4 多发性硬化不良预后因素

（一）年龄

MS患者发病时年龄越小，达到残疾里程碑时间的预后越好。一项包含1023例MS患者的大型队列研究显示，RRMS发病年龄越大，达到残疾里程碑的风险越高，但与疾病持续时间和复发率无关。该观察结果被认为是由SPMS转化风险增加引起的，在达到残疾里程碑方面预示着预后不良。欧洲MS研究数据库（$n=957$）也表明，出现PPMS的风险随年龄增长而增加。该研究还显示，随着发病年龄的增加，发病与SPMS转化之间的复发次数，以及至SPMS转化的中位时间均减少。这些观察结果均反映出进展型MS发病具有年龄依赖性。具体来说，RRMS发病时年龄较大相当于达到进展型MS发病中位年龄的年数较少。

（二）性别

MS男性患者的预后往往比女性患者更差，表现为从最初的RRMS病程至达到残疾里程碑和转化为SPMS的时间更短。根据Lyon MS队列研究，女性达到EDSS评分为

4分、6分和7分的每个残疾里程碑的时间显著更长。女性达到EDSS评分为4分、6分和7分的中位时间分别为9.6年、23.1年和30.4年。相比之下，男性达到这些残疾里程碑的中位时间分别为7.2年、17.2年和25.1年。值得注意的是，与女性相比，男性RRMS发病时平均年龄较大，这在一定程度上能解释出现该差异的原因。

（三）人种

人种是MS患者的另一个预后因素。尽管MS在非高加索人种中不太常见，但研究表明MS在非裔美国人中更具侵袭性。非裔美国人MS患者更易在就诊时出现多灶性体征和症状或横贯性脊髓炎。与白人患者相比，非裔美国人MS患者发生残疾的风险更高，即使调整其他基线特征和接受DMT后依然如此；该观察结果部分归因于在非裔美国人患者中观察到的发病年龄更大。对CIS队列进行的观察性研究发现，非白种人的患者更有可能在1年内发生第二次脱髓鞘事件。然而，少数民族在MS临床研究中的代表名额不足以及其他社会经济障碍均可能限制了对非白人MS患者治疗应答和MS自然病程的理解。

（四）影像学特征

某些影像学特征也可用于确定MS患者的预后。根据一项在30例患者中进行的为期13年的纵向研究，在病程早期T2病灶负荷较高的患者往往预后更差。基线T2病灶体积与13年后标准化全脑体积相关。这些结果也在一项对CIS患者进行的研究中得到证实，其中5年时MRI T2病灶体积和随访前5年病变体积增加均与随访14年时的中位EDSS评分相关。病程早期新发T2病灶的累积也与长期影像学和临床结局相关。根据一项在30例患者中进行的为期13年的纵向研究，前2年内T2病灶增加与标准化全脑体积、多发性硬化功能复合（multiple sclerosis functional composite，MFSC）评分和末次随访时节奏听觉连续加法测试（the paced auditory serial addition test，PASAT）相关。

基线 MRI 和随访时出现多发性钆增强病灶也预示着不良预后。根据一项对 307 例患者进行的研究，就诊后前 6 个月内的钆增强病灶平均数量与诊断后第一年内的复发率相关。此外，前 6 个月内的钆增强病灶平均数量对 2 年后 EDSS 评分变化的预测作用较弱。其他影像学标志物也被认为可提示长期预后。在轴突损伤方面，已表明 T1 低信号（MRI 中也称为"黑洞"）可预测残疾将随时间的推移而逐步恶化。一些 MS 患者可能在早期因脑萎缩导致神经退行性变，脑室扩大率提示脑部中央萎缩，也预示了随访 5.5 年时 MS 患者的残疾恶化情况。存在幕下病灶患者的预后则更差。

（五）临床特征

MS临床表现也会影响MS的自然病程和预后。与PPMS患者相比，RRMS患者达到残疾里程碑的时间更长，RRMS患者达到EDSS 6分的中位时间估计值为23.1年，

PPMS患者则为7.1年。研究证实，不管PPMS或SPMS患者是否出现复发，均不会影响达到残疾里程碑的时间。然而，有研究发现，在纳入PPMS和SPMS患者的队列中，叠加复发确实导致达到EDSS 6分的时间缩短。另一项研究表明，在PPMS和叠加复发患者中，通过DMT治疗炎性疾病活动（从而预防复发）与确认残疾恶化的可能性较低相关。

MS的初始临床表现也被认为会影响达到残疾里程碑的时间。根据Lyon MS队列研究，出现孤立性视神经炎的患者达到残疾里程碑的时间更长，达到EDSS 4分的中位时间为14.1年，而脑干或长束功能障碍患者分别为10.5年和6.0年。研究发现，具有多灶性表现的患者预后较差。MS复发的严重程度也是预后的指标，因为重度复发患者发生后续重度事件的风险更高。复发意味着导致更多短期而非长期残疾，但确实可能加速转化为SPMS。虽然大多数RRMS早期复发频繁的患者已经转化为SPMS，但是仍然有一些患者未转化为SPMS。总体而言，频繁的早期复发预示着MS病程更具侵袭性。

早期复发恢复以及复发率也是MS的重要预后指标。特别是早期复发后恢复不佳的患者，具有在较短时间内转化为SPMS的显著风险。临床复发在任何MS表型中均会发生。复发将导致EDSS评分恶化0.24～0.57分，该评分在大多数患者中至少在一定程度上是保持不变的。与未完全恢复的患者相比，早期复发后完全恢复的患者达到残疾里程碑的时间间隔更长。在第一次和第二次脱髓鞘事件之间间隔更长的患者中，达到残疾里程碑的时间也相应地增加。首次复发后恢复不佳预示着后续复发恢复也不容乐观。

（六）遗传学

尽管已经确定了几种具有MS风险的基因，MS的病因仍然是多方面的，包括遗传易感性和环境成分。全基因组关联研究已经确定了参与赋予某些MS特征、具有广泛细胞功能的基因。由于其对病程的预测价值未知以及成本较高，这些基因检测通常不用于临床实践。MS自然病程研究对MS患者的一级、二级或三级患有MS的亲属进行了随访。尽管有MS家族史的患者MS发病年龄较小，但与无MS亲属的患者相比，达到残疾里程碑的时间无差异。

（七）DMT对MS自然病程的影响

目前国际上已有超过20种药物获批用于MS的治疗。这些具有不同作用机制和特性的DMT对MS临床病程产生了积极影响。多项研究表明，与进入DMT时代前的患者相比，接受DMT的患者转化为SPMS的风险显著降低并延迟转化（图2-2-5）。使用DMT可延迟达到残疾的时间。有证据表明DMT可使MS转化为SPMS的时间延迟4～9年。接受DMT的患者达到EDSS 6.0分的时间延迟了2～11年。

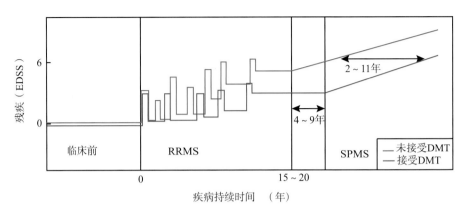

图 2-2-5　疾病修正治疗对多发性硬化自然病程的影响

一项研究调查了新斯科舍进入 DMT 时代前后，所有 MS 表型的总体残疾恶化情况。在 DMT 可用之前，RRMS、SPMS 和复发型（RRMS 和 SPMS 合并）MS 患者的年 EDSS 评分分别增加 0.1、0.31 和 0.16。该研究得出结论，在 RRMS、SPMS 和复发型 MS 组中首次应用 DMT 时，实现的 EDSS 评分停止增加具有统计学意义，相对治疗效果估计值为 112%、21% 和 105%。

尽管开始 DMT 治疗后总体 MS 预后有所改善，但 MS 管理仍存在几个问题。① 理想的 MS 总体治疗策略尚不清楚；两大考虑因素包括剂量递增与尽早使用高效药物治疗。剂量递增是 MS 的经典治疗模式，一般是指首先使用更安全但通常疗效较差的 DMT。② 患者转为接受可突破疾病活动、更强效但可能不太安全的药物。尽管从安全性角度来看，这种方法很有吸引力，它可以延迟时间，有助于控制炎性疾病活动，但也因此增加了持续复发、组织损伤和残疾恶化的风险。另一方面，尽早使用高效药物治疗包括首先使用更强效的药物。尽管使用这些药物可能会出现安全性问题，但由于人们越来越关注尽早有效控制炎性疾病，该策略越来越受欢迎。总体而言，目前在剂量递增和尽早使用高效治疗策略之间存在临床均势状态；目前正在进行大型实用临床研究，以比较每种策略的短期和长期结局。

另一个目前尚未解答的关于 DMT 的问题是停药的时间问题。随着患者年龄增长，MS 炎症活动趋向于静止。因此在该阶段，DMT 不太可能产生积极影响。几项研究表明，对于在数年内未出现活动性炎性疾病证据的老年患者（通常 > 60 岁），可适当考虑停用 DMT，但对于这种情况，尚未被广泛接受。

（八）合并症和健康行为

作为 MS 多学科治疗的一部分，生理和心理的整体健康状况得到了越来越多的重视。越来越多的研究表明，合并症预示着 MS 患者的总体预后将更差。除了达到更高的残疾水平外，有合并症的患者还存在诊断延迟、认知恶化、死亡率增加、疾病活动度增加和健康相关生活质量下降。血管风险因素和肥胖被认为是整体健康和中枢神经系统老化过程的重要决定因素；而MS患者的中枢神经系统会加速老化。MS患者的合并症管理应是初级保健医生提供多学科治疗的重要组成部分，以将这些不良结局的风险降至最低。

心理健康合并症也会影响免疫介导性炎性疾病（包括MS）患者的预后和死亡率。根据一项在28384例免疫介导性炎性疾病患者（其中5496例患有MS）中开展的研究，尤其是抑郁症与多种疾病状态的叠加交互作用相关，表现为死亡率增加。对于MS和其他免疫介导性炎性疾病患者，同时患有抑郁、焦虑或双相障碍与自杀风险增加相关。

维生素D缺乏症也被公认为是MS风险和疾病活动的重要决定因素。研究表明，维生素D水平低与MS风险、未来临床和MRI疾病活动度以及更高的残疾程度相关。不良健康行为，尤其是吸烟，与MS患者结局较差相关。就EDSS、MS严重程度评分和脑实质分数而言，吸烟与基线疾病恶化相关。与非吸烟者相比，吸烟者更有可能发生PPMS，并且从RRMS转化为SPMS的速度更快。研究还观察到患有MS的吸烟者的总体恶性病程更持久。在吸烟者中，代表疾病活动情况的MRI指标也更差；纵向分析显示吸烟者T2病灶体积增加和脑实质分数降低更快。鉴于以上认识，临床医生告知患者保持健康、定期接受治疗和避免不良健康行为（如在患有MS的情况下吸烟）的作用非常重要。

（九）小结

MS是一种异质性疾病，其表型和临床特征各不相同。一般而言，当发生第二次脱髓鞘事件或在出现CIS的情况下存在支持性临床旁数据时，出现CIS的患者将被诊断为RRMS；随着时间的推移，许多患者在年龄依赖性病程中转化为SPMS。随着DMT的临床应用，SPMS和残疾发展总体上有所减少，这对疾病的自然病程产生了积极影响。较小比例的患者从发病开始便出现疾病进展，被称为PPMS。出现影响后颅窝、增强病变、高脊髓病变负荷的复发和复发后不完全恢复的RRMS/CIS患者，往往长期预后更差。越来越多的人认识到健康行为（特别是吸烟）和合并症会对MS的自然病程产生影响。临床医生应注意这些预后因素和MS相关残疾的一些潜在可改变风险因素；除DMT治疗外，作为MS综合管理的一部分，还应鼓励患者提高个人总体健康水平。

第三节　多发性硬化的精准诊断

MS的诊断标准为我们对疾病进行定义以及做出正式诊断提供了重要框架。随着对MS的认识不断增加，如何进行MS与其他疾病（包括其他自身免疫性和炎症性疾病）的鉴别诊断变得愈加重要。同样地，需要统一用于不同人群的MS诊断标准，以促进一致性。尽管随着时间的推移，诊断标准取得了实质性的改进，但仍有一些领域需要完善，包括非经典表现（例如RIS、孤立性硬化等）、非成像诊断生物标志物的需求、高级MRI测量的更好利用以及辅助检测的作用。

一、MS的诊断标准的演变

1868 年，Jean-Martin Charcot 根据眼球震颤、意向性震颤和言语断续的临床三联征首次对 MS 进行了描述。这种描述是定义疾病临床特征的第一步，目前仍为诊断的基础。1954 年，Allison 和 Millar 尝试首次定义正式诊断的标准和过程。提出了 4 种不同的分类方案：早期播散性硬化、很可能出现的播散性硬化、可能出现的播散性硬化和排除病例。该分类基于临床表现和检查结果。也提及了复发和进展病程之间的区别，这种区别是很可能和可能出现硬化的病例之间的主要区别特征。另一个关键概念是需要排除所有其他可能诊断。核心临床标准和病程以及排除其他潜在病因的概念在后续标准中保留了下来。

Schumacher 进一步拓展了临床病程，确认了两种不同的病程，即复发发作或缓慢/逐步进展。1977 年，McDonald 和 Halliday 结合了不同病程的分类方案和概念，定义了 5 个诊断类别：临床确诊、早期很可能或潜伏、很可能出现进展、可能出现进展和疑似患病。这些标准与 Schumacher 的标准相似，进一步完善了不同的复发缓解和进展病程。该标准的制定旨在为 MS 的诊断提供更可靠和结构化的框架，以促进治疗药物的研发。通过 6 个标准对确诊 MS 进行定义：①客观神经系统异常；②根据病史或检查结果累及中枢神经系统的两个或多个独立部分；③客观证据表明该病程主要反映白质受累；④随时间出现进展；⑤ 10 ~ 50 岁时发病；⑥其他疾病不能更好地解释疾病表现。

1983 年制定的 Poser 标准提出了两个不同的类别：确诊和很可能的 MS。临床确诊 MS（clinically definite MS，CDMS）定义为针对 MS 两个典型解剖部位出现两次单独发作的临床证据，无其他解释。新的修订版根据实验室证据增加 MS 确诊标准，更多讨论可参见下文。很可能的 MS 定义为两次发作但仅有一个病变。纳入很可能的 MS 旨在对新的诊断方法进行前瞻性评估。

将近 20 年后，McDonald 等制定了新的标准。与之前的许多标准不同，McDonald 标准或国际标准旨在创建一个既可用于研究又可用于临床的方案。除了加入 MRI，McDonald 标准还旨在将方案进行简化，并且将原发进展性疾病正式纳入其中。通过综合分析临床事件和临床旁数据，根据 5 种不同的表现即可定义 CDMS。诊断选项简化为仅 3 类：MS、可能为 MS 和非 MS。这种简化在整个 McDonald 标准的修订过程中持续存在，使其更容易运用于临床实践，而纳入 MRI 则有利于实现更早的诊断。

MS 诊断标准的演变如图 2-3-1 所示。

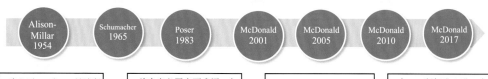

图2-3-1　MS诊断标准的演变

二、MS的临床诊断与评估方法

MS 的症状纷繁多样，因受损部位不同而不同，脊髓、视神经和脑干是经常受累的部位。有欧洲数据显示：MS 的第一次发作中 46% 表现为脊髓症状；21% 表现为视神经炎；10% 表现为脑干症状；还有 23% 为几组症状同时存在。在 MS 的常见分型中，RRMS 最常见的首发症状是感觉障碍和视力障碍，而 PPMS 最常见的首发症状为运动障碍。随疾病的发展，各种症状均会出现，如无力、痉挛、麻木、感觉异常、疼痛、视力缺失、复视、共济失调、震颤、眩晕、括约肌功能障碍、吞咽困难、言语障碍、乏力、认知障碍、精神异常等。主要症状如下：

（一）视神经炎

视神经炎是MS常见的临床表现，通常急性起病，单侧视力减退多于双侧，伴色觉障碍，可有活动眼球时的疼痛。症状往往在1～2周进展，之后逐渐缓解。

（二）复视

复视也很常见，多由外展神经麻痹或核间性眼肌麻痹造成。核间性眼肌麻痹是MS较为特异的症状，与MS病灶累及内侧纵束有关，表现为同向侧视时患侧眼内收不能伴对侧眼外展时眼球震颤。

（三）脊髓症状

脊髓症状通常不对称，感觉症状多由一侧下肢发展至另一侧，并可上升至躯干和上肢；无力常为上运动型，伴肌张力升高、反射亢进和病理征阳性；脊髓受累可影响括约肌功能。复发缓解型的脊髓症状发生较急而原发进展型的较为隐匿。

（四）小脑症状

以小脑症状起病的不多，但在整个疾病过程中常会出现，特别在疾病进展阶段。表现为眼震、构音障碍、肢体共济失调、意向性震颤和躯干共济失调等。

（五）疲乏

疲乏对MS患者的日常生活和工作影响很大，可表现为运动不耐受或静息时疲乏、疾病复发时疲乏加重。睡眠障碍、药物、抑郁均可加重乏力。

另外，在环境温度上升时，MS患者的原有症状可能加重，例如Uhthoff现象，指的就是运动后或环境温度升高时出现一过性视力模糊。MS患者尚可出现认知障碍、抑郁、情感障碍、精神症状等。发作性症状也是MS的特征性症状，包括三叉神经痛、发作性言语障碍和共济失调、痛性痉挛、发作性瘙痒等。其他的阳性症状包括Lhermitte征（因颈段脊髓病变致曲颈时出现短暂、由颈背至肢体的放电样感觉）、光幻觉、面肌抽搐、面肌颤搐、癫痫等。

三、辅助检查

（一）MRI

敏感性高，能检出MS患者的亚临床病灶。典型的病灶主要分布在脑室周围、胼胝体、紧贴皮质的弓状纤维处、脑干、小脑和脊髓。病灶通常较小（直径 3 ~ 10 mm），呈圆形或椭圆形。侧脑室旁的病灶其长轴常垂直于侧脑室表面，被称为"Dawson finger 征"。脊髓病灶多在一侧脊髓的后部和侧面，不超过 1 个椎体节段。急性病灶均可被钆造影剂增强。每次发作能在 MRI 中发现新的 T2 病灶或 T1 增强病灶，所以 MRI 被普遍用于疾病的监测和随访。

（二）脑脊液检查

急性期脑脊液细胞数可轻至中度增高，一般不超过$50/mm^3$，以淋巴细胞为主。蛋白质可轻度增高，并以球蛋白增高为主。出现特异性的OB和IgG指数增高（＞0.7为升高），这说明鞘内中枢神经系统的免疫反应。

（三）诱发电位

应用视觉诱发电位、脑干听觉诱发电位和体感诱发电位，分别能检出视神经、听神经和周围神经传入中枢通路的亚临床病变。

四、诊断与鉴别诊断

诊断主要根据临床表现的时间和空间的多发，时间多发即病程多次缓解复发，空间多发即中枢神经系统内散在的多发病灶。MRI检查、OB和IgG指数测定及视觉、听觉、体感诱发电位检查可作为支持诊断的手段。MS的诊断标准随辅助检查特别是影像学检查的发展而演变。现行的诊断标准为2017年McDonald标准（表2-3-1）。五条可以诊断标准中符合任何一条件可诊断为MS。需要与MS鉴别的疾病见表2-3-2。

表 2-3-1　McDonald 多发性硬化诊断标准（2017）

可以诊断的标准	诊断多发性硬化尚需附加的条件
2次或更多次发作，2个或更多个客观的临床病灶	无须
2次或更多次发作，1个客观的临床病灶	由 MRI 证实的多部位病变：4 个经典的多发性硬化中枢病变区域（侧脑室周围、皮质或紧贴皮质、幕下或脊髓）中至少 2 区域各有 ≥ 1 个 T2 相病灶，或等待不同部位再出现临床发作
1次发作，2个或更多个客观的临床病灶	由 MRI 证实的不同时间的病变：同时出现造影剂强化和非强化病灶，或者随访 MRI 出现新的 T2 相病灶和（或）强化病灶，或脑脊液 OB 阳性，或等待再次临床发作
1次发作，1个客观的临床病变（临床孤立综合征）	由 MRI 证实的空间和时间的多发： （1）4 个经典的多发性硬化中枢病变区域（侧脑室周围、皮质或紧贴皮质、幕下或脊髓）中至少 2 区域各有 ≥ 1 个 T2 相病灶，或等待不同部位再出现临床发作 （2）同时出现造影剂强化和非强化病灶，或者随访 MRI 出现新的 T2 相病灶和（或）强化病灶，或脑脊液 OB 阳性，或等待再次临床发作
隐匿起病缓慢进展的神经系统症状和体征，怀疑为 PPMS	疾病进展超过 1 年同时满足以下三者之二： （1）MRI 脑内病灶证据：在经典多发性硬化中枢病变区域（侧脑室周围、皮质或紧贴皮质、幕下）有至少 1 个 T2 相病灶 （2）MRI 脊髓病灶证据：有至少 2 个 T2 相病灶 （3）脑脊液检查阳性（寡克隆带和（或）IgG 指数升高）

注：符合标准且不能用其他疾病解释的，可诊断多发性硬化；不能完全满足标准但怀疑多发性硬化的，为可能多发性硬化；若在评价过程中发现其他疾病可以更好解释的，则不诊断多发性硬化；超过 50 岁的有血管病危险因素的患者，或有偏头痛病史者，确立 MRI 空间多发性时可能需要更多数量的（＞1 个）侧脑室旁病灶；脑脊液 OB 阳性可以代表具有时间多发性。

表 2-3-2　需与 MS 鉴别的疾病

分类	临床表现
特发性炎性/自身免疫相关性疾病	视神经脊髓炎及其谱系病、急性播散性脑脊髓炎、髓鞘少突胶质细胞糖蛋白抗体相关脱髓鞘病，Marburg型多发性硬化、弥漫性硬化、同心圆性硬化、原发性中枢神经系统血管炎、副肿瘤性脑干/小脑炎症、系统性结缔组织病相关性脑白质病变、桥本脑病
感染性脑白质病变	进行性多灶性白质病病、HIV感染、Lyme病（莱姆病）、神经梅毒
肉芽肿性疾病	结节病、韦格纳肉芽肿、淋巴细胞/浆细胞增生性肉芽肿
遗传代谢性疾病	肾上腺脑白质营养不良、异染性脑白质营养不良、Krabbe球样细胞脑白质营养不良
肿瘤性疾病	原发性中枢神经系统淋巴瘤、胶质瘤病
中毒/放射所致疾病	一氧化碳中毒、放射性脑病、海洛因中毒性脑病
内环境变化相关疾病	脑桥中央髓鞘溶解、可逆性后部白质脑病
血管性疾病	脑小血管病、各种原因脑动脉和脑静脉梗死、静脉窦血栓形成

五、MS诊断面临的挑战

在过去 20 年中，MS 诊断标准的不断修订促进了 MS 早期诊断的发展，延缓患者残疾时间，降低了相关医疗支出负担。但在 MS 诊断中，尤其是患病率较低的国家和地区，仍然存在诊断延迟，即使是拥有强大资源、全面登记和 MS 亚专科转诊网络的国家医疗保健系统也无法避免这个问题。2023 年 8 月 8 日在 Neurology 发表一项来源于国际多发性硬化联盟关于 MS 诊断的全球性调查，共 107 个国家参与了该调查，结果如下：

Schumacher 标准（1965）、Poser 标准（1983）和 McDonald 标准（McD-C）及其修订版（2001、2005、2011、2017）目前均仍在使用（图 2-3-2A）。84 个国家（79%）将 2017 版 McD-C 作为 MS 诊断最常用标准。在 WB 高 / 中上收入国家中，应用这一标准的可能性高于 WB 中下 / 低收入国家，而按 WHO 地区划分则无差异（图 2-3-2B）。

据报道，用于诊断MS的程序包括106/106（100%）的神经检查、103/106（97%）的MRI、96/106（91%）的脊椎穿刺、69/106（65%）的诱发电位、40/106（38%）的光学相干断层扫描和5/106（5%）的其他检查。有3个（3%）国家（布隆迪、中非共和国和马拉维）未将MRI作为诊断MS的方法。

国家的提供者未使用或一直未使用2017版McD-C回复的主要原因是神经科医生缺乏认识或培训（图2-3-2C）。

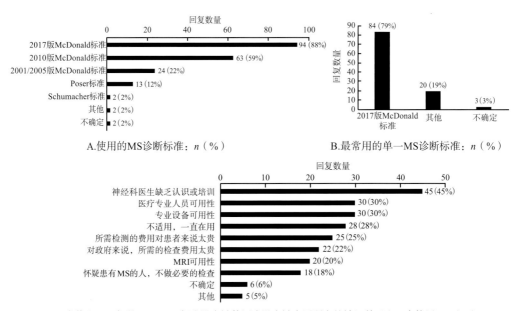

A.使用的MS诊断标准：*n*（%）

B.最常用的单一MS诊断标准：*n*（%）

C.为什么2017年的McDonald标准没有被使用或没有被全国所有的神经科医生一直使用：*n*（%）

图2-3-2　MS诊断标准的使用

图 2-3-3 显示了早期 MS 诊断的主要障碍。超过 80%（n=88）的国家报告了早期 MS 诊断的至少 1 个"主要障碍"。从患者的角度来看，最常报告的障碍是"普通公众"对 MS 症状缺乏认识（68%）。从医疗提供者的角度来看，最常报告的障碍是"医疗专业人员对 MS 症状缺乏认识"（59%）。这一障碍与缺乏"具有 MS 诊断知识的医疗专业人员"（44%）密切相关。在报告缺乏有知识的医疗专业人员的国家中，88% 的国家报告专科 MS 神经科医生"不容易找到"，60% 的国家报告神经科医生"不容易找到"。

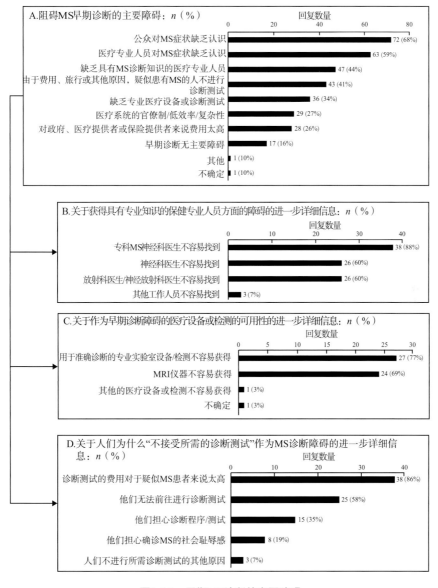

图2-3-3　早期MS诊断的主要障碍

1/3的国家（n = 36）缺乏"专业医疗设备或诊断测试"。在这些国家中，69%的国家报告MRI机器不容易获得，77%的国家报告"准确诊断的专科实验室设备/检测"不容易获得。

66个国家（66%）报告了采用2017版McD-C至少存在1个障碍，最常见的是"神经科医生缺乏认识或培训"（n = 45，45%）。WB中下/低收入国家报告采用2017版McD-C至少有1个障碍的频率高于WB高/中上收入国家。

图2-3-4显示了与MS相关的国家标准或指南。51个（49%）国家报告有指导MS诊断指南（图2-3-4C）。高/中收入国家报告指导MS诊断指南较中/低收入国家更多。与所有其他WHO区域相比，欧洲和东地中海地区更有可能指导MS诊断指南。

43个（41%）国家报告有与MS治疗相关的国家标准（图2-3-4A），其中24个（56%）国家报告了"诊断速度"标准（图2-3-4B）。高/中上收入国家报告国家标准的可能性高于中/低收入国家。MS的国家标准也与WHO地区相关。与所有其他WHO地区相比，欧洲和东地中海的WHO地区更有可能报告此类国家标准。

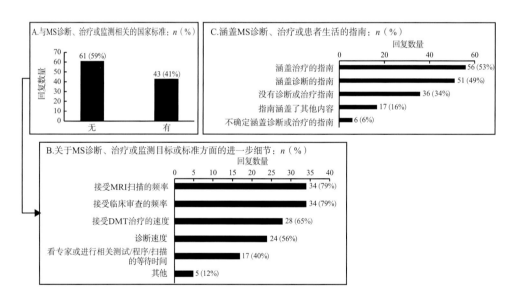

图2-3-4　与MS相关的国家标准或指南

由此可以看到全球MS早期诊断存在一致性的障碍，这些障碍反映了许多国家缺乏资源，缺少疾病认知，开发和实施相关疾病领域教育和培训可提供有效途径，或可以改善早期MS诊断障碍现状。

第四节　多发性硬化的精准治疗及综合管理

一、药物治疗

对于MS应该在遵循循证医学证据的基础上，结合患者的经济条件和意愿，进行早期、合理治疗。MS的治疗分为急性期治疗与缓解期治疗。

二、急性期治疗

（一）治疗目标

MS的急性期治疗以减轻恶化期症状、缩短病程、改善残疾程度和防治并发症为主要目标。

（二）适应证

并非所有复发均需处理。有客观神经缺损证据的功能残疾症状，如视力下降、运动障碍和小脑/脑干症状等方需治疗。轻微感觉症状无须治疗，一般休息或对症处理后即可缓解。

（三）主要药物及用法

1. 糖皮质激素（以下简称"激素"）

一线治疗。

（1）研究和推荐级别：几项研究证实，激素治疗期内能促进急性发病的MS患者神经功能恢复（Ⅰ级推荐），但延长激素用药时间对神经功能恢复无长期获益（Ⅱ级推荐）。

（2）治疗原则：大剂量，短疗程。

（3）推荐用药方法：大剂量甲泼尼龙冲击治疗（A级证据，Ⅰ级推荐），具体用法如下：①成人从1 g/d开始，静脉滴注3～4 h，共3～5 d，如临床神经功能缺损明显恢复可直接停用。如临床神经功能缺损恢复不明显，可改为口服醋酸泼尼松或泼尼松龙60～80 mg，1次/d，每2天减5～10 mg，直至减停，原则上总疗程不超过4周。若在减量的过程中病情明确再次加重或出现新的体征和（或）出现新的MRI病变，可再次给予甲泼尼龙冲击治疗或改用二线治疗。②儿童按体质量20～30 mg/（kg·d），静脉滴注3～4 h，1次/d，共5 d，症状完全缓解者，可直接停用，否则可继续给予口服醋酸泼尼松或泼尼松龙，1 mg/（kg·d），每2天减5 mg，直至停用。口服激素减量过程中，若出现新发症状，可再次甲泼尼龙冲击治疗或给予1个疗程静脉大剂量免疫球蛋白治疗（IVIG）。激素治疗的常见不良反应包括电解质紊乱，血糖、血压、血脂异常，上消化道出血，骨质疏松，股骨头坏死等。

2. 血浆置换

二线治疗。急性重症或对激素治疗无效者可于起病 2 ~ 3 周内应用 5 ~ 7 d 的血浆置换（D 级证据，Ⅲ级推荐）。

3. IVIG

缺乏有效证据，仅作为一种备选治疗手段，用于妊娠或哺乳期妇女不能应用激素治疗的成人患者或对激素治疗无效的儿童患者。推荐用法为：静脉滴注 0.4/（kg·d），连续用 5 d 为 1 个疗程，5 d 后，如果无效，则不建议患者继续使用，如果有效但疗效不是特别满意，则可继续每周用 2 d，连用 3 ~ 4 周。

三、MS缓解期治疗

在过去 30 年的药物研发过程中，21 种用于治疗 MS 的 DMT 获得美国 FDA 和欧洲药品管理局（European Medicines Agency, EMA）批准，包括同一类别的多种 DMT（干扰素、富马酸盐、鞘氨醇 -1- 磷酸受体调节剂、抗 CD20 单克隆抗体）、多种仿制药（醋酸格拉替雷仿制药、芬戈莫德仿制药、特立氟胺仿制药及富马酸二甲酯仿制药），以及其他几种超适应证使用的药物（利妥昔单抗、吗替麦考酚酯等）。3 种 DMT 现已获批用于儿童患者：芬戈莫德（≥ 10 岁）、富马酸二甲酯（≥ 13 岁）和特立氟胺（≥ 10 岁）；多种 DMT 已在或正在几乎所有疾病阶段和表型患者中进行研究试验，甚至包括尚未出现提示 MS 的临床症状但其 MRI 结果与 MS 一致的患者，即 RIS 患者。考虑到患者可能需要长时间持续使用一种 DMT，其每年费用和累计费用较高，使用 DMT 的潜在风险可能较为显著，因此，最大限度提高诊断确定性极其重要。同时已有证据表明越早接受治疗，患者结局越好。目前可用的 DMT 均为不同形式的免疫治疗，主要针对在早期 MS 病变中最突出的适应性免疫功能障碍。

DMT选择将基于该患者特有的许多因素，包括MS本身的严重程度和感知到的风险、患者合并症以及患者和医生的偏好。此外，DMT疗效、给药途径、短期副作用和长期风险等药物方面的因素也很重要。截至目前，尚无可靠的遗传学或其他生物标志物可反映对特定DMT的应答，从而指导治疗选择，但一些基线血液检测（John Cunningham病毒检测、CYP2C9基因型检测）可能会影响DMT选择。随着2004年那他珠单抗的问世，首次出现了一种高效的DMT，但该药物可能会带来危及生命的进行性多灶性白质脑病（progressive multifocal leukoencephalopathy，PML）风险。风险分层和缓解的概念变得更加相关。本质上而言，DMT的选择和排序通常反映了药物获批日期的历史（因为会首先使用更早获批的药物）。随着更多给药途径、疗效和风险各异的DMT的研发，同时注意到尽管接受了早期治疗，仍有大量MS患者继续出现致残性神经功能丧失，DMT的初始选择以及换用DMT的时间和顺序变得更具挑战性。现有两种常用的治疗方法：进阶治疗和早期高效治疗。

（一）进阶治疗

进阶治疗的概念基于以下原则：多数MS患者可能为良性病程，不需要更高效的治疗，更适合首先使用较旧的经过验证的方法，其风险可能低于更高效的治疗。该策略的支持者指出，缺乏长期研究表明DMT之间的疗效存在足够大的差异，大到从一开始就为所有或许多患者带来更大的风险。从概念上讲，患者减少了该治疗的风险，但承受了更高的、定义不清的新发和致残性MS疾病活动风险。

随着近期多种耐受性更佳的口服DMT获批，进阶治疗的概念在一定程度上转变为首先使用口服药物。很少有随机对照试验（无论是直接对照试验还是间接对照试验）比较注射用与口服DMT，但已进行过荟萃分析和观察性研究。因此，许多研究得出结论，认为除特立氟胺以外的口服药物（如芬戈莫德/西尼莫德、富马酸二甲酯/富马酸地洛西美和克拉屈滨）的疗效均超过注射药物和特立氟胺。

（二）早期高效治疗方法

不同于进阶治疗方法，从一开始就使用更高效的治疗法可以让最多的MS患者最有可能终生只达到最低程度的残疾。这种方法的原则在于，虽然关于MS患者残疾加深程度和速度的研究结果各异，但绝大多数患者最终仍将发展为不可接受的残疾。考虑到认知障碍和就业机会减少时，情况尤其如此。在MS前驱症状期间，重要且可能会改变生活的炎症性和退行性变化已经在发生；当医生首次推荐患者使用某种DMT时，该疾病可能已经保持了多年的活动性。对DMT产生应答的新发炎症性疾病活动风险在刚发病的年轻患者中最高，并随着人们年龄的增长而降低。此外，发病后最初几年疾病活动度更高不仅与更多的短期问题相关，而且与残疾程度加深更快和发展为继发进展型MS相关，在此期间会累积大多数残疾。因此，最重要和最有效的积极治疗时机就是发病初期。

随机对照临床试验和完成度高的观察性研究均表明，中低效DMT和高效DMT（尤其是阿仑单抗、奥瑞珠单抗和那他珠单抗等单克隆抗体）之间存在显著的结局差异。最近完成的芬戈莫德与干扰素β在儿童MS患者中的比较显示，接受芬戈莫德治疗的患者复发率降低了82%。因此，最早期的治疗扩大了两种DMT在较年轻患者中的疗效差异。一项为期2年的瑞典观察性试验纳入了494例接受首次DMT治疗的RRMS患者，在2年后继续接受治疗的可能性、复发率和新发神经放射学疾病活动方面，RTX总体优于IFN、GA、口服DMT和NTZ。然而，确实没有比较低效和高效DMT的长期（超过2年）对照试验，但两项相关研究（NCT03535298和NCT03500328）目前正在进行。

高效治疗可以分为两类：治疗持续时间有限的诱导治疗，以及持续时间较短的高效治疗。第一类是诱导治疗，旨在使潜在的免疫系统发生永久性或近乎永久性的改变。有人称为"重启免疫系统"。因此，诱导期后，患者可能降阶使用风险更低的治疗选择，或理论上不再需要进一步使用 DMT。诱导治疗的示例包括自体造血干细胞移植（autologous haematopoietic stem cell transplantation，aHSCT），使用不同强度的移植前预处理方案。大多数早期 aHSCT 试验是非对照的开放标签研究，受试者人数相对较少，具有不同的炎症性疾病活动水平和残疾水平。一项小型对照试验发现，aHSCT 优于米托蒽醌，而一项近期更大规模的 RCT 入组了患有活动性疾病但对常规 DMT 无应答的 RRMS 患者，该研究比较了非消融疗法后的 aHSCT 和常规 MS 疗法。结果表明，在此情况下 aHSCT 更优。总体而言，数据支持以下结论：对获批 DMT 无应答的活动性炎症性疾病年轻患者通过此疗法，可中断既往与 MS 相关残疾的负面轨迹，从而改变生活。使用米托蒽醌和阿仑单抗的诱导治疗也表现出潜在的长期获益。对于所有这些疗法，已知的短期和长期风险限制了它们的适用范围，仅限于具有显著的早期和致残性疾病活动患者，对免疫系统功能或癌症监测的潜在延迟和不可预测的长期影响尚不明确。2019 年 5 月 1 日，在接受阿仑单抗治疗的患者中收集到 39 例脑卒中病例后，EMA 限制了阿仑单抗的使用（待进一步审查），使其仅可用于既往接受过至少两种 DMT 的高度活动性疾病患者，或禁用所有其他 DMT 的患者。因研究显示使用米托蒽醌后诱发白血病的风险升高，其使用率急剧下降。

（三）意向性治疗停药或降阶治疗

考虑到患者一生中的临床、影像学和病理学变化，对多种不同作用机制的DMT进行的多项Ⅲ期临床试验的亚组分析显示，较年轻患者，尤其是在出现近期复发和（或）基线扫描中出现增强MRI病变的患者中，反复表现出最大获益并不奇怪。此外，如前所述，临床和（或）影像学活动性MS年轻患者停用DMT可能与疾病活动显著复发甚至反弹相关。随着年龄的增长，DMT带来的获益逐渐减少而合并症增加，这可能使老年患者使用部分DMT的情况变得复杂，因此，有必要了解是否可以将DMT有意降阶为更安全的选择，甚至随着患者年龄增长而停药。然而，很少有已发表的研究可以回答这些问题。事实上，尚不清楚有多少MS患者可能随着其年龄增长而采用降阶治疗。理论上讲，当考虑可能的降阶治疗时，大多数患者通常已经使用过一种或多种较旧的注射治疗，并且由于不耐受和（或）过去持续的疾病活动而进阶为更好的治疗。在此情况下，降阶至注射治疗似乎不合逻辑，或者患者可能因为不愿意恢复注射治疗，或恢复接受在其病例中已被证明无效的治疗而拒绝。特意降阶至口服药物（如特立氟胺、芬戈莫德或西尼莫德）可能更为合理。

根据定义，高效诱导治疗方法的后续治疗为降阶至风险较低的 DMT 或在某个时间点完全停用所有 DMT。诱导治疗研究的时长不足以得出不需要进一步治疗的可靠结论。在长期随访时长有限的 aHSCT 研究中，许多患者停用了所有 DMT。在使用不太可能永久性改变免疫系统的药物的患者中，许多数据库或单中心、观察性研究或病例系列报告了 DMT 停药后的分析结果。部分研究仅报告了停用 DMT 患者的结局，并指出了与新发疾病活动或恶化风险相关的人口统计学或治疗特征。其他研究也进行了类似的分析，但比较了 DMT 停药前后的患者或将他们与其他数据库中的患者进行了比较。其中一组研究在"停用 DMT 的患者和继续使用 DMT 的患者"之间进行了倾向匹配比较。在大部分研究中，患者因各种原因停用 DMT，包括不耐受、观察到缺乏疗效、妊娠、失去保险和 MS 缓慢进展，患者的中位年龄为 35 岁——本研究认为 MS 患者在该年龄段永久停用 DMT 为时尚早。只有两项病例系列明确研究了仅因缺少新发疾病活动而停用 DMT 的患者，其中一项仅分析了平均年龄为 50 岁、接受那他珠单抗治疗的 15 例患者。两项研究重点关注相对更年长的患者。

从这些不同的研究中可以得出结论，与 DMT 停药后疾病活动复发可能性相关的变量包括年龄，尤其是 45 岁以下；近期钆增强 MRI 病变；近期复发。停用那他珠单抗的疾病稳定的中年患者可能出现炎症性疾病活动复发，与既往研究结果一致，即较年轻患者停用那他珠单抗后疾病活动显著复发，甚至反弹。FDA 在 2018 年要求变更芬戈莫德的药品说明书，指出患者停药后存在疾病活动加重的风险，通常出现在停药后 12 周内，但没有可定义风险最高患者的明确特征。与 DMT 停药后残疾恶化最一致相关的变量包括年龄较大、停药时残疾程度较高和停药前疾病进展。无论是否接受治疗，所有这些通常都是进展型残疾的风险。根据现有研究，很难辨别明确预测 DMT 停药后复发或残疾恶化风险的特定患者和（或）DMT 特征。在美国，正在进行一项随机、对照、单盲停药研究（NCT03073603），招募符合以下条件的（复发型或进展型）MS 患者：年龄为 55 岁或以上，持续使用一种 DMT 期间 5 年无复发，至少 3 年无新发 MRI 疾病活动。主要结局指标为新发炎症性疾病活动、复发或任何新发 / 恶化的脑部 MRI 病变。次要结局包括确认残疾进展、其他 MRI 指标和几种不同的患者报告结局。

目前，大多数医生会避免对初治患者进行诱导治疗。诱导治疗主要用于那些已证实具有预后不良因素（在接受 DMT 治疗时，在显著破坏性 MRI 病变的背景下出现多次致残性早期发作）的患者。风险分层和缓解措施仍然是高效 DMT 使用的基石。当然，具体选择将取决于多种因素，并应始终以患者为中心。很难证实 50 岁或以上的长期 MS 患者的治疗获益，这些患者的残疾进展缓慢，无叠加复发和 MRI 扫描变化。虽然在该患者中考虑个体化治疗的停药试验具有合理性，但结果不易预测。降阶治疗几乎仍未经研究，目前无法给出具体建议。希望对照停药试验能够给出判断，在近期无急性炎症性CNS疾病活动的相对年长患者中，停用DMT是否安全且合理。然而，无论结果如何，仍然迫切需要用于MS患者的神经保护或再生方法，这些方法不是基于适应性免疫系统改变的总体原则，而是出于具有显著的固定或恶化残疾患者的特别需求。这仍然是MS治疗方案中最迫切而未满足的需求。

四、MS的症状管理

MS 的治疗目标是通过阻碍疾病进展和促进健康，从而提高每例患者的生活质量。治疗方法根据预期疗效的时间范围而有所不同：DMT 旨在最大限度地减少未来的残疾，而症状管理旨在最大限度地提高当前的功能。MS 症状因 CNS 的受累区域而异。按病因对症状进行分类：由脱髓鞘和轴突丢失直接导致的原发性症状，对原发性症状的长期生理反应所导致的继发性症状，以及由原发性和继发性症状的社会心理影响所导致的三级症状。因此，一种"单一"症状可以包含所有三个组成部分。例如，"疲劳"包含多个层面：轴突连接功能不良可导致疲劳（原发性）和步态耗能，削弱耐力（继发性），从而导致社交孤立和抑郁，进而造成精神疲惫（三级）。识别任何症状的三重结构对于揭示 MS 的复杂影响很有必要。

有效的症状管理从采集全面但有针对性的病史开始。系统性回顾应尽可能完整，因为 MS 对每例患者的影响不同，症状随时间改变和波动，个体症状会有多个相关原因需要独立关注。此外，MS 可产生具有自我强化特征的一系列症状，忽略其中一个诱因就会错失打破恶性循环的机会。完整的病史可以发现"隐藏"的症状，如患者不愿提起的性功能障碍，还可以发现被忽视的隐蔽症状，尤其是在适应能力强的患者已经适应了这些症状时。例如，MS 患者通常报告其如厕习惯"正常"，因为他们已经适应了尿急和偶尔的尿失禁，即使这种功能障碍对他们的生活产生了负面影响。对照护者和患者进行的调查显示，肠道 / 膀胱 / 性功能障碍对两者而言都难以启齿。深入探究目标领域的全面病史可以发现这些隐藏、被忽视、逐渐演变和聚集的症状。

症状管理在临床诊疗中是耗时长且优先级低的部分，会分散对疾病修正的注意力。然而，症状管理是优质 MS 治疗的核心。美国神经病学学会（American Academy of Neurology，AAN）公布了 11 项 MS 治疗的质量指标，其中 8 项直接涉及症状管理：跌倒风险、膀胱感染、体力活动、疲劳、认知障碍、抑郁筛查、抑郁结局和整体生活质量（表 2-4-1）。

表2-4-1 MS常规症状管理的部分评估量表

症状	评估量表	优点	缺点
生活质量（包括运动障碍、痉挛、疲劳、疼痛、肠道/膀胱功能障碍、性功能障碍、吞咽困难/构音不良）	MSQoL-54	经广泛验证 内部一致 重测信度高 对变化敏感 具有细分领域 用时20 min 提供多种语言版本	未评估视力丧失的影响 通过纳入SF-36评估患者身体残疾领域不具有患者特异性 包含许多问题，对于部分患者可能更耗时
	EQ-5D	领域具有患者特异性	可能遗漏常见的、疾病特异性症状的影响
	MSIS-29	重测可信度高 对变化敏感 涵盖生理和心理领域	未评估视力丧失和性功能障碍的影响 未细分领域或不具有患者特异性
残疾	EDSS	经广泛验证 MS残疾水平评估的金标准 重测可信度高	量表数值的评分变化与残疾程度的变化不同步 对心理测量特性存在灵敏度、可靠性低的特点，对变化的响应性也不佳 需要由训练有素的临床医生进行详细的神经学检查
行走	MSWS-12	经广泛验证 内部一致 对变化敏感 评估时间较短	患者可能会优先考虑步行障碍的特定方面或症状，并且他们的情绪和情绪状态可能对自我评估过程产生潜在影响
	T25FW	经广泛验证 重测可信度高 可作为步行功能的独立定量测量工具	检测较轻微残疾患者时，对差异不敏感 不同的检测指令均会对评估结果产生影响 需采用统一方案比较不同研究间结果
认知	SDMT	对MS患者的早期认知功能减退敏感	并非专门针对MS相关的认知障碍
情绪障碍	情绪不稳定性量表	对PBA具有高灵敏度和特异性	
	BDI	经验证 内部一致	评分可能受到其他MS症状的影响，尤其是工作困难和疲劳
	PHQ-2/PHQ-9	具有高灵敏度（PHQ-2）和特异性（PHQ-9），能够轻易通过公共领域识别抑郁患者	评分可能受到其他MS症状的影响，尤其是疲劳 无法区分情绪频率和严重程度 重测信度和对变化的反应不明确，不太适合监测抑郁随时间的变化
	GHQ	患者自行评估 基本有效、可靠且内部一致	不同的版本具有不同的评分方法和不同的问题数量，加大了量表解读的复杂性

缩略词：MSQoL54，多发性硬化生活质量54项量表；SF-36，36项健康调查简表；EQ-5D，欧洲生活质量5维健康量表；MSIS-29，多发性硬化影响表29项；SDMT，符号数字模态测试；PBA，假性延髓效应；BDI，贝克抑郁量表；PHQ-2/9，患者健康问卷，2项/9项；GHQ，一般健康问卷；EDSS，扩展残疾评分量表；MSWS-12，多发性硬化12项行走量表12；T25FWT，定时25英尺步行测试。

（一）运动障碍：步态和失衡

运动障碍是影响患者生活质量的最大因素，并且会导致跌倒风险。运动障碍评估是MS治疗的质量指标之一。导致运动障碍的原因包括无力、痉挛、视力不良、共济失调（感觉或小脑）、易疲劳、疼痛和因髋关节推力差、足下垂、膝关节和踝关节活动范围降低（如跟腱紧缩）、主动肌-拮抗肌不协调和水肿而出现的步态力学改变。氨力农缓释片是目前唯一获批（FDA、EMA）用于改善多发性硬化合并步行功能障碍的药物，可单独或联合DMT使用。氨力农缓释片是一种口服脂溶性、选择性K^+通道阻滞剂。其作用机制为通过阻滞脱髓鞘后暴露的K^+通道，减少K^+外流，从而恢复动作电位在脱髓鞘区域的传导，改善多发性硬化患者步行功能。对治疗应答患者的步行速度提高约25%，能有效改善步行速度、疲劳、四肢无力、失衡等步行相关症状。在临床试验中，约40%的患者为氨力农缓释片应答者。它还可以通过减少脱髓鞘连接的传导阻滞来提高热敏感性。氨力农缓释片可降低惊厥发作的阈值，加重强直性痉挛和其他神经元间接触放电。可以通过常规给药或取消第二次每日给药来降低这些副作用的风险。由于氨力农缓释片经肾脏排泄，因此应监测肌酐清除率。停用加重头晕或使认知恶化的药物可减少对跌倒的恐惧，这种恐惧本身也是跌倒风险升高的原因之一。

（二）痉挛

痉挛有两种总体形态：时相性痉挛和强直性痉挛。两者均涉及对肌肉牵张的速度依赖性阻力。时相性痉挛多为阵发性和动态性，对传统的抗癫痫药物产生应答。强直性痉挛则多为慢性和静态性，对不同药物产生应答。强直性痉挛的优点是稳定了特定关节的无力状态；缺点是会减慢运动，对活动造成疼痛干扰，导致挛缩和长期关节损伤。治疗旨在削弱痉挛的缺点，而不会过度刺激和破坏薄弱关节的稳定性。痉挛管理的目标包括改善功能能力和依赖性、减轻疼痛、预防和改善挛缩、促进卫生（如上肢挛缩）、帮助康复和节省照护者时间。

对于时相性痉挛，MS护理人员应与患者合作，识别并消除伤害性刺激，并开具打破疼痛-痉挛循环的药物，尤其单独或联合使用抗癫痫药物（如加巴喷丁、普瑞巴林、左乙拉西坦、卡马西平、奥卡西平和拉莫三嗪）。当难以区分时相性痉挛和周期性肢体运动时，多巴胺激动剂试验可提供治疗和诊断。

对于强直性痉挛，药物有效性取决于受影响的肌肉和上行运动神经元损伤的位置。巴氯芬是一种γ-氨基丁酸激动剂，对脊髓病变引起的痉挛所影响的较大或较近端肌肉非常有效，可改善睡眠和成瘾，但会加重水肿。替扎尼定是一种突触前α_2激动剂，对脊髓性和脑源性痉挛有效，并且不易导致肌肉过度兴奋和减弱痉挛肌肉或干扰注意力；也可减轻疼痛。丹曲林是一种肌肉钙释放抑制剂，对脑源性痉挛有效。

所有这三种药物均不会导致药物依赖，但突然停用巴氯芬可诱发类似于苯二氮䓬类药物戒断的综合征，包括惊厥发作，突然停用替扎尼定可诱发高血压。所有三种药物均需要检测肝功能，丹曲林已导致部分肝衰竭病例。丹曲林的镇静作用弱于口服巴氯芬和替扎尼定，因为它不作用于中枢，但比替扎尼定和巴氯芬更能加重肌无力。大麻素对痉挛和相关疼痛也表现出有前景的疗效，但也可诱发肌无力、恶心、行为或情绪改变、自杀意念和幻觉、疲劳及其他症状。对于较小、较远端的肌肉，肉毒毒素极其有效，全身副作用最小（此外，腮腺给药也可减少吞咽困难患者的流涎）。植入鞘内巴氯芬泵可减轻口服给药药物的全身效应，并可提供更稳定的剂量，但应考虑植入硬件的风险和获益。

苯二氮䓬类药物是有用的二线药物，可以帮助改善睡眠和焦虑，但通常不是首选药物，因为它们会导致药物依赖，使认知恶化并加重共济失调，增加跌倒风险；在较高剂量下，突然停药还会诱发惊厥发作。其他二线药物包括tiagabine（一种与巴氯芬相似的氨基丁酸再摄取抑制剂）和可乐定（一种与替扎尼定相似的α_2激动剂）。鞘内注射苯酚是巴氯芬的二线药物，但并非首选，因为其会导致大小便失禁。作用于中枢的肌肉松弛剂如cyclobenzaprine、carisoprodol、美索巴莫、metaxalone和氯唑沙宗对伴肌肉骨骼疼痛的患者有所帮助。加巴喷丁对神经源性疼痛患者的痉挛也显示出类似疗效。这些药物可以在低剂量下同时使用，通过多种机制治疗痉挛，解决合并症，同时避免较高剂量的副作用。应在严格监督下进行多种药物治疗，以避免多重用药的并发症。

（三）疲劳

多达75%的MS患者会出现疲劳症状，是最常报告的MS症状。对原发性MS疲劳应对策略以及继发性和三级病因治疗无应答的难治性MS疲劳患者可接受兴奋剂治疗，由于兴奋剂可干扰睡眠进而加重疲劳，因此必须谨慎管理。应建议患者避免在睡前服用兴奋剂，使用时可能需要加强睡眠卫生。多发性硬化委员会推荐金刚烷胺作为难治性疲劳的一线治疗药物；每周停药2 d可增强其疗效。莫达非尼和armodafinil的疗效参差不齐，但可能使部分患者获益。其他治疗包括哌甲酯、dextroamphetamine、lisdextroamphetamine或托莫西汀，其中部分药物作为抑郁的强化治疗也显示出参差不齐的疗效。虽然这些药物的部分药效作用已被了解，但其完整的作用机制尚不清楚，MS护理人员应对联合用药保持谨慎，尤其是在较高剂量使用的情况下。在使用苯丙胺类药物时，必须考虑成瘾和滥用的可能性。

（四）视觉损害

视觉损害是MS报告的最令人困扰的症状之一。视觉障碍可能导致跌倒、事故、失业和社交孤立。MS的视觉损害有多种形式，包括视力下降和暗点，通常由视神经炎引起；视野缺损，可能由视辐射损害所致；眼球运动功能障碍，包括眼震、振动幻视和凝视麻痹，由第三、第四和第六脑神经核的传入和传出神经病变导致。复视和深度知觉减退也可因眼球活动度降低而发生。应通过眼科转诊进行修复以解决主要症状，如眼罩或处方眼镜，包括棱镜眼镜，其可以帮助复视患者改善受影响的凝视方向。可通过盲人之家及类似的当地组织提供视觉康复服务。

必须检查视觉损害是否为药物副作用的结果，例如芬戈莫德引起的黄斑水肿；用于治疗膀胱问题的抗胆碱能药物引起的干眼或视物模糊；用于治疗痉挛和头痛的托吡酯引起的开角型青光眼；卡马西平、拉莫三嗪或苯妥英引起的眼震；或免疫调节引起的脑部感染（例如PML）。对于眼球运动功能障碍，尤其是多发性纤维性肌阵挛和振动幻视，可以使用巴氯芬（或氯硝西泮）、加巴喷丁、卡马西平、美金刚和噻吗洛尔（或其他β受体阻滞剂）等药物进行治疗。

（五）震颤

震颤是一个或多个身体部位的过度运动性节律性振荡。在MS中，震颤通常是由于小脑或其连接部位受损引起的姿势性或运动性震颤。震颤是MS的典型特征，患病率在25%～60%，但它通常不是主要症状，平均在发病后11年才出现。患者报告震颤是最令人困扰的症状之一，尽管其影响具有高度可变性，可能与其严重程度和发生部位成正比，例如，手、头部或躯干的震颤通常比几乎察觉不到的腭部震颤更严重。

由于震颤通常会随着心理压力、兴奋和焦虑而恶化，因此治疗开始时需鼓励患者掌握应对这些恶化因素的技能。认知行为治疗是一种合理的低风险治疗方法，尽管其获益尚未在MS患者中得到证实。即使普萘洛尔等药物不能直接治疗震颤，但它们可以间接治疗加重震颤的焦虑。

尚无高质量的证据可证明治疗MS患者小脑性震颤的任何药物的有效性，但病例系列显示：卡马西平、托吡酯、扑米酮、氨力农缓释片、异烟肼、昂丹司琼、普萘洛尔、苯海索、丁螺环酮、乙酰唑胺、加巴喷丁和羟嗪可能会使患者获益。红核震颤比传统的小脑性震颤幅度更大，影响更多的近端肌肉，左旋多巴对其有效，尽管尚未在MS患者中进行专门关于该药物的试验。合理的策略是使用治疗其他MS症状的药物并调整其剂量，以发现这些药物是否对患者的震颤也有益。

MS治疗中震颤的其他潜在治疗包括肉毒毒素、深部脑刺激（deep brain stimulation，DBS）和丘脑切开术。一项纳入23例患者的小型随机、双盲、安慰剂对照、交叉研究发现，肉毒毒素在第6周和第12周改善了上肢震颤的严重程度，但42%的患者报告了轻度至中度的受累肌肉无力。DBS和丘脑切开术已被证明可有效减少MS患者的肢体震颤，但部分研究发现一半患者注意到疗效逐渐减弱。一般而言，与单侧轻瘫或意识下降相关的DBS术后并发症风险为1.7%，需要矫正性手术的长期硬件破坏风险为5%。

（六）认知障碍

MS患者经常出现认知下降，尤其表现为唤词困难和多任务处理困难。认知困难可在病程早期出现并加重，最终影响大部分MS患者。在关于MS治疗的质量指标中，AAN建议定期筛查认知障碍。认知筛查旨在确定受影响的认知领域，以便调整活动从而减少损伤，并调整照护者、雇主和相识之人的期望。医疗专业人士应调查认知下降的继发性症状，尤其是压力、疲劳、抑郁和药物副作用，如治疗痉挛的苯二氮䓬类药物和治疗尿失禁的抗胆碱能药物。MS患者可获益于认知康复，这是一种低风险的新兴疗法。

（七）情绪障碍

情绪障碍分为两类：①情绪障碍，包括抑郁、焦虑、双相障碍和适应障碍；②情感障碍，包括欣快、情感淡漠和假性延髓效应（pseudobulbar affect，PBA）。情绪障碍在MS中比其他神经系统疾病更常见，其患病率增加的原因可能是多因素的。情绪障碍部分是直接由疾病过程导致的原发性症状，也是继发性和三级症状，可以反映对诊断的反应、由复发的不可预测性所带来的失控感、累积的身体残疾、社交孤立和药物（尤其是干扰素和糖皮质激素）的副作用。情绪障碍还可加重其他MS症状引起的痛苦，降低生活质量，并导致MS患者的自杀率增加。

识别情绪障碍具有挑战性。尽管AAN质量指南推荐筛查抑郁并评估抑郁结局，但AAN治疗指南未推荐任何特殊的筛查或评估方法。这些指南表明，情绪不稳定性量表可能有助于筛查假性延髓效应，贝克抑郁量表或患者健康问卷可用于筛查抑郁，一般健康问卷则用于筛查一般情绪障碍。这一挑战变得更加复杂，因为很难将情绪障碍区分开来，它们的诊断标准往往要求诊断"不能用另一种精神障碍更好地解释"，这一规定需要同时评估几种相关的障碍。对于复杂的病例，精神科转诊会有所帮助。

确认为情绪障碍后，应根据其原发性、继发性和三级诱因加以分析，同时应筛查相关合并症，尤其是睡眠障碍和疲劳。一旦解决了继发性和三级诱因，就应治疗剩余的原发性诱因。用于MS患者的抑郁和PBA的药物治疗已得到广泛研究，但用于其他情绪障碍并未得到充分研究。右美沙芬联合奎尼丁对伴有PBA的MS患者有效，但可能需要4~5周才能起效。选择性5-羟色胺再摄取抑制剂（selective serotonin reuptake inhibitors，SSRI）和三环抗抑郁药（tricyclic antidepressants，TCA）也有效，其剂量通常低于治疗抑郁所需的剂量。难治性病例可能对拉莫三嗪、文拉法辛、米氮平、哌甲酯或金刚烷胺产生应答。

对于重度抑郁，不同的抗抑郁药疗效不一。此外，观察性研究显示，即使患者接受了治疗（治疗率高达85%），抑郁症状也可能持续存在。这可能是由于MS患者的给药剂量不足、选择了不适当的药物、生活方式调整不充分、心理治疗效果不满意或抑郁的难治性所致。有效药物治疗的关键是选择能够治疗而非加重每例患者的MS症状的抗抑郁药。SSRI有助于治疗抑郁，但可能会加重性功能障碍和失眠。尤其是氟西汀，它对药物依从性差的患者可能有所帮助，因为其半衰期长于其他SSRI，而且其活性代谢产物诺氟西汀（norfluoxetine）的半衰期长达16 d。米氮平对伴有恶心、失眠或厌食的患者有效。度洛西汀和地文拉法辛与米氮平是同一类5-羟色胺-去甲肾上腺素再摄取抑制剂（serotonin-norepinephrine reuptake inhibitor，SNRI），但矛盾之处在于，它们与恶心、失眠、便秘和压力性尿失禁相关。安非他酮和米氮平对伴有性功能障碍的患者有效，可与SSRI联合使用，以减轻后者对性功能障碍的加重作用。安非他酮在治疗疲劳方面也有一定潜力。然而，它降低了惊厥发作的阈值，并可通过其多巴胺能效应诱发精神病。三环类药物，如去甲替林（nortriptyline）和地昔帕明（desipramine），对偏头痛预防治疗、失眠、流涎和尿失禁有效，但可加重嗜睡和尿潴留；还会对心血管产生影响，因此需要监测。文拉法辛、去甲替林、伐尼克兰和安非他酮（或联合使用后两种药物）在戒烟和戒瘾方面表现出了一定的前景。

（八）疼痛

疼痛在MS患者中十分常见，显著影响了患者的生活质量。主诉疼痛可有多种病因，治疗应针对特定病因。针对轴突缺失引起的原发性疼痛，应及时讨论神经源性疼痛的治疗，包括使用卡马西平、加巴喷丁、普瑞巴林、三环类药物、SNRI（如度洛西汀）和拉莫噻嗪进行单药或联合治疗。特别是三叉神经痛，应及时进行影像学检查，以确定可手术解决的血管襻。利多卡因和辣椒碱等局部治疗可能会有帮助。医疗专业人士应确定继发性疼痛的原因，如无力、强直性痉挛和步态力学改变，并分别对其进行治疗。

（九）膀胱和肠道功能障碍

膀胱和肠道功能障碍是一种"隐藏"的症状，患者和 MS 护理人员往往不愿意讨论它们。重要的是要探索储尿失败的症状，如尿急、尿急性尿失禁、尿频、夜尿症/遗尿，以及排尿失败的症状，如排尿踌躇、重复性排尿、膀胱不敏感和尿流力差。治疗尿失禁可以改善失眠，减少社交孤立，预防尿路感染，这是 MS 治疗的质量指标。

尿失禁的药物治疗旨在治疗逼尿肌反射亢进（即神经源性或"过度活跃"的膀胱）、尿不尽（包括逼尿肌括约肌协同失调）和尿频。区分尿失禁的这些不同促成因素可能需要测量排尿后残余尿量，如果发现异常，应及时转诊至泌尿科进行尿动力学检查。奥昔布宁、托特罗定、莨菪碱、丙胺太林、黄酮哌酯、丙咪嗪等抗胆碱能药物可改善膀胱痉挛，但会引起口干和干眼、视物模糊、便秘、镇静、认知障碍以及膀胱潴留。多沙唑嗪、特拉唑嗪和坦索罗辛等α_1拮抗剂可改善逼尿肌括约肌协同失调以及自主神经异常反射，但可引起鼻充血、直立性低血压、射精异常和尿失禁；赛洛多辛属于同一类药物，使用后低血压和射精异常发生率较低。他达拉非是一种磷酸二酯酶-5抑制剂，可改善膀胱过度活动症和勃起功能障碍；可引起头痛、低血压/直立性低血压和恶心。米拉贝隆是一种β_3激动剂，在储尿过程中可放松逼尿肌平滑肌而不影响排尿，有助于治疗膀胱过度活动症；它还是一种CYP2D6抑制剂，应避免用于重度肝功能或肾功能损害患者；它可引起血压轻微升高，在高血压未得到控制的患者中应谨慎使用。去氨加压素是一种鼻内应用的加压素类似物，可减少尿频，尤其是夜间尿频，但可导致水肿、低钠血症、头痛和体重增加。

这些药物也可以联合使用，以避免较高剂量的副作用。抗胆碱能药物和α_1拮抗剂联合使用时具有协同作用，原则上，抗胆碱能药物也可与米拉贝隆联用。

（十）性功能障碍

性功能障碍是另一种"隐藏"症状，根据测量方法的不同，其发病率估计值的差异很大：估计值范围从与健康对照组相同到近80%的MS患者。它对患者的生活质量有实质性影响。性功能障碍通常发生在脊髓，但也会由岛叶周围损伤引起（左侧损伤比右侧损伤更常见）。原发性性功能障碍包括性欲、感觉（麻木、异常感觉、疼痛）、兴奋、勃起功能障碍、逆行射精、润滑、性高潮和满意度问题。需根据症状定制治疗方法：盆底肌锻炼、器械（如振动按摩器、真空负压吸引）和润滑剂均为有用的辅助方法。安非他酮可增加性欲；西地那非、他达拉非、伐地那非或尿道前列腺素可治疗勃起功能障碍；外用雌激素可治疗阴道干燥和阴蒂不敏感。继发性性功能障碍涉及不同类型的干扰，如运动障碍、疼痛、痉挛、疲劳和肠道/膀胱问题。三级性功能障碍涉及社交孤立、抑郁、愤怒、悲伤、内疚、配偶负担和自我形象，可通过性治疗实现成功治疗。

（十一）言语和吞咽

构音不良和吞咽困难经常同时出现，但病因不同。构音不良可分为痉挛型、共济失调型或混合型，是最令MS患者困扰的症状之一。上行运动神经元损伤导致的痉挛型构音不良可对痉挛治疗产生应答，而小脑连接受损导致的共济失调型构音不良更难治疗，但可对卡马西平和奥卡西平产生应答，据称托吡酯也有一定疗效。言语和语言病理学家可以提供个体化治疗。吞咽困难可由稀薄液体吞咽困难、舌协调能力降低、触发吞咽延迟、食管受累或因感觉改变而厌恶食物所致。吞咽困难会导致感染性吸入性肺炎、窒息、营养不良、脱水以及生活质量下降。言语和语言病理学家可以提供个体化治疗，包括呼吸支持、唇舌协调、姿势改变（例如，收颌、转头/倾斜头部和门德尔松手法）以及改善照护者支持。营养学家可以建议调整饮食，包括限制食品质地和控制进食次数，少食多餐。晚期病例应转诊接受正式的吞咽研究。

五、多发性硬化的非药物治疗

有效的症状管理包括采取广泛的方法，而不仅仅使用药物治疗。正如对特定症状的分析应是多因素和系统性分析，症状管理也应是多模式和多学科的，可能会涉及家访、物理治疗师、性功能治疗师、认知心理学家、精神病学家、泌尿科医生以及疼痛和康复专家。症状管理应随着病程发展而变化。对于新诊断的患者，在症状管理中促进自我效能感可实质性地改变患者的治疗前景和生活质量。症状管理还超出了症状治疗范畴：它提供重要机会，以重新评估多重用药、提高安全性和预防损伤、维持就业、缓解经济焦虑、减少社交孤立和促进满意的人际关系、使日常生活活动实现自给自足和减轻照顾者负担。尽管症状管理可能令人望而却步，找到具有创造性的解决方法并实现治疗希望仍是激动人心的挑战。

（一）运动障碍的非药物治疗

运动障碍的非药物治疗策略重点关注物理康复，包括训练计划、转移训练等适应性训练和前庭康复。因此，早期转诊至物理治疗是AAN为MS治疗制定的质量评估标准。辅助设备和用药可以改善功能，同时有助于康复：稳定器、支具、矫正器、手杖、拐杖、助行架和功能性电刺激器可以改善步态力学，减轻疼痛，防止挛缩，提高能效，从而有可能减轻疲劳。由于运动障碍往往会随时间推移而恶化，应定期接受复查。在某些情况下，使用轮椅可降低跌倒风险和易疲劳性，但不能消除跌倒风险，并且在不加选择地使用时，会使可行走患者的体能减退恶化。坐轮椅的患者应定期评估姿势是否适当，以避免压疮。

（二）痉挛的非药物治疗

与运动障碍一样，痉挛管理的非药物治疗重点在于物理康复，但其干预措施更有针对性，如拉伸、普拉提、瑜伽和功能性电刺激等；负重锻炼、水疗和使用抑制性石膏铸模也有所帮助。

（三）情绪障碍的非药物治疗

①MS护理人员应努力培养患者对整体MS症状治疗的自我效能感，因为这已被证明可以改善MS患者的负面情绪。简而言之，患者越觉得有能力控制疾病症状，他们就会越有希望并且感觉越好。②应鼓励患者进行心理治疗，尤其是进行认知行为治疗，它已被证明对伴有抑郁的MS患者有效，也可能对其他情绪障碍有所帮助。可通过国家MS协会了解当地支持小组的信息。只有在采取了这些重要的准备步骤后，MS护理人员才应该开始进行药物治疗，应向患者解释药物治疗是作为调整生活方式的

重要补充，而非单药治疗。

（四）尿失禁的非药物治疗

尿失禁的非药物治疗主要包括：易于实施的生活方式调整包括适当的饮水、如厕规划、定期排尿、重复性排尿（确保完全排尿）和避免服用兴奋剂。尿失禁可以通过盆底肌训练来改善，以推迟排尿冲动并使盆底肌放松。间歇性导尿或体外膀胱刺激器可促进定期排尿。在尿失禁风险较大的情况下，可建议患者使用尿布或吸水垫，携带用于更换的衣物，并穿着适合隐藏湿迹的衣物。

生活方式以及行为改变和药物治疗无效的尿失禁患者可转诊至泌尿科进行三线治疗，包括肉毒毒素注射，它对神经源性膀胱或膀胱刺激器非常有效。膀胱刺激器主要两个类型：骶神经刺激，可改善尿急、尿频、尿急性尿失禁、非梗阻性尿潴留和大便失禁；胫后神经刺激，可改善尿急和尿急性尿失禁。硬件植入通常仅限于晚期病例，部分原因是担心MRI的兼容性，但新的MRI兼容型设备正在研发中。难治性尿潴留病例应转诊进行耻骨上导尿管放置。尽管存在误解，但留置导尿管的患者通常可从抗胆碱能药物治疗中获益。

MS患者中的排尿障碍主要由脊髓疾病引起，而肠道功能障碍的解剖学定义较少，可能是由多因素导致的。一项研究发现，52%有泌尿系统主诉的MS患者至少有一种肠道主诉，但即使在同时存在膀胱和肠道功能障碍的患者中，肠道主诉也"与排尿障碍模式、MS持续时间或残疾程度无关"。MS、疾病修正治疗和微生物组之间的联系仍在研究中。通过饮食调整和排便训练可改善所有类型的肠道功能障碍。每天饮水量增加至2 L，可溶性纤维摄入增加至30 g，并增加不溶性纤维来源，可改善便秘。慎用泻药、软化剂、兴奋剂和灌肠剂可能为患者带来获益。腹泻和大便失禁可能更难治疗。通过排便训练，以及利用进食后20～30 min的胃结肠反流实现定时排泄，可以减少腹泻和大便失禁。甲基纤维素或车前草等填充剂可能有所帮助。

（五）其他康复治疗及生活指导

MS的康复治疗同样重要。对伴有肢体、语言、吞咽等功能障碍的患者，应早期在专业医生的指导下进行相应的功能康复训练。在对疾病的认识上，医务工作者应耐心对患者及亲属进行宣教指导，强调早期干预、早期治疗的必要性，合理交代病情及预后，增加患者治疗疾病的信心，提高治疗的依从性。医务工作者还应在遗传、婚姻、妊娠、饮食、心理及用药等生活的各个方面提供合理建议，包括避免预防接种，避免过热的热水澡、强烈阳光下高温暴晒，保持心情愉快，不吸烟，作息规律，适量运动，补充维生素D等。

第五节　中国多发性硬化精准诊治的现况与挑战

一、中国MS的流行病学

1926年，北京协和医院记载了中国首个MS病例；1957年，上海华山医院发表了首例MS尸检报告。2018年，首项基于全国医院质量监测系统管理数据库的全国性研究显示，中国MS发病率为0.235/10万。中国高纬度地区的MS发病率较高，与其他国家的报告数据相似。

尽管已有多篇文献报告描述了中国不同地区的MS患病率（表2-5-1），但是尚无全国性研究评估中国MS的普遍患病率。基于目前已发表的区域性患病率调查数据，中国大陆的MS患者人数在过去30年内似乎未发生明显变化，为（1~5）例/10万人，显著低于欧洲和美国（超过100例/10万人）。

表 2-5-1　基于不同研究的中国大陆地区 MS 患病率总结

年份	患病率（/10 万）	覆盖人口数量（人）	地区	数据来源
1992	2.1	424 628	云南省某自治县	逐门逐户调查
2005	1.39	8 860 000	上海市	基于人群的调查
2013	5.2	95 792 719	山东省	住院数据
2012	2.91			
2015	2.32	195 440 000	六省市（浙江、内蒙古、辽宁、青海、广东、重庆）	国家医保数据库
2016	2.44			
2021	2.39	—	—	三项患病率研究的综合性分析

中国香港特别行政区和台湾省的情况与中国其他地区有所不同，在过去 40 年内 MS 患者人数有大幅增加（表 2-5-2）。1989 年和 2002 年，香港特别行政区 MS 患病率分别为 0.88/10 万和 0.77/10 万人。2006 年，香港特别行政区患病率增加至 4.8/10 万。同样，在台北北部地区，1976 年中国人群中 MS 患病率为 0.8/10 万。2005 年，台湾省 MS 患病率为 2.96/10 万，2015 年升高至 6.69/10 万。

表2-5-2　亚洲其他地区（非中国大陆）MS患病率（/10万）逐年上升

地区	中国香港			中国台湾			日本			日本北部地区	
年份	1989	2002	2006	1976	2005	2015	1960s	1980s	2003	2011	2015
患病率	0.88	0.77	4.8	0.8	2.96	6.69	2~4	1~4	7.7	15	19

在亚洲其他国家，如日本，过去几年的 MS 患病率也逐步增加（表 2-5-2）。在 20 世纪 60 年代，MS 患病率为（2 ～ 4）/10 万，20 世纪 80 年代，患病率为（1 ～ 4）/10 万。2003 年，患病率为 7.7/10 万。在 2011 年和 2015 年，日本 MS 患病率从 15/10 万增加至 19/10 万。2001 年、2006 年、2011 年和 2016 年，日本北部地区 MS 患病率分别为 8.1/10 万、12.6/10 万、16.2/10 万和 18.6/10 万。

综上所述，在过去10年内，中国其他地区的MS患病率并未发生较大改变，而在香港特别行政区和台湾省，MS患病率逐渐增加。根据2016年基于模型估算的中国MS患者数为10万人，远高于现有已发表的患病数据。导致该现象的原因可能是多方面的：①中国其他地区发生MS的风险较低，这有待全国性患病率研究来验证；②受限于神经科和影像科医生对MS认知及诊断能力不足，导致MS延误诊断及错误诊断；③患者对疾病不了解，未在专业的MS医疗机构就医；④中国尚未建立完善的MS数据库，很难进行MS患者规范化、精准化的随访及管理；⑤目前国内尚无针对多发性硬化患者规范化随访、评估的统一标准。

二、中国MS的诊断现状

MS 在中国属罕见病，临床和基础研究起步较晚。不同层级的医生在 MS 的诊断和治疗水平存在很大差异。有数据显示，从首次发病开始至诊断，中国患者的 MS 延误诊断时间可达 10 年之久，尤其是在小规模的非专科医疗中心。北京天坛医院的一项分析显示，中国 MS 患者平均诊断年龄为 36 岁。华山医院的数据显示，MS 患者诊断的平均年龄为 33 岁。源自广州医保数据库记录的 MS 患者平均年龄为 30 岁；华西医院的 RRMS 患者平均年龄为 36 岁。因此，在具有神经免疫亚专科的大型综合三甲医院，MS 的平均诊断年龄为 32.5 岁，这与国际上 MS 的平均诊断年龄是相似的。2018 年发表的基于医院质控数据的分析显示，在纳入的 1665 家三级医院，MS 平均诊断年龄为 45.3 岁。这意味着 MS 延误诊断时间达 10 年以上并且可能存在大量的 MS 误诊或漏诊。由此可见，不同医院的诊疗水平及地域医疗水平的差异导致多发性硬化的诊断能力参差不齐，需要建立统一规范化的标准，并对诊疗水平较差的医院医生进行培训，从而实现多发性硬化的规范、精确诊断。

基于《2018 版多发性硬化诊断和治疗中国专家共识》（MS 专家共识），中国 MS 诊断标准目前采用的标准为 2017 版 McDonald 诊断标准，与国际指导原则是一致的。且有临床数据证实，2017 版 McDonald 诊断标准适用于中国 MS 患者早期诊断。然而，在临床实践中，并不是医院或者医疗中心都严格按照共识的推荐使用 2017 版 McDonald 诊断标准，部分中心仍旧使用 2010 版 McDonald 诊断标准。亟须制定适合我国实际情况的 MS 评估规范，以满足疾病诊断、病情监测和治疗决策的需要。

MS延误诊断的因素之一是MS误诊。根据2021版MS生存质量报告，50.3%的患者在首次就诊时未确诊，首次就诊至确诊的平均时间为2.3年。2020版MS社会调查显示，从首次医院就诊到最终诊断为MS的平均时间为1年。一项中国多中心分析显示，55.1%的患者在第一次就诊时未能确诊MS，确诊时间延误了0.9年，这种情况在最近几年似乎并未发生改变。因此，需要建立统一的、规范化诊断标准及诊断流程，同时需要通过医学教育及培训提高神经免疫医生，特别是基层医生的诊断能力，才能实现提升多发性硬化早期诊断和精确诊断水平的目标。

总体而言，尽管中国目前已采用了2017版McDonald诊断标准，并且大多数中国神经科医生和放射科医生在同步使用最新的MS诊断设备等。但由于神经科医生的诊断能力和MS患者对疾病的认知总体不足，中国MS诊断延迟的现象仍然非常严峻，中国MS真实患病率有可能远高于目前已知的数据。因此迫切需要加强并规范神经科医生和放射科医生的诊断意识和诊断能力，尤其是基层神经科医生的教育，以促进MS的早期诊断乃至精确诊断。

三、中国MS的治疗现状

自2018年公布第一批罕见病目录起，中国政府致力于加速罕见病药物的市场准入。在过去5年内已有8种MS治疗药物获批，且多数药物均被纳入国家医保目录（表2-5-3）。越来越多的MS患者开始在缓解期接受DMT药物治疗。尽管如此，缓解期接受治疗的MS患者比例仍然较低。在不同层级医院和不同区域，DMT药物的使用率差异很大。一些全国多中心的研究数据表明，MS患者缓解期使用DMT的比例为30% ~ 40%。在具有神经免疫亚专科的大型综合三甲医院，缓解期DMT使用率超过70%。艾昆纬2023年第一季度市场调研数据显示，具有神经免疫亚专科的大型综合三甲医院，70% ~ 80%的神经免疫专科医生在缓解期给患者处方DMT药物，30% ~ 40%的普通神经科医生在缓解期给患者处方DMT药物，非专科普通医院医生缓解期给患者处方DMT药物的比例不到10%。目前仍有29%的患者在缓解期使用小剂量激素，23%的患者使用传统免疫抑制剂。MS患者在缓解期未接受DMT治疗的主要原因是经济原因，其次为用药禁忌。因此需要建立一个系统化、规范化的诊治体系，提高多发性硬化患者缓解期DMT药物的使用，同时合理、规范地进行DMT治疗及症状管理，优化MS患者的治疗，提高患者的生活质量。

表 2-5-3　MS 中国已获批 MS 药物在 NMPA、FDA 和 EMA 的获批时间

药物名称	NMPA	FDA	EMA	是否纳入医保
干扰素β-1b	2009	1993	1995	否

药物名称	NMPA	FDA	EMA	是否纳入医保
特立氟胺	2018	2012	2013	是
芬戈莫德	2019	2010	2011	是
西尼莫德	2020	2019	2020	是
富马酸二甲酯	2021	2013	2014	是
氨力农	2021	2010	2011	是
奥法妥木单抗	2021	2020	2021	是
奥扎莫德	2023	2022	2022	否
醋酸格拉替雷	2023	1996	—	否

EMA，欧洲药品管理局；FDA，美国食品药品监督管理局；NMPA，中国国家药品监督管理局。

综上所述，我国目前的流行病学数据显示，多发性硬化的患病率低于亚洲其他国家和地区，实际患者人数可能被低估。造成这一现象的主要原因与中国MS起步晚，不同医院和地区的疾病认知和诊疗水平存在较大差异，且使用的诊断标准亦不同。从缓解期治疗上看，多发性硬化患者规范使用DMT治疗的比例较低，低于欧美国家。不同的医院和地区同样存在较大差异。因此亟须制定适合我国实际情况的MS评估规范，以满足病情监测和治疗决策的需要。同时需要建立合理的、规范化的、符合中国临床实践的统一管理体系，规范多发性硬化的诊治、加强患者的随访管理、全面评估患者的疾病情况，制订合理的治疗方案。

四、中国真实世界数据的产生

（一）中国真实世界数据产生的背景

近年来，国际上出台了一系列文件，推动了真实世界研究（real-world study，RWS）的迅速发展。2016年12月，美国国会颁布《21世纪治疗法案》，要求FDA在医疗产品审批和监管程序中纳入真实世界证据。2017年8月发布了《采用真实世界证据支持医疗器械的监管决策》正式文件。2018年12月发布了《真实世界证据方案框架》，为应用RWE支持药品和生物产品审评提供了相对清晰的路线图。2019年5月，又发布了《向FDA提交使用真实世界数据和真实世界证据申请药品和生物制品审评》的指导原则草案。以上文件的出台，使RWS逐渐成为关注的焦点。

中国紧随国际步伐，同样出台了一系列政策指导文件。2018年，中国首个RWS指南《2018年中国真实世界研究指南》发布，2020年1月，国家药监局发布国内首个《真实世界证据支持药物研发与审评的指导原则（试行）》。2020年11月，国家药品监督管理局组织制定的《真实世界数据用于医疗器械临床评价技术指导原则（试行）》印发并施行。2020年11月27日，海南省真实世界数据研究院正式挂牌，"国家药品监督管理局药品医疗器械监管科学研究基地"成立。2021年4月，国家药品监督管理局药品审评中心发布《用于产生真实世界证据的真实世界数据指导原则（试行）》。在一系列政策文件推动下，我国RWS迎来迅速发展。

2018年5月，MS被纳入中国《第一批罕见病目录》。在多项政策重点扶持下，将孤儿药纳入优先审批序列，我国孤儿药体系建设日趋完善。然而，由于罕见病患病率低、病例分散且稀少等特殊性，通过传统随机临床试验收集孤儿药上市前的安全性和有效性数据，以及上市后的长期评估和随访面临诸多困难。因此，RWS在孤儿药物研发与审评中发挥重要作用。RWS建立更为宽泛的入排标准，样本量可大可小，并打破随机模式限制，可以前瞻设计或回顾研究，允许长期随访，外推性更强。例如Wilate治疗血管性血友病的有效性和安全性的真实数据研究，患者在11个国家的31个研究中心登记，并随访2年。研究结果显示，Wilate是一种安全、耐受性好、有效地预防和治疗儿童和成人血友病患者出血的治疗药物。以上实例为我国孤儿药RWS的开展和应用提供了参考。同样的，对于治疗MS的DMT开展上市后RWS同样十分必要。

（二）真实世界数据来源、优势及局限性

真实世界数据（real-world data，RWD）常见来源包括且不限于：卫生信息系统，包括结构化和非结构化的患者记录，如患者的人口学特征、临床特征、诊断、治疗、实验室检查、安全性和临床结局等；医保系统，包含患者基本信息、医疗服务利用、诊断、处方、结算、医疗付费和计划保健等结构化字段的数据；疾病登记系统，包括特定疾病（通常是慢性病）患者的数据库，通常来源于医院的疾病患者群队列登记；国家药品不良反应监测哨点联盟，利用医疗机构电子数据建立药品及医疗器械安全性的主动监测与评价系统。其他来源还包括自然人群队列和专病队列数据库、组学相关数据库、死亡登记数据库、患者报告结局数据、来自移动设备端的数据以及其他特殊数据源等。

相比于传统临床试验，RWS是在现实环境下开展，对RWD进行系统化收集、处理和分析并产生RWE的研究过程，对患者的纳入和排除标准限制较少，样本量可能较大，更可能获得长期临床结局，研究结果的外推性可能较好。RWS可使用多种RWD数据，如医院病历数据、登记数据、医疗保险数据等。RWS还可用于观察罕见严重不良事件，回答像MS等罕见疾病诊疗相关问题，评价临床结局在不同人群、不同医疗环境、不同使用方法之间的差异等。然而，来自真实世界环境的数据并不意味高质量研究证据，RWD的应用仍然存在挑战。一方面，数据质量本身的问题。虽然RWD的价值常常被强调，尤其是那些回顾性数据，但这些数据通常存在错分、数据不完整和患者失访等问题。另一方面是真实世界情境下研究设计的选择，目前观察性研究设计正被大量采用，然而混杂一直是这些观察性设计的主要问题，这是观察性研究固有的特性。

（三）中国MS真实世界研究数据

目前在我国境内已开展了较多针对多发性硬化症的临床研究，其中包含Ⅰ期、Ⅱ期、Ⅲ期、生物等效性研究。截至2023年9月20日，中国临床试验登记与信息公示平台累计50项MS相关临床试验登记注册。同时，神经内科领域的专家们也针对该疾病开展了流行病调查研究、数据分析研究、干预性研究等。MS真实世界数据也在不断更新当中。中国临床试验注册中心累计注册14项MS相关临床研究（表2-5-4）。

表 2-5-4　中国临床试验注册中心 MS 相关临床研究

序号	注册号	注册题目	研究类型	注册时间
1	ChiCTR2300068504	脓毒症和多发性硬化之间共同的基因特征和分子机制的研究（中南大学湘雅三医院）	观察性研究	2023/02/21
2	ChiCTR2100048094	粪菌移植疗法对多发性硬化疾病复发有效性的临床试验研究（南京大学附属鼓楼医院）	干预性研究	2021/06/30
3	ChiCTR2000040363	中国多发性硬化患者脑脊液免疫球蛋白G寡克隆带检测（"CNS-OCB"）的临床研究（复旦大学附属华山医院）	诊断试验	1990/01/01
4	ChiCTR2000039952	多发性硬化中医临床治疗方案优化研究（首都医科大学附属北京天坛医院）	干预性研究	2020/11/15
5	ChiCTR2000037006	多发性硬化复发的影像学预判研究（复旦大学附属华山医院）	观察性研究	2020/08/26
6	ChiCTR2000034098	评价多发性硬化颈髓损伤的一种新的定量方法：扩散峰度成像研究（吉林大学第一医院）	诊断试验	2020/06/23
7	ChiCTR2000031224	基于MRI多模态分析的补肾益髓胶囊加减对抗多发性硬化伴抑郁的疗效、机制研究（首都医科大学附属北京天坛医院）	干预性研究	2020/03/25
8	ChiCTR2000030508	练习八段锦或瑜伽对多发性硬化患者的身心健康的影响（武警江苏省总队医院）	干预性研究	2020/03/05
9	ChiCTR1900025142	神经系统免疫性疾病的临床及基因研究（四川大学华西医院）	基础科学研究	2019/08/14
10	ChiCTR1800019275	自体外周造血干细胞移植治疗进展性多发性硬化和视神经脊髓炎的临床研究（首都医科大学宣武医院）	治疗研究	2018/11/02

序号	注册号	注册题目	研究类型	注册时间
11	ChiCTR1800018057	粪菌移植治疗多发性硬化的有效性随机对照临床试验（广东医科大学附属医院）	干预性研究	2018/08/28
12	ChiCTR-DND-17013749	3.0 TMRI3D CUBE-T2 FLAIR和DIR序列在儿童多发性硬化脑部病灶的应用研究（重庆医科大学附属儿童医院）	诊断试验	2017/12/07
13	ChiCTR-OOH-17012624	二黄方对复发缓解型多发性硬化患者记忆障碍疗效研究（首都医科大学附属北京天坛医院）	观察性研究	2017/09/08
14	ChiCTR-CNC-11001829	水通道蛋白4与多发性硬化（北京大学人民医院）	病因学/相关因素研究	2011/12/23

MS临床数据库建设对MS真实世界数据的产生至关重要。目前专门针对MS或中枢脱髓鞘疾病相关的建设也在逐步发展完善当中。2021年年底，中国罕见病联盟与北京协和医院共同搭建了中国首个MS及相关临床登记数据库MSNMO Base平台。由首都医科大学附属北京天坛医院施福东教授牵头搭建的中国神经系统炎性疾病登记队列研究（China national registry of neuro-inflammatory disease，CNDID）于2021年正式启动队列，该数据库借鉴MSBase等数据的经验进行建设。截至2023年8月30日已入组全国20家中心的2031例患者。泛长三角脱髓鞘联盟数据库建设也在积极筹备中。

除了疾病专科数据库外，其他的医学相关数据收录系统也为中国MS真实世界研究结果提供了数据来源。2016年，山东第一医科大学韩金祥教授团队使用山东省住院数据库预估了山东省MS的患病率。2018年，首都医科大学附属北京天坛医院施福东教授团队根据国家医院质量检测系统（hospital quality monitoring system，HQMS）数据测算了中国MS患者的发病率。2021年，北京大学第三医院樊东升教授团队使用医保数据库估算了中国大陆地区六省的城镇人口MS患病率。2022年，中山大学附属第三医院邱伟教授团队使用广州市医保局报销系统数据估算广州市MS的患病率。

一些调研数据同样可以反映中国MS的现状。复旦大学公共卫生学院胡敏教授团队采用抽样调查全国9个省市的MS患者数据，评估中国MS患者的经济负担。2018年，由中华医学会神经病学分会和中国医疗保健国际交流促进会发起的基于中国MS患者调研项目，总结了中国MS的临床特点以及诊断难点。四川大学华西医院周红雨教授团队47家医院的问卷调查结果评估MS患者生理、心理及社交功能的性别差异。泛长三角多发性硬化诊疗协作组通过问卷形式回顾性分析了MS患者使用不同DMT药物与严重新型冠状病毒感染风险的相关性。其他的单中心研究也在不断发表，为了解中国MS的特征和现状提供了数据支持。

自2018年，首个口服DMT药物上市以来，中国MS患者DMT治疗的证据也在不断积累。目前，特立氟胺已在中南大学湘雅医院、北京协和医院、四川大学华西医院和华中科技大学同济医院进行了四项单中心RWS。由中南大学湘雅医院杨欢教授牵头的一项多中心、回顾性、观察性研究，在中国不同地区五家三级医院和区域性MS中心进行，分析了特立氟胺在中国MS患者中的真实世界疗效。其他DMT药物在中国的上市后研究及真实世界数据及证据也在不断积累中。

然而，中国MS的RWS仍存在一些局限性。①中国RWS纳入的患者数量有限，需要进一步开展大规模、多中心、多区域的研究，以提高样本的代表性。②随访时间短，中国RWS随访时间多为1年左右，部分研究为横断面研究。考虑到MS是慢性、终身性、进展性疾病，患者需要进行长期治疗，因此，未来应在中国进行长期随访研究，观察DMT的长期有效性和安全性。中国RWS研究评估终点较为单一，大多使用ARR、EDSS评分来评估患者的复发和残疾进展情况。MRI是检测MS病灶最敏感的影像检查技术，有助于预测疾病的远期预后。新发或扩大的T2病灶可监测患者疾病活动度，灰质和（或）白质丧失以及脑室扩大可体现脑容量变化，以上均为评估MS疾病进展的重要指标。因此，在后续中国RWS中可加入影像学指标、患者病灶数量以及脑容积变化指标，更精确评估患者使用DMT后的病情进展情况。

（四）构建完善的真实世界数据体系

RWD来源及产生环境复杂多样，需要经过严密的顶层设计、科学的数据资源评估、多学科交叉的团队协作、严格的数据处理流程，才能构建标准的RWD体系，产生高质量的研究数据，以满足临床研究和监管决策需求。①根据不同的研究问题评估数据资源，充分考虑是否存在足够多的既有患者、数据的可获得性如何，并初步评估数据质量，如数据的完整性，以及数据所在系统的可链接性等。②组建数据研究团队，分工明确、责任到人、协力合作，是构建高质量数据体系的基础。③整体评估现有数据资源，形成科学的数据构成方案，包括明确数据体系需要包含的数据变量指标及具体定义，明确数据来源，说明数据采集方式，严格数据处理流程，保证高质量数据输出等。

当前RWD在使用过程中存在一些问题，表现为数据非结构化和零碎化、可及性差、数据的标准化处理缺乏数据标准等，这些问题极大地影响RWD的质量。针对以上问题，①加强对医疗机构中的数据管理，尽量使用电子病历或电子病历报告表，方便数据的收集、核查与修正。②完善RWD的共享机制。国家相关部门建立数据资源共享交换平台和健康医疗数据共享机制，让研究者在确保数据安全的条件下有规范可依地获取完整和准确的相关数据。③根据数据标准将RWD标准化。应对非结构化和零散的健康医疗数据或者临床试验数据进行标准化，整合为高质量数据，以及实现这些数据与临床研究数据采集系统之间的数据互通共享，并且便于申办人与审评和监管机构之间的交流。

RWD 适用性评价是开展 RWS 的基础，是检验 RWD 是否能够转化为高质量的 RWE 的标准，直接影响 RWS 的证据强度，也是 RWE 质量的重要保障。满足适用性的 RWD 才可能为审评和监管机构提供可信度高的 RWE。因此从数据的采集到管理都应严格评估 RWD 的适用性。适用性有 2 个维度，包括相关性和可靠性。相关性是指 RWD 应与临床问题相关，包含与临床结局相关的变量，有明确的临床结局定义和临床意义，研究人群应具有代表性，并且有足够的样本量和随访时间，这反映出审评和监管机构对 RWE 所能解决的临床问题的重视和关注。可靠性是指 RWD 在与临床问题相关的基础上，还应保证准确、完整和可溯源，同时，在数据的收集与管理过程中应有质量保证措施。

（五）新技术、新工具助力 MS 数据体系的完善

MS 作为致病机理较为复杂的神经免疫性疾病，要实现精准诊疗必然离不开精准影像来提供精确的判读，以及做出准确的临床决策。20 多年来，基于 MRI 成像的生物标志物一直作为多发性硬化的整体诊断标准以及用来判断疾病进展。这些进展通常由专业医学人士进行评估与衡量。不同背景的读片者（例如神经放射学家与神经免疫学家）对于病变的量化存在相当大的差异，即使读片者本人也存在实质性的差异。当今国外在多发性硬化影像诊断工具的发展中，计算机及自动化的工具及对比方法已经作为常规工具应用于影像研究中。MS 影像病变分析工具利用计算机和机器学习的能力来发现人眼无法发现及辨别的病灶，使得该工具可以用于识别病变，有助于更好地理解疾病对于诊断、干预、预后的疾病管理及个体化医疗决策的影响。目前的 MS 影像诊断分析工具已能够区分急性和慢性多发性硬化症病变，模型准确率为 RRMS 患者的 75.8%。探索此类成像技术或工具引用至中国应用的可行性，形成能够灵活部署，建立脱髓鞘专属 MRI 影像序列及开发应用智能辅助诊断系统，并能下沉至基层医院以提高各级医疗机构的诊断能力，可以助力早发现更多早期患者，快速提升中国 MS 诊断率。

实现精准治疗及评估的关键在于将临床管理路径的人工评价及关键检测指标智能化，以提升医生对于疾病评估的水平和效率。在国外，已经有数字健康管理工具得到了科学验证，可协助临床医生对 MS 患者远程监测及评估患者神经功能，从而有可能改善护理并带来更好的结果。例如，Konectom 是一款移动应用程序，旨在量化 MS 患者的神经损伤（运动和认知功能）结果的数字化工具，包括了处理速度（CPS）测试、手灵巧性测试和步行测试（U 形转弯测试、静平衡测试和 6 min 步行测试）。像这样的应用程序用来缩小医生传统性诊断的差距，可有助于更快地发现可能的功能

限制，并使医生和患者能够记录任何随时间变化的情况。本研究在精准医疗产业报告的框架及新完善的诊疗规范下，建立与开发基于数字化技术的 MS 精准诊疗及随访评估工具，包括 EDSS 评分 / 步态 / 视力及眼动 / 认知反应速度 / 生活质量等评估模块，将耗时的传统主观、纸质化信息收集方法，转变为可量化、操作便捷的数字化方法，更精准地展现真实世界数据以及挖掘疾病进展前瞻性数据，帮助神经免疫专科医生更有效地进行疾病评估以及临床决策，减少门诊 / 住院随访时医生的诊疗压力的同时，也能提高 MS 患者诊疗及随访评估质量，全面提升医生在疾病评估及随访方面的精准能力和工作效率。

在开发精准诊疗工具的同时，要确保形成规范化的 MS 患者全病程疾病信息管理系统，这将为精准工具的开发及应用打好底层基础。全面学习 MSBase 等国际数据库的相关技术及应用经验，优化现有数据信息管理平台，使得患者的疾病信息管理更专业、更规范，更可量化地进行，让患者的评估资料更一致、更标准、更可靠，这将是形成符合中国临床实操的诊断标准的重要保障。通过验证期的长期随访，定期回顾信息系统中的患者随访管理数据，评估患者规范化管理质量、获得中国 MS 队列的预后特征及真实世界治疗经验完成中国精准化的全病程管理的路径，撰写并优化现有的专家共识或规范建议，形成区域乃至全国的多发性硬化规范化管理的健康生态模式。

第六节　多发性硬化标准化临床诊疗规范的建立

一、多发性硬化规范化随访评估

MS的评估是结构化的，包括：病史和近况采集、神经功能评估、MRI评估、眼科评估。

（一）病史和近况采集

首诊患者询问起病方式（急性起病，还是隐匿起病缓慢加重）、历次发作部位和过程、发作诱因、发作恢复情况、残疾进展的标志性事件（如拄拐、坐轮椅）的时间节点、治疗经过、其他系统疾病史、肿瘤史、家族史、婚育史、吸烟饮酒史、妊娠计划等。记录患者的身高、体重。复诊患者询问自上次就诊以来的症状变化、治疗情况及治疗相关不良事件等。

（二）神经功能评估

用于 MS 神经功能评估的量表繁多。最为重要和广泛使用的是 EDSS 评分、九孔柱测试（9-hole peg test，9HPT）、25 英尺步行时间（timed 25-foot walk，T25-FW）、符号数字转换测试（the symbol digit modalities test，SDMT）、简易精神状态

检查量表（mini-mental state examination，MMSE）和蒙特利尔认知评估量表（montreal cognitive assessment，MoCA）。

1. EDSS 评分

EDSS 评分是量化 MS 残疾程度的评分，其基础是完整的神经系统体格检查，目前使用最为广泛，也是评估 MS 进展的最佳指标。EDSS 由 7 个功能系统（锥体系、脑干、视觉、感觉、大脑或精神、肠道膀胱、小脑）和一个"步行范围"项子评分构成。每个功能系统都是从 0 到 5 或 6 的有序分值，分值越高代表该系统残疾越严重。将这些功能系统评分与步行范围、行走辅助设备的使用情况、自我生活照料情况结合，得出总体残疾状况评分即 EDSS 评分（0 分即正常，10 分即由 MS 导致的死亡，每 0.5 分为一个增量间隔）。MS 确认的残疾进展（confirmed disability progression，CDP）定义为残疾较基线时的进展，即基线 EDSS 评分 ≤ 5.5 分者增加 ≥ 1.0 分，或基线 EDSS > 5.5 分增加 ≥ 0.5 分称为 CDP。CDP 发生并持续 ≥ 6 个月是永久性残疾进展的可靠标志。

2. 9HPT

9HPT 是一项简单、标准化的上肢功能定量测试。被测者要求快速地将 9 根榫钉分别嵌入 9 个孔中，待全部放入后再挨个拿出，测试者对此过程以秒表进行计时。用优势手连续 2 次测试后，立即用非优势手连续进行 2 次测试。9HPT 的分数是 4 次测试的平均值：对每只手的 2 次试验进行平均，然后对两只手的数值进行平均。由于对测试不熟悉，患者在首次测试时往往表现较差。如需对一段时间内的变化进行准确评估，建议在首次测试之前进行 3 次或 4 次练习。9HPT 耗时增加 20% 并持续 6 个月以上提示 CDP 意义较大。

3. T25-FW

T25-FW 用以定量评估 MS 的下肢功能。患者从标记清晰的 25 英尺（7.62 m）路线的一端开始，指示其尽快且安全步行 25 英尺。评估者用秒表记录：从指令开始时，直到患者到达 25 英尺标记所需的时间。随后立即让患者返回行走相同的距离，再次计时，以 2 次行走耗时的平均值为结果。患者可在行走时使用辅助设备，如需对一段时间内的变化进行比较，应尽可能使用同样的辅助设备接受测定。同样建议在首次测试之前进行 3 或 4 次练习。T25-FW 耗时增加 20% 并持续 6 个月以上提示 CDP 意义较大。

4. 认知和情感

多达 70% 的 MS 患者存在认知损害。认知损害发生在所有 MS 类型中，包括放射学孤立综合征、临床孤立综合征。MS 相关的认知损害发生机制复杂，皮层和深部灰质萎缩是最主要的原因。信息处理速度和记忆是 MS 最常受影响的认知域。认知损害对 MS 患者可产生多方面的负面影响，包括日常功能、职业活动、婚姻状况、社交、情绪以及对治疗的依从性等。

临床上评估MS患者认知功能的常用工具包括SDMT、加利福尼亚语言学习测试-Ⅱ（the California verbal learning test-Ⅱ，CVLT-Ⅱ）、简易视觉空间记忆测试修订版（the revised brief visuospatial memory test，BVMT-R）、定步调听觉连续加法测试（paced auditory serial addition test，PASAT）等。2012年，国际MS专家联盟开发了用于MS认知评估的简洁工具组合，纳入SDMT、CVLT-Ⅱ和BVMT-R，将此工具组合称为简明MS国际认知评估工具。

上述认知评估工具中，SDMT测试越来越多在MS临床实践和药物试验中被使用。SDMT具有操作简单、耗时少、敏感度高、不受练习效果影响等优势，因此常单独用于MS认知损害的筛查以及评估DMT治疗对认知功能的影响。SDMT总分范围为0～110分，分数越高代表认知功能越好。若2次评估SDMT改变≥4分，则认为其变化具有临床意义。2018年美国国家MS协会牵头发布的《MS护理中认知筛查和管理的建议》指出，对于成人和儿童（8岁以上）MS患者，应使用SDMT或类似工具进行早期基线筛查，并每年重新评估，或根据需要进行更频繁的评估。2018年意大利MS认知评估共识指出，在日常临床评估中，应使用经过验证的工具（如SDMT等）对所有MS进行认知评估，并应在随访中监测认知功能，通常每12个月监测1次。2020年加拿大MS工作组建议定期测试认知功能，并将其作为MS整体功能评估的一部分，以监测疾病活动和治疗反应。此外，协作组专家认为MMSE和MoCA简单易用，亦可与SDMT组合，用于MS认知损害的评估。

MS患者的情感障碍亦应关注。尤其是抑郁和焦虑，MS患者中的患病率可达30.5%和22.1%。抑郁和焦虑不仅会降低患者生活质量，还与DMT治疗依从性下降、住院率增加及死亡率增加有关。必要时可采用医院焦虑和抑郁量表（hospital anxiety and depression scale，HADS）、患者健康问卷（patient health questionnaire，PHQ-9）、汉密尔顿抑郁量表（Hamilton depression rating scale，HDRS）、汉密尔顿焦虑量表（Hamilton anxiety rating scale，HARS）等进行评估。

MS诊断时及治疗前应对患者进行基线EDSS、9HPT、T25-FW、SDMT、MoCA、MMSE量表评估，并在治疗后3～6个月重新评估以重新设定基线，对于治疗稳定的患者每6～12个月评估1次。根据患者情况选择性评估情感障碍。

（三）MRI评估

MRI在MS诊断、病情监测和预后判断方面具有重要价值。目前，在临床实践中采用标准化的MRI扫描方案仍具有重大挑战。

1. MRI检查方案

以下是结合2021年MAGNIMS-CMSC-NAIMS共识建议的MRI检查方案和标准化

的脑/视神经/脊髓MRI扫描方案（表2-6-1）。

表 2-6-1　用于 MS 的标准化脑 / 视神经 / 脊髓 MRI 扫描方案

MRI 方案	MS 诊断	随访	
		疾病活动度评估和 DMT 疗效监测	DMT 安全性监测（如 PML 筛查）
头颅MRI方案			
轴位T2加权（TSE或FSE）	推荐	推荐（可选择高质量 3D T2加权Flair，包括轴位和矢状位的多平面重建）	推荐（可选择高质量3D T2加权Flair，包括轴位和矢状位多平面重建）
矢状位T2加权Flair（最好是3D，可选择压脂）	推荐	推荐	推荐
轴位T2加权Flair（如已采集矢状位3D-T2加权Flair则可多平面重建，不必要再采集，可选择压脂）	推荐	推荐	推荐
轴位（或3D矢状位）T1加权增强	推荐	可选	推荐
弥散加权成像（DWI）	可选	可选	推荐
用于检测皮层或近皮层病灶的DIR或PSIR	可选	可选	可选
高分辨率T1加权（各向同性3D采集，用于定量评估脑体积）	可选	可选	可选
磁敏感加权成像（SWI）	推荐，用于评估中央静脉征和慢性活动性病灶	推荐	不要求
视神经MRI方案			
视神经轴位和冠状位压脂T2加权或STIR	可选①（某些情况下，2D或3D采集）	不要求②	不要求
视神经轴位和冠状位压脂T1加权增强	可选①（某些情况下，2D或3D采集）	不要求②	不要求
脊髓MRI方案			
至少以下2个：矢状位T 2 加权（TSE或FSE），质子加权（TSE或FSE），或STIR	推荐	可选③	不要求
矢状位3D重T1加权（PSIR或磁化准备快速梯度回波采集），仅用于颈髓	可选	可选	不要求

MRI 方案	MS 诊断	随访	
		疾病活动度评估和 DMT 疗效监测	DMT 安全性监测（如 PML 筛查）
轴位T2加权（TSE或FSE）或梯度回波（确认矢状位上检测到的病变，或检测临床高度怀疑受累的脊髓节段病变）	可选	可选	不要求
矢状位T1加权（TSE或FSE）	可选	可选	不要求
矢状位T1加权（TSE或FSE）增强	推荐	可选③	不要求
轴位T1加权（TSE或FSE）增强	可选	可选	不要求

注：①需要与视神经脊髓炎谱系病鉴别者，或者伴有其他不典型临床特点的患者，可行视神经 MRI 帮助鉴别诊断；出现视神经炎的儿童，排除髓鞘少突胶质细胞糖蛋白抗体相关疾病。②以下情况应考虑视神经 MRI 随访：MS 出现新的视觉症状时；出现慢性进展性视觉症状时；出现反复的孤立的视神经发作。③以下情况应考虑脊髓 MRI 随访：脑部病灶极少的脊髓型 MS，探测活动性脊髓病灶；残疾进展不能以脑部病灶解释；MS 表现为反复的脊髓发作；脑部 MRI 表现或临床表现不足以支持治疗转换决策时；出现不典型脊髓发作，提示可能合并其他疾病影响到脊柱或脊髓时。MS，多发性硬化；DMT，疾病修正治疗；PML，进行性多灶性白质脑病；MRI，MRI 成像；TSE，快速自旋回波；FSE，快速自旋回波；Flair，液体抑制反转恢复；DWI，弥散加权成像；PSIR，相位敏感反转恢复；STIR，短时反转恢复；SWI，磁敏感加权成像；DIR，双反转恢复

2.关于钆造影剂的使用建议

对于MS诊断，以下情况建议使用钆造影剂：①在基线MRI显示时间多发性；②根据强化方式进行鉴别诊断；③预测未来疾病活动，并在一定程度上预测疾病进展；④对于进展型病程患者的分型（活动性或非活动性），以及指导治疗决策。

对于MS疾病监测，以下情况建议使用钆造影剂：①如果没有在治疗开始后（通常在治疗开始后3~6个月）进行新的基线MRI扫描，则应在第1次随访（治疗开始后的12个月）使用钆造影剂扫描；②对于需要明确临床疾病活动度的患者，如果无近期（3~6个月内）的脑部MRI扫描，应在类固醇激素治疗前尽快进行增强MRI扫描；③需要通过有无钆增强病灶来明确疾病活动度，以启动或改变DMT治疗的患者；④病灶负荷大，或表现为弥漫性或融合性慢性病灶，难以通过新发或扩大的T2病灶来显示疾病活动度的患者；⑤在常规脑部MRI中监测到可疑的PML病灶时，进一步明确；⑥监测PML，发现和监测PML免疫重建炎症综合征。

以下情况不建议使用钆造影剂：①需要寻找时间多发性证据时，如果已有的系列MRI扫描足以证明时间多发性，则不建议再行增强扫描；②需要监测亚临床疾病活动时，如果已有近期（约1年内）的MRI扫描且采用类似技术参数时，则不建议再行增强扫描；③重新设定基线的MRI扫描（通常在治疗开始后3~6个月）；④对于既

往仅有MRI病灶活动，需要在短期（6个月）内再次随访MRI以确认疾病活动度的患者；⑤PML的筛查；⑥怀孕期间严格禁止，哺乳期仅在对患者管理至关重要时才使用钆造影剂。

3.脑部MRI随访的时间间隔（表2-6-2）

表2-6-2　MS 脑部 MRI 随访的时间间隔

初次设定基线	重新设定基线	随访[3～5]		
		首次	第 2 次	后续
诊断时[①]（通常是DMT治疗前）	治疗起始后3～6个月	治疗起始后12个月	治疗起始后24个月	治疗起始后每年进行
推荐钆增强	通常不要求钆增强[②]	可选钆增强[⑥]	可选钆增强	可选钆增强

注：①对于高危临床孤立综合征和放射学孤立综合征，推荐每 6～12 个月进行头颅 MRI 检查，并强烈建议采用同质化的图像采集参数，同时不推荐常规的定期脊髓 MRI，不推荐使用钆造影剂；②对于原本高疾病活动度的患者，或治疗起始后出现意外的疾病活动的患者可考虑钆增强扫描；③对于 MRI 高活动度，或临床高活动度的患者，考虑缩短间隔至 6 个月；④如有临床指征，在脑部 MRI 基础上加做脊髓 MRI；⑤针对接受那他珠单抗治疗且 PML 发生风险高的患者（即 JC 病毒血清学阳性并接受那他珠单抗治疗 ≥ 18 个月，抗 JC 病毒抗体指数＞ 0.9），每 3～4 个月随访 1 次；⑥在未重新设定基线扫描的情况下，在治疗开始后的第 1 次随访中考虑钆增强 MRI.MRI=MRI 成像。MS，多发性硬化；DMT，疾病修正治疗

4. MRI的报告和解读

推荐标准化的MRI报告和解读：①报告医生应掌握不同MS病灶类型的定义和不支持MS的MRI征象。②报告脑部病灶数量，例如T2病灶计数（如＜20个病灶，报告确切数量；如病灶更多，则报告估计20～50个，50～100个，＞100个，或无法计数的弥漫性病灶）。③报告脊髓病灶数量，如＜10个病灶，报告确切数量；否则报告＞10个病灶或弥漫性病灶；如果做了增强扫描，则应报告增强病灶的数量。④显示皮层病灶的序列并不是必需的，如果做了则应报告皮层病灶和近皮层病灶。⑤报告活动性脑部病灶（包括增强、新发或扩大的T2病灶）。

为了诊断和鉴别诊断、监测疾病活动、监测DMT疗效和安全性，应以恰当的时间间隔，选择合适的MRI参数和方案，对MS进行系列MRI扫描，并保持不同时间的扫描参数尽可能一致。

（四）眼科评估

MS可累及视觉通路的各个环节。视神经炎（optic neuritis，ON）是MS视力丧失最常见的原因。无ON发作的MS患者也可存在亚临床视网膜萎缩。因此，应常规对MS患者进行定期眼科评估。

1.视力

包含高对比度视力（high contrast visual acuity，HCVA）和低对比度视力（low

contrast visual acuity，LCVA）。HCVA的标准化测量工具包括早期糖尿病视网膜病变治疗研究（early treatment diabetic retinopathy study，ETDRS）、Snellen及Landolt C视力表。LCVA较HCVA更为敏感，可采用Pelli-Robson视力表、Sloan低对比度视力表或Landolt C低对比度视力表。

2.视野

采用Humphery或Octopus电脑全自动视野计，Humphery中心30-2阈值检测程序或Octopus 32程序进行检查，检查前进行屈光矫正，注视困难或预计周边视野缺损者使用动态视野检测。MS-ON多为单眼受累，表现为各种形式的视野缺损，而弥漫性视野缺损或中心视野缺损更为常见。

3.眼底

主要观察视盘的大小、形状和颜色。可采用直接或间接检眼镜进行检查。推荐用60 D、78 D或90 D前置镜以获得视盘的立体图像，拍摄并保存清晰眼底图像以便后续对比。ON急性发作时可有视盘水肿，但球后ON发作期视盘外观可正常，严重或多次ON发作后或MS进展期可见视盘苍白。

4.光学相干断层扫描

光学相干断层扫描（optical coherence tomography，OCT）可以非侵入、非接触地对视网膜结构进行评估。可定量检测视网膜各层厚度，包括视盘周围视网膜神经纤维层（retinal nerve fiber layer，RNFL）厚度、黄斑区节细胞层（ganglion cell layer，GCL）厚度等。除了用以支持急性ON的诊断和鉴别诊断外，更重要的是从视网膜萎缩角度监测MS进展。OCT在MS中重要的测量指标及临床意义见表2-6-3。

表 2-6-3　MS 患者管理中的 OCT 测量指标及意义

指标		代表的视网膜解剖结构	在 MS 中的意义
视盘周围RNFL厚度		节细胞的轴突	急性视神经炎可导致RNFL厚度增加；RNFL变薄则代表节细胞轴突丢失
黄斑区节细胞相关层厚度	GCL厚度	节细胞胞体	GCL变薄代表节细胞胞体丢失
	GCIPL厚度	GCL+内丛状层	类似GCL厚度
	GCC厚度	RNFL+GCL+内丛状层	类似GCL厚度

注：RNFL，视网膜神经纤维层；ON，视神经炎；GCL，节细胞层；GCIPL，节细胞内丛状层；GCC，节细胞复合体

OCT可识别视盘周围区域的RNFL增厚，以支持急性ON诊断。而MS-ON急性发作后RNFL及GCL可明显变薄。多项研究表明，视网膜变薄的速度、严重程度和分布有助于MS与其他疾病相鉴别。如视神经脊髓炎谱系疾病（neuromyelitis optica spectrum disorder，NMOSD）中，GCL和RNFL的变薄通常比MS严重得多。另有大量

研究证据表明，基线视网膜厚度对MS残疾进展具有强烈预测作用。如基线RNFL≤87 μm的MS患者，相较基线RNFL＞97 μm的患者，5年EDSS恶化风险增加65%。MS患者基线RNFL厚度≤88 μm者，3年EDSS恶化的风险增至3倍，认知损害风险增至2.7倍。基线节细胞内从状层（ganglion cell inter plexiform layer，GCIPL）厚度＜70 μm的MS患者，长期EDSS恶化风险增至4倍。因此，监测上述视网膜层面的厚度对MS进展和预后的判断具有肯定价值。

5.视觉诱发电位

视觉诱发电位（visual evoked potential，VEP）用于检测视觉通路上的临床或亚临床病变。ON发作可导致P100波潜伏期延迟，对于既往无自觉视力减退的MS患者也可能出现VEP的亚临床变化。VEP有助于MS与其他炎性中枢神经系统疾病的鉴别，如NMOSD。MS的P100波潜伏期较NMOSD延迟更显著，而NMOSD振幅下降更多，亚临床改变的频率更低。

无论发作是否累及视神经，均应对MS患者进行常规眼科评估。在诊断时和治疗前即应对患者进行基线视力、视野、OCT、VEP检查，并在治疗后3～6个月重新评估以重新设定基线，对于治疗稳定的患者至少每12个月评估一次。其中视力检查应尽可能包括低对比度视力。

6.实验室评估

首诊患者需完善MS诊断和鉴别诊断所需的实验室评估，尤其是血清/脑脊液（cerebrospinal fluid，CSF）免疫球蛋白G（immunoglobulin G，IgG）指数、异于血清的CSF寡克隆带、血清水通道蛋白4（aquaporin 4，AQP4）抗体、血清和CSF髓鞘少突胶质细胞糖蛋白（myelin oligodendrocyte glycoprotein，MOG）抗体、系统性结缔组织病相关抗体、甲状腺自身抗体、血管紧张素转化酶（angiotensin converting enzyme，ACE）、IgG_4及其他鉴别诊断所需的实验室评估。此外，DMT治疗安全性和有效性监测所需的实验室评估见表2-6-4。

表 2-6-4　中国现有 MS DMT 和对症治疗种类，推荐的 MS 人群和治疗相关评估

药物名称	适用的 MS 群体	治疗前实验室和辅助检查	治疗中实验室和辅助检查监测
DMT治疗			
富马酸二甲酯	用于成人复发型MS（包括CIS，RRMS和有疾病活动的SPMS）	全血细胞计数，肝功能，结核筛查，妊娠筛查	全血细胞计数[1]，肝功能[1]，怀疑PML行脑脊液JCV DNA检查
特立氟胺	推荐用于尚未表现出明确不良预后危险因素的新发患者，或表现为一般疾病活动度患者的起始基础治疗	全血细胞计数，肝功能，结核筛查，妊娠筛查，血压	全血细胞计数[1]，肝功能[1]，血压

续表

药物名称	适用的 MS 群体	治疗前实验室和辅助检查	治疗中实验室和辅助检查监测
芬戈莫德	用于成人和10岁及以上且体重超过40 kg的复发型MS（包括CIS，RRMS和有疾病活动的SPMS）可作为起始治疗，在具有明确不良预后危险因素的新发患者，或表现为高活动度的严重病程患者中具有优势	VZV抗体，有糖尿病或葡萄膜炎的患者接受眼科检查（眼底、黄斑），全血细胞计数，肝功能，首次给药6 h监测（血压、心率和给药前及给药后6 h的心电图），HPV筛查包括PAP试验，结核筛查，妊娠筛查，皮肤科检查	全血细胞计数[①]，肝功能[①]，血压，治疗后3～4个月以及有视力变化时眼科检查（眼底、黄斑），每年皮肤科检查，COPD患者1个月后监测用力呼气量，怀疑PML行脑脊液JCV DNA检查
西尼莫德	用于成人复发型MS（包括CIS，RRMS和有疾病活动的SPMS）可作为起始治疗，在表现出疾病进展特征的患者中具有优势	VZV抗体，眼科检查（眼底、黄斑），全血细胞计数，肝功能，心电图（已存在心脏疾病的患者，建议进行首次给药6 h监测），CYP2C9基因，结核筛查，妊娠筛查	全血细胞计数[①]，肝功能[①]，治疗期间如出现视力变化行眼科检查（眼底、黄斑），每年皮肤科检查，COPD患者1个月后监测用力呼气量
奥扎莫德	用于成人复发型MS（包括CIS，RRMS和有疾病活动的SPMS）可作为起始治疗，在具有明确不良预后危险因素的新发患者，或表现为高活动度的严重病程患者中具有优势	VZV抗体，有糖尿病、葡萄膜炎或视网膜病病史的患者行眼科检查（眼底、黄斑），全血细胞计数，肝功能，结核筛查，妊娠筛查，心电图（已有心脏疾病患者中，建议行首剂6 h监测），呼吸系统评估（重度呼吸疾病、肺纤维化和COPD者慎用）	全血细胞计数[1]，肝功能[1]，有眼底疾病史者定期眼科检查（眼底、黄斑），每年皮肤检查，血压
奥法妥木单抗	用于成人复发型MS（包括CIS，RRMS和有疾病活动的SPMS）可作为起始治疗，在具有明确不良预后危险因素的新发患者，或表现为高活动度的严重病程患者中具有优势	乙肝病毒和丙肝病毒筛查，结核筛查，血清免疫球蛋白，妊娠筛查	乙肝病毒监测（根据当地肝病专家建议），血清免疫球蛋白
对症治疗			
氨力农	需要改善步行障碍的成人MS患者，EDSS4～7分，单独或联合DMT使用	肾功能，可用Cockroft-Gault公式估算肌酐清除率	肾功能，可用Cockroft-Gault公式估算肌酐清除率

注：①具体监测频率参见药物说明书。DMT，疾病修正治疗；MS，多发性硬化；CIS，临床孤立综合征；RRMS，复发缓解型多发性硬化；SPMS，继发进展型多发性硬化；VZV，水痘带状疱疹病毒；HPV，人乳头状瘤病毒；COPD，慢性阻塞性肺病；EDSS，扩展的残疾状态量表；PML，进行性多灶性白质脑病；JCV，JC病毒

二、多发性硬化规范化治疗路径推荐

（一）MS治疗方案的一般原则

2018年之前，在中国，小剂量激素、非特异性免疫抑制剂和利妥昔单抗在MS缓解期超适应证使用。然而，根据疾病活动度和预后因素对MS患者进行分层，并制定个体化的治疗策略不切实际。直到2018年年底特立氟胺获批，口服DMT才逐渐推广至临床实践中。目前，NMPA批准了6种DMT，涵盖了低效、中效至高效的DMT。除奥扎莫德外，所有DMT均纳入了国家医保药品目录（national reimbursement drug list，NRDL）。这7种DMT在成人中的适应证均相同（表2-6-5）。芬戈莫德还获批用于治疗儿童患者（≥10岁）。由于DMT数量有限以及纳入NRDL的情况不同，中国的治疗策略可能与其他国家不同。尤其是对于缺乏MS诊治经验的医生而言，亟待探索可帮助神经科医生合理治疗中国MS患者的治疗方案。

1.疾病活动度

2013年，美国国家多发性硬化学会（National Multiple Sclerosis Society，NMSS）在RRMS、SPMS和PPMS的基础上，将MS亚型分为"非活动性"和"活动性"MS。在临床实践中，通常根据复发频率、新发MRI病变（主要是T2病灶）、EDSS评分和其他临床特征将MS分为轻度至中度和（高度）活动性疾病。轻度至中度没有明确的定义，（高度）活动性疾病的定义也各不相同。2021年，德国MS指南进一步将MS分为轻度、活动性炎症性和高度活动性疾病。为便于中国医生更好地对MS患者进行分层，结合NMSS分类和2021年德国MS指南，可将MS分为非活动性、活动性炎症性和高度活动性疾病，即轻度至中度MS则分为"非活动性"和"活动性炎症性"疾病。

表 2-6-5 在中国获批的 DMT 处方信息

DMT	剂量	中国适应证	RCT 的关键性数据	
			ARR 降低	核心阶段的 NEDA-3
干扰素 β-1b	皮下注射 250 μg，隔日一次	治疗RMS成人患者，包括CIS、RRMS和活动性SPMS	vs. 安慰剂：↓34%	—
醋酸格拉替雷	皮下注射 1 mL：40 mg，每周 3 次，间隔时间至少48h 1 mL；20 mg QD	治疗RMS成人患者，包括CIS、RRMS和活动性SPMS	vs. 安慰剂：↓29%	19.4%
富马酸二甲酯	口服 滴定：120 mg BID×7 d 维持治疗：240 mg BID	治疗RMS成人患者，包括CIS、RRMS和活动性SPMS	vs. 安慰剂：↓44%~53%	26%

续表

DMT	剂量	中国适应证	RCT 的关键性数据	
			ARR 降低	核心阶段的 NEDA-3
特立氟胺	口服 7 mg 或 14 mg QD	治疗 RMS 成人患者，包括 CIS、RRMS 和活动性 SPMS	*vs.* 安慰剂：↓32%（14 mg）	23%
芬戈莫德	口服 0.5 mg QD	治疗 10 岁及以上 RMS 患者	*vs.* 安慰剂：↓54% *vs.* IFNβ-1a：↓38%（1.25 mg）和 52%（0.5 mg）	33%
西尼莫德	口服 携带 CYP2C9*1*1 或 *1*2 或 *2*2 的患者 滴定：D1 ~ D2，0.25 mg QD；D3，0.50 mg QD；D4，0.75 mg QD；D5，1.25 mg QD 维持治疗：2 mg QD 携带 CYP2C9*2*3 或 *1*3 的患者 滴定：D1 ~ D2，0.25 mg QD；D3，0.50 mg QD；D4，0.75 mg QD 维持治疗：1 mg QD	治疗 RMS 成人患者，包括 CIS、RRMS 和活动性 SPMS	*vs.* 安慰剂：↓55%	—
奥扎莫德	口服 滴定：D1 ~ D4，0.23 mg QD；D5 ~ D7 d，0.46 mg QD 维持治疗：0.92 mg QD	治疗 RMS 成人患者，包括 CIS、RRMS 和活动性 SPMS	*vs.* IFNβ-1a：↓48% 和 38%	24.6 %
奥法妥木单抗	皮下注射 负荷剂量：第 0、1、2 周，20 mg 维持剂量：从第 4 周开始每月一次 20 mg	治疗 RMS 成人患者，包括 CIS、RRMS 和活动性 SPMS	*vs.* 特立氟胺：↓51% 和 58%	37.7 %

注：ARR（annualized relapses rate），年复发率；RCT（randomized controlled trial），随机临床试验；NEDA-3（no evidence of disease activity-3），无疾病活动证据 -3；CIS（clinically isolated syndrome），临床孤立综合征；BID，每日 2 次；QD，每日 1 次。

可参考的高度活动性疾病定义为初治患者出现以下一种或多种特征：①发病后 5 年内 EDSS 评分达到 4 分或以上；②发病第一年前两次复发恢复情况不佳，例如第二次复发后 EDSS > 1.5；③过去 1 年有 ≥ 2 次未能完全缓解的复发；④发病第 1 年内锥体束受累，椎体功能系统评分 EDSS ≥ 2.0；⑤尽管接受 DMT，过去 1 年超过 2 次 MRI 显示新发 / 增大的 T2 病灶或钆增强病灶；⑥对于一种或多种 DMT 治疗 1 年以上仍进展。

可参考的活动性炎症性疾病定义为在过去 6 个月内的任何时间，无论是否接受 DMT 治疗，患者出现以下一种或多种特征：①发生至少 1 次临床客观复发；②发生一次临床复发和MRI显示出现一个或多个新发MS型病变；③2年内，≥2次MRI扫描显示新发病灶。

可参考的"非活动性"疾病定义为患者虽然病程复发，但在评估期间未出现复发、钆增强活动性或新发或明确扩大的T2病灶及EDSS评分加重。

2.治疗方案

（1）早期启动治疗：MS患者应在疾病确诊后尽早开始接受DMT治疗，以降低疾病进展的风险。在肺癌标准治疗和新型疗法的生物标志物评估（biomarker evaluation of response to standard of care and novel therapies in lung cancer，BENEFIT试验）中，CIS患者接受IFNβ-1b（recombinant human interferon-beta 1b）治疗后显著延迟了临床确诊MS和"McDonald MS"的时间，风险分别降低了50%和44%。在接受IFNβ-1a和特立氟胺（Teriflunomide，TOPIC试验）治疗的患者中也观察到相似结果。一项国际观察性队列研究表明，开始接受DMT治疗可显著降低RRMS转化为SPMS的风险。有充足的证据支持早期治疗MS。

（2）治疗选择：对RRMS患者进行早期高效治疗还是采用传统的进阶治疗策略，目前仍存在争议。正在进行的两项大型实用性临床试验DELIVER-MS（NCT03535298）和TREAT-MS（NCT03500328）旨在评估早期高效治疗和进阶治疗策略的长期结局。迄今为止，许多国家仍推荐进阶治疗策略。确诊MS的患者应从基础的DMT开始治疗，除非其具有高度活动性病程。高度活动性MS患者必须接受早期高效治疗，在中国具体指抗CD20单抗（奥法妥木单抗和利妥昔单抗）和S1PRM（芬戈莫德、西尼莫德和奥扎莫德）。值得注意的是，利妥昔单抗在中国并未获批用于治疗MS患者，尽管Ⅲ期RCT已证明该药物在CIS和RRMS患者中的有效性，而在一项观察性队列研究中，和奥瑞珠单抗相比，利妥昔单抗同样显示出治疗的非劣效性。2018年首个口服DMT在中国获批之前，利妥昔单抗也曾在MS患者中超适应证使用。

（二）药物转换

1.治疗应答

任何治疗方法都不能保证治愈MS。MS治疗最初的目标是延缓残疾进展，通常使用EDSS进行评估。Rio评分和改良版Rio评分的开发将治疗目标升级为减少MRI活动和临床复发。Rio评分的开发最初旨在测量IFN-β（平台治疗）的治疗应答，该评分于2013年进行了修改。改良版Rio评分的0、1、2、3分预测3年内的MS进展风险分别为24%、33%和65%。研究还证明，改良版Rio评分也可以预测芬戈莫德和那他珠单抗在高度活动性RRMS患者中的治疗应答。

近年来，随着越来越多的DMT获批，无疾病活动证据（no evidence of disease activity，NEDA）已成为人们青睐的治疗目标。在CLIMB研究中，2年时NEDA-3（无复发、无持续进展和无MRI活动）可明确预测78.3%的患者在7年时无进展（EDSS评分变化≤0.5）。在EPIC研究中，前2年的NEDA-3与10年随访后至EDSS评分为6分的时间或至SPMS的时间无关。与此同时，尽管在真实世界环境中观察到每年的NEDA-3患者比例较高，但在随机临床试验（RCT）期间很难达到良好的NEDA-3。因此，需要进一步验证将NEDA-3作为长期预后预测指标的可行性。

2016年，提出了多发性硬化MRI成像（magnetic resonance imaging in multiple sclerosis，MAGNIMS）评分，用于评估IFN-β治疗1年后的应答情况。①0分：0~2处新发T2病灶和0次复发；②1分：1次复发和0~2处新发T2病灶，或0次复发和≥3处新发T2病灶；③2分：≥2次复发，或1次复发和≥3处新发T2病灶。0、1分和2分可预测3年治疗失败风险分别为17%、27%和48%。该评分系统可预测长达15年内的IFN-β治疗失败和EDSS恶化。MAGNIMS评分还可预测对其他DMT（如芬戈莫德、那他珠单抗、DMF和特立氟胺）的治疗应答。在观察到应答欠佳的情况下，该评分系统已被用作评估治疗转换的标准。因此，在中国，MAGNIMS评分可能是一种适用且简化的评估工具，可用于评估患者对DMT的治疗应答。值得注意的是，根据加拿大多发性硬化工作组的推荐，>1处脊髓病灶是决定治疗转换的主要因素。

2.转换方案

目前可用的DMT均无法完全预防临床复发、MRI活动和残疾进展。当患者对当前治疗应答欠佳时，应考虑根据疾病活动度换用另一种具有不同作用机制或不同疗效的DMT，可根据疾病活动参考MAGNIMS评分进行评估。如果患者无法耐受当前DMT或出现安全性问题，强烈推荐换用具有不同作用机制但疗效相似的DMT，以最大限度提高临床获益并避免过度治疗。

如前所述，在中国批准口服DMT上市之前，MS患者在缓解期内主要使用低剂量皮质类固醇（22.5%）和非特异性免疫抑制剂（nonspecific immunosuppressive agent，NSIS）（32.5%）。然而，尚无证据表明MS患者在缓解期接受皮质类固醇治疗具有长期获益。最近，一项来自MSBase的多国研究证明，二甲基甲酰胺（dimethyl formamide，DMF）在ARR方面与NSIS（硫唑嘌呤、环孢素、甲氨蝶呤、米托蒽醌、吗替麦考酚酯和环磷酰胺）疗效相当，并且在至停药时间、至残疾进展时间和至确认残疾改善时间方面的结果更好。MSBase的数据还表明，从NSIS换用为DMF前后的疗效相当。然而，由于心脏毒性、严重感染、恶性肿瘤和染色体异常等安全性问题，使用NSIS治疗MS患者存在许多局限因素。随着越来越多的DMT在中国获批，在缓解期接受皮质类固醇和NSIS治疗的患者应基于疾病活动转换为标准DMT治疗。

（三）降阶治疗和停药

关于降阶治疗和停药的数据极其有限，不同国家的专家推荐/指南也不尽相同。

2020 年加拿大 MS 工作组推荐，长期（＞5 年）接受免疫抑制剂治疗的患者应考虑采用降阶治疗。但对于已保持临床稳定＞5 年的较年轻患者（＜60 岁），降阶治疗至停药可能会导致疾病活动进展，所以应根据加拿大 MS 工作组的推荐进行维持治疗。由于免疫衰老和合并症，较年长的患者（＞60 岁）对 DMT 的应答较差，但出现感染等副作用的风险会增加。然而，DMT 的临床试验主要纳入年龄为 18～55 岁的患者，缺乏在老年患者中的疗效证据。关于老年 MS 患者降阶治疗至停药的讨论存在许多争议。图 2-6-1 为推荐的基于中国现有 DMT 的治疗路径。

（四）其他影响临床决策的因素

除了临床获益，在进行临床决策时还应考虑DMT的风险。根据《多发性硬化的规范化评估：泛长三角多发性硬化诊疗协作组专家建议（2023）》，推荐对MS进行定期规范化评估。在规范化评估的基础上，进行综合评估，从而为中国的MS患者提供优化治疗。

1. 妊娠

中国大多数新诊断的RRMS患者为30～50岁的女性。在开始DMT治疗时应考虑到生育计划。截至目前，中国尚未批准任何DMT用于治疗妊娠期或哺乳期MS患者。和一般人群相比，妊娠期的DMF暴露（$n = 379$）不会增加出生缺陷的发生率或自然流产率。富马酸单甲酯较少蓄积，因此适合在临近妊娠时使用，但仍应在妊娠期间停药。特立氟胺与男性精子的致畸性相关，这种致畸性可能在停药后持续长达2年。孕妇禁用特立氟胺，育龄女性如果正在使用特立氟胺，则应采取可靠的避孕措施。如有需要，可使用考来烯胺或活性炭加速特立氟胺的消除。根据诺华安全性数据库的数据，在妊娠期间或末次月经前6个月暴露于奥法妥木单抗的MS患者（$n = 30$）或活产（$n = 17$）中，未报告先天性异常、B细胞耗竭、免疫球蛋白/血液学异常或严重感染。孕早期接受芬戈莫德治疗的MS患者中报告了胎儿畸形。

2. PML

PML 是一种罕见但严重的中枢神经系统脱髓鞘疾病。对于免疫功能不全的患者和接受免疫抑制剂 / 免疫调节治疗的个体患者，PML 是一个严重的安全性问题。在中国，所有 DMT 均无法保证不会出现 PML 风险。截至 2021 年 7 月 21 日，已记录 12 例接受 DMF 治疗的患者确诊 PML，DMF 的 PML 风险为 1.07/10 万。截至 2020 年 4 月，芬戈莫德的 PML 风险为 0.131/1000。在日本，芬戈莫德的 PML 风险（0.652/1000）高于全球PML风险（0.083/1000）。已报告一例疑似由特立氟胺导致的PML病例。据报告，来氟米特（特立氟胺前体药）与 PML 有关。接受抗 CD20 单抗治疗的患者中也报告了 PML 病例。接受奥法妥木单抗治疗的 MS 患者中未发现 PML 病例，但在慢性淋巴细胞白血病患者中报告了 PML 病例。因此，无论使用何种 DMT，均应仔

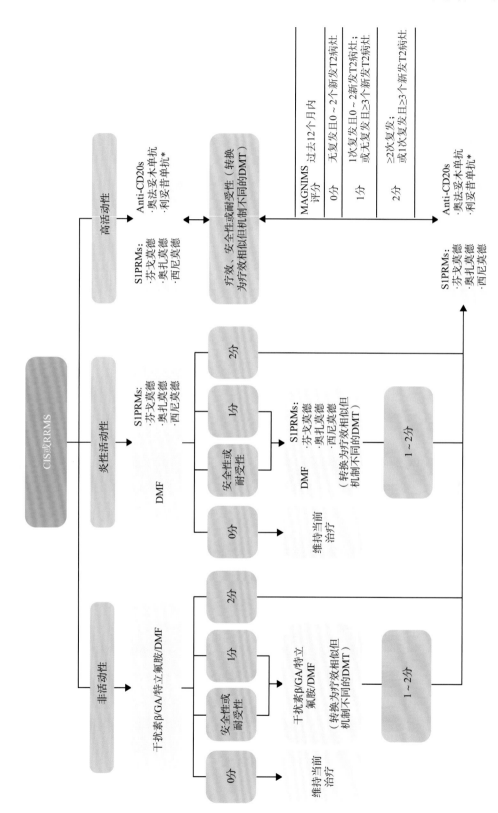

图2-6-1 基于中国现有DMT的治疗路径推荐

细监测并管理 PML 风险。

3.停药反跳

对于细胞转运 DMT，中断治疗可能会导致疾病活动反弹。最常提及的是芬戈莫德中断后的疾病活动反弹。一份病例报告也表明西尼莫德中断后出现了严重的疾病恶化。应在开始治疗时评估疾病活动反弹的风险。换用其他 DMT 时，应计划采取缓解措施。基于日本的 DMF 上市后监测，较短的洗脱期（≤ 7 d）可能是管理疾病活动反弹的良好策略，但应根据后续的 DMT 治疗评估 PML 的潜在风险。

4.患者偏好

MS 是一种慢性疾病，需要长期管理。患者偏好对保持治疗依从性十分重要。许多因素会影响治疗依从性，包括给药途径和频率、用药监测的难易程度、费用和医保报销政策等。医生和患者之间应进行充分沟通，以最大限度提高临床获益和患者依从性。

三、数字化技术医疗在多发性硬化中的研发及应用

（一）多发性硬化、个体化健康和数字医疗健康

1.多发性硬化与个体化健康

当前，MS 诊疗和新药开发的核心挑战仍然在于寻求具有临床意义的工具来评估残疾及其进展。在治疗多发性硬化及其相关症状（例如痉挛、疼痛和步态问题）时，必须解决个体之间的差异和疾病表型的不同。此外，由于多发性硬化及其症状会随着时间的推移而发生变化，因此通过定期神经功能评估、问卷调查、功能测试、MRI、实验室检查等，来尽早发现病情的变化是至关重要的。在多发性硬化——这种慢性终身性疾病的整个病程中，会积累大量的医疗数据，其中包含临床症状、体征以及诊断和治疗措施的重要信息。通过灵活而严谨地使用富含"组学"信息的数据库中的数据，并对血液、尿液和脑脊液样本进行检测并识别特异性的生物标志物，未来有望取代现有标准并在多发性硬化出现临床症状之初就对其进行诊断（图2-6-2）。生物医学的目标之一是个性化医疗，即患者接受个性化药物治疗，这些药物匹配患者个人的病理和药理反应和基因组，从而发挥药物的最佳疗效。

2.数字医疗健康与数字生物标志物

电子设备小型化的进步和功耗需求的大幅降低使得计算能力迅速增长，从而改变了"学习医学"模型的性质。数字方法和人工智能共同促进分析的速度和精度方面的快速进步。

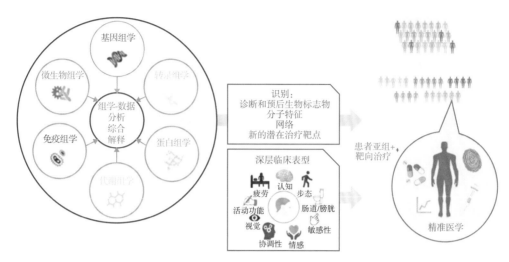

图2-6-2　精准医疗的多组学

快速发展的数字医疗领域包括患者使用电子通信工具和计算机来监测和维护自己的健康，以及医生使用电子通信工具和计算机为患者提供更好的诊疗。电子医疗（或数字医疗健康）在 MS 患者的管理中变得越来越重要。数字医疗健康的例子包括通过患者网络进行的在线科学信息共享、辅助技术使用、手机应用程序使用、可穿戴设备监测等。

数字技术使用二进制而不是连续的模拟变量来检测大型数据集中的模式，远远超出了人类记忆和分析的能力。数字技术设备可以促进这一过程并收集所谓的数字生物标志物。根据美国国立卫生研究院的说法，生物标志物是对治疗干预的生理过程、病理过程或药理学反应的客观测量指标。数字生物标志物是指由数字设备测量和收集的客观的、可量化的生理和行为数据。在多发性硬化中，它们可以被细分为：①诊断（有助于区分不同的疾病，如抗水通道蛋白 4 抗体等）；②预后（使医生能够评估疾病可能如何发展，例如神经丝轻链等）；③预测性（预测治疗反应，从而帮助决定哪个患者最有可能从某种治疗中获益）；④疾病活动性（测量疾病的炎症／神经退行性成分，例如 MRI、临床参数等）；⑤治疗反应（某种治疗有反应者与无反应者）生物标志物。

由便携式设备、可穿戴设备、可植入设备或可消化设备等收集的数据通常用于生成、影响和（或）预测健康相关结果，从而代表深度数字表型，收集有临床意义的客观数据。医学数字化还包括患者报告的测量结果（例如调查数据）、遗传信息和现在可以通过数字基础设施收集的其他数据。由于多发性硬化是一种多维疾病，影响不同的功能系统，收集获取这些系统变化的数字生物标志物可以为全面了解个性化疾病提供见解。

（二）关键未被满足需求，前沿技术/模态的背景以及机会

1.诊断和MRI成像

（1）未被满足的关键需求：多发性硬化一个未满足的关键需求是能够及早准确地诊断疾病，从而利用目前可改善疾病预后的治疗药物，提高患者的生活质量。可靠而准确的多发性硬化诊断对于疾病的早期干预至关重要，因为疾病修饰药物有助于控制症状和预防疾病进展。目前尚无确定的实验室检测方法来诊断这种疾病。通常情况下，临床孤立综合征被认为可能是多发性硬化的首次发作，但尚不能做出明确的诊断。医务工作者（healthcare professionals，HCP）和MS患者都认为患者和HCP之间的沟通/临床咨询缺乏足够的时间。

（2）背景 - 诊断和MRI成像：MRI是目前诊断多发性硬化、了解疾病的病程以及在临床实验中评估治疗效果的最有效的工具。MRI是神经系统疾病中应用最广泛的诊断方法之一，其诊断结果准确、快速，是一种安全、无创的诊断方法。2017年McDonald MS诊断标准中结合了临床评估、影像学和实验室检查结果。然而，使用MRI进行多发性硬化诊断非常耗时、烦琐，并且容易出现人工错误。

（3）机会和应用场景：协助神经放射科医生评估MRI的软件系统已用于临床试验，并对其支持神经放射科医生和增强成像评估的能力进行了研究。他们可以扫描确定的MRI序列，以量化新的或扩大的病灶、病变体积和脑萎缩。不同的公司正在开发此类软件系统，其中部分模块已被用于辅助常规诊疗。

（4）病灶检测和分割，以及单次时间点扫描：多发性硬化的病理特征是脱髓鞘病变或斑块的积累，在常规的T2加权MRI中可检测到相对于正常表现的白质（normal-appearing white matter，NAWM）的白质高信号区域（white matter hyperintensities，WMH）。因此，WMH能揭示多发性硬化损伤的空间分布，但不能区分最近形成的、可能正在经历活动性脱髓鞘（急性）的病变和已经存在一段时间的病变（慢性）。

急性病变的检测和量化与多发性硬化患者的临床管理相关，其中患者近期疾病活动的证据可能指导治疗决策，例如转换DMT，并可能支持评估疾病短期和长期的预后。

人工分析新的或扩大的病灶数据比较费力，并且容易出错。相比之下，自动分割提供了使用客观参数直接检测病变体积的可能性。因此，许多研究关注的是更好地可视化甚至直接分割这些病灶。

①钆增强使用减少：新病变的形成通常伴随着一段短暂的血 – 脑脊液屏障（blood brain barrier，BBB）破坏和急性炎症活动。静脉注射钆螯合物造影剂后，经T1加权MRI检查可检测到BBB破坏区域为高信号。因此，钆增强（Gd+）区域的描绘可以在单个时间点检测急性病变；然而，由于BBB破坏持续的时间和Gd+的半衰期相对

较短，用该检测方法有可能严重低估了急性病理改变。除了 Gd+ 状态外，通过将当前 T2 加权 MRI 扫描与先前获取的扫描进行比较，也可以检测到新的或显著扩大的 T2 加权病变。由于 MS 可能有原位复发，因此使用 T2 加权检测技术可能会在一定程度上遗漏急性病变。此外，这种方法具有侵入性和潜在的肾毒性。反复使用钆造影剂也可能导致钆在人脑中积累，其临床风险和影响目前尚不清楚。近年来，造影剂在 MS 成像中的应用在病变检测的敏感性方面受到了质疑。已经有一些研究使用其他 MRI 参数（如弥散成像）来研究对比增强病变和非增强病变之间的区别。②放射组学研究及人工智能成果：深度学习和机器学习模型是可准确识别 MS 的、有应用前景的技术。这些工具可协助临床医生进行诊断。有一些组织已经努力开发出一种基于机器学习的集成分类器，可以使用无须增强的 T1 和 T2 加权横断面扫描来区分急性和慢性 MS 病灶，而无须使用之前的对照参考扫描和（或）钆。该模型利用了一组紧凑的 $32\alpha-$ 放射组学特征，编码与急性和慢性 MS 病变活动相关的纹理模式。该模型在 RRMS 受试者验证集上实现了 75.8% 的平衡准确度，该验证集是在包含 SPMS（准确度 74.6%）和 RRMS（准确度 74.3%）群体数据的独立测试数据集上维护的。这项工作解决了在横断面环境中，在没有增强 T1 加权 MRI 的情况下鉴别急性与慢性 MS 病灶的难题。因此，它适合用于评估 MS 患者急性病变负荷的体积和空间分布，这些患者只有一个 MRI 扫描采集时间点和（或）可能与钆注射肾毒性相关的安全问题。在诊断 MRI 扫描采集的背景下，该方法可以不依赖 Gd+ 而提高对急性病变检测的敏感性来提供临床医生更多的有用信息，如单次扫描就能提供 MS 病变是否在时间和空间上具有多发性的特征。此外，从诊断扫描中检测到急性病变高负荷可能会为选择治疗策略提供动力，包括在病程早期启动有效的 DMT，这可能最终改善患者的预后。

2.可穿戴设备和移动设备中的传感器，移动通信

（1）未被满足的关键需求：MS 患者的一个未得到满足的关键需求是难以沟通看不见的 / 隐藏的 MS 症状，这些症状在常规的神经科会诊中很难发现和监测。

在患者参与方面，HCP 在会诊期间采用整体方法对患者介入至关重要，并对患者如何接触 HCP 产生直接影响。被认为对患者参与度有最积极影响的主要因素是技术（电子医疗保健、电子工具和资源）。

（2）背景：通过可穿戴设备和移动设备收集的数字生物标志物可能会随着时间的推移而变化，因此检测到疾病的进展可能为时已晚。由于 MS 是一种多维疾病，影响着不同的功能系统，收集捕捉这些系统变化的数字生物标志物可以为全面个性化的疾病提供洞察。临床结果评估（clinical outcome measures，COMs）被定义为用于描述疾病的临床发展和评估治疗效果的工具。COMs 可根据评估目标（疾病的所有方面或侧重于特定的关键方面）分为普通或特定疾病、基于医生或基于患者、利益结构的

直接或间接测量。

在 MS 中有几种 COMs 可以评估疾病的不同组成部分，每一种都有不同的优点和局限性。EDSS 仍然是 MS 中最常用的结局测量工具，尽管由于不同的原因而受到广泛批评，但它能够迅速提供对残疾状况的印象。除了 EDSS 和步行试验外，还有MSFC 或患者报告结局（patient-reported outcomes，PROs）等工具，尽管它们可以帮助客观地描述患者的特征，但对于医生来说，这些工具的解读仍然是困难和陌生的。同时，所使用评估工具的选择还应考虑医生的资源、时间、培训和技术。MS 的COMs 例子如图 2-6-3 所示。

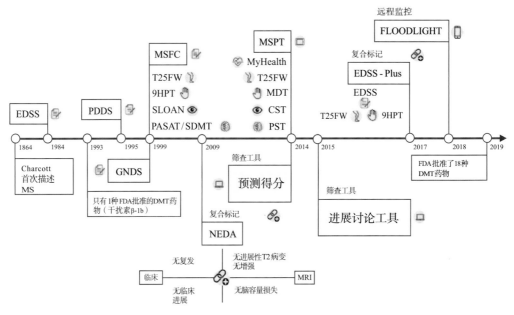

图2-6-3　MS的临床结果评估

随着医疗健康数字化的日益普及，临床医生可以在日常诊疗中收集越来越多的患者数据。新技术、复合结局和PROs为患者的随访提供了新的前景，并可以进一步用作临床的替代方法。这不仅指临床就诊期间的数字评估结果，还指日常患者驱动的数据收集，例如通过使用智能设备，如运动传感器等收集的数据，这引发了人们对以更精细的方式描述MS的极大兴趣；同时还可以收集可靠的现实世界数据，以便进一步描述MS患者的特征和概况，并以此实施循证个性化医疗（图2-6-4）。

数字生物标志物的纵向和多维采集已经成为可能，包括使用基于智能手机的应用程序以及基于计算机或平板电脑的功能测试和问卷。智能手机是无处不在的日常用品，通常配备创新的高质量九轴惯性运动传感器，能够跟踪三维空间中的运动和位置。这些传感器可以进行基本测量，例如加速度或数据计算，以推断一个人的行走方式或获取他们的每日步数；地理位置感测、语音分析和触摸屏压力通常可以检测跌倒、监测心率或日常活动参数，这些都是当今智能手机成为与健康越来越相关的产品的例子。在对 MS 患者诊疗实施数字评估时，可以使用这些功能。各种应用程序使用这些传感器，并通过不同的测试来扩展，以评估受 MS 影响的功能系统。数据收集分为主动和被动，其中主动数据收集需要由 MS 患者执行特定评估任务。为了主动从 MS 患者处收集数据，需要提示他们执行测试或填写调查问卷。

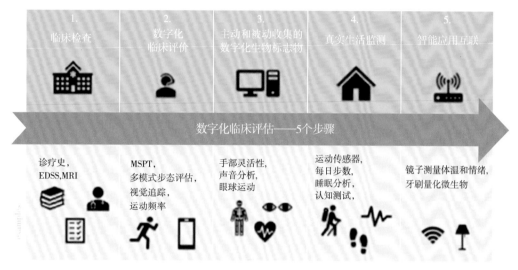

图2-6-4　数字化临床评估步骤

常规监测并及早发现疾病进展的功能系统可以导致早期治疗决策或方法的改变。对于 MS 而言，可用的功能系统临床数字生物标志物包括：视觉、脑干、上肢运动功能、下肢运动功能 / 步态、协调 / 平衡、认知（包括双任务）。它们需要经过验证、标准化、分析并提供给 HCP 以用于 MS 患者的诊疗。由于个体间高度可变的临床表现、疾病进展的程度以及越来越多的定义生物标志物和替代终点，越来越多的证据支持前瞻性治疗决策，这些生物标志物和替代终点使每种疾病表现个性化并有利于定制个体化治疗目标。

除了临床工作人员负责 MS 管理外，患者的观点（包括生活质量以及主观治疗和疾病影响）也通过患者报告结局评估（patient-reported outcome measure，PROM）得到越来越多的重视和改善。PROM 结合了"直接来自患者的健康状况的所有信息，无须临床医生或其他人解释患者的反应"，从而可以明确患者的感受 / 想法是否与临床医生的一致。通过基于应用程序的技术（例如平板电脑 / 智能手机）或通过互联网线上回答问卷，即使在临床就诊期间也可以更频繁地收集 PROM，从而实现更全面的以患者为中心的视角。

3. 临床数字生物标志物

（1）视觉：视觉是 MS 患者中受影响最严重的功能系统之一，通常以视神经炎的形式表现出来。临床症状包括色觉变化、视力下降甚至视力完全丧失。另一种可用于监测视力损伤的数字生物标志物是对比视力。在低对比度下测试视力很重要，因为在 MS 患者中，仍然可以将字母与背景区分开来的阈值明显高于健康人。Sloan 低对比度字母敏锐度已被证明与 MRI 参数和 OCT 检测的视网膜神经纤维层厚度相关。这种对比视力筛查的好处是，它们也可以在平板电脑或手机等移动设备上使用，并且可以由患者自己在家中轻松定期完成。

（2）脑干：关于神经科医生关注的 MS 的脑干功能，动眼功能和构音功能特别适合用作数字生物标志物。这为使用这些跟踪工具来进一步开发诊断工具，并将结果用作数字生物标志物更准确地评估疾病进展和预后提供了可能性。快速、标准化的评估允许长期定期监测，而不会给患者带来过重的负担，尤其是那些疲劳的患者。

①动眼功能评估：在脑干受累的临床症状中，动眼神经功能障碍是一种常见症状，并且通常出现在 MS 病程早期（例如 RRMS）。眼球追踪技术的发展变得越来越热门，因为这些技术提供了获得有关人们如何探索世界深入信息的机会，间接提供对高阶认知过程（例如偏好）的见解，并调查注意力缺陷。此外，这些技术还可以从医学角度深入了解动眼神经（例如，眼球运动的运动学、眼跳的频率和指标以及响应延迟）。到目前为止，眼球追踪工具已被用来检测 MS 的病理性视觉空间观看行为。新方法提供了简短的评估来获取动眼神经系统的异常情况，例如标准化动眼神经和神经系统疾病评估（SONDA），整个评估时间不到 5 min，也可用于帕金森病。②语音分析：MS 患者的言语和声音经常受损，患病率为 40% ~ 50%，其中构音障碍是最常见的沟通缺陷。它的表现通常比较温和，因此难以理解的言语比较罕见。构音障碍的主要特征是音量控制不足、缓慢、单音调、停顿增加、声音紧张、辅音不精确和呼吸能力下降。迄今为止，与韵律和发音相关的构音障碍 MS 患者的基本特征大多尚未被研究。因此，定期筛查言语变化可能有助于获得疾病进展的重要新生物标志物，技术的进一步发展使得言语的定量声学评估成为可能。数字语音生物标志物提供了对语音进行标准化测量和监测的可能性。由于言语也可能受到疲劳、压力和言语认知障碍的影响，因此可以通过筛选这些影响因素，并扩大可测量参数的范围对言语的评估。通过平板电脑使用人工智能来评估声学语音，以及语言测量的语音分析应用被认为可以提供声音生物标志物，可用于疾病诊断、风险预测和定期监测，不仅适用于 MS，而且适用于帕金森病或阿尔茨海默病，并且通常对小脑功能障碍具有高度预测性。

（3）上肢运动功能：至少 56% MS 患者存在上肢功能损伤，71% 的患者表示手部和手臂的使用受到限制，极大地影响了日常生活和活动。上肢功能损伤主要是由于无力和（或）协调性差 / 共济失调而导致的，并且可能会使患者未来进行日常生活和活动的能力受到限制，进一步降低生活质量。现有功能障碍会随着疾病进展而加重，尤其是进展性 MS 患者。由于上肢高度分化的运动可变性，对其进行全面评估可能具有挑战性，因此评估必须涉及多个子系统，如手眼协调、肢体内和肢体间协调，因为脑卒中后或其他影响肢体协调的疾病患者的功能障碍会增加。

检查上肢功能的最流行的功能结果测量之一是 9 HPT。但 9 HPT 存在已知的缺陷——它只评估精细的手动灵活性，其他重要的上肢功能，例如上肢近端的运动、复杂的双手任务或较大物体的操纵，都没有被评估。因此，人们正在不断寻找新的、多维的、敏感的上肢性能测试，以提供可以预测疾病进展的新生物标志物。在这里，智能手机的广泛使用和手动操作使其成为一种有前途的评估设备，特别是考虑到其不断增强的性能。由于智能手机包含陀螺仪、加速度计、倾斜计、方向传感器和光传感器等，用其开发测量神经功能新方法的概率是极大的。

目前，已经出现了一些基于智能手机的应用程序，通过数字化测试和问卷来获取不同的功能系统。这些应用程序包含上肢测试，并应用分析评估来捕捉包含精细运动在内的运动技能。Creagh 等分析了 MS 患者和健康对照组，在智能手机上追踪预定义的形状，展示了对 9HPT 结果的真实预测。Tanigawa 等通过基于智能手机的应用程序研究手指敲击作为 MS 上肢功能的替代结果测量，并将手指敲击作为一种有用的结果测量（例如在原发性脊髓侧索硬化症中）。手指敲击与 9HPT 结果明显相关。此外，还显示出敲击结果和其他改善的躯体残疾措施之间的相关性。

（4）下肢运动功能 / 步态：下肢功能损伤和由此产生的步态缺陷是 MS 最常见和最明显的后遗症，由多种病理生理状况（如锥体束、小脑或感觉功能障碍）引起。大约 85% MS 患者报告行走障碍，这通常对日常生活产生深远影响。与健康对照相比，MS 患者的异常步态特征包括步行速度降低、步长和步幅较短、双下肢支撑时间延长和步态变异性增加——即使在病程早期没有步态障碍的临床证据。根据评估目标，可以使用不同的工具来评估 MS 患者中的步态障碍，包括标准化临床测量、定时测量、患者报告结果、观察步态分析、仪表或三维步态分析，这些都需要不同的专业知识、时间和设备。以上每一种方法都有其优缺点（表 2-6-6）。

表 2-6-6　各种步态评估方法的优缺点

步态评估方法	结果衡量标准	优点	缺点
标准化临床测量	-残疾评分（EDSS） -步行25英尺所需的时间和协助程度	-考虑使用辅助设备 -EDSS：与神经检查直接相关；用于临床试验 -AmI：简单快捷	-需要熟练的审查员 -不能确定步态功能障碍的潜在机制 -EDSS和AmI具有有限的精度和响应性 -无规范数据
计时测量（如T25-FW、6MWT）	步态的量化，如速度和耐力	-很简单 -易于量化 -需要较少的培训 -已发布的规范可用	不能确定步态功能障碍的潜在机制
基于患者的测量（例如MSWS-12；EMIQ）	患者对其行走障碍的看法	-记录患者的观点 -完成时间较短	不能确定步态功能障碍的潜在机制
高级步态分析（例如在T25-FW或其他行走条件下）	根据运动学和时空参数	-识别步态功能障碍的机制 -需要较少的时间和设备	-有效性、可靠性和准确性有限 -需要熟练的审查员
传感器挡板： （a）仪表走道 （b）力平台 （c）平衡板	（a）空间和时间变量 （b）地面反作用力模式-运动学 （c）地面反作用力模式	（a）-简单 -临床可行性 -客观 -可量化 -良好的敏感性 （b）-客观 -可量化 -良好的敏感性 （c）-客观 -可量化 -便携性	-需要设备 -不能确定步态功能障碍的潜在机制 -仅限于诊所或实验室环境 -一次只能走几步 -仅限于实验室环境 适用于临床、研究和家庭
三维步态分析（参考人身上的标记位置，并用红外相机记录运动）	运动学、动力学和时空参数的详细定量测量	-识别步态功能障碍的机制 -提供精确的运动学、动力学和时空数据	需要昂贵的设备和熟练的审查员
基于视频 （a）基于标记的运动捕捉 （b）无标记动作捕捉	（a）和（b）： -空间和临时变量 -运动学 -关节活动范围	（a）-可对最大范围的步态变量进行综合分析 -功耗不是问题 -外部环境因素干扰小 （b）-客观 -可量化 -高敏感性 -全面性 -与基于标记的系统相比，更适合临床环境	（a）-价格昂贵 -必须在实验室环境中使用 -标记和受限空间会阻碍移动 （b）-可能很贵 -一般来说，不能在诊所或标记环境之外使用 -测量的步数有限

续表

步态评估方法	结果衡量标准	优点	缺点
可穿戴传感器： （a）惯性传感器（以研究为导向/消费者驱动）； （b）压力传感器	（a）-时空测量 -关节活动范围 -运动学 -平衡 （b）-空间和时间变量	（a）-临床可行性 -客观 -可量化 -良好的敏感性 -表面效度 （b）-临床可行性 -客观 -可量化 -良好的敏感性 -可在临床和实验室环境之外使用	-传感器可能妨碍运动 -使用电池电源 -易受环境影响干扰 -可能需要技术操作员 -传感器可能妨碍运动 -使用电池电源

注：AmI，行走指数；EDSS-EX，残疾状况量表；T25-FW，25英尺步行时间；6MWT，6 min 步行试验；MSWS-12，12项硬化行走量表；EMIQ，早期行动障碍问卷

EDSS是MS中最常用的临床评估工具，通过对终点步态损伤进行评级来评估一般行走能力，例如休息的要求、对帮助/轮椅的依赖或行走能力的丧失。但无法充分评估细微的功能损伤，因此会导致对疾病进展的评估不灵敏，尤其是在疾病的早期阶段。然而，由于细微的步态障碍和平衡功能障碍被视为MS患者活动能力丧失的先兆，因此需要合适的评估方法，能够在临床评估期间以及在MS患者的真实生活条件下检测细微的步态障碍并监测疾病的进展。一项单独的测试不能描述MS患者行走的多方面损害。这些评估是针对不同的研究环境、临床监测评估或家庭功能测试进行的，因此这些工具的应用并不总是局限于一个领域。研究中提供的许多步态评估是不可行的，因为由于缺乏基础设施、时间、空间或训练有素的工作人员，并不是每个人都可以转移到常规的临床环境中。而可穿戴设备和智能手机应用程序能够在多个领域实现使用。随着可穿戴设备变得越来越便宜和被广泛接受，其可能会作为一种可移动的、真实的和连续的步态监测系统，从而在监测疾病进展和免疫调节疗效方面提高评估灵敏度。获取的变量包括步数、活动分钟数、活动计数、活动回合和能量消耗。与不可穿戴的实验室/研究系统相比，可穿戴的传感器获取的步态变异数量更少。使用基于智能手机的功能测试或记录运动参数的应用程序是跟踪患者活动的另一种方式。

①可穿戴传感器：患者可以在家里使用可穿戴传感器来测量他们的步态异常。利用机载加速度计、陀螺仪和磁力计获取三维线加速度、角速度和磁场（用于定向），并通过软件分析这些数据以获得步态参数，如步长、速度、节奏、站立和摆动时间等。此外，所谓的消费者驱动的可穿戴设备（例如GPS手表）也很受关注，因为其可以提供在研究、临床环境或家中收集的数据。

②基于视频的评估技术：基于视频的评估技术获取关于时间、位置、速度和加速度的所谓运动学（运动序列和运动范围），无论是基于标记还是无标记。传感器底板允许测量时空参数，以及关于地面反作用力（力平台或平衡板）的信息。由于此类系统主要关注初始接触和脚趾离地期间的肌肉力量、关节负荷和力矩，以评估步态损害，因此忽略了活动性的其他方面，如身体的摆动、旋转和平衡，这些数据是获得更准确的MS患者运动模式所必需的。所有这些设备都可以通过可穿戴设备进行扩展。基于视频和传感器底板的评估只能在临床环境中进行，而可穿戴传感器也可以由MS患者自己在日常生活中使用，从而提供一个额外的量化大数据集，更好地反映MS患者的活动性。Spain等还证明，身体佩戴的运动传感器可以比使用秒表进行的测试更灵敏地区分MS患者和健康对照人群，这是因为可穿戴设备也可以检测摇摆和轴向旋转，后者只能捕捉速度，而这可能还没有显示出任何损伤。

（5）协调/平衡：即使在MS的早期阶段，平衡缺陷也很常见。总体而言，50%~80%的MS患者在病程中存在平衡问题。平衡可以被视为神经系统的一项技能，同时使用几个系统，如被动的生物力学元素，所有可用的感觉系统和肌肉，以及大脑的许多不同部分，而不是简单地对干扰做出反射式反应。由于MS的脱髓鞘病变也可能影响躯体感觉、前庭通路或视觉通路，这些是维持姿势控制所必需的。姿势控制被定义为在任何姿势或活动中保持、实现或恢复平衡状态的行为，这是一个人试图通过反应性、预测性或两者的组合来实现的。姿势控制与MS患者跌倒密切相关，这强调了在疾病过程中进行纵向评估的必要性。时至今日，姿势控制被神经科医生主观评定为EDSS小脑功能评分的一部分。

为了避免对MS患者姿势控制的主观判断，并允许对后续变化的评估，需要客观的、数字化的和可量化的测量。为了使其结果客观化，它可以与使用身体传感器联系起来，该传感器允许基于软件计算与标准的偏差。静态姿势描记术是另一种评估平衡的方法，要求患者并拢双脚，闭着或睁开眼睛站在力量平台上20~60 s，以测量自发的身体摆动，这可以通过更困难的站立试验（例如，串联站立或单腿站立）来扩展。可以获取的平衡参数包括平均摇摆和速度以及划定的区域。

智能手机的特定应用程序还提供测试，用于执行Romberg测试，以进行平衡评估和其他步态评估，这些测试将由MS患者自己在家中进行。此外，目前正在研究使用手提式平衡板，以替代威斯敏斯特医院的强制平台进行平衡评估，费用不高。

这里一个有趣的问题是，平衡训练是否能对MS患者的姿势控制产生积极影响。Inojosa等的研究中表明，即使患者的神经系统检查显示没有残疾，静态姿势描记术依然可以检测出平衡障碍。

（6）认知：40%~60%的MS患者报告认知功能障碍，症状出现在首次疾病表现之后甚至之前并不罕见。认知障碍可发生在疾病的所有阶段和所有MS表型中。经常受损的领域是工作记忆、语言流利性、信息处理速度、语言和视觉记忆、执行功能，根据新的发现，还包括"心智领域理论"（根据非语言和语言对他人情绪的暗示做出结论的能力）。由于认知障碍是健康相关生活质量的有力预测因素，而生活质量反过来又对依从性产生巨大影响，再加上认知障碍对就业和生活许多方面的负面影响，因此有必要进行全面和定期的评估。

到目前为止，认知监测通常还不作为MS标准诊疗的一个组成部分。这是由于认知检测需要一定的时间和人员来对MS患者进行常规、纵向随访。因此，认知评估的数字化使患者能够在没有监督的情况下自行进行这些评估，可以实现长期的认知监测。这种监测以基于智能手机的形式提供，也可以在家中完成，以执行SDMT或评估认知信号处理速度。有研究显示，与SDMT相比，PST、计算机化速度认知测试和计算机化重测的信度和效度较高。大量研究表明，除了测量动眼神经特征外，眼动追踪工具还反映了多方面的认知信息，有助于预测认知障碍，并且即使在没有意识到临床症状的情况下也有可能评估疾病进展。

不同传感器的概述以及可收集的MS数字生物标志物的潜在应用如表2-6-7所示。

表 2-6-7　不同生物传感器在多发性硬化中的作用及可能应用

生物传感器	功能	在 MS 中的潜在应用
加速计	测量一个轴（单轴加速计）或三维区域（三轴加速计）的线性加速度	步态模式分析 总步数测量 跌倒的识别和量化 开发预测跌倒风险的算法 步态训练
陀螺仪	测量角速度，记录方向和姿势改变记录运动，收集加速度数据和力角	跌倒的识别 上下楼梯动作的识别 步态模式分析 静平衡分析 震颤的识别与测量 共济失调的识别和测量 步态训练 开发辅助技术（例如：餐具）
通过近红外光进行眼球跟踪	瞳孔中心和角膜反射的测量	角膜和瞳孔功能和反应性评估
心率监测	测量心率	运动或姿势变化时心脏反应性的评估
体温监测仪	测量体温	通过与关联的热相关残疾来识别假性复发
腕动仪	测量身体动作	识别和描述睡眠异常、测量睡眠时间和评估睡眠效率

MS表现测试（multiple sclerosis performance test，MSPT）是评估MS患者的最新工具之一。它是使用iPad作为数据收集平台开发的（图2-6-5、图2-6-6）。检查包括以下模块：步行速度测试、手动灵巧性测试、处理速度测试、对比敏感度测试。

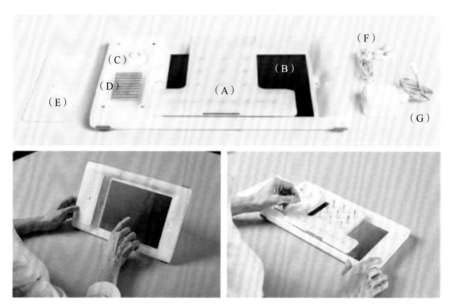

图2-6-5　MSPT评估工具

iPad Air 2 的上部面板包含在硬件盒内，带有可以作为支架的网格盖板（A），图中为盖板盖在屏幕上（B）；（C）蓝牙遥控器用于步行速度测试；（D）铝制销钉用于手部灵活性测试；（E）为用于（C）和（D）的磁性盖子；（F）为用于语音指示的耳机；（G）为电源线

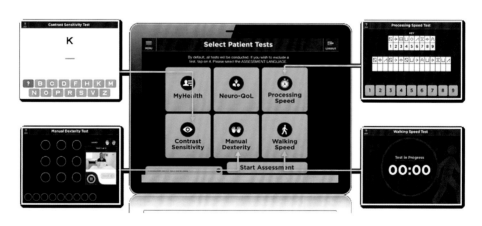

图2-6-6　MSPT功能性表现结果评估

这些测试显示出极大的可靠性，并与由训练有素的医生进行的基于 MSFC 的测试具有很高的相关性。另外还有两份调查问卷：Neuro-QoL 和 MyHealth 调查问卷，后者可生成患者确定疾病步骤（patient determined disease step，PDDS）。执行测试通

常不需要监督。评估后会直接自动获得不同的图形，反映每次检查随时间的演变，并且数据可以传输给医生。因此，MSPT 作为一种新颖的评估工具出现，它可以根据之前描述的 MSFC 和 PRO 的测试，促进获取高质量的真实世界数据。这可以通过较低的人为偏差或失败以及患者对大多数测试的高度接受来实现，这代表在 MS 患者评估中整合了新技术。定期使用这款平板电脑可以节省时间和金钱，并进行客观的随访。目前，它在 MS 推动科技健康解决方案组织（MS Partners Advancing Technologies for Health Solutions，MS PATHS）网络成员的中心中被常规应用，提供有用且定量的临床数据。正在进行进一步的研究，以更深入地评估所获得结果的可靠性或其与其他测量参数的相关性。

4.机会

在研究或临床实践中应用此类应用程序时，需要考虑这些传感器的精密度和准确性。坚持使用这类应用程序对于实现纵向监测至关重要，特别是在 MS 等慢性疾病中，这将是一个挑战。此类应用程序的好处在于收集日常生活中的数据，有可能独立于临床就诊执行功能测试，使患者能够使用这些应用程序进行自我评估，或者在他们感觉症状恶化的情况下使用，当然，对于 MS 患者和神经科医生来说，也可以将这些数据也纳入治疗决策。此类应用程序的应用可以克服频繁就诊和罕见病就诊的挑战，并捕获所有，有时是每天，甚至是细微的症状变化。据我们所知，老年 MS 患者正越来越熟练使用智能手机或平板电脑上的应用程序等新技术，因此，可以更准确地监测个体的病程和相关的优化治疗决策。

此外，患者每天通过智能手机完成自制任务可能有助于其更好地参与到临床诊疗过程中，并就后续的治疗步骤进行知情讨论。MS 患者在疾病进展监测方面成了主动责任人，有助于提高依从性。

（三）临床数据，真实世界数据库和分析

治疗MS的各种DMT风险与收益并不相同。此前，对DMT药物的使用指导只来自临床试验数据。然而，这些数据描述的结果仅局限于入组临床试验那一小部分人群且随访时间较短。随着常规临床数据和以患者为中心的数据的日渐统一，以及其数字化捕获的潜力，可以使用真实世界的数据来补充这些试验数据，并解决一系列重要的临床问题（例如合并症、患者预后、治疗的长期安全性和临床有效性）。

数字生物标志物的使用对数据分析的需求与日常临床实践中的传统数据处理不同，甚至与临床试验中更精细的数据处理不同。为了实现生物标志物的预测目的，实时数据传输和分析是目标。这需要位置和数据收集情况的独立性，即可以在临床实践中进行数据处理，但不限于神经科医生的办公场所，以及以较长时间间隔进行的就诊。为了实现这一点，来自各种来源的数据必须通过标准化的安全接口进行数字整合——这项任务远远超出了单个应用程序的能力。

对（自动化）信息处理系统的一般要求是，它们能够可靠地区分有用信息（真实的医疗需求）和噪声，例如通过应用既定的分界值。这些通常是预定义的值，通常在整个人口范围内应用，超过这些值与存在指示相关。然而，作为精确医学方法的一部分，数字生物标志物的全部潜力只能通过将各种数据源集成到电子储存库中来实现。结合其他（临床）数据源对数字生物标志物进行综合评估的目的是创建一个有效的统计模型，评估预后任务，如关于 DMT 的选择和改变建议，以及对进展评估、治疗有效性和安全性方面的信息进行回顾处理，并使其适用于个别病例。这些数据必须是高质量的，即必须正确收集并尽可能准确地代表患者。除了质量外，从长远来看，还必须实现高数量和高频率的数据收集。分析的要求还表明，用传统的统计方法/模型无法做到这一点。针对这类问题的解决方案现已在机器学习领域找到。在这里，以数据驱动的方式评估复杂的数据结构，并且联合处理各种类型的信息。通过深度学习的自优化方法，可以扩展模型的实时和预测性能的理想应用情况。特别是对免疫调节疗法的应答者和无应答者的评估需要长期监测不同的 MS 相关参数，例如，影像学、临床评估和生物标志物。

（四）分型、表型、疾病预测、预后

目前尚无研究确定可用于临床预测 MS 病程的方法。希望在不久的将来，使用更有效的机器学习技术和包含多种类型数据的更大集合将为临床实践提供可用的工具。然而，只有最终用户（即临床医生）熟悉这些工具后，这些资源的使用才会得到推动。如果能够使机器学习方法适应当地的临床需求和常规，这种变化将得到进一步支持，为此需要临床医生和计算机科学家之间的良好合作。

亚型和分期推断（SuStaIn）是一种新开发的无监督机器学习算法，它使用横截面 MRI 数据定义具有不同时间进展模式的数据驱动的疾病亚型。每种亚型由脑部 MRI 特征的纵向演变模式（例如，区域性灰质萎缩、区域性 NAWM T1/T2 比率和 T2 病变体积）来定义，这是根据年龄和脑部 MRI 指标的横截面估计推断的，以计算相对于健康对照的 z 分数。

SuStaIn 提供了一种放射学方法对 MS 个体进行分类，可能反映疾病潜在动态过程的异质性。SuStaIn 接受了 13 个输入特征的训练（包括总体病变体积和区域脑体积，以及区域正常组织完整性的测量）。利用来自 3 项用于训练 MS 现有 SuStaIn 模型的临床试验亚型数据，我们着手评估该算法预测个体患者结果的能力，并在短期随机对照试验中确定那些对疾病缓解治疗反应更好的患者。

SuStaIn 的应用在 MS 中产生了 3 种亚型：皮质主导型、NAWM 主导型和病变主导型，据报道这些亚型具有不同的残疾进展率、复发率和治疗反应率。SuStaIn 亚型是独特的，并且与基线时的疾病严重程度和功能损伤相关。SuStaIn 可预测 MS 的炎症活动，但无法预测使用常规结果测量定义的疾病进展，也无法区分炎症或临床终点的治疗效果异质性。

四、MS的挑战和数字医疗健康前景

数字医疗健康正在推动为 MS 开发一个越来越强大的"学习健康系统"。它为跨中心和国家的数据集整合创造了机会，以生成足够大且全面的数据集，以描述不太常见的人群和事件，并支持开发更有意义的个人预后预测模型。后者承诺更个性化的诊疗，并更快速地区分新 DMT 的相对受益和风险。以患者为中心的数据和工具应该更好地赋予患者权力，并通过加强诊疗的自我管理来改善健康结果。因此，神经学家和其他医疗提供者需要培养将数据医疗健康工具完全融入临床诊疗所需的技能，并充分了解其使用的局限性和风险。

在临床中实施数字生物标志物的道路很复杂，使用数字生物标志物可以实现的好处也伴随着巨大的挑战（表2-6-8）。如果这些数据必须由医生或其他医护人员收集，这也非常耗时。

表2-6-8　在临床中实施数字生物标志物的挑战

优势	挑战
连续实时数据	隐私
更好的现实世界证据	依从性/坚持
更强大的功能	高变异度
新颖、敏感的终点	需要验证
更快的决策	复杂的分析
大数据	数据存储

数字生物标志物至少将面临与传统生物标志物相同的监管要求，并需要接受可行性和可靠性测试。关于如何建立和验证数字生物标志物的知识仍然有限。确定相关数据并对其进行分析，可能具有挑战性，尤其是在如何使用准确的基线将这些数据关联起来进行评估方面。另一方面，从患者的日常生活中收集连续的实时数据可以缩小两次就诊之间的数据差距，从而可以在疾病发生时立即揭示疾病过程的变化。从患者到他们的主治医生的持续数据流可以生成一个显示真实世界证据的大数据集，因此更有意义，并使决策更快。这只可能发生在接受过系统教育的患者，他们知道需要这样的敏感数据，并表现出适当的依从性。为了避免患者痴迷于微小的、不显著的变化，以减少过度反应和增加焦虑的可能性，医生和患者之间的沟通网络对于评估和讨论这些生物标志物的意义至关重要。围绕基础设施、证据生成、

一致的数据收集和工作流程的挑战依然存在。需要考虑的方面是，并不是每个患者都买得起可穿戴设备或智能手机来收集他们日常生活中的数据。此外，由于与年龄有关的原因或阻碍处理数字设备的障碍，一些患者在使用它们方面会有困难。

数字技术通常比面对面收集这些数据的过程成本更低，而且即使在没有患者积极参与的情况下也可以收集其中一些数据（例如，通过使用可穿戴设备进行被动监测），因此也可以更频繁和纵向地收集数据。与健康相关的结果可能会有所不同，以解释健康和疾病状态、预测药物反应或影响健康行为。

医疗保健专业人员可以在评估中使用数字设备（例如MRI、光学相干断层扫描和基于平板电脑的神经状态）；这些设备能够直接从患者那里收集数据。医疗保健专业人员可以定期直接收集这些数据，作为疾病管理的一部分，从而确保对MS的进展和症状恶化进行良好的监测和及时反应。据我们所知，老年MS患者正越来越熟悉使用新技术，如智能手机或平板电脑上的应用程序。此外，医生或陪同人员在临床上收集数字生物标志物有利于所有患者，无论他们的年龄如何。

从长远来看，随着人工智能越来越主导日常决策，一些人会认为这些发展肯定会消除人眼在"阅读"实验室数据时的错误，并消除人类行为的缺陷，而这些缺陷会延迟诊断并导致临床管理的不平等。

第七节　总结与展望

自2015年起，全球精准医学开始迅猛发展，为个体化、高效的医疗保健新时代奠定了科学基础。多发性硬化的诊疗步伐也逐步从精准诊疗向高清医学（high-definition medicine）升级。2017年，Ali Torkakmani等提出了高清医学的概念：随着新技术，特别是人工智能的不断进步，医学发展进入了数据驱动的新纪元，使得人类健康的评估和管理达到了前所未有的清晰度。精准诊疗情况的疾病评估及管理聚焦于疾病本身，包括基因编辑、细胞重组、组织工程及生物信息学等。随着大数据及人工智能的快速发展，高清医学除了聚焦于疾病本身外，还将通过医学大数据的分析，纵向、多参数评估更广泛人群的健康数据从而修正疾病风险因素，更早期地检测疾病进程，精准、动态调节干预措施，提高预防及治疗干预措施的效应，从而改善真实世界的健康结局。

在当今健康中国的时代战略背景下，依托数字化及科技水平的不断创新，精准医学依旧是必然发展趋势。回顾中国诊疗的发展历程，从经验性的"一刀切"治疗发展至患者分层诊疗，再到逐步探索精准个体化治疗，乃至高清医学的进一步升级。随着2018年国家卫生健康委员会发布《第一批罕见病目录》，MS被纳入该目录中。自此之后，MS 治疗药物的审批加速，MS 患者的治疗选择逐年增加，越来越多的医生和患者对 MS 的疾病认识和诊治意识逐渐提高。由于中国在治疗观念和临床实践均与欧美国家有着较大的差距，MS 的诊治能力还因地域差异而参差不齐，尚未形成统一的临床诊疗规范，离实现中国 MS 精准诊疗的目标还有很长的路需要探索，故撰写本章，希望以此作为纲要推动实现中国多发性硬化精准诊疗，全面建立具有中国特色的 MS 精准生态模式，以提高中国医生 MS 精准诊疗的能力，更加科学和高效地改变患者的临床结局。

第三章 老年致盲性眼底病多模式影像平台的建设和基于人工智能决策系统的精准防治

第一节 年龄相关性黄斑变性

一、概述

（一）AMD疾病的流行病学背景/经济及社会负担

年龄相关性黄斑变性（age-related macular degeneration，AMD）是一种由于黄斑部发生变性，导致中心视力进行性、不可逆性下降的严重致盲性眼病。随着全球老龄化，AMD 已经成为目前重要公共卫生问题之一。全球 AMD 的总患病率为 8.69%（年龄范围为 45 ~ 85 岁），预计到 2040 年，全球 AMD 患者数量将增长至 2.88 亿例。我国 70 岁以上人群 AMD 的患病率为 20.2%，随着我国人口老龄化的加剧，AMD 的患者数量也在持续上升。我国 AMD 的患病率从 45 ~ 49 岁人群的 2.44% 逐渐提升至 85 ~ 89 岁人群的 18.98%。早期 AMD 的患病率为 1.79% ~ 10.05%，进展期 AMD 的患病率为 0.38% ~ 3.88%；在进展期 AMD 患者中，地图样萎缩（geographic atrophy，GA）的患病率为 0.15%（45 ~ 49 岁人群）~ 1.09%（85 ~ 89 岁人群），新生血管性 AMD 的患病率为 0.24% ~ 2.79%。我国 AMD 患者数量从 1990 年的 1201 万例增加至 2015 年的 2665 万例，同时早期 AMD 患者数量从 944 万例增加到 2091 万例，晚期 AMD 患者从 258 万例增加到 574 万例。在晚期 AMD 中，患有 GA 的人数从 1990 年的 0.87 万例到 2015 年的 193 万例，新生血管性 AMD 患者数量从 171 万例到 381 万例。预计 2050 年我国 AMD 患者人数将增至 5519 万例。在最新的全球 AMD 地理流行病学分析中，纬度和经度都与 AMD 的患病率呈负相关，提示 AMD 的流行与地理分布有关。在地区分布方面，我国中南部地区 AMD 患者数量最多（2010 年为 752 万例），西北地区最少（2010 年为 95 万例）。随着我国社会老龄化进程发展，未来 AMD 导致的社会经济负担将进一步加重。

2020 年，全球 50 岁及以上人群因 AMD 致盲人数为 180 万，导致中度及重度视力损伤的人数为 620 万。一项针对 1990 至 2019 年我国视力障碍和失明人群的研究结果显示，由 AMD 导致的中至重度视力损伤以及致盲的人数分别为 228 万及 32 万。虽然 AMD 不会危及生命，但即使仅有一只眼睛受累，也有多达 1/3 的患者在整个疾病过程中可能因为跌倒或其他伤害风险的增加造成不同程度的身体功能障碍或抑郁。AMD 对生活质量有广泛的影响，研究表明与没有 AMD 的同龄人相比，AMD 患者生活压力更大，满意度更低，活动水平更低，抑郁程度更高。当治疗效果不符合预期时，抑郁症发生的可能性增加，同时对患者、家庭和社会造成巨大的经济负担。

（二）AMD相关基础与临床研究

2013 年国际 Beckmann AMD 分类研究小组根据临床表现将 AMD 分为无明显年龄性改变、正常年龄性改变、早期 AMD、中期 AMD 和进展期 AMD。年龄相关性眼病研究（age-related eye disease study，AREDS）小组的 AMD 分期标准与 Beckmann 分期类似。进展期 AMD 又分为地图样萎缩和新生血管性 AMD，新生血管性 AMD 也称为渗出性或湿性 AMD，占 AMD 的 10%～20%。随着光学相干断层扫描（optical coherence tomography，OCT）技术的应用和 AMD 研究的深入，2020 年"国际 AMD 命名共识研究组"更新了新生血管性 AMD 中黄斑区新生血管（macular neovascularization，MNV）的最新分型，根据 OCT 上 MNV 的起源与位置，将其分为 1 型、2 型和 3 型 MNV。

AMD 的发病机制尚不明确，目前普遍认为 AMD 的发生是遗传和环境因素共同作用的结果。AMD 存在多种危险因素，包括年龄、吸烟、药物、体质量指数、遗传因素等。研究显示，遗传因素占整个 AMD 归因风险的 40%～60%。目前已鉴定出 50 多个遗传易感位点，其中最重要的位点是 *CFH* 和 *ARMS2* 基因。主要的非遗传危险因素是吸烟和膳食中抗氧化剂（锌和类胡萝卜素）摄入量低。在 AREDS 大型多中心临床试验中，在平均 6.3 年的随访期后，服用含有高剂量锌和抗氧化剂维生素的联合补充剂可将进展为晚期老年性黄斑变性的风险降低约 25%。在后续研究（AREDS2）中，将类胡萝卜素（叶黄素）和玉米黄质添加到 AREDS 配方中，患者进展为晚期 AMD 的风险降低了约 10%。

对大部分 AMD 患者来说，尽早发现并进行干预，对改善视力症状、提高生活质量至关重要。近 10 年眼底影像学检查技术和设备飞速发展，相干光层析血管成像术（optical coherence tomography angiography，OCTA）等多模影像为 AMD 的诊断和随访提供了新的视角和工具，可用于新生血管性 AMD 病灶的发现、观察和随访；2018 年 Kermany 等用 AI 自动算法训练了一个神经网络，应用于 OCT 图像数据集，对其早期发现 AMD 患者的病情发展风险以及个体视觉预后的能力进行评估，证明了其与人类专家在区分年龄相关黄斑变性方面的性能相当，为个体化医学的引进和优化诊断、治疗、筛选和预后提供突破性的视角。深度卷积神经将经过精确训练以执行自动分级 AMD 的网络与使用转移学习和通用功能的替代深度学习（deep learning，DL）方法以及经过培训的临床分级员进行比较，与金标准年龄相关的眼疾病研究数据集基本一致。应用基于 DL 技术从眼底图像自动评估 AMD 可以产生与人类相似的水平。这项研究表明，自动化算法可以在 AMD 当前的管理中发挥类似于人类专家分级的作用，并且可以解决筛查或监测的大量费用。

在新生血管性 AMD 的治疗方面，单克隆抗体类和融合蛋白类抗血管内皮生长因子（vascular endothelial growth factor，VEGF）药物不断更新和发展，如雷珠单抗（ranibizumab，Lucentis）等，可有效抑制 VEGF 活性、减少出血渗出，显著降低了全球人群中视力障碍的患病率。然而目前抗 VEGF 治疗仍存在一些局限性，如需多次重复注射、药物价格昂贵、患者经济负担沉重，且临床实践发现 AMD 患者与息肉状脉络膜血管病变（polyploid choroidal vasculopathy，PCV）患者对于抗 VEGF 治疗以及不同治疗药物仍存在一定的应答差异性，PCV 是单独疾病还是 AMD 的临床亚型目前尚存争议，相关疾病的鉴别诊断目前主要依靠影像学资料与医生的临床经验，精准治疗的基础在于精准诊断，如何多维度开展针对上述疾病的精准诊断也是临床上应思考的问题。不同的给药方案和随访间隔也为患者提供了更为多样的干预策略。

二、课题组AMD基础研究产出

（一）基于多组学测序分析研究AMD潜在生物标志物

在强调精准、个体化治疗的时代，对于疾病的不同阶段需要选择合适的检查和治疗方案，这对眼底病医师提出了更高要求，也给临床工作带来了新的挑战。探索疾病潜在的生物标志物，研发可以快速、精确诊断疾病并对疾病进行亚型分类的基因检测芯片及其支撑平台，帮助临床医师更好地了解疾病特征，为每一个病患量体裁衣制定"个体化"的治疗方案，最大限度提高药物疗效、减少毒副反应、避免临床医疗资源的浪费，全面将现代医学推向精准医疗新时代。

课题组以北京、天津、上海、广州、西安为核心，在全国范围开展了前瞻性登记研究，研究纳入了 5000 例以上 AMD 及 PCV 等患者的临床试验数据和信息，采集临床样本并进行了伴随临床试验的药物基因组学研究，通过全基因组检测探索疾病机制及潜在生物标志物，研发 DNA 定制芯片；同时结合代谢组及脂质组分析，开展探索性药物代谢组学研究，探究血清中相关疾病代谢标志物的表达情况以及与临床表型相关的代谢改变，为代谢诊断试剂盒的开发提供研究依据，进一步探索代谢组检测基础上的疾病预后模型，优化药物治疗，达到精准治疗的目的；通过上述基因组学与代谢组学研究，建立对于 AMD 快速、精准、安全、经济的基因及代谢诊断、分型方法，优化设计药物治疗方案，为疾病的精准诊断与个体化精准用药建立了基础。

1. 基于全基因组测序分析研究 AMD 和 PCV 疾病基因表达谱

从遗传背景角度出发对基因变异进行深入研究将有助于揭示新生血管性 AMD 和 PCV 发生发展的分子作用机制，从而为更准确的诊断和靶向治疗提供有利切入点。

在过去的 30 年里，揭示疾病的遗传基础是人类基因研究的一大成功案例。到目前为止，全基因组关联研究（genome-wide association study，GWAS）、单核苷酸多态性（single nucleotide polymorphism，SNP）检测、连锁配对和单倍型关联分析（haplotype association analysis）已成为这些研究中最常用的模式。例如，一项 AMD-GWAS 研究已经确定了在 34 个基因位点上的 52 种 SNP 改变与 AMD 的发病密切相关，其中包括 *CFH*、*ARMS2/HTRA1*、*CETP*、*CFB* 和 *SKIV2L* 等基因。相比之下，关于 PCV 的基因研究报道较少，除了与 AMD 存在共享基因外，也有研究发现 PCV 存在特异的变异基因位点，如 *ABCG1* 和 *FGD6* 等。然而，这些研究多基于 SNP 芯片检测，假阳性概率较高。而全基因组测序（whole genome sequencing，WGS）技术的发展使基因变异检测变得更加准确可靠且全面，它不仅可以提供变异基因完整的 SNP 信息，同时还可提供基因 / 染色体的结构变异（structure variation，SV）信息。

因此，在本部分研究中，课题组对 59 例新生血管性 AMD 和 75 例 PCV 患者以及 30 例对照组（白内障患者）进行了 WGS 检测，分析研究疾病相关 SNP 突变位点及其对应基因，并进一步富集到相关信号通路，从而探索 AMD 和 PCV 的潜在分子作用机制；同时，结合已有公共数据信息对所得结果进行验证分析，旨在识别 AMD 和 PCV 的潜在遗传标记，探索其作为精准诊断标志物的可能性，并进一步探寻其在疾病发生发展中的可能参与的分子信号通路，从而为这两种疾病提供可靠的治疗靶标。

（1）WGS 分析发现与 AMD 和 PCV 相关 SNP 突变位点及其对应基因：首先对临床表型及其发病机理相似的 AMD 和 PCV 的全基因组测序结果进行分析，其中包括 74 例 AMD 和 PCV 患者（43 *vs.* 31 例），发现两组患者中共同出现的 SNP 位点并不存在显著的差异，因此我们重点分析那些只出现 AMD 患者样本或只出现 PCV 患者样本中的 SNP 信息。其中发现 1445329 个 SNP 位点只存在 AMD 患者样本中；625671 个 SNP 位点只存在 PCV 患者样本中。进一步考虑与基因功能关联，我们找到 4032 个位于 exon 区域的 SNP 位点属于 AMD 特有，以及 1409 个位于 exon 区域的 SNP 位点属于 PCV 特有，这些位点分别对应 2915 个（AMD 样本）和 1182 个（PCV 样本）基因。进一步分析这些基因，发现 AMD 和 PCV 都出现的基因有 316 个，AMD 特有基因 2569 个，PCV 特有基因 875 个。进一步将这些基因富集到信号通路，发现 AMD 和 PCV 共享基因共参与 23 条信号通路，其多与蛋白质翻译后修饰（泛素化及糖基化修饰）和细胞迁移相关（表 3-1-1）；AMD 特有基因共参与 19 条信号通路，多与脂质代谢和氧化应激相关（表 3-1-2）；PCV 特有基因共参与 40 条信号通路，多与蛋白质代谢及其药代动力学相关（表 3-1-3），这些富集的代谢通路进一步说明与临床表型一致。

表 3-1-1　AMD 和 PCV 共享基因富集信号通路

Pathway Information	Pathway ID	Pathway Source	Enriched Gene Symbols	*P*-value
Termination of O-glycan biosynthesis	R-HSA-977068	Reactome	*MUC17, MUC12, MUC16, MUC5B, MUC3A*	0.0000029
Dectin-2 family	R-HSA-5621480	Reactome	*MUC17, MUC12, MUC16, MUC5B, MUC3A*	0.0000058
ECM proteoglycans	R-HSA-3000178	Reactome	*ACAN, TNC, LAMA2, LAMA5, DSPP*	0.000 302 8
Vitamin D metabolism	R-HSA-196791	Reactome	*LRP2, CUBN*	0.000 459 9
NAD metabolism, sirtuins and aging	WP3630	Wikipathways	*PARP1, ROS1*	0.000 624 7
Alpha6 beta4 integrin-ligand interactions	integrin4 pathway	PID	*LAMA5, LAMA2*	0.000 624 7
O-linked glycosylation of mucins	R-HSA-913709	Reactome	*MUC17, MUC12, MUC16, MUC5B, MUC3A*	0.000 726 1
C-type lectin receptors（CLRs）	R-HSA-5621481	Reactome	*MUC12, MUC5B, MUC17, MUC16, MUC3A*	0.002 208 2
O-linked glycosylation	R-HSA-5173105	Reactome	*ADAMTSL4, MUC3A, MUC17, MUC16, MUC5B, MUC12*	0.002 702 7
MET activates PTK2 signaling	R-HSA-8874081	Reactome	*LAMA5, LAMA2*	0.002 838 4
NRAGE signals death through JNK	R-HSA-193648	Reactome	*NET1, OBSCN, ARHGEF12, TIAM2*	0.002 986 9
prion pathway	prionpathway	BioCarta	*LAMA5, LAMA2*	0.003 330 2
Cobalamin transport and metabolism	R-HSA-196741	Reactome	*CUBN, MTRR*	0.003 330 2
HH-Ncore	None	Signalink	*LRP2, STK36*	0.003 871
Beta1 integrin cell surface interactions	integrin1 pathway	PID	*COL6A3, LAMA5, TNC, LAMA2*	0.004 199 9
Non-integrin membrane-ECM interactions	R-HSA-3000171	Reactome	*LAMA2, TNC, LAMA5*	0.004 577 9

续表

Pathway Information	Pathway ID	Pathway Source	Enriched Gene Symbols	P-value
Laminin interactions	R-HSA-3000157	Reactome	*LAMA5, LAMA2*	0.005 800 4
Regulation of RhoA activity	rhoa_reg_ pathway	PID	*OBSCN, NET1, ARHGEF12*	0.007 373 6
SUMOylation of DNA damage response and repair proteins	R-HSA-3108214	Reactome	*PARP1, BLM, POM121, NUP133*	0.007 610 7
Cell death signalling via NRAGE, NRIF and NADE	R-HSA-204998	Reactome	*NET1, OBSCN, ARHGEF12, TIAM2*	0.008 471 3
Vitamin B12 Metabolism	WP1533	Wikipathways	*MTRR, CUBN, LRP2*	0.009 116 5
Sulfur amino acid metabolism	R-HSA-1614635	Reactome	*ADO, MTRR*	0.009 131 3
MET promotes cell motility	R-HSA-8875878	Reactome	*LAMA2, LAMA5*	0.009 131 3

表 3-1-2　AMD 特有基因富集信号通路

Pathway Information	Pathway ID	Pathway Source	Enriched Gene Symbols	P-value
SDK interactions	R-HSA-373756	Reactome	*SDK2, SDK1*	0
Beta Oxidation of Very Long Chain Fatty Acids	SMP00052	SMPDB	*ACSL1, ABCD1, CROT, PEX11G, PEX14*	0.001 316 4
Adrenoleukody-strophy, X-linked	SMP00516	SMPDB	*ACSL1, ABCD1, CROT, PEX11G, PEX14*	0.001 316 4
Carnitine-acylcarnitine translocase deficiency	SMP00517	SMPDB	*ACSL1, ABCD1, CROT, PEX11G, PEX14*	0.001 316 4
Nitric oxide stimulates guanylate cyclase	R-HSA-392154	Reactome	*GUCY1B2, GUCY1A2, PDE11A, NOS1, ITPR1, KCNMB3, GUCY1B1, KCNMB1, PDE2A*	0.001 977 2
RUNX2 regulates chondrocyte maturation	R-HSA-8941284	Reactome	*IHH, GLI2, HDAC4*	0.002 154 7
CLEC7A induces NFAT activation	R-HSA-5607763	Reactome	*PPP3CA, ITPR3, NFATC2, ITPR1, ITPR2*	0.002 531 5
Rosiglitazone Pharmacokinetic Pathway	PA165816969	PharmGKB	*SLCO1B1, CYP2C8*	0.003 291 6
Anti-diabetic Drug Repaglinide Pathway, Pharmacokinetics	PA153627759	PharmGKB	*CYP2C8, SLCO1B1*	0.003 291 6

续表

Pathway Information	Pathway ID	Pathway Source	Enriched Gene Symbols	P-value
Rosiglitazone Metabolism Pathway	SMP00653	SMPDB	*SLCO1B1, CYP2C8*	0.003 291 6
Hedgehog off state	WP3316	Wikipathways	*GLI1, GLI2*	0.003 291 6
purine ribonucleosides degradation to ribose-1-phosphate	PWY0-1296	HumanCyc	*PGM2, PNP*	0.003 291 6
mitochondrial fatty acid beta-oxidation of unsaturated fatty acids	R-HSA-77288	Reactome	*ECI1, ACADM*	0.003 291 6
Lactose synthesis	R-HSA-5653890	Reactome	*B4GALT1, LALBA*	0.003 291 6
Oxidation of Branched Chain Fatty Acids	SMP00030	SMPDB	*ACSL1, HACL1, PEX14, CROT, ABCD1*	0.004 427 6
Nicotine Metabolism	WP1600	Wikipathways	*CYP2B6, FMO3, CYP2A6*	0.005 698 8
Pre-NOTCH Processing in the Endoplasmic Reticulum	R-HSA-1912399	Reactome	*NOTCH1, NOTCH3, PO-GLUT1*	0.005 698 8
MET Receptor Activation	R-HSA-6806942	Reactome	*SPINT1, HGFAC, MET*	0.005 698 8
nicotine degradation Ⅳ	PWY66-201	HumanCyc	*UGT2B11, FMO3, UG-T1A6, CYP2A6, FMO6P, INMT*	0.007 854 3

表 3-1-3　PCV 特有基因富集信号通路

Pathway Information	Pathway ID	Pathway Source	Enriched Gene Symbols	P-value
Amodiaquine Pathway, Pharmacokinetics	PA165815256	PharmGKB	*CYP1B1, CYP2C8*	0.0000979
Highly sodium permeable acetylcholine nicotinic receptors	R-HSA-629587	Reactome	*CHRNG, CHRNE, CHRNB4*	0.000 140 7
Vinka Alkaloid Pathway, Pharmacokinetics	PA150981002	PharmGKB	*CYP3A5, ABCC3, ABCC10*	0.000 754 7
HDL remodeling	R-HSA-8964058	Reactome	*ABCG1, PLTP, CETP*	0.000 754 7
glycine betaine degradation	PWY-3661-1	HumanCyc	*BHMT, DMGDH*	0.000 912 2
Presynaptic nicotinic acetylcholine receptors	R-HSA-622323	Reactome	*CHRNG, CHRNE, CHRNB4*	0.001 651 2
Nevirapine Pathway, Pharmacokinetics	PA165950411	PharmGKB	*CYP3A5, ABCC10*	0.001 761 6
Choline catabolism	R-HSA-6798163	Reactome	*BHMT, DMGDH*	0.001 761 6

续表

Pathway Information	Pathway ID	Pathway Source	Enriched Gene Symbols	*P*-value
Tamoxifen metabolism	WP691	Wikipathways	*CYP1B1, FMO1, CYP2C8, CYP3A5*	0.002 257 5
Taxane Pathway, Pharmacokinetics	PA154426155	PharmGKB	*CYP1B1, CYP2C8, CYP3A5*	0.002 298 2
Cyclophosphamide Pathway, Pharmacokinetics	PA2034	PharmGKB	*CYP3A5, CYP2C8*	0.002 976 8
Ifosfamide Pathway, Pharmacokinetics	PA2037	PharmGKB	*CYP3A5, CYP2C8*	0.002 976 8
superpathway of choline degradation to L-serine	PWY66-414	HumanCyc	*BHMT, DMGDH*	0.002 976 8
Post-transcriptional silencing by small RNAs	R-HSA-426496	Reactome	*TNRC6C, AGO4*	0.002 976 8
Postsynaptic nicotinic acetylcholine receptors	R-HSA-622327	Reactome	*CHRNG, CHRNE, CHRNB4*	0.004 074 2
Activation of Nicotinic Acetylcholine Receptors	R-HSA-629602	Reactome	*CHRNG, CHRNE, CHRNB4*	0.004 074 2
Acetylcholine binding and downstream events	R-HSA-181431	Reactome	*CHRNG, CHRNE, CHRNB4*	0.004 074 2
ABC transporters - Homo sapiens（human）	path:hsa02010	KEGG	*ABCC3, ABCA2, ABCA13, ABCC9, ABCG1, ABCC10*	0.004 205 5
Carbamazepine Metabolism Pathway	SMP00634	SMPDB	*CYP2C8, CYP3A5*	0.004 599 5
Ifosfamide Action Pathway	SMP00448	SMPDB	*CYP2C8, CYP3A5*	0.004 599 5
Nevirapine Metabolism Pathway	SMP00642	SMPDB	*ABCC10, CYP3A5*	0.004 599 5
Ifosfamide Metabolism Pathway	SMP00605	SMPDB	*CYP2C8, CYP3A5*	0.004 599 5
Competing endogenous RNAs（ceRNAs）regulate PTEN translation	R-HSA-8948700	Reactome	*TNRC6C, AGO4*	0.004 599 5
Vitamin C（ascorbate）metabolism	R-HSA-196836	Reactome	*SLC23A2, GSTO2*	0.004 599 5
Synthesis of epoxy（EET）and dihydroxyeicosat-rienoic acids（DHET）	R-HSA-2142670	Reactome	*CYP2C8, CYP1B1*	0.004 599 5
Ligand-receptor interactions	R-HSA-5632681	Reactome	*GAS1, CDON*	0.004 599 5

Pathway Information	Pathway ID	Pathway Source	Enriched Gene Symbols	P-value
Nef and signal transduction	R-HSA-164944	Reactome	*ELMO1, DOCK2*	0.004 599 5
Regulation of PTEN mRNA translation	R-HSA-8943723	Reactome	*TNRC6C, AGO4*	0.004 599 5
ca-calmodulin-dependent protein kinase activation	cacampathway	BioCarta	*CAMKK2, CAMK2G*	0.004 599 5
Prostaglandin Leukotriene metabolism	None	INOH	*PTGIS, GGT2, GGTLC2, ALOX15*	0.005 055 8
Gap-filling DNA repair synthesis and ligation in GG-NER	R-HSA-5696397	Reactome	*POLK, RPA1, POLE2, XRCC1*	0.005 055 8
Erlotinib Pathway, Pharmacokinetics	PA154426903	PharmGKB	*CYP3A5, CYP2C8*	0.006 663 3
Synthesis of hydroxyeicosatet-raenoic acids（HETE）	R-HSA-2142816	Reactome	*CYP2C8, CYP1B1*	0.006 663 3
Beta-oxidation of pristanoyl-CoA	R-HSA-389887	Reactome	*ACOX2, CRAT*	0.006 663 3
Formation of annular gap junctions	R-HSA-196025	Reactome	*CLTA, DNM1*	0.006 663 3
Vincristine Action Pathway	SMP00437	SMPDB	*ABCC10, ABCC3*	0.009 194 1
Vindesine Action Pathway	SMP00438	SMPDB	*ABCC10, ABCC3*	0.009 194 1
Tamoxifen Action Pathway	SMP00471	SMPDB	*FMO1, CYP3A5*	0.009 194 1
Tamoxifen Metabolism Pathway	SMP00606	SMPDB	*FMO1, CYP3A5*	0.009 194 1
Reactions specific to the complex N-glycan synthesis pathway	R-HSA-975578	Reactome	*CHST10, MGAT2*	0.009 194 1

（2）基于已知疾病相关基因及视网膜特异表达基因研究 AMD 和 PCV 基因组变异特征：通过整合文献中报道的正常组织的蛋白质组质谱数据结果及人蛋白质谱数据库（human protein atlas）的数据，找出视网膜或眼部正常组织中特异表达的基因以缩小研究范围。研究发现，目前对 AMD 和 PCV 疾病相关基因研究主要集中于几类基因的 SNP 变异位点的分析研究，然而这些基因所属染色体区域是否存在结构变异以及 SV 的出现对疾病发生发展的可能影响尚无报道。基于此，利用 WGS 的分析优势，我们从这些已知基因所属大片段出发，寻找本部分研究 AMD 和 PCV 患者样本中是否存在相应 SV，从而进一步探索 AMD 和 PCV 的发病机制。

通过查询 Clinvar 数据库及 Retnet 数据库并结合文献检索，整理了目前已报道的 AMD 和 PCV 相关疾病基因。进一步查询这些基因的染色体分布和连锁相关性，筛选了 12 个基因（分属 7 个染色体区段）作为后续研究的出发点。通过分析比对，发现 *C2-CFB-RDBP-SKIV2L* 区域在 AMD 和 PCV 多个患者样本中出现相同片段的染色体倒位（inversion，INV），其次也在较多患者样本中发现 *CETP* 和 *CFH-CFHR4* 区域染色体结构变异；在多个 PCV 患者样本中发现 *FGD6* 区域的特异结构变异，包括一处缺失片段和一处倒位片段，而这些变异在 AMD 患者中并未出现。从疾病特异性角度考虑，我们的发现与已有报道相一致，即前三个区域的基因被认为与 AMD 和 PCV 均密切相关，而我们也同样在两种疾病样本中发现了对应的 SV 片段；而 *FGD6* 基因区域（报道仅与 PCV 相关）仅在 PCV 患者样本中发现了 SV 片段。

2.基于多组学整合分析发现DNA甲基化可作为AMD精准诊断的潜在生物标志物

AMD 是一种由多因素作用引起的年龄相关性疾病，其发病机制复杂，黄斑病变表型多样，最终导致中心视力丧失而影响患者生活。全基因组关联研究已在 34 个基因位点发现了至少 52 个独立的变异，这些变异与 AMD 晚期病变的发生发展密切相关。这些已报道的以及在本研究中发现的基因变异的存在，可以大大提高 AMD 的易感性，然而，AMD 所呈现的高度异质的临床表现可能与由环境因素（如吸烟和饮食等）通过表观遗传机制相关。

研究发现 DNA 甲基化在 AMD 表观遗传中发挥重要作用。通过对人视网膜色素上皮细胞（retinal pigment epithelium，RPE）、脉络膜组织和视网膜神经上皮层的分析研究，发现 AMD 患者中 *GSTM1* 和 *GSTM5* 的高甲基化与它们的表达水平下降一致。在 AMD 患者的视网膜和全血中，*PRSS50* 启动子区也有高甲基化的报道。因此，课题组将本研究中发现的 AMD 相关基因与已有 AMD 患者的基因表达谱及 DNA 甲基化数据集进行关联分析（图 3-1-1），将相关基因富集于信号通路，并结合已知参与 AMD 发生发展的分子通路（包括 VEGF、补体系统、氧化应激、炎症反应、脂质代谢等通路），从而进一步探索 AMD 的发病机制。

差异基因的研究结果：在表达谱芯片分析中筛选出 1823 个差异表达基因，其中 777 个基因表达上调，1046 个基因表达下调；在 DNA 甲基化芯片分析中筛选出 10445 个差异甲基化位点，其中 9860 个高甲基化位点，585 个低甲基化位点。从中找到表达水平降低且甲基化修饰水平升高的基因（低表达 - 高甲基化基因）350 个，表达水平升高且甲基化修饰水平降低的基因（高表达 - 低甲基化基因）24 个（图 3-1-2）。

通过基因富集分析，取前 10% 的差异富集通路，在低表达 - 高甲基化基因中找到 63 条信号通路，在高表达 - 低甲基化基因中找到 34 条信号通路。这些差异表达基因被显著富集到 VEGF、脂质代谢、黏附、凋亡、炎症因子、细胞外基质、红细胞生成素等相关信号通路，这些结果与 AMD 疾病的临床表型及相关的文献报道一致。分析结果见表 3-1-4。

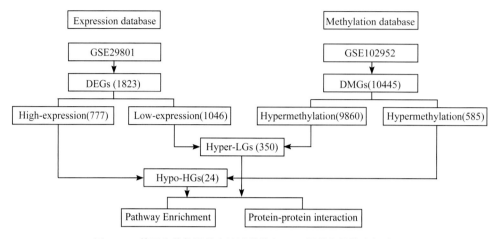

图3-1-1　基于公共数据的表达谱芯片和DNA甲基化芯片分析流程

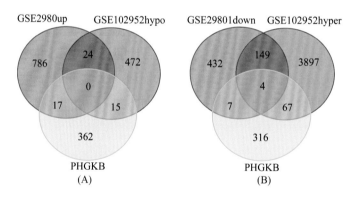

图3-1-2　不同公共数据库AMD高表达-低甲基化（A）与低表达-高甲基化（B）基因

表 3-1-4　基因富集分析聚焦信号通路列表

Category	Pathway	Pathway ID	Count	*P*-value	Gene
Hyper-LGs	Focal Adhesion	WP306	10	0.00 099	*PAK2, MET, PDGFRA, ITGA5, TESK2, ILK, PIK3R3, ZYX, ITGB8, VASP*
	VEGF	None	8	0.00 556	*MAP2K3, MET, PAK2, PRKAG2, CSNK1G1, IKBKB, CDK4, PDGFRA*
	EPO signaling	None	8	0.00 520	*MAP2K3, MET, PAK2, PRKAG2, CSNK1G1, IKBKB, CDK4, PDGFRA*
	Adipogenesis	WP236	5	0.02 679	*PCK2, MEF2D, GATA2, NCOA2, LIFR*

续表

Category		Pathway ID	Count	*P*-value	Gene
	Extracellular matrix organization	hsa1474244	9	0.03 093	*ADAM12, NRXN1, JAM3, ITGB8, SH3PXD2A, ITGA5, TIMP2, AGRN, SOLH*
	IL-7 signaling	None	8	0.00 502	*MAP2K3, MET, PAK2, PRKAG2, CSNK1G1, IKBKB, CDKA, PDGFRA*
Hypo-HGs	Focal Adhesion	hsa04510	3	8.66E-05	*PDPK1, COL9A1, ACTG1*
	VEGFA-VEGFR2 Signaling Pathway	WP3888	3	0.00 017	*PDPK1, NDRG1, SLCBA1*

为了进一步研究这些主要通路富集基因的其他功能，进一步利用这些富集到具体通路中的差异基因，构建复合基因调控网络，把具体的基因转化为相关的网络拓扑结构分析，详细的复合基因调控子网络结果如图3-1-3、图3-1-4所示（蛋白-蛋白相互作用及基因调控）。

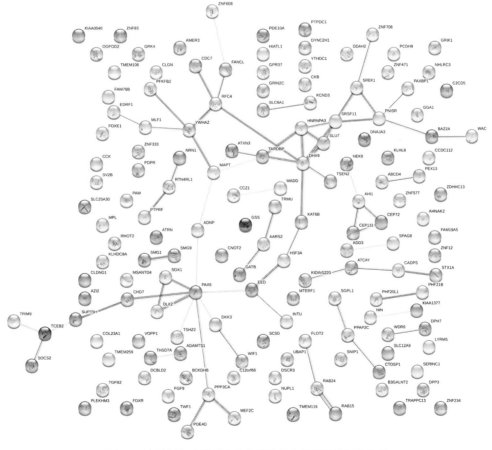

图3-1-3 低表达-高甲基化富集通路复合基因调控网络分析

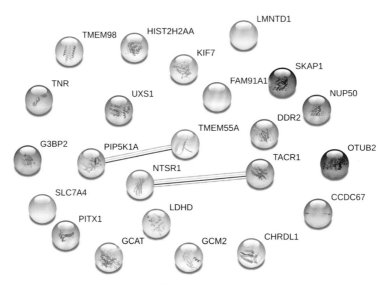

图3-1-4　高表达-低甲基化富集通路复合基因调控网络分析

本部分研究结果发现了一些可能影响AMD发生发展的分子靶标和通路，有助于加深DNA甲基化修饰和AMD机制的认识，为AMD的精准诊断和药物研发提供依据。此外利用这些AMD疾病相关的眼底组织的差异基因特征转化为血液DNA甲基化相关的特征，方便临床血液样本中进行AMD疾病的诊断和检测。

3.发现视网膜组织特异性血清分泌蛋白可作为AMD精准诊断的潜在生物标志物

AMD 是 55 岁以上患者致盲的主要原因之一，其产生的异常脉络膜新生血管（choroidal neovascularization，CNV）可引起黄斑下液体及脂质渗漏、纤维瘢痕产生，最终导致严重的视力损害。AMD 发病的危险因素包括年龄、吸烟、肥胖等，其发病与基因遗传、环境等多种因素有关。尽管抗 VEGF 药物的应用显著减少了 AMD 引起的致盲率及视力损害程度，但如何能早期发现 AMD 从而进行早期干预仍是一大临床难题。如能在血清中发现某种 AMD 的生物标志物，将为解决这一难题提供一个较为便捷的筛选方案。

基于此，在本部分研究中通过结合 Iowa 和 Oregon 公共数据集，从已知视网膜特异表达基因和前述研究发现的 AMD 相关基因所编码的蛋白中，分析筛选了数个表达上调的视网膜特异性分泌蛋白，聚焦 *EFEMP1*/fibulin-3、神经肽 VF（neuropeptide VF，NPVF）、SIX6（sine oculis homeobox homolog 6）、CRB1（crumbs homolog 1）等开展血清学验证分析与细胞实验验证，旨在发掘 AMD 的潜在生物标志物以及可能的治疗干预靶点。

（1）*EFEMP1*/fibulin-3：*EFEMP1*/fibulin-3 蛋白被认为与视网膜退行性病变的 AMD 早期病变形成有关。它由 493 个氨基酸构成，分子量大小约 55 kDa。由于与

fibulin 和 *fibrillin* 基因家族的序列十分相似，目前被认为属于细胞外基质蛋白、分泌蛋白。在 ML 中发现该蛋白 *R345W* 的突变，但在 AMD 中，尚未发现与之有关的突变。2017 年 IOVS 杂志报道了亚利桑那大学团队通过组织切片、电镜等方法证实了 *EFEMP1* 敲除对于鼠眼 RPE 下沉积物的进展有保护作用。但尽管如此，*EFEMP1* 在 AMD 患者血液中表达是否上升与其在 RPE 细胞中的功能目前仍不明朗，其与 AMD 的关系也仍未被阐明。基于我们的前期研究发现，*EFEMP1* 基因作为正常组织中视网膜特异性表达的基因，如果在 AMD 患者的外周血中可以检测到该蛋白的差异表达，也就意味着这种差异表达主要是由于 AMD 疾病引起，因此可能成为 AMD 疾病的检测指标之一。

因此，课题组通过 ELISA 方法检测这一分泌蛋白在 AMD 患者和白内障对照组患者的血清中的表达情况（39 *vs.* 39 例）来研究该基因是否为 AMD 疾病临床检测指标的潜在生物标志物。为了进一步研究其功能，我们通过质粒转染过表达（over-express）/ 敲除（knock-down）*EFEMP1* 等方式，经高内涵成像 / 活细胞成像，在人 RPE 细胞 ARPE19 和人脐静脉血管内皮细胞 HUVECs 两个细胞系中验证其表型，以阐明其可能在 AMD 中发挥的作用及其生物学功能。

从 Iowa 的 AMD 患者组织的基因表达数据集中，通过去冗余样本筛选，共得到 77 个样本的配对表达数据，并进行差异表达基因的分析（ANOVA 检验），结果表明 EFEMP1 基因在 AMD 患者组与正常组中均差异上调表达，在湿性 AMD 组与正常组中差异上调表达，而在早期 AMD、干性 AMD 组与正常组间表达差异无统计学意义（图 3-1-5）。

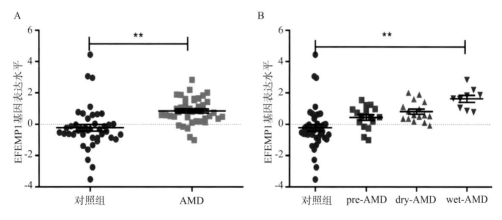

图3-1-5 Iowa样本库组织样本对照组与AMD组*EFEMP1*基因表达结果

利用 ELISA 技术，分别检测 39 例湿性 AMD 患者及 39 例年龄、性别匹配的正常对照组的血清中 *EFEMP1* 基因编码蛋白产物的表达量，结果显示湿性 AMD 患者外周血中*EFEMP1*蛋白产物的水平较正常对照组明显升高（图3-1-6）。

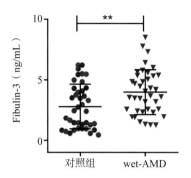

图3-1-6　本研究的血清样本中*EFEMP1*蛋白产物Fibulin-3蛋白表达水平

为进一步对上述差异表达基因的功能进行验证，课题组进一步构建了基因过表达／敲除的人脐静脉血管内皮（human umbilical vein endothelial cells，HUVEC）细胞模型（图3-1-7）。

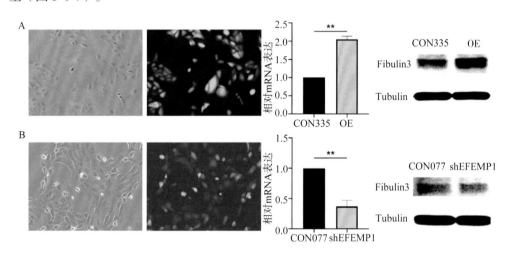

图3-1-7　*EFEMP1*（Fibulin-3）过表达（A）及敲除（B）HUVEC细胞

实验结果表明，与对照组相比，*EFEMP1*过表达 HUVEC 细胞的管腔形成明显增加（图3-1-8），细胞增殖明显增加（图3-1-9），而*EFEMP1*下调的 HUVEC 的管腔形成（图3-1-8）和细胞增殖明显减少（图3-1-9）。

此外，额外补充外源性fibulin-3蛋白并不能增加野生型HUVEC及细胞的管腔形成和细胞增殖（图3-1-10），这表明*EFEMP1*过表达引起的促新生血管形成能力源于细胞内信号通路。

此外课题组还发现，*EFEMP1*过表达HUVEC细胞中VEGF表达上调，而*EFEMP1*敲除HUVEC细胞中VEGF的表达下调（图3-1-11），提示*EFEMP1*可能通过促进VEGF表达从而促进新生血管形成。

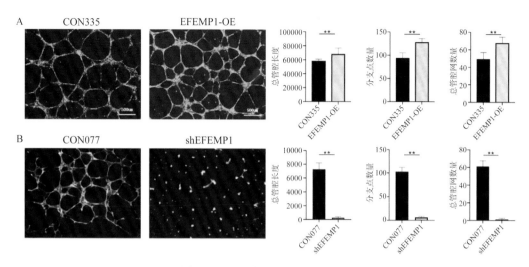

图3-1-8　*EFEMP1*过表达（A）及敲除（B）HUVEC细胞管腔形成实验结果

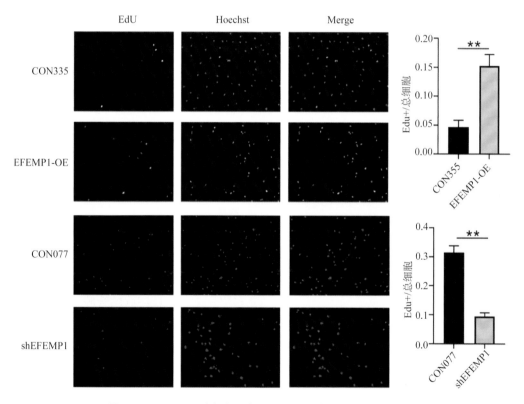

图3-1-9　*EFEMP1*过表达及敲除HUVEC细胞增殖能力实验结果

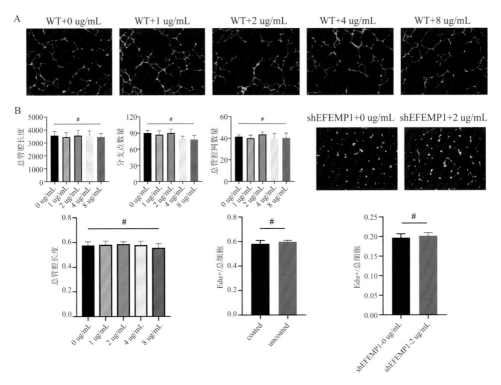

图3-1-10　外源性fibulin-3对HUVEC细胞管腔形成能力的影响

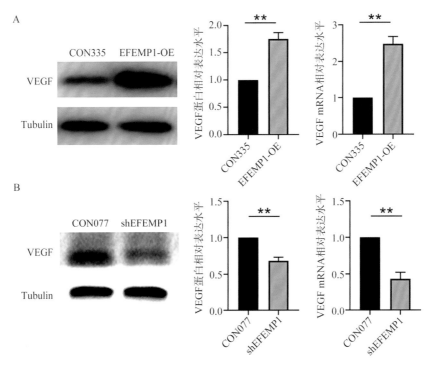

图3-1-11　*EFEMP1*过表达（A）及敲除（B）HUVEC细胞中VEGF表达结果

（2）*NPVF*：*NPVF*位于7p15.3基因位点，也被称为*RFRP/C7orf9*基因。该基因编码的蛋白为多个RF氨基肽（RF amide-related peptides，RFRPs）的前体蛋白，包括RFRP-1（神经肽FF，NPFF）、RFRP-2（神经肽SF，NPSF）、RFRP-3（神经肽VF，NPVF）。RFRPs是神经肽家族主要成员，主要发挥神经递质及神经调控功能。据报道，RFRP基因突变与显性囊样黄斑营养不良的发病有关（dominant cystoid macular dystrophy，CYMD），但在AMD中尚未发现有关报道，其在视网膜中的功能目前也仍不明朗。

根据课题组前期研究结果，*NPVF* 基因主要是在视网膜中特异性表达，因此我们推测视网膜特异性表达的 *NPVF* 基因如果在 AMD 患者中检测到，可能成为潜在 AMD 疾病的检测指标之一。

基于前期在 AMD 患者的眼底组织的基因表达谱分析发现，*NPVF* 基因在 AMD 患者中差异高表达，推测作为 *NPVF* 的分泌蛋白可以在外周血中检测。为了进一步研究其功能，我们拟通过 ELISA 方法检测 *NPVF* 在湿性 AMD 患者和对照组患者的外周血中的表达情况（30 *vs.* 30 例），并通过质粒转染过表达（over-express）/敲除（knock-down）*EFEMP1* 等方式，通过高内涵成像/活细胞成像，在 *ARPE19* 和 HUVECs 两个细胞系中验证其表型，以期阐明其可能在 AMD 中发挥的作用及其生物学功能。

从 Iowa 的 AMD 患者组织的基因表达数据集中，通过去冗余样本筛选，共得到 77 个样本的配对表达数据，并进行差异表达基因的分析（ANOVA 检验）。结果显示 NPVF 基因在 AMD 患者组与正常组中均差异上调表达，在湿性 AMD 组与正常组中差异上调表达，而在 AMD 前期、干性 AMD 组与正常组间表达差异无统计学意义（图 3-1-12）。

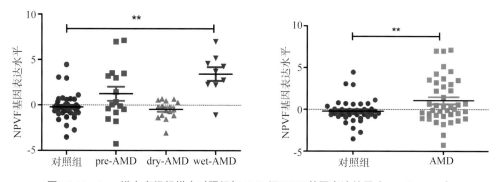

图3-1-12　Iowa样本库组织样本对照组与AMD组*NPVF*基因表达结果（ **，*P* < 0.01）

利用 ELISA 技术，分别检测 30 例湿性 AMD 患者及 30 例年龄、性别匹配的正常对照组的血清中 *NPVF* 基因编码蛋白产物的表达量，结果表明湿性 AMD 患者外周血中*NPVF*蛋白产物的水平较正常对照组明显升高（图3-1-13）。

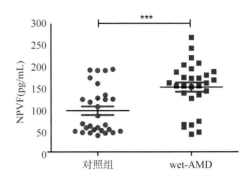

图3-1-13　本研究的血清样本中*NPVF*蛋白产物表达水平（***，*P*＜**0.001**）

4.基于代谢组学方法探索AMD疾病特征性代谢图谱

课题组基于上述前瞻性多中心登记研究的开展，从中筛选出临床表现典型的AMD患者189例、PCV患者145例、对照组147例（为拟在上海交通大学附属第一人民医院眼科行白内障手术排除眼底疾病的患者）。代谢组学分析对于血液样本的采集、储存有严格要求，因此为排除不同中心间样本收集差异可能带来的干扰与偏移，在发现阶段（discovery phase）主要采用牵头单位上海交通大学附属第一人民医院眼科所采集的样本作为发现集进行相关分析。发现集共分析了328例患者，其中：AMD组88人，PCV组102人，对照组81人（表3-1-5）。

表 3-1-5　发现集受试者的一般临床信息

临床信息	对照组	AMD	PCV
人数	81	88	102
年龄（岁）	65.83 ± 11.94	69.84 ± 8.47	66.06 ± 11.42
性别（男性%）	35.80	66.28	71.57
观察眼BCVA（EDTRS字母表）	—	38.20 ± 25.97	44.91 ± 23.26
对照眼BCVA（EDTRS字母表）	—	50.17 ± 32.88	69.15 ± 20.93
观察眼CRT（μm）	261.55 ± 34.47	424.06 ± 190.02	490.93 ± 221.04
对照眼CRT（μm）	—	321.19 ± 129.36	305.69 ± 172.39
观察眼CRV（mm³）	0.20 ± 0.03	0.36 ± 0.14	0.39 ± 0.17
对照眼CRV（mm³）	—	0.27 ± 0.10	0.25 ± 0.13

采用基于硅烷化衍生的气相色谱时间飞行质谱联用（gas chromatography time-of-flight mass spectrometry，GC-TOFMS）作为非靶向代谢组学的分析色谱质谱仪，分析黄斑下新生血管疾病血清代谢组学特征谱图，进一步采用多元统计方法和火山图法进

行数据分析，鉴定 AMD 的代谢标志物并开展靶向代谢组学研究。

研究发现：AMD 和 PCV 患者较对照组血清代谢物表达谱差异显著。课题组对于基于 GC-TOFMS 法检测出的代谢物，首先通过主成分分析散点图（principal components analysis，PCA）对黄斑下新生血管疾病组和对照组血清代谢轮廓进行比较分析，从得分图（score plot）中可以直观地发现：疾病组和对照组血清代谢整体轮廓存在一定的分离趋势，说明 AMD 组和对照组血清代谢谱存在差异（图 3-1-14）。为了去除与分类不相关的干扰信息，进一步通过建立正交偏最小二乘回归判别分析（OPLS-DA）模型对疾病组和对照组血清整体代谢轮廓进行分析，从得分图可以发现：疾病组和对照组在前 2 个主成分构建的得分图上完全分离，所建立的 OPLS-DA 模型对疾病组和对照组具有较好的解释和预测（图 3-1-15）。基于建立的 OPLS-DA 模型，

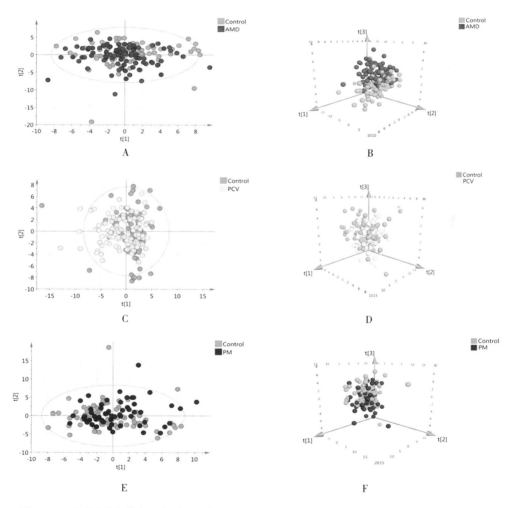

图3-1-14　主成分分析散点图分别显示对照和AMD（A和B），PCV（C和D），PM（E和F）组在前2个和3个主要成分上的得分结果

选择相应载荷图（V-plot）中 VIP 值大于 1 的代谢物作为疾病潜在的差异代谢物，然后采用火山图法，对差异代谢物进行单维验证和进一步筛选，最终筛选出：① AMD 组有十八烯酸、哌啶酸等 24 种代谢物较对照组差异显著（其中 11 种代谢物表达升高，13 种代谢物表达降低）；② PCV 组有月桂酸等 25 种代谢物较对照组差异显著（其中 13 种代谢物表达升高，12 种代谢物表达降低）（图 3-1-16）。基于模式识别和火山图法，一共获得 33 种在黄斑下新生血管疾病患者血清中表达显著改变的代谢物，通过热图法分析样本和代谢物的聚类情况，并对差异代谢物涉及的代谢通路进行分析。结果表明，在丁酸代谢通路、烟酸 - 烟酰胺代谢通路、脂肪酸生物合成代谢通路中有显著富集（图 3-1-17）；同时对部分潜在的代谢标志物进行了绝对定量（图 3-1-18）。

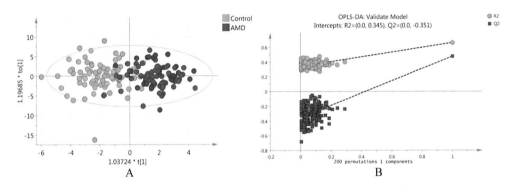

图3-1-15　AMD组与对照组比较的偏最小二乘回归判别分析（OPLS-DA）得分图（A）和
OPLS-DA模型200次置换检验结果（B）

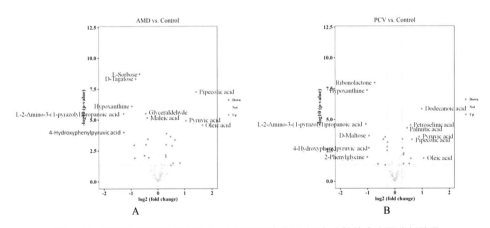

图3-1-16　对照组与AMD疾病组（A）与PCV疾病组（B）比较的火山图分析结果

横坐标表示变化值的对数值，纵坐标表示 P 值的对数值。红色表示在疾病组中显著上升的，蓝色表示在疾病组中显著降低的

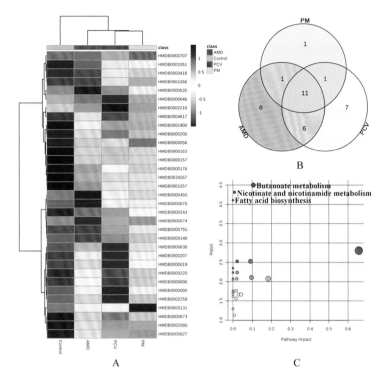

图3-1-17　黄斑下新生血管疾病患者（AMD，PCV，PM）与对照组代谢物的比较

（A）黄斑下新生血管疾病患者（AMD，PCV，PM）中代谢物的热图；（B）比较来自 AMD，PCV 和 PM 组表达显著改变代谢物的维恩图；（C）黄斑下新生血管疾病患者（AMD，PCV，PM）与对照组比较差异代谢物所涉及的代谢物通路

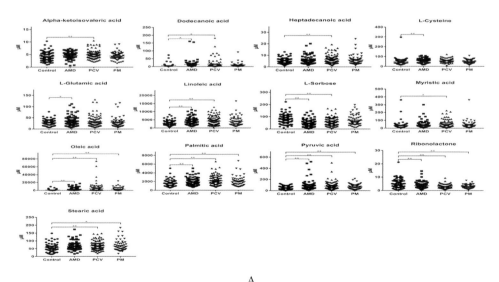

A

图3-1-18　部分潜在代谢组学生物标志物的绝对含量

（A）散点图，与对照组相比，*P < 0.05，**P < 0.01。（B）各标志物绝对含量：平均值 ±s

名称	Control（μM）	AMD（μM）	PCV（μM）	PM（μM）
a - 酮异戊酸	7.4 ± 0.52	34.06 ± 0.66	32.7 ± 0.71	29.41 ± 0.77
十二酸	4.98 ± 0.66	3.84 ± 0.65	2.97 ± 0.48	2.92 ± 0.49
十七酸	2868.96 ± 0.55	4185.12 ± 0.55	4300.44 ± 0.64	3953.82 ± 0.74
胱氨酸	1591.86 ± 0.65	1502.83 ± 0.68	1459 ± 0.58	1564.69 ± 0.74
L- 谷氨酸	6.94 ± 1.52	13.65 ± 1.90	14.72 ± 1.80	9.41 ± 1.41
亚油酸	911.88 ± 1.61	2755.33 ± 1.26	4634.42 ± 2.29	2509.18 ± 1.36
L- 山梨糖	1561.7 ± 0.50	1984.78 ± 0.45	2161.16 ± 0.52	1981.21 ± 0.58
肉豆蔻酸	77.04 ± 0.52	43.3 ± 0.66	58.7 ± 0.56	66.39 ± 0.63
油酸	55.63 ± 0.46	65.74 ± 0.43	67.67 ± 0.43	67.27 ± 0.53
棕榈酸	5.13 ± 0.49	5.71 ± 0.6	6.48 ± 0.56	5.99 ± 0.70
丙酮酸	40.55 ± 0.77	85.23 ± 1.1	80.07 ± 0.85	67.85 ± 0.68
核糖内酯	32.03 ± 1.44	42.81 ± 1.04	47.24 ± 0.98	42.42 ± 1.21
硬脂酸	29.94 ± 0.35	30.03 ± 0.32	30.13 ± 0.36	25.80 ± 0.38

B

图3-1-18 （续）

在本部分研究中，进一步评价了小分子代谢物作为黄斑下新生血管疾病潜在生物标志物的诊断价值。应用 Logistic 回归合并受试者工作特征曲线（receiver operating characteristic curve，ROC）对潜在代谢标志物对黄斑下新生血管疾病诊断效能进行评价，根据 cutoff 值确定黄斑下新生血管疾病患者血清中组合代谢标志物的临界值（表 3-1-6、图 3-1-19）。研究发现：①对于 AMD 组，5- 羟基赖氨酸、己酸、D- 塔格糖、甘油醛、羟基苯乳酸、L-2- 氨基 -3-（1- 吡唑啉）、丙酸、亚油酸、哌啶酸、丙酮酸、核苷酸酮所建立的标志物组有最佳的区分效果（灵敏度：95.1%，特异度：89.5%）；②对于 PCV 组，次黄嘌呤、L-2- 氨基 -3-（1- 吡唑啉基）丙酸、亚油酸、马来酸、哌啶酸、丙酮酸、核苷酸、5- 羟基多巴胺、苯丙酮酸所建立的标志物组合有最佳的区分效果（灵敏度：0.926，特异度：0.805）。

对于上述模型的诊断效能，课题组进一步通过多中心临床样本进行验证。验证阶段（test phase）的外部验证集的构成由来自参研的其他 11 家临床中心（天津医科大学眼科医院、复旦大学附属眼耳鼻喉科医院、温州医科大学附属眼视光医院、上海市第十人民医院、复旦大学附属中山医院、中国人民解放军武汉总医院、宁夏眼科医院、山东大学齐鲁医院、运城市眼科医院、咸阳市第一人民医院、西安市第一医院）的受试者（AMD 组 101 人，PCV 组 43 人），以及由上海交通大学附属第一人民医院眼科提供的对照组 57 人（表 3-1-7）组成。基于代谢标志物组合建立的 Logistic 诊断模型对外部验证集 AMD 和 PCV 样本的预测准确率分别为 87.3% 和 79%（表 3-1-8、图 3-1-19）。

表 3-1-6　血清中变化显著的代谢物的统计分析

名称	HMDB ID	VIP	T-test（P-value）	Fold Change	FDR
AMD vs. 对照组					
油酸	HMDB00207	1.814	2.774E-05	3.145	3.082E-05
哌啶酸	HMDB00070	2.211	5.613E-08	2.686	7.484E-08
丙酮酸	HMDB00243	1.328	1.215E-05	2.068	1.367E-05
月桂酸	HMDB00638	1.054	3.200E-02	1.767	3.300E-02
5-羟赖氨酸	HMDB00450	1.725	4.306E-04	1.551	4.614E-04
岩芹酸	HMDB02080	1.523	1.316E-03	1.443	1.389E-03
亚油酸	HMDB00673	1.624	2.338E-04	1.383	2.533E-04
羟基苯基乳酸	HMDB00755	1.063	1.320E-04	1.247	1.440E-04
L-半胱氨酸	HMDB00574	1.594	1.068E-03	1.238	1.135E-03
L-谷氨酸	HMDB00148	1.186	1.014E-02	1.227	1.053E-02
棕榈酸	HMDB00220	1.445	7.237E-03	1.221	7.566E-03
β-丙氨酸	HMDB00056	1.124	1.150E-02	0.791	1.191E-02
己酸	HMDB00535	1.487	3.668E-04	0.773	3.951E-04
马来酸	HMDB00176	1.874	6.834E-06	0.762	7.810E-06
核糖核酸内酯	HMDB01900	1.531	1.037E-03	0.737	1.106E-03
甘油	HMDB01051	1.973	3.036E-06	0.733	3.643E-06
L-阿拉伯糖	HMDB00646	1.209	7.939E-03	0.710	8.269E-03
d塔格糖	HMDB03418	2.439	1.946E-09	0.628	3.892E-09
L-山梨糖	HMDB01266	2.587	4.818E-09	0.567	7.227E-09
亚精胺	HMDB01257	1.033	1.251E-02	0.552	1.294E-02
D-麦芽糖	HMDB00163	1.167	1.134E-03	0.544	1.200E-03
次黄嘌呤	HMDB00157	1.771	7.753E-07	0.512	9.691E-07
4-羟基苯基丙酮酸	HMDB00707	1.463	1.046E-04	0.413	1.151E-04
L-2-氨基-3-（1-吡唑基）丙酸	HMDB34267	1.828	3.186E-06	0.412	3.717E-06
PCV vs. 对照组					
油酸	HMDB00207	1.638	9.833E-04	4.835	1.045E-03
月桂酸	HMDB00638	1.184	1.420E-02	2.073	1.471E-02
丙酮酸	HMDB00243	1.761	1.405E-06	1.976	1.873E-06
哌啶酸	HMDB00070	1.784	2.544E-04	1.850	2.827E-04

续表

名称	HMDB ID	VIP	*T*-test（*P*-value）	Fold Change	FDR
岩芹酸	HMDB02080	1.930	4.297E-04	1.540	4.628E-04
亚油酸	HMDB00673	1.958	2.955E-05	1.486	3.546E-05
肉豆蔻酸	HMDB00806	1.776	3.929E-02	1.436	4.035E-02
棕榈酸	HMDB00220	2.112	5.055E-05	1.364	5.898E-05
十七烷酸	HMDB02259	1.659	5.469E-03	1.247	5.706E-03
2-羟基丁酸	HMDB00008	1.659	7.430E-03	1.244	7.739E-03
5-羟赖氨酸	HMDB00450	1.262	3.913E-02	1.243	4.021E-02
硬脂酸	HMDB00827	1.825	2.087E-03	1.213	2.191E-03
α-酮异戊酸	HMDB00019	1.377	4.020E-04	1.212	4.386E-04
苯丙酮酸	HMDB00205	1.268	6.995E-04	0.829	7.494E-04
马来酸	HMDB00176	1.401	1.642E-03	0.825	1.739E-03
甘油	HMDB01051	1.376	3.239E-03	0.822	3.394E-03
5羟多巴胺	HMDB04817	1.067	4.897E-02	0.780	5.011E-02
d塔格糖	HMDB03418	1.881	2.646E-04	0.780	2.911E-04
L-山梨糖	HMDB01266	2.078	4.051E-04	0.743	4.388E-04
核糖核酸内酯	HMDB01900	2.216	1.050E-08	0.600	2.101E-08
D-麦芽糖	HMDB00163	1.336	2.093E-04	0.519	2.355E-04
4-羟基苯基丙酮酸	HMDB00707	1.342	2.024E-03	0.517	2.131E-03
2-苯基甘氨酸	HMDB02210	1.098	1.096E-02	0.496	1.139E-02
次黄嘌呤	HMDB00157	2.002	4.181E-08	0.494	6.271E-08
L-2-氨基-3-（1-吡唑基）丙酸	HMDB34267	1.646	2.335E-05	0.479	2.919E-05

表 3-1-7　验证集受试者的一般临床信息

临床信息	对照组	AMD	PCV
人数	66	101	43
年龄（岁）	68.71 ± 9.80	71.39 ± 10.15	48.15 ± 18.65
性别（男性%）	37.88	55.45	71.57
观察眼BCVA（EDTRS字母表）	68.71 ± 9.80	37.00 ± 23.42	48.15 ± 18.65
对照组BCVA（EDTRS字母表）	—	46.33 ± 26.74	62.08 ± 30.94
观察眼CRT（μm）	—	350.70 ± 188.46	388.97 ± 186.75
对照眼CRT（μm）	—	264.68 ± 150.50	289.71 ± 90.31

表3-1-8 逻辑回归和ROC分析的诊断模型

诊断模型	AUC	SE[a]	95% CI[b]	灵敏度	特异度
AMD vs. Control					
①临床特征：BCVA, CRT, CRV	0.870	0.027	0.817 ~ 0.923	0.852	0.767
②人口学信息及临床数据：年龄, 性别, BCVA, CRT, CRV	0.889	0.025	0.840 ~ 0.938	0.877	0.744
③AMD组代谢物组合：5-羟基赖氨酸, 己酸, D-塔格糖, 甘油醛, 羟基苯基乳酸, L-2-氨基-3-（1-吡唑基）丙酸, 亚油酸, 哌啶酸, 丙酮酸, 核酮内酯	0.967	0.012	0.943 ~ 0.991	0.951	0.895
④人口学特征与代谢物组合	0.971	0.011	0.950 ~ 0.993	0.963	0.907
PCV vs. Control					
①临床特征：BCVA, CRT, CRV	0.880	0.025	0.831 ~ 0.929	0.901	0.725
②人口学信息及临床数据：年龄, 性别, BCVA, CRT, CRV	0.909	0.021	0.867 ~ 0.950	0.889	0.676
③代谢物组合：次黄嘌呤, L-2-氨基-3-（1-吡唑基）丙酸, 亚油酸, 马来酸, 哌啶酸, 丙酮酸, Ribonolactone, 5-羟基多巴胺, 苯丙酮酸	0.938	0.016	0.907 ~ 0.969	0.926	0.805
④人口学特征与代谢物组合	0.948	0.014	0.921 ~ 0.976	0.901	0.853

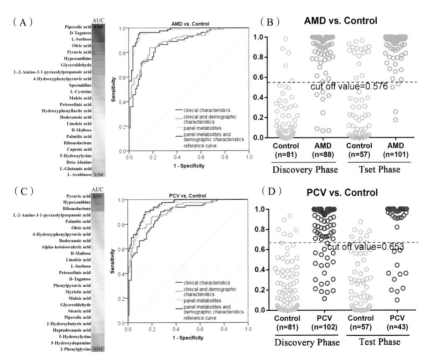

图 3-1-19 发现阶段代谢标志物的诊断结果（A）AMD 与对照、（B）PCV 与对照的 ROC 曲线分析
测试阶段代谢标志物的预测准确度比较：（D）AMD 与对照组（87.3%）、（E）PCV 与对照组（79%）

代谢组学作为基因组学和蛋白组学的下游，被认为与疾病的临床表型关系更密切，探究疾病条件下代谢物的变化有助于进一步分析疾病发生发展的相关机制。将代谢物与 KEGG 通路关联分析有助于把代谢物表达信息作为一个整体的网络进行研究，从而有利于在更高的层面探讨疾病发病的机制。在疾病整体血清代谢谱研究的基础上，本研究利用 Pathifier 算法分析代谢物表达水平对 KEGG 通路的影响，通过计算疾病组样本和对照组样本代谢物表达值差异，对每个样本在特定通路上的失调程度进行打分，得分称之为通路失调分数（pathway deregulation score，PDS）。分析流程包括四步：①将代谢物映射到代谢通路中；②对每个样本每条通路进行 PDS 打分；③根据 PDS 值筛选出对疾病相关的代谢通路；④将数据随机分为两部分，70% 作为训练，30% 作为验证，通过 7 种常见的分类模型（随机森林、支持向量机、线性判别分析、逻辑回归、微阵列预测分析、广义增强模型）建模并预测，并通过曲线下面积、灵敏度、特异度、平衡精度对模型进行评价。结果表明，支持向量机模型、线性判别模型、微阵列预测分析分别对 AMD 组、PCV 组和 PM 组具有最优解释率和预测效果（图 3-1-20）。

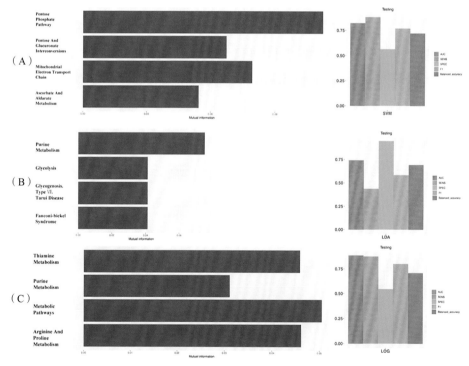

图3-1-20　基于liliko软件的代谢通路分析

左图：x 轴表示增益值，代表通路重要性；y 轴代表通路名称；右图：三种疾病诊断模型 AUC、灵敏度、特异度、F- 统计、平衡精度值。支持向量机模型（A）、线性判别模型（B）、微阵列预测分析模型（C）分别对 AMD 组、PCV 组和 PM 组具有最优解释率和预测效果

经代谢通路分析发现，AMD组代谢紊乱主要涉及磷酸戊糖途径、线粒体电子传递、戊糖-葡糖醛酸相互转化、抗坏血酸-醛酸代谢的异常，上述通路的激活主要与氧化应激状态下，大量氧自由基产生，线粒体内过氧化氢酶、过氧化物酶及超氧化物歧化酶的活性降低，可损伤线粒体电子传递链酶复合物活性，降低氧化磷酸化功能，导致RPE和光感受器细胞变性、坏死及瘢痕形成。机体为应对过氧化氢及氧化自由基损伤，磷酸戊糖途径产物代谢产物以及抗坏血酸将氧化谷胱甘肽生成还原型谷胱甘肽，在抗氧化损伤中发挥重要作用；同时，戊糖-葡糖醛酸代谢激活，也可抑制自由基生成，减轻线粒体肿胀，改善线粒体膜电位，抵御氧化应激对视网膜光感受器及RPE的损伤。PCV组代谢异常主要涉及嘌呤代谢和糖酵解通路，上述通路主要与机体缺血缺氧状态下能量代谢异常相关。而眼部作为机体代谢活跃的组织之一，对能量需求高并对缺血缺氧十分敏感，极易激活下游缺氧诱导因子及VEGF释放，继而诱发新生血管形成。上述基于疾病患者群的代谢分析为进一步深入了解相关疾病的发生发展，为早期诊断、预后分析、精准治疗等提供重要指导。

5.基于脂质组学方法探索AMD疾病特征性脂质生物标志物

进一步运用脂质组学方法对黄斑下新生血管疾病进行血清脂质生物标志物开展分析。基于上述开展的前瞻性多中心登记研究，结合临床数据分析，筛选出临床表型典型的328例黄斑下新生血管疾病患者，其中AMD患者88例，PCV患者102例，以及对照组81例（拟行白内障手术排除眼底疾病的患者）。脂质组学检测采用基于液相色谱-串联质谱联用技术（liquid chromatography-triple quadrupole mass spectrometry，LC-MS/MS）分析黄斑下新生血管疾病及其不同疾病组（AMD、PCV）的脂质组学特征谱图，并采用多元统计方法对患者血清中的脂质物进行定量分析，鉴定三种疾病亚型的脂质代谢改变，开展靶向脂质组学研究。

在本研究中共检测出141种血清脂质物，可归于酰基肉碱、甘油磷脂、鞘磷脂（sphingomyelin，SM）、磷脂酰胆碱（phosphatidylcholine，PC）及溶血磷脂酰胆碱（lysophosphatidylcholine，LPC）五类脂类。从PCA得分图上可以看出，对照组与疾病组血清脂质整体轮廓有明显的分离趋势，说明黄斑下新生血管疾病组和对照组血清脂质代谢谱存在明显差异（图3-1-21）。分别比较各组疾病（AMD，PCV）与对照组脂质代谢谱，PCA结果显示均存在显著性差异（图3-1-22、图3-1-23）。

选择同时满足多维统计VIP值>1，单维t检验$P<0.05$以及fold change值>1.2（或<0.83）的差异变量，最终筛选出20个与AMD相关、19个与PCV相关的差异脂质（表3-1-9），其中9种脂质在三种疾病组中均差异表达，且均较对照组表达升高（图3-1-24、图3-1-25）。在这9种脂质中包含鞘磷脂类4种（SM C24：1、SM C24：0、SM C16：0和SM C18：0）和不饱和磷脂酰胆碱类5种［2种酰基-烷基磷

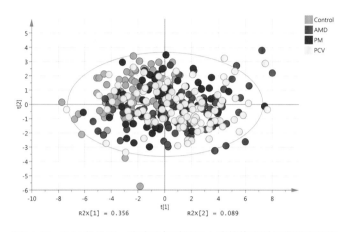

图3-1-21　PCA得分图：疾病组与对照组血清整体脂质组学研究结果

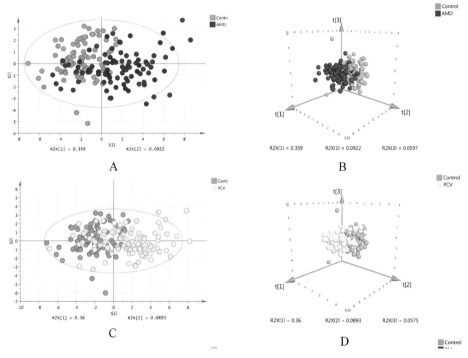

图3-1-22　对照和AMD（A和B）/PCV（C和D）主成分分析散点图

脂酰胆碱（PCae C36∶2、PCae C38∶5）和3种二酰基磷脂酰胆碱（PCaa C36∶2、PCaa C36∶1、PCaa C38∶6）］。进一步分析各疾病组：在 AMD 组中显著升高的有 SMC 24∶1、SMC 16∶0、PCae C 36∶2、PCae C 38∶5、SMC24∶0等；在 PCV 组中显著升高的有 PCae C 34∶2、PCae C 36∶2、PCae C C38∶5、SMC 24∶0 等。应用逐步 Logistic 回归结合 ROC 曲线法筛选最佳脂质标志物组合（图 3-1-26）。结果显示 AMD 组合标志物诊断模型的 AUC 值、灵敏度和特异度分别为：0.882，

87.7%，77.3%；PCV组合标志物诊断模型的AUC值、灵敏度和特异度分别为：0.903，87.7%，80.4%。上述结果表明，基于本研究筛选出的组合脂质标志物群建立的Logistic诊断模型对AMD疾病具有较好的诊断效果，且相关回归模型具有较高性能，从而初步建立了黄斑下新生血管疾病的脂质诊断模式。

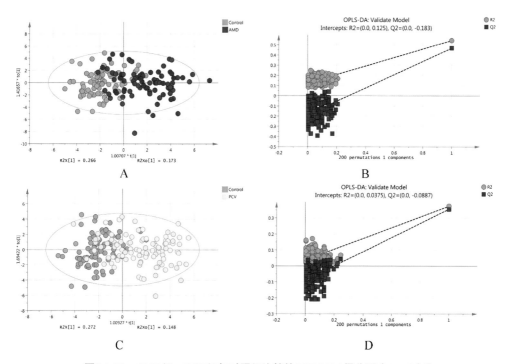

图3-1-23　AMD组、PCV组与对照组比较的OPLS-DA得分图（A、C）和
OPLS-DA模型200次置换检验结果（B、D）

表3-1-9　黄斑下新生血管组与对照组比较具有统计学意义的脂质列表

Lipid Name	VIP	T-test	Fold Change
AMD *vs.* Control			
Shingomyeline C24：1	2.587	1.975E-10	1.420
Shingomyeline C16：0	3.372	1.248E-12	1.372
Phosphatidylcholine acyl-alkyl C36：2	1.057	6.267E-09	1.368
Phosphatidylcholine acyl-alkyl C38：5	1.266	4.072E-13	1.364
Shingomyeline C24：0	1.487	3.757E-09	1.332
Shingomyeline C16：1	1.115	5.490E-11	1.317
lysoPhosphatidylcholine acyl C18：0	1.062	9.430E-09	1.298
Phosphatidylcholine diacyl C36：2	5.205	1.287E-10	1.292
Phosphatidylcholine diacyl C32：0	1.008	1.263E-08	1.281

Lipid Name	VIP	T-test	Fold Change
Shingomyeline C18：0	1.033	2.767E-06	1.269
Phosphatidylcholine diacyl C36：1	1.667	8.276E-07	1.257
Phosphatidylcholine diacyl C38：4	2.610	3.514E-06	1.245
Phosphatidylcholine diacyl C40：6	1.159	6.215E-04	1.226
lysoPhosphatidylcholine acyl C16：0	1.501	4.587E-07	1.224
Phosphatidylcholine diacyl C38：5	1.424	1.043E-04	1.222
Phosphatidylcholine diacyl C36：3	2.609	2.113E-07	1.220
Phosphatidylcholine diacyl C36：4	3.105	2.593E-06	1.215
Phosphatidylcholine diacyl C34：2	5.303	1.635E-09	1.214
Phosphatidylcholine diacyl C38：6	1.804	3.518E-04	1.213
Phosphatidylcholine diacyl C38：3	1.463	6.624E-05	1.212
PCV *vs.* Control			
Phosphatidylcholine acyl-alkyl C34：2	1.092	5.434E-14	1.416
Phosphatidylcholine acyl-alkyl C36：2	1.186	1.177E-12	1.408
Phosphatidylcholine acyl-alkyl C38：5	1.266	4.451E-13	1.383
Shingomyeline C24：0	1.555	2.610E-10	1.359
Phosphatidylcholine acyl-alkyl C36：4	1.146	3.120E-10	1.352
lysoPhosphatidylcholine acyl C18：2	1.010	7.567E-09	1.349
Shingomyeline C24：1	2.295	1.998E-10	1.348
Hydroxyshingomyeline C22：1	1.004	1.021E-08	1.346
Shingomyeline C16：0	3.162	1.066E-13	1.331
Phosphatidylcholine diacyl C36：2	5.423	4.797E-14	1.291
Shingomyeline C18：0	1.067	1.494E-07	1.272
Phosphatidylcholine diacyl C38：6	1.999	1.143E-04	1.257
Phosphatidylcholine diacyl C34：2	5.894	1.651E-12	1.242
Phosphatidylcholine diacyl C36：1	1.590	1.171E-07	1.231
lysoPhosphatidylcholine acyl C16：0	1.378	1.446E-05	1.229
Phosphatidylcholine diacyl C36：3	2.584	5.088E-08	1.217
Phosphatidylcholine diacyl C38：4	2.126	1.883E-04	1.211
Phosphatidylcholine diacyl C40：6	1.095	4.803E-04	1.208
Phosphatidylcholine diacyl C36：4	2.760	3.587E-05	1.203

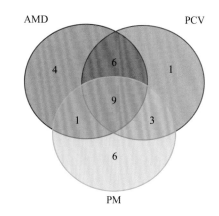

图3-1-24 韦恩图

选择同时满足多维统计 VIP 值＞1，单维 t 检验 P ＜ 0.05 以及 fold change 值＞1.2（或＜0.83）的差异变量，最终筛选出 20 个与 AMD 相关的，19 个与 PCV 相关的，19 个与 PM 相关的差异脂质

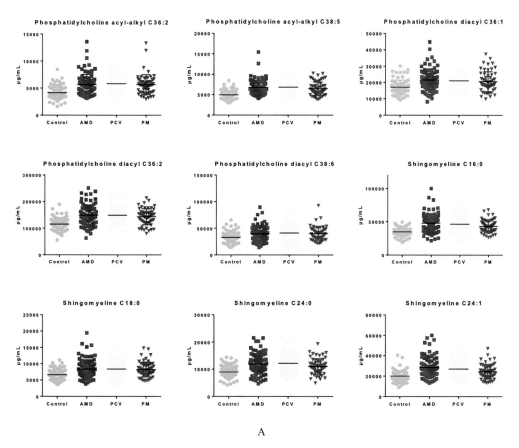

A

图3-1-25 9种差异脂质的绝对定量

（A）散点图；（B）各脂质绝对含量；数据表示为平均值 ± s

	Control/（μg/mL）	AMD/（μg/mL）	PM/（μg/mL)	PCV/（μg/mL）
PC ae C36∶2	4136.82 ± 1212.20	5657.13 ± 1906.78	5822.78 ± 1664.32	5646.46 ± 1858.32
PC ae 38∶5	4938.61 ± 1083.68	6735.26 ± 1769.74	6828.69 ± 1951.29	6422.97 ± 1644.88
PC aa C36∶1	17080.51 ± 4372.5	21478.73 ± 6490.28	21026.61 ± 5121.3	20503.23 ± 6173.7
PC aa C36∶2	11522.06 ± 23448	148906.9 ± 38043.2	148729 ± 30356.6	143148.19 ± 3027
PC aa C38∶6	32764.64 ± 10585	39744.33 ± 13899.3	41174.14 ± 16704.	39929.57 ± 12647
SM C16∶0	34831.68 ± 6647.7	47806.09 ± 13790.9	46365.3 ± 11449.3	43148.92 ± 9559.9
SM C18∶0	6584.11 ± 1737.28	8352.67 ± 2823.91	8373.06 ± 2503.89	8222.44 ± 2249.29
SM C24∶0	8953.37 ± 2237.02	11925.7 ± 3722.48	12168.45 ± 3832.8	10978.12 ± 2855.0
SM C24∶1	20000.68 ± 5353.3	28400.53 ± 9894.49	26961.93 ± 7968.3	24367.52 ± 7117.8

B

图3-1-25 （续）

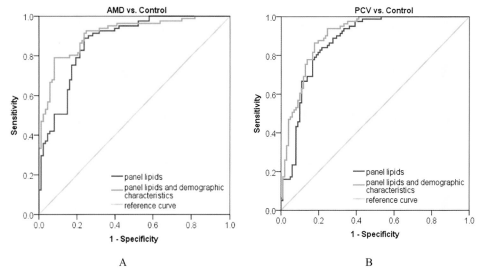

A

B

图3-1-26　应用Logistic回归（向前法）结合ROC曲线法筛选最佳脂质标志物组合

AMD 组合标物诊断模型的 AUC 值、灵敏度和特异度分别为：0.882，87.7%，77.3%（A）；PCV 组合标志诊断模型的 AUC 值、灵敏度和特异度分别为：0.903，87.7%，80.4%（B）

以上研究结果为了解脂质组学在黄斑下新生血管疾病发病机制中的作用提供了研究基础。在本组病例中进一步研究疾病临床指标与差异脂质的关系，通过皮尔森相关系数分析（图3-1-27）发现：在AMD和PCV组中，差异脂质与CRT、CRV呈显著正相关，而与BCVA呈显著负相关，而且在本组病例中，差异脂质均表现上调，因此脂质的差异可能是视力损伤、病理形态改变的相关因素。课题组进一步对脂质组学参与黄斑下新生血管疾病的发病机制进行了探讨。体内的脂质代谢涉及多种生物学过程，在视网膜各层细胞功能中起着重要作用。有证据表明，脂质代谢的慢性失调可导致视网膜变性及功能损伤。既往研究显示，脂质代谢紊乱与CNV的发生密切相关，而我们所研究的黄斑下新生血管疾病的共同表现就是黄斑下CNV的发生。RPE细胞与视网膜脂质代谢关系最为密切，RPE细胞除了作为脂质合成及分解代谢的场所，也是脂质及蛋白在血液循环及光感受器之间的转运站。借助光感受器外节膜盘，脂质能够在RPE细胞中大量循环代谢。其中氧化的脂质或作为脂蛋白微粒进入血液循环，或沉积在RPE细胞下，导致CNV前期特征性病理改变—玻璃膜疣的形成。虽然既往研究支持脂质代谢异常与CNV发生紧密关联，但其机制并不明晰。我们初步研究结果发现：黄斑下新生血管疾病患者体内存在不饱和磷脂酰胆碱升高，这为脂质参与黄斑下新生血管疾病发病机制提供了有力证据，有助于进一步探索黄斑下新生血管疾病的发病机制。由于不饱和脂肪酸更容易发生脂质过氧化，黄斑下新生血管疾病患者中过多不饱和脂肪酸将导致更多氧化应激的发生，而氧化应激又会导致RPE细胞功能紊乱，脂质代谢异常。其原理可能是由于RPE细胞对感光细胞外层脱落和吞噬的过程是多不饱和脂肪酸的一个恒定来源，同时视网膜是人体每克组织耗氧量最高的组织，富含活性氧的环境可能会导致过多的不饱和磷脂酰胆碱的氧化修饰。脂质

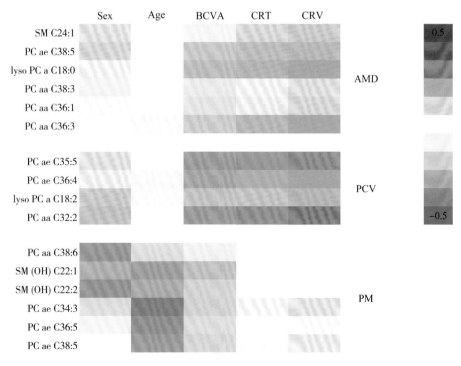

图 3-1-27 研究疾病临床指标与差异脂质皮尔森相关系数

红色表示正相关，蓝色表示负相关，在 AMD 和 PCV 组中，差异脂质与 CRT、CRV 呈显著正相关，而与 BCVA 呈显著负相关

过氧化主要是指自由基作用于膜磷脂及脂蛋白中的不饱和脂质双键产生脂质过氧化物，因此，它是氧化应激的组成部分。此前已有大量研究表明氧化应激与眼部CNV的发生发展关系紧密。氧化应激可激活多条下游促发新生血管的通路，活性氧的产生是氧化应激最直接的后果，大量活性氧成分积聚于视网膜下，对组织及细胞造成慢性损伤，包括细胞核和线粒体DNA损伤、膜蛋白及细胞内酶系统，以及自噬下降等。活性氧可通过上调丝裂原活化蛋白激酶诱导光受体和前细胞程序性死亡，从而导致慢性炎症，并通过ERK1/2激活上调VEGF的生成，从而诱发新生血管生成。本部分研究发现提示，脂质物鞘磷脂和磷脂酰胆碱可能参与了黄斑下新生血管疾病发生发展的调控，相关脂质物有望开发成为黄斑下新生血管疾病风险预测指标，并为进一步探究黄斑下新生血管疾病发病机制及探索潜在治疗靶点提供了证据和思路。

（二）基于多组学测序测序分析研究AMD对抗VEGF药物敏感性差异

随着人类基因组学和高通量基因检测分析技术的发展，研究者提出"药物基因组学"分析方法，即通过对特定药物具有敏感性或抵抗性的患者群的基因组学差异进行检测，指导制订个体化的"基因处方"，提高药物疗效，避免药物不良反应，减少医疗资源的浪费。基于目前已识别出的与AMD相关的基因变异，多数与以下3个通路有关：补体通路（如CFH、CFI、CFB和C3）、脂质代谢（如LIPC、CETP和APOE）和细胞外基质（如COL8A1、COL10A1和COL15A1）。针对补体因子生物制剂的研发是近年干性AMD防治的热点。代谢组学作为基因组学和蛋白组学的下游，被认为更接近临床表型。在AMD的不同阶段脂质是最稳定的代谢物，虽然其作用还有待充分阐明，其中最重要的代谢产物属于甘油磷脂家族，它提供了神经膜的结构稳定性和流动性。通过代谢组学方法定性定量地检测病理状态的血清代谢物改变，进一步明确药物相关遗传靶点特征，有助于精准治疗的开展。

课题组基于上述全国前瞻性登记研究，探究我国人群基因表型、代谢表型与抗VEGF治疗AMD有效性的关系。

1.基于全基因组测序研究AMD与PCV患者对抗VEGF药物敏感性变异特征谱

我国自主研发的康柏西普是治疗黄斑下新生血管的有效措施，但是在治疗反应以及临床疗效的持久性上存在个体差异。遗传背景的差异可能是导致治疗应答差异的内在原因。已有研究证实，多种基因风险变异与AMD、PM的发生发展相关。然而这些基因变异与抗VEGF疗效应答是否有关联性存在争议，多数研究认为与疾病发生发展相关的基因和患者视力应答等无显著相关性；近来有研究通过全基因组关联研究进行敏感基因筛选，但均未找到与抗VEGF疗效相关的SNP位点。然而目前的研究存在样本量少、缺乏全基因组测序数据等问题，其研究的可靠性有待提高。

因此，通过对患者治疗前后药物敏感性分析，从已经收集到的康柏西普抗VEGF

治疗的患者中筛选出有效应答组和无效应答组，并进行全基因组测序，从中找到与康柏西普抗 VEGF 疗效相关的突变基因和突变位点，并进一步分析黄斑下新生血管疾病 AMD、PCV 和 PM 治疗效果的基因特征。寻找康柏西普抗 VEGF 药物敏感基因并据此定制抗 VEGF 药物敏感性的特异 DNA 检测芯片，有效预测患者药物应答水平，将为临床医生制订临床决策提供理论依据，有助于患者个性化治疗方案的选择，最终提高康柏西普的治疗效果。

（1）AMD/PCV 患者对抗 VEGF 药物敏感性临床特征：收集经康柏西普治疗的新生血管性 AMD 和 PCV 患者（59 *vs.*75 例），根据其在康柏西普治疗前后视力改善情况分为有效应答组（视力提高 ≥ 5 个 ETDRS 字母数或 CRT 较治疗前下降 ≥ 50 μm）和无效应答组（视力提高 < 5 个 ETDRS 视力表字母数或 CRT 较治疗前下降 < 50 μm），并开展基于 NovoSeq 测序平台的全基因组测序。

所有受试者知情同意后，抽取 8 ~ 10 mL 静脉血于促凝真空采血管中，全血室温静止 0.5 h 后 4000 r/min 离心 20 min，分离血凝块和上层血清分装后冻存于 −80℃ 冰箱。受试者年龄、性别、体重、身高、生命体征、既往病史、伴随用药和眼部状况等信息均规范记录并存档。同时，临床眼科医师进行视力检测（ETDRS 视力表）、眼科检查、OCT、FFA 和 ICGA 等专科检查，并在每次治疗后随访记录视力及 OCT 情况。临床影像统一传输至上海交通大学眼科读片中心，由读片专员进行评分，计算 OCT 图像中的中央视网膜厚度（central retinal thickness，CRT），并判定疾病类型。图 3-1-28 显示典型病例治疗前后的 OCT 改变。典新生血管性 AMD 患者 CNV 的 OCT 表现包括病灶呈高反射隆起，常可突破 RPE 侵入视网膜神经上皮层，视网膜神经上皮层内常可见囊样水肿，病灶区可伴视网膜神经上皮层下积液，同时伴有中央视网膜增厚；典型 PCV 患者 OCT 表现包括病灶横断面 RPE 呈指状隆起，其周边可见双线征，病灶区可伴视网膜神经上皮层脱离 / 视网膜下积液。3 名患者经抗 VEGF 治疗后病灶均明显缩小，CRT 明显降低，其中 PCV 和 PM 患者甚至出现趋于正常的中央视网膜凹陷，这一视网膜结构的恢复对患者视力提高尤为重要。这样的临床表型提示与新生血管、脂代谢、药物代谢等通路有关系。

对受试者临床信息进行汇总比较。受试者年龄为（65.63 ± 12.36）岁，AMD、PCV 组分别为（70.58 ± 7.72）、（66.63 ± 11.43）岁；各组男性患者百分比分别为 66.1%、72.0%；视力应答者所占百分比分别为 64.4%、48.0%。各组受试者临床信息比较见表 3-1-10。

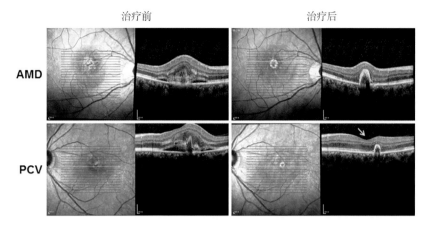

图3-1-28　典型AMD、PCV病例治疗前后的OCT改变

图中 3 名患者经康柏西普治疗后病灶（红色星状标记）均明显缩小，CRT 明显降低，其中 PCV 和 PM 患者甚至出现趋于正常的中央视网膜凹陷（黄色箭头）

表3-1-10　抗VEGF治疗有效应答和无效应答患者基本信息比较

	Total	AMD	PCV	P 值
人数	169	59	75	—
年龄（岁）	65.63 ± 12.36	70.58 ± 7.72	66.63 ± 11.43	<0.001
性别				
男［n（%）］	101（66.1）	39（66.1）	54（72.0）	<0.001
女［n（%）］	68（33.9）	20（33.9）	21（28.0）	—
治疗前BCVA，ETDRS字母数	43 ± 22	39 ± 21	43 ± 24	0.234
治疗后BCVA，ETDRS字母数	49 ± 21	48 ± 20	47 ± 23	0.097
视力应答				
≥5个字母数	98（58.0）	38（64.4）	36（48.0）	0.058
<5个字母数	71（42.0）	21（35.6）	39（52.0）	—
治疗前CRT（μm）	455 ± 207	443 ± 166	501 ± 232	0.013
治疗后CRT（μm）	361 ± 195	375 ± 147	374 ± 233	0.212
治疗前后CRT改变（μm）	93 ± 149	70 ± 128	124 ± 177	0.064

BCVA: best corrected visual acuity（最佳矫正视力）

（2）全基因组测序分析发现 AMD/PCV 患者对抗 VEGF 药物敏感的特异基因：对 79 例样本进行初步分析，根据临床表型（视力应答的字母数与 CRT 改变的厚薄程度）来判断这类患者对抗 VEGF 的药物反应性来对患者进行分组（有反应组和无反应组）。基于视力应答的字母数的分组，其中 1 例因主成分分析过滤排除，1 例因数据问题剔除，最终纳入 77 例，通过卡方检验分析 SNP 与视力应答的相关性。

基于 CRT 反应的厚薄程度分组情况分析：除上述 2 例患者情况外，另有 5 例因 CRT 改变值异常剔除，最终纳入 72 例，通过线性回归分析 SNP 与 CRT 改变的相关性。如图 3-1-29 所示，结果未发现与视力应答及 CRT 改变显著相关的 SNP。由于样本量较小，我们将 P 值标准提高至 1×10^{-4}，并对有意义的 SNP 进行基因提取，得到 116 个相关基因（表 3-1-11）。

表3-1-11 抗VEGF药物敏感的候选基因列表

Symbol	GeneID	Symbol	GeneID	Symbol	GeneID
ABCA13	154 664	SPOCK3	50 859	MCAT	27 349
ADAMTS14	140 766	TTBK1	84 630	MEG3	55 384
AJAP1	55 966	UBXN7	26 043	MEGF6	1953
ANKRD44	91 526	ZNF600	162 966	NBPF14	25 832
AQP3	360	ALPK2	115 701	NTPCR	84 284
ARHGAP28	79 822	ANKS6	203 286	STN1	79 991
ASAP1	50 807	ARHGDIB	397	OR4K13	390 433
CAPN13	92 291	ARMC12	221 481	OTOG	340 990
CCDC150	284 992	CD7	924	PKD1L3	342 372
CDH12	1 010	CDH1	999	PLA2R1	22 925
CNTN4	152 330	CDH13	1012	PTMAP8	728 873
CREB3L3	84 699	CELSR1	9620	RASGEF1B	153 020
CYMP	643 160	CHD1L	9557	RGMB	285 704
DMD	1756	CMTM8	152 189	RNA5SP404	100 873 656
FAM49B	51 571	COL17A1	1308	RNGTT	8732
FARS2	10 667	CSMD1	64 478	RNU5E-8P	100 873 837
FGF13	2258	DEFB135	613 209	SAMD5	389 432
GADD45G	10 912	DLGAP1	9229	SDK1	221 935
GOLGA5	9950	EYA2	2139	SENP5	205 564
ADGRD1	283 383	FARP2	9855	SH3PXD2A	9644
GRIK2	2898	FHIT	2272	SEM1	7979
GRIP1	23 426	FKBP5	2289	SLA2	84 174
INTS3	65 123	FNDC3A	22 862	SLC17A1	6568
JAZF1	221 895	FRMD4B	23 150	SLC17A3	10 786
KSR2	283 455	GALNT12	79 695	SLC36A1	206 358
LINC00589	619 351	GAPDHP16	387 491	SLC9A9	285 195
LINC00607	646 324	GPR148	344 561	SLK	9748

续表

Symbol	GeneID	Symbol	GeneID	Symbol	GeneID
CARMIL1	55 604	GRM7-AS3	101 927 347	SNTB1	6641
MAP6	4135	IGFBP1	3484	STK25	10 494
MBP	4155	IL1RAP	3556	STRN	6801
MSI1	4440	ITPKB	3707	TENM3	55 714
OFCC1	266 553	KIAA1147	57 189	TIAM2	26 230
PRKN	5071	RELCH	57 614	TMEM132B	114 795
RBFOX3	146 713	KISS1	3814	TNFRSF11A	8792
ROBO2	6092	LINC00504	201 853	USH1C	10 083
RORA	6095	LINC01091	285 419	CFAP43	80 217
RTCA	8634	LINC01121	400 952	WSCD1	23 302
SASH1	23 328	LINC01643	105 373 010	ZC3H4	23 211
SERPINH1	871	LSAMP	4045		

通过超几何分布的算法进行 Consensus PathDB 的通路富集分析，发现相关基因主要富集在以下几个通路：Cell junction organization、Uricosurics Pathway、Pharmacodynamics、Extracellular matrix organization、Nectin adhesion pathway、Vasopressin-regulated water reabsorption，Regulation of expression of SLITs and ROBOs、protein metabolism、fatty acid biosynthesis initiation、cytokines signal pathway（表3-1-12）。

表3-1-12　基因富集分析聚焦信号通路列表

Pathway Info	Enriched Gene Symbols	Num Gene Enrichment	P-Value
Cell junction organization	COL17A1, CDH12, CDH13, CDH1, SDK1	5	1.39E-05
Uricosurics Pathway, Pharmacodynamics	SLC17A3, SLC17A1	2	3.17E-05
Extracellular matrix organization	SERPINH1, DMD, COL17A1, CAPN13, SH3PXD2A, CDH1, SPOCK3, ADAMTS14	8	5.35E-05
Nectin adhesion pathway	CDH1, FARP2	2	0.000 716 2
Vasopressin-regulated water reabsorption	ARHGDIB, CREB3L3, AQP3	3	0.000 128 1
Regulation of expression of SLITs and ROBOs	ROBO2, MSI1	2	0.000 210 2
protein metabolism	PRKN, SENP5	2	0.000 507 5
fatty acid biosynthesis initiation	MCAT	1	0.000 204 6
cytokines signal pathway	IL1RAP	1	0.000 102 7

其中 *SLC17A3*，*SLC17A1* 与药物代谢相关。有 6 个 SNP 与药物敏感相关，*SLC17A1* 包括：*rs17270561*、*rs12211184*、*rs79867288*、*rs12200962*；*SLC17A3* 包括：*rs717551*、*rs12201170*，其中 *rs717551* 为纯合子突变（intron region variation）（表 3-1-13）。既往研究报道，*SLC17A1* 和 *SLC17A3* 均为溶质转运蛋白家族 17 的成员，其基因产物分别为磷酸盐转运蛋白 NPT1/NPT4，又称为钠/磷酸盐协同转运蛋白，主要参与体内尿酸的分泌过程，在肾脏高表达，同时在肝脏也可见表达。为了进一步确认这些结果的临床准确性，还需要进一步扩大样本量对上述结果做验证，同时探究其参与抗 VEGF 药物代谢的可能性。

表 3-1-13　*SLC17A1* 和 *SLC17A3* 相关 SNP 列表

SNP	Chr Location	Gene Type	Variation Type	Gene Symbol	Mutation Type
rs17270561	6:25 820 439-25 820 439	C->A	intron_variant	*SLC17A1*	GT:0/1
rs12211184	6:25 823 774-25 823 774	G->A	intron_variant	*SLC17A1*	GT:0/1
rs79867288	6:25 828 416-25 828 416	A->G	intron_variant	*SLC17A1*	GT:0/1
rs12200962	6:25 828 986-25 828 986	T->C	intron_variant	*SLC17A1*	GT:0/1
rs717551	6:25 855 624-25 855 624	T->C	intron_variant	*SLC17A3*	GT:1/1
rs12201170	6:25 866 247-25 866 247	A->G	intron_variant	*SLC17A3*	GT:0/1

此外，有 5 个基因与 Cell junction organization 有关，有 8 个基因与 Extracellular matrix organization 有关。为了对这些基因富集通路的功能进行研究，我们对这些功能通路基因进行构建复合基因调控网络，并对其功能子网络进行功能研究，构建通路进行复合基因调控子网络（蛋白 - 蛋白相互作用及基因调控），结果见图 3-29。这些基因大部分或与血管新生相关或与视网膜病理生理相关：*CDH12* 与血管新生有关，其下调能显著抑制血管内皮细胞管腔的形成；而 *CHD1*，又称 *ECAD*，则是强效血管新生的诱导基因；*CDH13* 与年龄相关性血管疾病有关，其在受伤的血管上有丰富的表达，能抑制血管内皮细胞的凋亡；*SDK1* 在视网膜上表达丰富，并通过严格调控细胞类型特异性表达来建立视网膜上的神经回路；*SERPINH1* 编码热休克蛋白 47（HSP47），后者与血管生成密切相关，敲除 *SERPINH1* 能显著降低 VEGF 的表达并抑制血管内皮细胞的管腔形成、增殖、侵袭及迁移；*SH3PXD2A* 编码的伪足支架蛋白 Tks5 能有效抑制肿瘤的生长，可能与其介导肿瘤血管生成有关；*ADAMTS14* 是金属蛋白酶家族成员，研究发现其在人视网膜上高表达，但具体功能未见报道。接下来我们将对这些可能与黄斑下新生血管相关的基因进行扩大样本验证，以期找到其与抗 VEGF 药物敏感性的关联和机制。

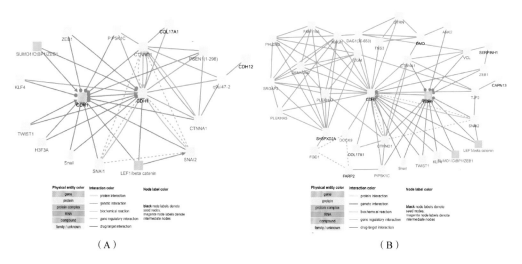

（A）　　　　　　　　　　　　　　　　（B）

图3-1-29　富集通路复合基因调控网络分析

（A）细胞连接相关通路；（B）细胞外基质相关通路

（3）基于液相捕获技术和基于多重PCR技术的抗VEGF敏感的检测panel的研制：我们在抗VEGF治疗黄斑下新生血管疾病的临床应用中发现，该类药物常需多次重复注射，药物价格昂贵，患者经济负担沉重，此外，此类药物对部分患者疗效较差，视功能改善有限，造成医疗资源浪费。因此，如何精准定位对药物治疗反应良好的人群，对不同病患量身制订个体化治疗方案，开展精准医疗是目前急需解决的问题。

随着人类基因组学和高通量基因检测分析技术的发展，研究者提出"药物基因组学"分析方法，即通过对特定药物具有敏感性或抵抗性的患者群的基因组学差异进行检测，指导制订个体化的"基因处方"，提高药物疗效，避免药物不良反应，减少医疗资源的浪费，有助于精准医疗的开展。

基因多态性可能是造成药物疗效和毒性差异的重要因素。我们所进行的全基因组学分析研究不仅发现了众多候选基因 SNP 位点，还发现了多基因之间的连锁反应及结构变异。这为开发一种敏感、高效、准确的基因检测方法以区分抗 VEGF 药物敏感人群奠定了良好基础。

基于本研究全基因测序结果和文献检索资料，将确定 500 个主要位点，使用高通量液相捕获技术/多重 PCR 技术，合成基因检测芯片。并在将来进行大样本分析验证，以期实现该部分研究成果的临床转化。

2.基于药物代谢组学分析 AMD/PCV 患者对抗 VEGF 药物治疗敏感性差异的代谢背景

研究发现，非靶向代谢组学虽然给出了部分差异代谢物，仍然无法告知代谢物的具体浓度，缺乏可验证性与临床可操作运用性。课题组进一步借助基于UPLC-MS/MS技术的靶向代谢组学技术，对包括氨基酸、有机酸、胺、脂肪酸、碳水化合物和胆汁酸进行靶向定量分析，对采用康柏西普眼内注射进行抗VEGF治疗后患者全身代谢的改变进行了研究。本部分研究共分析了500例治疗前后的临床标本，包括AMD治疗前/后各100例，PCV治疗前/后各100例以及对照组100例。对患者治疗前后的临床信息进行汇总比较，AMD和PCV组患者男女比例分别为59%、68%；年龄分别为（69.8±8.9）和（67.7±9.5）岁；基线V1访视时受试眼BCVA分别为（42.9±20.6）和（42.0±22.3）个ETDRS字母数；受试眼CRT分别为（427.1±185.1）μm和（461.3±226.9）μm，均明显高于对照组（264.7±43.5）μm；抗VEGF药物玻璃体腔注射后，V2访视AMD组的ETDRS视力为（50.9±19.8）个字母，较V1访视提高8个字母；V2访视PCV组的ETDRS视力为（46.3±20.6）个字母，较V1访视提高4.1个字母。V2访视AMD组的CRT为（349.0±162.6）μm，较V1访视下降78.1 μm；V2访视PCV组的CRT为（352.7±224.6）μm，较V1访视下降108.6 μm。

　　采用治疗后功能学指标（BCVA）和形态学指标（CRT）进行分组：①功能学上以治疗后患者BCVA升高≥5个字母划分治疗有效组和治疗无效组；②形态学上以治疗后患者CRT下降≥50 μm划分治疗有效组和治疗无效组。AMD组中治疗后BCVA升高≥5个字母（治疗有效组）和<5个字母（治疗无效组）的受试者分别有52名和46名，PCV组治疗有效组和无效组的受试者分别有44名和54名；AMD组中治疗后CRT下降≥50 μm（治疗有效组）和CRT下降<50 μm（治疗无效组）的受试者分别有52名和43名，PCV组中治疗后CRT下降≥50 μm的受试者分别有62名和35名。各组中少量患者因ETDRS视力、CRT临床信息缺失无法分为有效、无效组的病例在分析时予以剔除。各组受试者临床信息比较见表3-1-14。

表3-14　受试者临床信息表

临床信息	对照组	AMD	PCV
例数	100	100	100
年龄（年）	66.1±11.7	69.8±8.9	67.7±9.5
性别（男性%）	42.0	59.0	68.0
BCVA V1（EDTRS字母数）	—	42.9±20.6	42.0±22.3
BCVA V2（EDTRS字母数）	—	50.9±19.8	46.3±20.6
例数 [BCVA（V2-V1）≥5 letters]（EDTRS字母数）	—	52	44
例数 [BCVA（V2-V1）<5 letters]（EDTRS字母数）	—	46	54
CRT V1（μm）	264.7±43.5	427.1±185.1	461.3±226.9
CRT V2（μm）	—	349.0±162.6	352.7±224.6

续表

临床信息	对照组	AMD	PCV
例数［CRT（V1-V2）≥ 50 μm］	—	52	62
例数［CRT（V1-V2）< 50 μm］	—	43	35

从 PCA 及 PLS-DA 得分图（图 3-1-30）可以看出，AMD 组及 PCV 组在抗 VEGF 治疗前后血清整体代谢轮廓无明显差异。上述发现提示：首先在用药风险、药物治疗安全性方面，接受抗 VEGF 药物玻璃体腔注射，治疗药物本体未对机体全身代谢发生显著的影响。

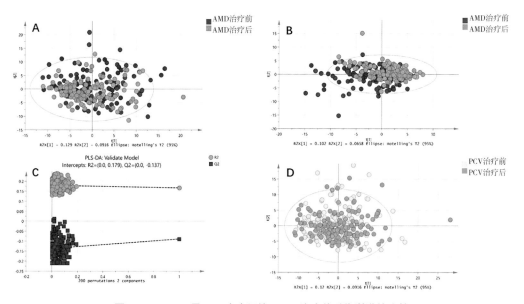

图3-1-30　AMD及PCV疾病组抗VEGF治疗前后代谢谱的比较

（A）抗 VEGF 治疗前后 AMD 患者 PCA 模型；（B）抗 VEGF 治疗前后 AMD 患者 PLS-DA 模型；（C）排列检验表明 AMD 的 PLS-DA 模型过拟合；（D）PCV 患者在抗 VEGF 治疗前后的 PCA 模型

从 PCA 及 PLS-DA 得分图（图 3-1-31）可以看出，AMD 及 PCV 联合分析中，抗 VEGF 治疗有效组与无效组间的基线血清整体代谢轮廓存在明显差异。

此外，我们还对 AMD 患者和 PCV 患者分别建立了 PCA 模型和 PLS-DA 模型。在这些模型中，我们同样确定了抗 VEGF 治疗有效组与无效组间的明显分离（图 3-1-32）。

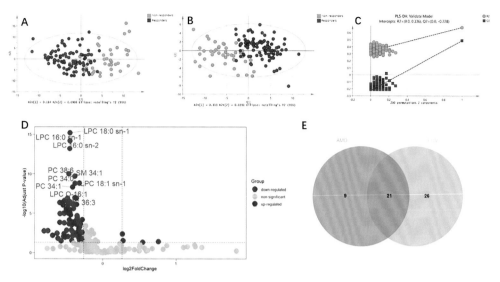

图3-1-31　AMD和PCV抗VEGF治疗有效组与无效组间的代谢差异

（A）有效组与无效组间的 PCA 模型存在显著性差异；（B）有效组与无效组间的偏最小二乘判别分析（PLS-DA）模型有显著性差异；（C）排列检验表明，PLS-DA 模型没有过拟合；（D）有效组与无效组间的差异代谢物火山图，蓝点和红点分别表示代谢物表达下调和上调；（E）AMD 抗 VEGF 治疗有效组与无效组间的差异代谢物（30 种代谢物）和 PCV 有效组与无效组间的差异代谢物（47 种代谢物）Venn 图。

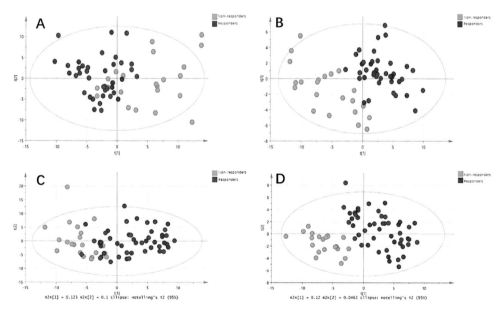

图3-1-32　AMD和PCV单独分析抗VEGF治疗有效组与无效组间的代谢差异

（A）AMD 疾病组抗 VEGF 治疗有效组与无效组间的 PCA 模型存在显著性差异；（B）AMD 有效组与无效组间的 PLS-DA 模型有显著性差异；（C）PCV 疾病组抗 VEGF 治疗有效组与无效组间的 PCA 模型存在显著性差异；（D）PCV 有效组与无效组间的 PLS-DA 模型有显著性差异

进一步分析与抗VEGF治疗敏感性相关的代谢物富集通路和潜在的生物标志物，结果表明与治疗敏感性相关的差异代谢物亚类包括糖化甘油磷脂、LPC、支链脂肪酸、不饱和脂肪酸、PC等（图3-1-33），其中有效组与无效组在糖化甘油磷脂和LPC的代谢差异最为显著；而在差异代谢物中，LPC 18：0表现出最高的区分有效组与无效组的AUC（0.896），95% CI在0.833和0.949之间。LPC 18：0分别在发现组和验证组中的预测准确度如图34D所示。在发现组中LPC 18：0的最佳临界值为11.4，以此临界值在验证组中进行验证，预测准确度为72.4%。根据基因组-代谢物相关分析，血管性血友病因子（vWF）的单核苷酸多态性与LPC 18：0的水平高度相关。

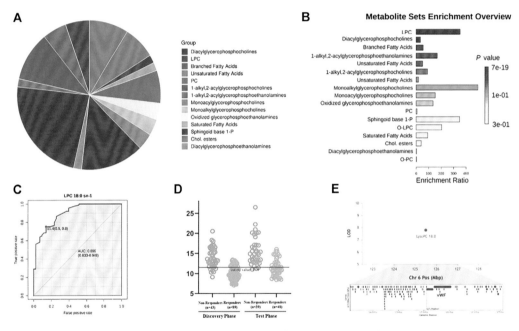

图3-1-33　与抗VEGF治疗的不同反应相关的富集代谢物途径和潜在的生物标志物

（A）差异代谢物亚类的互动饼图；（B）富集代谢物途径的 Bar 图，有反应者和无反应者在 LPC 和二酰甘油磷脂酰胆碱的代谢中差异最为显著；（C）发现组 LPC 18：0 的诊断结果。曲线下面积为 0.896，95% CI 0.833 ～ 0.949，以区分有反应者和无反应者；LPC 18：0 的最佳截止值为 11.4；（D）在发现和验证组中通过 LPC 18：0 的预测精度；（E）对 6 号染色体的热点定位：125.554 Mbp 表示与 LPC 18：0 相关的基因（红色显示），血管性血友病因子的单核苷酸多态性与 LPC 18：0 的水平高度相关

三、AMD诊疗临床研究产出及转化

（一）AMD影像学标志物相关研究成果

AMD 患者 CNV 的典型表现包括眼底可见黄斑区黄白色病灶伴出血，对应荧光素眼底血管造影术（fluorescein fundus angiography，FFA）中病灶区晚期荧光渗漏，吲哚菁绿血管造影（indocyanine green angiography，ICGA）中可见 CNV 病灶，OCT

可见病灶横断面呈高反射隆起，常可突破 RPE 侵入视网膜神经上皮层，视网膜神经上皮层内常可见囊样水肿；典型 PCV 患者表现包括眼底橘红色病灶（出血），FFA 可见出血引起的荧光遮蔽区及其附近点状强荧光，ICGA 可见对应 FFA 强荧光处为毛细血管末端呈息肉样膨出，周边可见异常分支血管网，OCT 可见病灶横断面 RPE 呈指状隆起（对应息肉样病变），其周边可见双线征（对应异常分支血管网 BVN），病灶区可伴视网膜神经上皮层脱离 / 视网膜下积液。

1. AMD的眼内出血评估

（1）视网膜内出血：视网膜内出血的表现是直径 ≥ 150 μm，边界不规则 / 密度不一致的红色点，出血可能呈点状、斑块状或线状。

视网膜内出血分级（适用于 1 ~ 7 视野）如下。①无：无视网膜内出血；②可疑：视网膜内出血的置信度为 50% ~ 90%；③轻度：视网膜内出血的 ≥ 90% 置信度，视网膜内出血的程度 ≥ 标准图片 1，但 < 标准图片 2A；④中度：视网膜内出血 ≥ 90% 置信度，视网膜内出血 ≥ 标准图片 2A，但 < 标准图片 2B；⑤严重：视网膜内出血的置信度 ≥ 90%，视网膜内出血的程度 ≥ 标准图片 2B；⑥无法确定。

（2）玻璃体出血：玻璃体出血（vitreous hemorrhage，VH）是玻璃体腔内出血，包括增生纤维膜或内出血。如果眼底图像模糊不清，可能是由于出血，介质不透明或聚焦不良造成的，应将其分级为可疑 VH。

VH 分级（适用于 1 ~ 7 视野）如下。①无：没有 VH；②可疑：VH 置信度 50% ~ 90%；③轻度：VH 的置信度 ≥ 90%，受影响的区域 < 1 视盘大小；④中度：≥ 90% 的置信度，受影响的面积 ≥ 1 视盘大小，但 < 1/2 视野；⑤严重：VH 的置信度 ≥ 90%，受影响的区域 ≥ 1/2 视野，但眼底病变仍可评估；⑥非常严重：VH 的置信度 ≥ 90%，并且影响到所有视野，图像无法评估。

（3）视网膜前出血：视网膜前出血（preretinal hemorrhage，PRH）是视网膜前区或内界膜下（可以观察到液平）的呈椭圆形或合并成斑块或呈直线排列的血管形状的出血。视网膜脱离引起的出血也是视网膜前出血。

PRH 分级（适用于 1 ~ 7 视野）如下。①无：没有 PRH；②可疑：PRH 置信度 50% ~ 90%；③轻度：PRH ≥ 90% 置信度，病变面积 < 标准图 9 和（或）13；④中度：PRH ≥ 90% 置信度，病变面积 ≥ 标准图像 9 和（或）13 但 < 1/2 视野；⑤严重：PRH 置信度 ≥ 90%，病变面积 ≥ 1/2 视野。

（4）硬性渗出：硬性渗出（hard exudates，HE）为白色或黄白色斑点，边缘锐利，通常看起来像带反光的蜡样物。通常它位于视网膜的外层，但也可能位于视网膜的上层，特别是与视网膜水肿相结合。HE 可呈现为孤立点，斑块或在视网膜水肿周围和（或）微血管瘤周围呈环状。HE 可以合并成斑块残留在局部抬高的视网膜外层中或其下方。

HE 分级（适用于 2～7 视野）如下。①无：没有 HE；②可疑：HE 置信度 50%～90%；③轻度：HE ≥ 90% 置信度，病变面积＜标准图片 3；④中度：HE ≥ 90% 置信度，病变面积≥标准图片 3，但＜标准图片 5；⑤重度：HE ≥ 90% 置信度，病变面积≥标准图片 5，但＜标准图片 4；⑥非常严重：HE ≥ 90% 置信度，病灶面积≥标准图片 4。

HE 出现在黄斑中心（适用于视野 2）如下。①否：HE 不在黄斑中心；②可疑：50%～90% 置信度，HE 出现在黄斑中心；③是：≥90% 的置信度，HE 出现在黄斑中心。

2. AMD的OCT评估

视网膜下液，浆液性光感受器脱离（serous sensory retinal detachment，SSRD）由眼液的产生和眼液的吸收之间的不平衡引起。通常病因是 RPE 损伤或液体过量。位置、病变大小和高度取决于疾病类型和发病时间。SSDR 可能是由玻璃体牵引或后玻璃体脱离拉动视网膜脱离 RPE 的松散附着，并使液体进入视网膜随后的缺损。

OCT 上确定的 SSRD 应该是在感觉视网膜和后极部 RPE 之间具有清晰边界的无反射区域。RPE 上方的积液是评价 SSRD 的重要标准之一。弯曲的 SSRD 延伸至周围区域，呈圆锥形。当 SSRD 与其他病变相结合时，表现可能不同。对于过时的 SSRD，可以在无反射区域找到高反射点。有时高反射运动可能在 SSRD 区域内集中积累。

（二）AMD与人工智能

1. 改良的深度学习神经网络Refine Net自动化识别病灶

面对全国性多中心临床研究海量的眼部影像数据，迫切需要从中筛选出临床表现最为典型的病例以及对治疗应答、不应答的患者，为后续基因组、代谢组学检测及结果分析提供依据。为提高多中心临床研究的效率，达到阅片同质化，项目组针对黄斑下新生血管疾病开发出一系列人工智能阅片诊断系统。

在对 PCV 患者 OCT 图像的分析中，通过色素上皮脱离（pigment epithelial detachment，PED）的形态特征，基于完全卷积深度神经网络建立模型，利用第一阶段深度神经网络识别 Bruch's 膜，继而将该层作为先验信息输入第二阶段深度神经网络，从而将复杂 PED 病灶识别出来。该方法识别结果接近人工测量，阳性预测值［（86.02 ± 8.99）%］为现有自动识别方法中最高。此外，在 OCT 图像上，我们对脉络膜血管进行自动识别并定量分析。使用改良的深度学习神经网络 Refine Net，输入两位医生独立手工标记的脉络膜血管图像，进行学习和训练。训练完成后得到自动识别的模型，评估模型识别的结果跟医生标记结果之间的相似性。结果表明，Refine Net 模型能够识别正常人和病理性近视的脉络膜血管，识别的准确性高于不同医生之间的准确性。

2.借助迁移学习原理进行病灶分类的诊断研究

在病灶识别的基础上，我们进一步展开对病灶分类的诊断研究。针对OCT图像受到疾病影响，容易出现噪声较大的特点，我们提出基于菱形搜索帧间对齐算法和基于空域滤波的多帧对齐图像增强算法及基于稀疏低秩的降噪模型建模三者融合作为降噪算法对OCT图像进行降噪处理，最后获得的结果显示该方法可以对该类患者的OCT图像进行较好的降噪，信噪比达到22.30，OCT图像质量得到了较好的提高。我们收集门诊患者中常见的视网膜疾病的OCT图像，将其分为六大类：年龄相关性黄斑病变、息肉状脉络膜血管病变、病理性近视新生血管性疾病、正常眼底组、玻璃膜疣组、糖尿病视网膜病变组。

我们借助迁移学习原理，利用经过在Image Net预训练后的VGG16网络，通过加入残差模块提高该网络的准确性。接下来采用双阶段渐进识别的框架模型，首先利用第一阶段网络将黄斑下新生血管病灶存在与否识别出来，接下来对于具有该病灶的年龄相关性黄斑病变，息肉状脉络膜血管病变，病理性近视新生血管性疾病进一步分类。

通过ROC曲线判断分类的准确性，三类疾病的分类的灵敏度均为100%，病理性近视新生血管性疾病的特异度为90%，其余两种也达到80%以上。曲线下面积均超过0.9，为同类分类方法中最高结果，以上方法为将为有望应用于黄斑下新生血管疾病的智能诊断系统，辅助临床医生精准诊断。

（三）AMD与抗VEGF治疗

真实世界下抗VEGF药物治疗AMD的有效性研究

为更好地研究真实世界下抗VEGF药物治疗AMD的有效性，通过上海交通大学公共卫生学院已构建基于Oracle系统对大样本患者的数据信息进行录入、管理、质量控制（图3-1-34），该系统为全国第一个眼部疾病真实世界多中心临床数据管理系统患者信息登记系统，做到数据真实、可靠、可溯源。课题已构建完成用于AMD患者临床信息数据录入管理系统并投入使用，有利于实时掌握、分析各临床研究中心入组进度，了解研究对象的临床信息。

依托上述临床研究协同网络和临床数据管理系统，完成了全国范围大样本真实世界临床登记研究。网上电子信息系统录入2246例，录入率86.9%，其中AMD患者1161例，PCV患者609例；右眼1121例，左眼1033例，双眼11例。

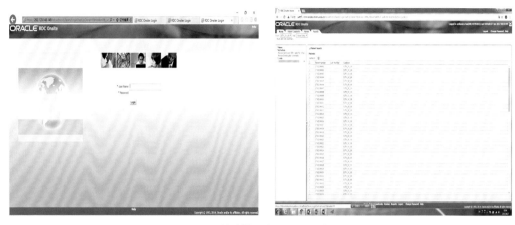

图3-1-34　前瞻性研究Oracle系统界面

选取上海交通大学附属第一人民医院登记研究数据进行统计分析，共入组 AMD 患者 182 例，PCV 患者 201 例。基线时 AMD 组患者平均 BCVA 为 46 个字母数，CRT 平均为 628 μm；PCV 组患者平均 BCVA 为 36.5 个字母数，CRT 平均为 474 μm。入组后患者行玻璃体腔注射康柏西普抗 VEGF 治疗，治疗后一月随访，AMD、PCV 患者平均 BCVA 增加 7.1、3.2 个字母数，CRT 平均下降 73、106 μm。尽管 PCV 组患者 OCT 所示 CRT 减少最多，其患者视力改善最小。对患者进行定期随访，按研究者意见给予 / 不给予玻璃体腔注射抗 VEGF 治疗，患者在 3 个月（主要终点）时，较基线情况，AMD、PCV 患者平均 BCVA 增加 8.4、4.9 个字母数，CRT 平均下降 85、151 μm。患者在 12 个月（次要终点）时，较基线情况，AMD、PCV 患者平均 BCVA 增加 7.8、7.6 个字母数，CRT 平均下降 66、165 μm。综合 12 个月的随访数据，PCV 患者基线视力最差，尽管CRT下降在三组中最多，其终点时视力提高最少（图3-1-35）。

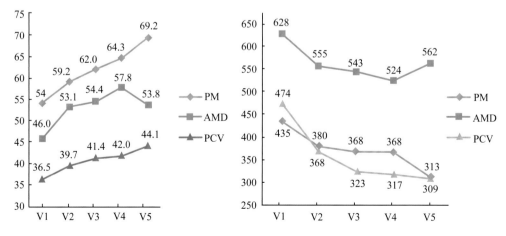

图3-35　患者BCVA及CRT治疗后较基线改变情况

以 ETDRS 视力表检查 BCVA 作为患者对玻璃体腔注射抗 VEGF 治疗的应答反应视网膜功能改变评价指标（图 3-1-36），参考国际相关文献，我们规定以 ETDRS 视力字母数增加 ≥ 5 个作为理想应答标准，增加或下降 4 个字母数作为弱应答标准，视力下降 ≥ 5 个字母数作为无应答标准。据此标准，我们将患者随访视力变化做如上分组，结果发现，V2（打针后一个月）时 PCV 组患者中无应答比例最大（21.38%），AMD 组为 12.34%；三组患者中理想应答的比例 AMD 组最高，为 53.25%，PCV 为 43.40%。主要终点（V3，3 个月）时，AMD 患者理想应答、弱应答、无应答比例分别为 58.97%、25.64%、15.38%，PCV 患者理想应答、弱应答、无应答比例分别为 47.15%、31.71%、21.14%。在次要终点（V5、12 个月）时，AMD 患者理想应答、弱应答、无应答比例分别为 59.38%、18.75%、21.88%，PCV 患者理想应答、弱应答、无应答比例分别为 63.16%、21.05%、15.79%。

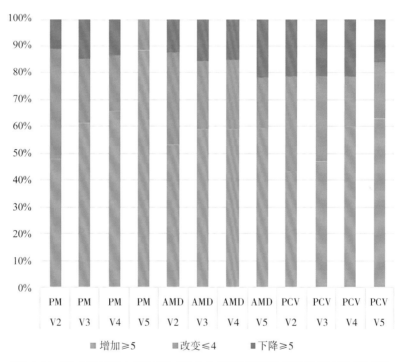

图3-1-36　以ETDRS视力表检查BCVA作为患者对玻璃体腔注射康柏西普治疗的
应答反应视网膜功能改变评价指标

以 CRT 作为患者对玻璃体腔注射抗 VEGF 治疗的应答反应视网膜结构改变评价指标（图 3-1-37），参考国际相关文献，我们规定以 OCT 扫描所得视网膜图片进行分析，CRT 减少 ≥ 100 μm 作为理想应答标准，减少 50 ~ 100 μm 作为弱应答标准，减少 < 50 μm 作为无应答标准。据此标准，我们将患者随访视力变化做如上分组，结果发现，V2（打针后 1 个月）时 AMD、PCV 患者理想应答比例分别为 31.59%、44.87%，

无应答比例依次为 50%、37.18%。主要终点（V3，3 个月）时，AMD 患者理想应答、弱应答、无应答比例分别为 40.38%、16.35%、43.27%，PCV 患者理想应答、弱应答、无应答比例分别为 55.14%、13.08%、31.77%。在次要终点（V5、12 个月）时，AMD 患者理想应答、弱应答、无应答比例分别为 34.78%、26.09%、39.13%，PCV 患者理想应答、弱应答、无应答比例分别为 65.52%、17.24%、34.48%。

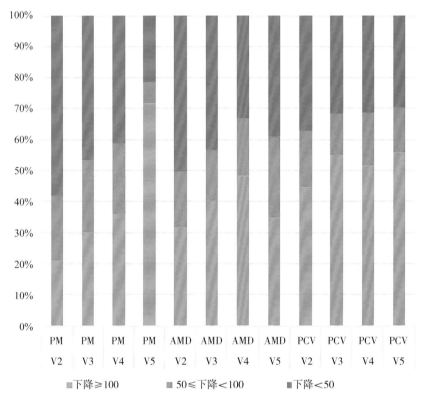

图3-1-37　以CRT作为患者对玻璃体腔注射康柏西普治疗的应答反应视网膜结构改变评价指标

四、展望：临床转化和产业化中的机遇与挑战

（一）现阶段AMD的诊疗难点

在国内，湿性 AMD 仍然是致盲的主要原因之一，尽管目前已经有了一些很好的治疗方法，包括抗 VEGF 药物治疗等，然而目前抗 VEGF 治疗仍存在一些局限性，诸如常需多次重复注射、药物价格昂贵，此外虽然有很多患者的病情得到了控制，仍有很多患者发生了局部瘢痕纤维化，导致视力不佳。因此，湿性 AMD 的临床治疗还面临很多挑战，包括：如何减少治疗次数、提高临床疗效；如何利用现有的治疗手段和方法更精准地进行个体化治疗；如何探索新的治疗方法和现有治疗方法联合应用，如补体抑制治疗、抗纤维化治疗等联合抗 VEGF 治疗；另外，对于湿性 AMD 患者，

早期发现、综合治疗可以最大限度地控制病情的进展，如何早期发现、早期治疗，以及选择适当的方法治疗是现阶段提高湿性 AMD 疗效、减少并发症的有效途径。

而对于干性 AMD，目前全球无有效药物可阻止干性 AMD 疾病进展，尤其对于地图样萎缩的晚期干性 AMD，也无有效治疗方式，导致了视力丧失等严重疾病后果。干性 AMD 的渐进性和不可逆性造成社会成本负担的极大增加。由于干性 AMD 是多因素导致的疾病，包括遗传多态性和外部多种危险因素包括年龄、吸烟、肥胖、高血脂、少运动量、饮酒等共同诱导，它的作用机制一直未明确，治疗干性 AMD 药物的研发难度极大。

（二）未来AMD基础研究及临床研究的方向

1. 人工智能预测湿性AMD患者抗VEGF治疗玻璃体腔注药的给药方案

抗 VEGF 治疗是湿性 AMD 的一线治疗方法，但是如何精确并个体化地确定湿性 AMD 患者抗 VEGF 治疗的给药方案是当今湿性 AMD 治疗中的难题。理想的抗 VEGF 治疗一方面能够将病情控制在稳定状态，避免复发；另一方面以最少的眼内注药频率降低眼内炎、RPE 萎缩等风险。现有的抗 VEGF 治疗方案包括按需治疗（pro-re-nata，PRN 方案）和治疗 - 延长方案（treat and extend，T&E 方案）。在既往的随机对照临床试验中，PRN 方案和 T&E 方案与每月注射抗 VEGF 药物的治疗方案相比，视力预后均更好。但是在临床实践中，PRN 方案需要每月定期随访，并且在真实世界中，PRN 方案可能存在治疗不足的情况，在疾病的反复发作后，PRN 方案治疗的湿性 AMD 患者视力逐渐下降。T&E 方案可以减少患者的随访次数，降低患者随访负担，避免长期不治疗的情况；但是 T&E 方案会增加患者的治疗负担，部分患者可能存在过度治疗的情况。

基于此，应用 AI 技术建立疾病预测模型，准确判断湿性 AMD 患者所需的精准抗 VEGF 药物治疗方案具有重要的临床意义和价值。将患者的基本临床特征、基线眼底影像学信息和抗 VEGF 治疗后的变化等信息纳入模型，应用 AI 模型（例如随机森林模型）预测患者抗 VEGF 治疗的最佳治疗间隔、1 年内需要的抗 VEGF 治疗次数等。该模型将极大地改善湿性 AMD 患者抗 VEGF 治疗的可计划性，有利于节约医疗资源，帮助患者和医生判断治疗过程，最大限度避免治疗不足或过度治疗。

2. 人工智能预测湿性AMD患者不同抗VEGF药物的治疗效果

目前我国可用于新生血管性 AMD 治疗的抗 VEGF 药物包括雷珠单抗、康柏西普和阿柏西普三种。也有更多不同作用机制的抗 VEGF 药物在临床研发和临床试验阶段，未来在湿性 AMD 药物治疗中，医生和患者会面临药物选择的挑战。如何在现有药物中，挑选出最适合患者的抗 VEGF 药物以获得最优的治疗效果是精准医学和个体化治疗的追求。然而，单纯依靠医生的经验判断和理论上药物的作用机制来选择合适的药物无法精准预测药物治疗反应。AI技术则可以整合患者的临床特征和影像学特征（例如OCT等），通过生成对抗网络模型（generative adversarial network，GAN）建立预测模型，预测采用不同药物治疗后的治疗反应，从而真正实现个体化药物选择和个体化治疗方案。

3. 研究针对干性及湿性AMD的治疗新手段

β-淀粉样蛋白这种毒性蛋白质已被确定为玻璃膜疣的组成成分，同时也是补体级联反应的激活剂。开发针对β-淀粉样蛋白的药物，针对补体通路，开发靶向C5、C3、C4等补体蛋白的单克隆抗体药物及补体抑制剂；基于基因治疗、干细胞和RPE细胞移植治疗，联合新型视网膜下注射和脉络膜上腔手术方法，探索干性AMD的治疗新方法。

（三）AMD基础及临床研究成果的转化前景

通过整合我国黄斑下新生血管疾病大样本人群接受抗VEGF治疗临床数据信息，借助高通量全基因组测序技术，对抗VEGF类药物治疗具有敏感性或抵抗性的患者群进行全基因组学差异检测，同时结合代谢组学、脂质组学研究方法以及生物信息学分析，进一步明确药物作用靶点特征，探索疾病潜在的生物标志物，研发可以快速、精确诊断疾病并对疾病进行亚型分类的基因检测芯片及其支撑平台，帮助临床医师更好地了解疾病特征，为每一个病患量体裁衣制订"个体化"的治疗方案，最大限度提高药物疗效、减少毒副反应、避免临床医疗资源的浪费。

根据多组学测序分析结果，建立并共享我国该类疾病生物信息学数据库及精准医学大数据系统，为后续疾病机制的研究以及靶向治疗药物研发提供支持。将来有望为我国自主研发的新药临床风险与受益的综合评估提供研究方法与数据支持，为病患定制个体化的"基因身份证"，全面将现代医学推向精准医疗新时代。改变该类疾病长期依赖进口药物治疗的现状，推动我国自主知识产权药物及疾病快速精确诊断基因芯片研发，有望在一定程度上带动该产业链发展，制造新的经济增长点。通过人工智能辅助诊断，提高多中心临床研究的效率，达到同质化。

通过对补体抑制治疗、基因治疗及干细胞治疗的相关研究，将有望弥补现有抗VEGF治疗湿性黄斑变性的不足、提供新的治疗方法，同时为干性AMD提供潜在的治疗方法，改变干性AMD无药可医治的局面。

第二节　糖尿病视网膜病变

一、概述

（一）糖尿病视网膜病变的流行病学背景以及经济学负担调查

糖尿病视网膜病变（diabetic retinopathy，DR）是糖尿病患者常见的微血管并发症之一，是全球范围内失明的主要原因之一。随着糖尿病患者数量的增加，DR 的发病率也呈现上升趋势，成为公共卫生领域亟待解决的问题。DR 的病理特点主要包括微血管病变、神经病变以及炎症反应，糖尿病风险增加主要与年龄、种族、糖尿病家族史、吸烟、肥胖和缺乏身体活动有关。这些因素共同导致视网膜组织的损伤和功能障碍，严重时可能导致失明。据世界卫生组织数据，全球约有 4.62 亿人患有糖尿病，其中约 1/3 的患者有不同程度的 DR。尤其是在发展中国家，由于糖尿病的快速增长和医疗资源的匮乏，DR 已经成为导致失明的主要原因之一。

在全球范围内，各国的糖尿病视网膜病变发病率和患病率存在着差异。以发达国家为例，美国的 DR 患病率逐年上升，据美国疾病控制与预防中心数据显示，糖尿病患者中有近一半存在不同程度的视网膜病变。2005 年，美国有超过 2 000 万人患有糖尿病，预计到 2050 年，美国诊断出糖尿病的人数将增至 4 830 万人。欧洲各国的情况也类似，如英国、德国等国家的 DR 发病率也在逐渐增加。然而，亚洲国家的情况更为严峻，且糖尿病正在发生从城市到农村、从富人到弱势群体、从老年人到年轻人的转变。在韩国，糖尿病视网膜病变的患病率从 2006 年的 14.3% 上升至 2013 年的 15.9%。两项研究均显示，患有 2 型糖尿病的女性糖尿病视网膜病变的患病率高于男性，但男性患有更严重的视网膜病变、视力不佳或失明。印度、中国等人口众多的国家，由于糖尿病患者数量的剧增，DR 已经成为重要的公共卫生问题，严重影响了居民的视力健康。

不仅仅是患者的身体健康受到严重威胁，DR 也带来了巨大的经济学负担。尽管技术的进步使得 DR 的治疗手段更加先进，但是与之相伴的是治疗费用的上涨。研究显示，越来越多的家庭因 DR 的治疗费用而陷入经济困境。而早期治疗和干预能有效降低长期治疗的费用，另外，如果及早发现和治疗，90% 的糖尿病患者因视网膜病变导致的失明是可以预防的。因此美国糖尿病协会建议所有糖尿病患者每年进行散瞳眼底检查。通过提供全民医疗保健覆盖、获得负担得起的药物早期发现和治疗该疾病，可以减轻糖尿病的经济负担。

但是，现阶段 DR 的诊治仍然存在很多不足，面临诸多挑战，主要集中在早期诊断、治疗方法以及流行病学数据的收集与分析方面。尽管各种影像学技术不断发展，早期 DR 的诊断仍然无法实现全覆盖，导致很多患者在 DR 晚期才被发现和诊断。在治疗方法方面，虽然视网膜光凝和抗血管生成药物等方法取得了一定的效果，但仍存在一定比例的患者因治疗不当而导致视力丧失。此外，各国之间 DR 的流行病学数据缺乏系统性的比较和分析，限制了对全球范围内 DR 负担的真实认识。

为弥补当前研究中存在的问题和不足，需要加强早期 DR 的诊断，推进 DR 的精准和有效治疗。同时，全球范围内的 DR 流行病学数据应得到更加准确和系统地分析，有助于制定更精准的公共卫生政策和资源分配。未来的发展需要跨学科的合作，整合医疗资源，加强科研合作，共同应对糖尿病视网膜病变带来的挑战。

（二）既往 DR 基础研究

目前，糖尿病视网膜病变的研究在多个领域取得了显著进展。细胞学方面，研究者们已经揭示了高血糖对视网膜细胞的影响，导致细胞凋亡、炎症和细胞外基质的积累。解剖学和生理学研究表明，血管生成和血管通透性的改变在 DR 的发展中起着关键作用。生物化学和药理学领域的研究不仅揭示了炎症信号通路的激活，还探索了一些潜在的药物干预手段。病理生理学研究帮助我们理解了糖尿病对视网膜组织的结构和功能造成的影响。

DR 的主要病理特点包括视网膜微血管的改变、神经细胞损伤和炎症反应。这些改变可能与糖尿病导致的多种分子机制有关，如蛋白质激酶 C 的活化、晚期糖基化终末产物积累、糖尿病引起炎症和氧化应激。DR 长期以来被认为是一种微血管疾病。越来越多的实验室和临床证据表明，炎症和视网膜神经变性可能作为独立的发病机制与 DR 相关。另外，在 DR 中，血管壁内皮细胞和壁细胞（周细胞和血管平滑肌细胞）之间的相互作用最近作为血管形成、稳定、重塑和功能调节的中心过程而受到关注。有研究显示，DR 中毛细血管退行性病理生理学的核心是周细胞功能的丧失。周细胞在正常视网膜功能中发挥着至关重要的作用，促进血管生成内皮细胞的分化、迁移和增殖。因此，周细胞的丧失和"周细胞鬼影"的存在被认为是 DR 的一个关键组织病理学标志。

近年来，大量研究关注了 DR 中的分子信号通路。视网膜微血管的内皮细胞响应高血糖而改变各种基因的表达。这会导致多种转录因子的激活，导致血视网膜屏障完整性丧失、视网膜微血管闭塞和缺血性视网膜变化。与 DR 相关的视力损伤已被证明会降低患者的生活质量。DR 的发病机制复杂，包括炎症、氧化应激和晚期糖基化终末产物累积。炎症是糖尿病视网膜微血管并发症发生的主要原因之一，炎症过程包括白细胞黏附和引发血管通透性过高的细胞因子网络。视网膜病变的特征是血管损失的初始阶段导致组织缺血和缺氧，随后在第二阶段出现威胁视力的病理性新血管形成。

炎症会显著增加活性氧的产生，进而加重视网膜神经元损伤并导致细胞凋亡，抗氧化剂可以保护糖尿病患者的视网膜神经元这一事实进一步支持了这一点。

血管内皮生长因子（VEGF）在 DR 中的作用已被广泛研究。糖尿病状态下，视网膜低灌注和缺血刺激 VEGF 产生增加，导致视网膜毛细血管的异常改变，是糖尿病视网膜病变新生血管并发症发生和 DR 阶段进展的主要致病因素。VEGF 又称血管通透性因子，最初被描述为内皮细胞特异性有丝分裂原。属于激素和细胞外信号分子的胱氨酸家族，参与脊椎动物的多种生理功能。VEGF 是一种约 40 kD 的二聚体糖蛋白，在脊椎动物视网膜发育过程中发挥着促进生长、代谢级联和血管生成的重要作用。在 DR 中，VEGF 的产生由缺血或缺氧而诱导，导致不同水平的增加。VEGF 增加紧密连接蛋白的磷酸化，从而增加了视网膜毛细血管的通透性。所有这些 VEGF 相关现象主要受 VEGF-A 控制，VEGF-A 受体进一步与多种信号通路以及细胞因子相关联，导致常见 DR 的发生和进展。此外，越来越多的证据表明 VEGF-B 和血小板源性生长因子（platelet-derived growth factor，PGF）在 DR 发病机制中发挥重要作用。VEGF-B 可以促进新生血管现象和血视网膜屏障向非炎症机制分解，促进血管和非血管细胞的有效生存刺激。同样，PGF 作为一种强大的促血管生成介质，其血清和眼部浓度与 DR 严重程度和进展风险严格相关。因此，对于 VEGF 抑制作为治疗 DR 的强制性策略的作用已达成共识。

转化生长因子 -β 是调节细胞生长、分化和凋亡的关键因子。在 DR 中，转化生长因子 -β 与糖尿病引起的微血管改变和细胞外基质积累有关。核因子 κB（nuclear factor kappa-B，NF-κB）是一个关键的转录因子，参与炎症、免疫应答和细胞生存。在糖尿病状态下，NF-κB 的活化与视网膜的炎症和毛细血管损伤有关。激活 B 细胞的核因子 κ 轻链增强子是通过增加 NF-κB 与这些基因的结合而参与炎症和细胞凋亡的各种基因的主调节器。NF-κB 的激活被证明可以促进视网膜内皮细胞（RECS）中促炎细胞因子和各种促凋亡调节因子的表达。Müller 细胞是这种促炎因子的主要来源。NF-κB 转录的基因将调节肿瘤坏死因子（tumor necrosis factor，TNF）、白细胞介素（IL-8、IL-6）的表达，从而帮助启动炎症反应。

磷脂酰肌醇 -3- 激酶和 Akt 信号通路在 DR 中也起到了关键作用，它参与细胞生存、增殖和迁移。糖尿病状态下，这一通路的异常活化与视网膜神经元的损伤和血管异常有关。酪氨酸激酶 / 信号转导和转录激活因子（JAK/STAT）通路在 DR 的炎症和神经退行性改变中起到关键作用。另外，沉默信息调节因子蛋白在 DR 中也起到作用。

根据基础研究的发现，已有多种针对性的治疗策略正在研发中，如针对 VEGF 的药物、抗炎治疗以及神经保护策略。糖尿病视网膜病变是一个复杂的疾病，涉及多种细胞类型和分子机制。近年来的基础研究不仅揭示了其病理机制，还为患者提供了新的治疗希望。随着科研技术的进步，未来对 DR 的认识将更加深入，为临床治疗提供更多的选择。

（三）现阶段 DR 诊治的临床研究

1. DR 发病生物学标志物方面的研究

鉴于糖尿病发病率和患病率不断增加，以及医疗保健系统筛查和治疗糖尿病视网膜病变的能力有限，传统的糖尿病视网膜病变诊断和监测主要依赖于视网膜图像和眼底检查，但这些方法有一定的局限性，因此需要可靠地识别和分类糖尿病患者。生物标志物可能有助于更好地了解糖尿病视网膜病变，并有助于开发新的治疗方法和新的临床策略，以预防糖尿病患者视力丧失。近年来，研究人员广泛探索了糖尿病视网膜病变的生物学标志物，这些标志物能够提供更早期、更准确的糖尿病视网膜病变诊断和预测，从而改善患者的管理和治疗效果。

生物学标志物可以是体内产生的分子物质，如血液中的生化指标、蛋白质、代谢产物等，也可以是细胞或组织中的遗传变异、表观遗传改变等。这些标志物在糖尿病视网膜病变的发病机制、病理变化和疾病进展中发挥重要作用。

在糖尿病视网膜病变的生物标志物研究中，血液中的炎症标志物常常受到关注。炎症在糖尿病视网膜病变的发展中起着重要作用，因此，血液中的炎症标志物如 C- 反应蛋白、白细胞计数等被认为与糖尿病视网膜病变的发病风险和病变严重程度相关。此外，血液中的血糖、血脂、胰岛素等代谢指标也被认为是糖尿病视网膜病变的生物标志物，能够反映糖尿病的控制情况和患者的代谢状态。

除了血液标志物，眼内液体（如玻璃体液和房水）中的标志物也受到研究关注。眼内液体中的细胞因子、生长因子和代谢产物等可以提供糖尿病视网膜病变发病机制的线索，并为疾病的早期诊断和预测提供信息。视力和视野是糖尿病视网膜病变的生物标志物，尽管它们通常直到疾病的最后阶段才出现异常。眼内的血流变化也是 DR 的标志之一，通常描述的糖尿病早期功能缺陷是视网膜血流改变和正常自动调节能力的丧失。Kohner 认为血流异常是病理性的，是糖尿病视网膜病变进展的早期生物标志物。使用更现代的技术，例如多普勒流速波形分析，甚至可以在临床明显的视网膜病变发生之前，甚至在糖尿病前期（糖耐量受损）受试者中识别出更早期的血流变化。视网膜总血流量减少和小动脉血管收缩已被其他几个研究小组证实。在视网膜疾病过程的后期，视网膜小动脉扩张，导致血流量增加并加速进展为糖尿病性黄斑水肿（diabetic macular edema，DME）和增殖性糖尿病视网膜病变（proliferative diabetic retinopathy，PDR）。视网膜动脉和静脉及其比例也是糖尿病视网膜病变和糖尿病肾病后续风险的潜在早期生物标志物。30 年前，视网膜血管特征（例如视网膜小静脉口径）之间的关系被报道为随后视力丧失的生物标志物。然而，由于当时精确测量视网膜血管口径的挑战，更容易、更可靠地评估的视网膜静脉珠被纳入艾尔利屋糖尿病视网膜病变分类系统。直到视网膜摄影的发展，视网膜血管口径才得到广泛探索。随着数字视网膜照片和半自动软件对视网膜口径进行分级，许多横断面和纵向研究将血管口径与视网膜和肾脏结果联系起来。

此外，基因组学和表观遗传学的研究揭示了与糖尿病视网膜病变相关的遗传变异和表观遗传改变。通过对糖尿病视网膜病变患者和健康人群的基因组分析，研究人员发现了一些与糖尿病视网膜病变风险相关的基因变异，这些基因变异可能与糖尿病视网膜病变的发病机制和病理变化密切相关。

综上所述，生物学标志物在糖尿病视网膜病变的诊断、预测和管理中具有重要意义。通过生物标志物的检测和分析，可以提供更准确、个体化的糖尿病视网膜病变诊断和治疗方案，从而提高患者的预后和生活质量。

2. 人工智能技术在 DR 中的研究

随着人工智能（artificial intelligence，AI）的迅猛发展，其在糖尿病视网膜病变的诊断、筛查和管理中展示出了巨大的潜力。人工智能技术可以处理和解读大量的视网膜图像数据，提高糖尿病视网膜病变的早期诊断准确性，为医生提供更好的辅助决策和个体化治疗。

近年来，深度学习算法在糖尿病视网膜病变的人工智能研究中取得了显著的进展。通过使用大规模的标注视网膜图像数据集进行训练，深度学习模型能够自动学习糖尿病视网膜病变的特征和模式。例如，卷积神经网络（convolutional neural networks，CNN）已被广泛应用于糖尿病视网膜病变的自动检测和分类任务。这些模型能够快速准确地识别出糖尿病视网膜病变的病变特征，如微血管瘤、渗出和新生血管等。

除了自动诊断外，人工智能还在糖尿病视网膜病变的预后评估方面发挥着重要作用。通过分析大量的临床数据和影像特征，机器学习模型能够预测糖尿病视网膜病变的进展和患者的视力结果。这有助于医生制订个体化的治疗计划，并及早干预那些面临高风险的患者。

此外，人工智能技术还在糖尿病视网膜病变的筛查和普及方面发挥着积极作用。通过将人工智能算法应用于便携式眼底相机或智能手机等设备，可以实现远程筛查和定点诊断，从而使更多的患者受益于糖尿病视网膜病变的早期发现和治疗。

尽管人工智能在糖尿病视网膜病变领域取得了显著进展，仍然面临一些挑战和限制，其中之一是数据质量和隐私问题。确保训练数据的准确性和充分性，以及保护患者的隐私和数据安全是关键问题。另外，人工智能算法的解释性和可解释性也是一个重要的研究方向，使医生和患者能够理解算法的决策过程和结果。

高灵敏度和特异度之间的充分平衡是建立具有成本效益的筛查计划的关键。灵敏度较低，会漏掉更多 DR 病例，这违背了 DR 筛查计划的主要目标——早期发现 DR。特异度较低，会返回相对大量需要进一步检查的误报，这浪费了自动 DR 筛查试图节省的资源。较新的深度学习系统有望提供高灵敏度和特异度，但其在实际筛选条件下的表现仍有待观察。开发此类系统需要克服的最大障碍之一是获取足够大的视网膜图像集来训练和验证这些算法。保密、数据保护和其他法规只是获得足够大的数据集的一些困难。此外，此类图像需要进行人工分级并标记为参考标准，这会消耗大量时间和成本，并引入了关于评分者准确性水平的额外不确定性。

综上所述，人工智能在糖尿病视网膜病变的诊断、筛查和管理中具有巨大的潜力。过去几年中已经描述了几种新颖的筛查技术，并报告了在检测 DR 方面的强大性能。然而，其中只有少数目前可商用。使用人工智能筛查 DR 可能在预防糖尿病失明方面发挥重要作用。随着技术的进一步发展和研究的深入，人工智能有望成为糖尿病视网膜病变的重要工具，为患者提供更好的医疗护理和视力保护。

3. 多模影像技术在 DR 中的研究

近年来，多模影像技术在糖尿病视网膜病变的诊断、监测和治疗中发挥着越来越重要的作用。这些技术包括视网膜彩色摄影、OCT 和荧光素眼底血管造影等，可以提供详细的视网膜图像和结构信息。

视网膜彩色摄影是一种常用的多模影像技术，它可以捕获视网膜表面的图像，并用于糖尿病视网膜病变的筛查和病变监测。这种技术可以帮助医生检测出糖尿病视网膜病变的早期迹象，如微血管瘤和渗出。此外，视网膜彩色摄影还可以用于评估病变的严重程度和定量分析。

OCT 是一种非侵入性的成像技术，可以提供视网膜的高分辨率横截面图像。OCT 可以检测和定量分析视网膜各层的厚度和形态变化，从而帮助医生评估糖尿病视网膜病变的进展和治疗效果。例如，OCT 可以检测黄斑水肿和视网膜神经纤维层的损伤，这些是糖尿病视网膜病变的常见病变。

荧光素眼底血管造影是一种静脉注射荧光素染料，并通过摄影来观察视网膜血管的方法。这种技术可以提供视网膜血管的动态图像，从而帮助医生检测血管渗漏和新生血管形成，这些是糖尿病视网膜病变进展的重要指标。

近年来，随着深度学习和人工智能的快速发展，多模影像技术与计算机视觉的结合已经取得了显著的进展。通过利用深度学习算法，研究人员可以开发出自动化的糖尿病视网膜病变诊断系统，能够自动分析和解读大量的视网膜图像。这些系统具有较高的准确性和敏感性，可以帮助医生更快速、更精确地诊断和分级糖尿病视网膜病变。

综上所述，多模影像技术在糖尿病视网膜病变的研究和临床应用中发挥着重要作用。这些技术提供了详细的视网膜图像和结构信息，帮助医生早期发现病变、评估疾病的严重程度和监测治疗效果。随着人工智能的不断发展，多模影像与计算机视觉的结合将进一步提升糖尿病视网膜病变的诊断和管理水平。

4. 其他技术

除了以上所述，云端大数据技术也在 DR 研究中起重要作用。云端大数据在糖尿病视网膜病变的研究和管理中扮演着重要的角色。糖尿病视网膜病变是糖尿病患者常见的并发症之一，严重威胁着视力健康。云端大数据技术通过整合和分析大规模的临床数据和影像资料，提供了全面、动态和个体化的糖尿病视网膜病变管理方案，从而改善疾病预后和治疗效果。

云端大数据平台可以整合来自多个医疗机构、研究机构和临床试验的数据，形成一个大规模的数据集。这些数据包括患者的临床特征、生化指标、视网膜图像、影像分析结果以及治疗和随访数据等。通过对这些数据进行整合和分析，可以揭示糖尿病视网膜病变的流行病学特征、风险因素和疾病发展的模式。

云端大数据平台还可以利用机器学习和数据挖掘技术，发现糖尿病视网膜病变的预测因子和潜在的分子标志物。通过对大规模数据的模式分析，可以识别出与糖尿病视网膜病变相关的遗传变异、生物标志物和治疗反应等。这些信息对于糖尿病视网膜病变的个体化治疗和精准医学非常重要，能够帮助医生预测疾病进展和制订个体化的治疗方案。

此外，云端大数据平台还促进了不同机构之间的合作和共享。研究人员和临床医生可以通过云端平台共享数据和研究成果，加速糖尿病视网膜病变的研究进展和医学进步。同时，云端大数据平台也提供了高效的数据管理、存储和分析工具，为糖尿病视网膜病变的研究和管理提供了良好的基础设施。

然而，云端大数据在糖尿病视网膜病变领域仍面临一些挑战，如数据隐私和安全性、数据一致性和质量等。因此，确保数据的隐私和安全，以及制定标准化的数据管理和共享规范是云端大数据在糖尿病视网膜病变管理中的重要议题。

综上所述，云端大数据为糖尿病视网膜病变的研究和管理提供了强大的支持。通过整合和分析大规模的临床数据和影像资料，云端大数据技术有助于揭示糖尿病视网膜病变的疾病模式和风险因素，提供个体化的治疗方案，并促进糖尿病视网膜病变研究和医学进步。

二、DR 研究成果报告

（一）DR 基础研究成果

DR 是一种不可逆的进行性糖尿病并发症，可导致视力损害，甚至失明。基础研究对于探究 DR 的发病机制以及治疗方法的研发具有重要作用，本课题组长期致力于 DR 相关的基础研究，在 DR 的易感位点及调节因子、DR 发病机制和调节通路、DR 的药物基础研究等方面进行了全方面多角度的探究。

1. DR 的易感位点及调节因子

近年来，大数据分析成为探究疾病易感位点以及调节因子的有效手段。本课题组依靠丰富的临床资源和坚实基础研究技术，通过多种技术手段对 DR 发生发展的关键基因和代谢物等进行了发掘。

本课题组对 479 名中国 2 型糖尿病患者和 479 名非糖尿病对照者的线粒体解偶联蛋白 2（uncoupling protein 2，UCP2）变异进行了基于单核苷酸多态性和单倍型的病例对照研究。结果显示中国人群 UCP2 位点的风险等位基因 C 与糖尿病密切相关。此外，UCP2 多态性在增殖性糖尿病视网膜病变（proliferative diabetic retinopathy，PDR）与无视网膜病变之间存在显著差异。携带 UCP2 等位基因 G 的参与者更有可能患上 PDR。综上 UCP2 可能参与中国人群 2 型糖尿病和 DR 的发病机制。

本课题组构建了来自健康小鼠和链脲佐菌素（streptozotocin，STZ）诱导的糖尿病小鼠视网膜的 14000 个单细胞的转录组图谱，以解释 DR 的病理改变。糖尿病造模增加了视网膜小胶质细胞中炎症因子基因的表达，刺激了视网膜星形胶质细胞中即刻早期基因的表达。糖尿病血管内皮细胞中大量基因失调，这些差异表达的基因与代谢、剪切应力和血管通透性等功能通路配对。在糖尿病血管内皮细胞中，多种炎症通路被激活，其中最重要的是 IL-17 信号通路。另一项研究中，本课题组对 2 型糖尿病模型小鼠的视网膜进行了单细胞 RNA 测序。我们鉴定了 11 种细胞类型，并通过基于全基因组关联研究的富集分析确定了 DR 相关位点的细胞类型特异性表达。糖尿病者视网膜视黄醛结合蛋白 1（retinaldehyde binding protein 1，RLBP1）表达降低，其在神经胶质细胞中的过表达减轻了 DR 相关的神经血管变性。

蛋白质组学研究为 PDR 的发病机制提供了深入的了解。本课题组开发了一种使用随机行走与重启算法和蛋白质 - 蛋白质相互作用网络的计算方法来识别潜在的 PDR 相关基因。在随机行走与重启算法获得一些可能的基因后，采用排列测试、相互作用测试、富集测试三阶段过滤策略，排除假阳性后发现了 36 个候选基因。

DR 在血浆和玻璃体中表现出独特的代谢物谱。本课题组探讨了糖尿病小鼠视网膜代谢特征。与对照组相比，糖尿病视网膜共有 145 种代谢物存在显著差异。这些代谢物主要富集于缬氨酸、亮氨酸和异亮氨酸的降解途径。此外，视黄醇代谢和色氨酸代谢是代谢组和转录组富集的共同途径。另一项研究中则对糖尿病患者和非糖尿病患者的玻璃体和房水样品进行代谢组学分析。结果发现差异显著的 8 种房水代谢物和 15 种玻璃体代谢物。在这 23 种代谢物中，有 11 种是以前未检测到的新代谢物。途径分析发现 9 条通路是与 DR 相关的通路，其中糖异生异常、抗坏血酸 - 醛酸代谢异常、缬氨酸 - 亮氨酸 - 异亮氨酸生物合成异常、精氨酸 - 脯氨酸代谢异常可能在 DR 的发展中起最大作用。本课题组还测定了 PDR 患者和非糖尿病患者血浆和玻璃体代谢产物和代谢途径的差异。结果在玻璃体代谢谱共有 76 个特征将 PDR 患者与对照组区分开来。血浆代谢物中有 15 种差异代谢物。泛酸和辅酶 A 的生物合成是血浆和玻璃体中共同的代谢途径。PDR 玻璃体中芳香氨基酸代谢途径失调。此外通过整合 PDR 患者玻璃体液的代谢组学和脂质组学分析，共鉴定出 390 种脂质和 314 种代谢物。多变量统计分析显示 PDR 患者与对照组玻璃体代谢和脂质差异显著。发现脂肪酸去饱和酶 2 是 PDR 发病机制的重要潜在因素。

DR 患者视网膜硬渗出物是由脂蛋白从毛细血管渗漏到视网膜细胞外间隙引起的，与视力下降有关。本课题组确定了与视网膜硬渗出物相关的不同血脂和代谢物。血清样品分别通过高覆盖率的非靶向脂质组学分析和质谱法进行代谢组学研究。检测了 888 种脂质，并将其分为 18 个模块（ME），ME1 ~ ME18。患者在 DR、NPDR 和 PDR 中 ME1 的脂质分别显著升高。ME1 富集为甘油三酯（29%）、神经酰胺（17%）和 N- 酰基乙醇胺（15%）。在代谢组学分析中，鉴定了 19 种代谢物和 13 种与视网膜硬渗出物相关的途径，牛磺酸和次牛磺酸代谢、半胱氨酸和蛋氨酸代谢与视网膜硬渗出物密切相关。所鉴定的脂质和代谢物可作为预测糖尿病早期视网膜硬渗出物的生物标志物。

本课题组研究了 DR 不同阶段伴有和不伴有年龄相关性白内障（age-related cataract，ARC）患者房水中视网膜胶质细胞活化生物标志物的表达。采用 ELISA 法检测房水样品中水通道蛋白 1、水通道通道蛋白 4、内校正钾通道和胶质纤维酸性蛋白的含量。发现房水中水通道蛋白 1 的升高可能是无糖尿病患者 ARC 的生物标志物，也是糖尿病无白内障患者视网膜胶质细胞活化的生物标志物。房水中的水通道通道蛋白 4、内校正钾通道和胶质纤维酸性蛋白水平提示视网膜胶质细胞的激活受到 DR 进展的影响。

我们比较了雷尼单抗完全抗 VEGF 负荷剂量治疗前后 PDR 患者玻璃体蛋白谱的差异。共发现 11 个蛋白上调，17 个蛋白下调，其中 7 个蛋白通过检测被确定为治疗的潜在生物标志物。该研究首次描述了结合无标记定量蛋白质组学和靶向蛋白质的分析，以发现同一患者在治疗前后的不同蛋白质含量。

2. 药物治疗的基础研究

动物研究是药物开发和临床试验的基础，能够进行初步的安全性和有效性验证。本课题组长期以来对于多种 DR 治疗的潜在药物进行了研究验证。

晚期糖化终产物（advanced glycation end products，AGEs）在视网膜血管中的积

累是 DR 的一个主要病因，而氨基胍（amino guanidine，AG）是应用最广泛的 AGEs 形成抑制剂之一。本课题组探讨了 AG 是否可以通过抑制 AGEs 来保护 DR 的发展。结果显示 3 月龄和 6 月龄糖尿病大鼠视网膜血管中可见广泛的 AGEs 染色，而非糖尿病对照组和 AG 治疗组视网膜血管中未见明显的 AGEs 染色。6 月龄糖尿病大鼠视网膜周细胞减少、内皮细胞增殖、内皮细胞 / 周细胞比例增加、脱细胞毛细血管和毛细血管闭塞。6 月龄糖尿病大鼠视网膜毛细血管基底膜电子密度升高，周细胞和内皮细胞线粒体肿胀。而 3 月龄糖尿病大鼠和 AG 治疗大鼠没有类似的形态学变化。可见，AGEs 沉积发生在视网膜微血管改变之前，AG 可以通过抑制 AGEs 来预防 DR 的发生和发展。

睫状体神经营养因子（ciliary neurotrophic factor，CNTF）被评价为糖尿病及其神经系统并发症的候选治疗药物。本课题组研究了 CNTF 在 DR 中的作用。糖尿病大鼠视网膜 CNTF 蛋白和 mRNA 水平较对照组降低。眼内给药 CNTF 可使多巴胺能无分泌细胞免于神经退行性变，并可抵消微管蛋白表达的下调，从而显示其治疗潜力。因此，早期糖尿病视网膜神经病变涉及 CNTF 的表达降低，并且可以通过外源性供应这种神经营养因子来改善。

抗 VEGF 治疗广泛应用于 DR 等新生血管性眼底疾病的治疗。然而，这些药物需要通过玻璃体内注射，因为它们的强亲水性和高分子量阻止了其穿透细胞膜和复杂的组织屏障。此外，需要反复注射可能导致感染和组织损伤。本课题组鉴定了一种新的十二肽，命名为 CC12，它能够以无创（通过结膜囊注入）或微创（通过球后注射）的方式穿透眼屏障。KV11 是一种抗血管生成肽，先前被证明可以抑制视网膜的病理性新生血管形成。我们发现 KV11 肽与 CC12 肽的结合促进了 KV11 向视网膜的传递，从而通过局部应用显著抑制视网膜新生血管的发育，而没有组织毒性。总的来说，CC12 可以使抗血管生成治疗的无创到微创眼内输送成为可能。

另外有一项研究旨在阐明活性氧清除剂 U83836E 对 DR 的影响。结果表明，糖尿病大鼠视网膜神经节细胞出现明显空泡化，线粒体大量肿胀。同时，SOD 活性降低，MDA 水平升高。这些变化被 U83836E 所抑制。U83836E 可改善 DR 的神经退行性变，在治疗 DR 方面具有很大的潜力。还有研究表明。而色素上皮衍生因子可以减少线粒体来源的 ROS 生成，随后下调 VEGF 表达。

除此之外，针对药物治疗，近年来课题组通过动物模型验证了多种药物对于 DR 的作用，包括重组人促红细胞生成素对糖尿病大鼠视网膜神经元和胶质细胞功能障碍的预防和逆转作用、辛伐他汀通过对早期视网膜血管损伤具有保护作用、罗格列酮通过诱导 SOCS3 抑制 p-STAT3 来减轻糖尿病诱导的视网膜神经元凋亡、双氢青蒿素抑制高糖诱导的血管新生和眼底血管损伤、非诺贝特抑制 ANGPTL3 诱导的 DR 过程中的凋亡和炎症、维生素 D3 通过抑制高糖诱导的 ROS/TXNIP/NLRP3 炎性体通路的激活来预防 DR、FKN 通过抑制 NF-κB 通路和激活 Nrf2 通路使小胶质细胞失活从而减少炎症相关细胞因子和 ROS 的产生，以及褪黑素对于视网膜屏障的保护作用。

（二）DR 临床研究成果及转化

1. DR 诊治相关的生物学标志物研究成果

生物学标志物对于 DR 的早期诊断具有十分重要的指导意义，课题组开展了一系列相关的研究，并取得了一定的研究成果。

课题组通过气相色谱与飞行时间质谱联用技术，分析了 DR 患者房水以及玻璃体腔中蛋白与正常人的差异，筛选出 23 种差异蛋白：8 种房水蛋白以及 15 种玻璃体腔蛋白。其中 3 种房水蛋白以及 6 种玻璃体腔蛋白与 DR 相关的代谢紊乱通路相关，这些发现首次揭示了 DR 中一些新的代谢物，也进一步扩大了我们对 DR 的理解，可能为探索 DR 的机制提供有用的信息，为将来将生物学标志物转化为诊断和预测 DR 的工具奠定理论基础。课题组通过分析患者血清中血管生成素 -1 和血管生成素 -2，发现血管生成素 -1/ 血管生成素 -2 比值有助于评估 DR 的严重程度，并可能作为 DR 诊断的生物标志物和早期预警信号。课题组发现，血清尿酸水平与 2 型糖尿病患者威胁视力的 DR 风险增加相关，后续将进一步研究，分析血清尿酸作为预测威胁视力 DR 的生物学标志物的可能性。

2. AI 技术在 DR 诊治中的研究成果

近些年 AI 技术的快速发展，让 DR 筛选流程逐渐高效。既往通过人工读片，不但费时耗力，而且效率不高，通常很难实现所有患者的覆盖。AI 技术相比较于人工具备不知疲惫、不用休息等优势，能够极大缓解眼底医生的工作量。

课题组采用人工智能技术分析 1147 例糖尿病患者的眼底照片，通过与具有 10 多年经验的眼底医生对比，人工智能的灵敏度和特异度分别为 85.1% 和 95.6%，提示人工智能眼底读片具备代替人工读片的可行性。课题组另外尝试一种人工智能技术用于辅助基层卫生机构进行 DR 眼底病变的筛查，结果显示该人工智能技术具有较高的可靠性，如进一步扩大使用范围，将能够缩小医疗资源地区差异对 DR 筛查结果的影响，提高筛查效率，造福更多的患者。

三、未来 DR 诊治的挑战以及解决方案提议

（一）未来 DR 诊治的挑战

随着现代社会的不断发展，糖尿病患者的数量逐年增加，DR 的防治也成为公共卫生领域亟待解决的重要问题。DR 是一种糖尿病患者常见的眼部并发症，高血糖、高血压、高胆固醇以及糖尿病的病程长短等多种因素相互作用，共同影响着病变的发

展和严重程度。此外，DR 的发病机制异常复杂，涉及多种生理、生化和遗传因素。因此，多因素、多途径的致病原因以及 DR 复杂多样的发病机制使得其治疗和管理充满了困难，疾病的诊断和治疗变得非常具有挑战性。虽然目前针对 DR 的诊断和治疗已经取得了一些进展，但在未来，仍然存在许多挑战，包括早期诊断、个体化治疗和预防等方面。

1. 早期诊断挑战

糖尿病视网膜病变的早期诊断面临多方面的挑战。①糖尿病视网膜病变在早期通常不会出现明显症状或疼痛，患者往往感觉视力无明显异常，视网膜病变可能潜伏于患者体内多年，甚至十几年之久，然而在发现症状时，疾病可能已经进展到不可逆转的阶段。因此，糖尿病患者容易忽视对眼底病变的筛查，这使糖尿病视网膜病变的早期诊断变得十分困难。②糖尿病患者通常存在多种并发症，如高血压、高胆固醇等，这些并发症也可导致眼部病变，与糖尿病视网膜病变相混淆，增加了早期诊断的复杂度；另外，糖尿病视网膜病变的病理变化通常较为微小并且具有渐进性，难以通过肉眼观察或常规眼科检查来确诊。必要时，需要进行眼底血管荧光造影、眼底 OCT（光相干断层扫描）等特殊检查手段，这些检查设备和技术要求高昂的设备和专业的技术支持，限制了其在部分地区的普及和应用。③糖尿病患者通常需要长期、定期的眼科检查以监测视网膜病变的进展，但这也需要患者的配合和诊疗费用的支持，对一些经济困难的患者来说可能存在难以坚持的困境。

综上所述，糖尿病视网膜病变早期诊断的挑战主要体现在缺乏精确的早期筛查工具、大规模筛查仍具有难度。因此，开展更多的健康教育，提高糖尿病患者对早期病变的重视，进一步开发、推广、普及先进的检查技术，降低诊疗费用，推动发展新型诊疗模式或将有助于克服这些挑战，实现早期诊断和治疗的目标。

2. 治疗挑战

尽管目前针对 DR 有多种治疗方法，但糖尿病视网膜病变患者病情复杂多样，病变类型、严重程度、病程长短等存在显著差异，患者的治疗效果可能因遗传因素、生活方式、药物反应等因素而有所不同，因此治疗方法需要个体化定制。同一种治疗方法对不同患者可能产生不同效果，需要根据患者的具体情况调整治疗方案，有时可能需要尝试多种治疗方法来找到最有效的方案。其次，一些治疗方法如玻璃体腔内药物注射、激光治疗等费用较高昂，而且治疗通常需要长期进行，给患者造成一定的经济负担。对于一些经济困难的患者来说，可能无法负担高昂的治疗费用。另外，一些治疗方法需要较为高端的医疗设备和专业技术，例如玻璃体切割等手术治疗，这些设备和技术可能无法普遍覆盖到所有地区，尤其是一些偏远、贫穷地区，这种技术不平衡可能导致一些地区的患者无法获得先进的治疗。

综上所述，治疗糖尿病视网膜病变的挑战主要体现在以下两个方面。①个体化治疗：不同患者对治疗的响应不同，需要更加个体化的治疗方案；②治疗成本高昂：部分治疗方法的高成本及高技术性限制了其广泛应用。

3. 患者管理挑战

糖尿病视网膜病变患者管理面临多重挑战。①糖尿病视网膜病变往往是糖尿病患者长期高血糖和高血压等糖尿病并发症的结果。患者需要在长期的时间跨度内进行复杂的治疗和管理，需要强大的自我管理能力和长期的医疗支持。这对于患者来说可能是沉重的负担，特别是对于年长者或疾病较重的患者。②糖尿病视网膜病变的病程演变较为隐匿。患者可能对病情的严重性缺乏足够认识，以及对治疗的紧迫性不够重视，导致治疗推进不及时。这对疾病的控制和管理造成困难。另外，糖尿病患者常常有多重并发症，可能需要同时对多个疾病进行管理。实现这一目标需要协调不同科室的医疗资源，综合考虑患者的整体健康状况，为患者制订合适的治疗方案，提高治疗效果。治疗过程中，患者的合作和依从性也是一个挑战。一些治疗可能需要严格的饮食控制、药物治疗、眼部检查等，而患者可能由于各种原因无法完全遵循医嘱，如生活习惯、经济条件、心理状态等，这可能影响治疗效果。③治疗糖尿病视网膜病变可能需要长期跟踪和治疗。患者需要定期接受眼科检查和治疗，这对于医疗资源的投入、患者的时间成本都是挑战，特别是对于一些社会经济较为困难的患者。

综上所述，糖尿病视网膜病变患者管理的挑战主要包括长期的自我管理负担、早期症状不明显、多重并发症的协同治疗、患者合作和依从性、长期的跟踪和治疗。面对这些挑战，综合多方面的资源，增强患者的健康意识、医疗协作、治疗依从性，以及推广普及医疗技术和降低医疗费用，都是解决挑战的重要途径。

综合来看，面对以上三大挑战，我们需要积极推动跨学科合作，加强对 DR 的基础研究探索；加快诊疗技术的创新，提高医疗水平；促进 DR 诊治技术的转化，实现诊疗产业化。通过针对以上三方面的努力，实现 DR 诊疗精准化、高效化、普及化，降低诊疗成本，为广大的患者提供更加全面、高效、人性化的诊治服务。通过持续努力，我们有望克服这些困难，为 DR 的诊治开拓新的局面，提高患者的生活质量，保护他们的视力健康。因此，针对目前面临的巨大挑战，我们提出了未来可能的解决方案，以期为改善 DR 的诊断和治疗提供有益的见解。

（二）解决方案提议

1. 进一步深化 DR 基础研究

深化糖尿病视网膜病变的基础医学研究需要深入探讨与该疾病相关的生理、细胞和分子机制，以便更好地理解其发病过程和发展机制。以下介绍在基础医学领域进一步深化糖尿病视网膜病变研究的一些方向。

（1）细胞生物学研究：深化对糖尿病视网膜病变的研究需要结合细胞生物学的技术和方法，以探究病变的发病机制、病理生理过程以及潜在治疗策略。以下是值得进一步研究、探索的方向和方法。①细胞信号通路研究：例如糖尿病诱导的细胞凋亡，研究糖尿病对视网膜细胞凋亡的影响，探究相关的信号通路如 p53、Bcl-2 家族等，研究糖尿病导致的炎症反应在视网膜细胞中的作用和调控。②细胞代谢与能量平衡研究：完善代谢异常和线粒体功能研究，研究高血糖条件下，视网膜细胞代谢异常及线粒体功能受损的机制；深化糖尿病患者视网膜细胞能量代谢研究，探究糖尿病患者视网膜细胞内能量代谢的变化，关注糖代谢通路和线粒体功能。③血管生成与渗漏研究：进一步完善 VEGF 通路研究，研究糖尿病诱导 VEGF 及其受体在视网膜细胞中的表达和调控，尤其是其对血管生成和通透性的影响；深入对血管紧张素通路的研究，考察糖尿病对血管紧张素通路的影响，及其对视网膜微血管生成和稳态的影响。④细胞治疗和药物研发：开发干细胞治疗，探索干细胞治疗在糖尿病视网膜病变中的应用，研究其对视网膜损伤的修复机制；推动新药物筛选与研发，通过体外细胞实验，筛选对糖尿病视网膜病变有潜在治疗作用的药物或化合物。⑤细胞影像技术应用：应用单细胞技术研究不同细胞类型在糖尿病视网膜病变中的表达谱和功能变化；运用实时活体细胞成像技术，观察和分析视网膜细胞的动态变化和响应。

通过这些细胞生物学的研究方向和方法，可以深入理解糖尿病视网膜病变的分子和细胞机制，为治疗策略的开发提供理论基础和新的方向。

（2）代谢和信号通路研究：深化对糖尿病视网膜病变的研究，特别是在代谢和信号通路方面，可以通过以下方法深入探讨该领域的关键问题。①代谢调控的研究：研究高血糖对视网膜细胞葡萄糖代谢的影响，包括糖解途径、糖异生途径和糖尿病诱导的代谢异常；考察高脂血症对视网膜细胞脂质代谢和脂负荷的影响，特别关注脂肪酸摄取和氧化等方面；研究代谢调控因子如 AMPK、SIRT1、PPARs 等在糖尿病视网膜病变中的作用和机制。②遗传和表观遗传研究：分析与糖尿病视网膜病变相关的基因多态性，了解个体遗传对病变易感性的影响；研究 DNA 甲基化、组蛋白修饰等表观遗传学变化在视网膜病变中的作用，可能有助于解释糖尿病对基因表达的调控。③细胞系和动物模型研究：使用细胞系（如视网膜细胞系）进行体外实验，以模拟高血糖和高脂血症等条件，研究代谢和信号通路的分子机制；使用糖尿病小鼠或大鼠模型进行体内实验，以更好地理解糖尿病视网膜病变的病理生理和代谢变化。④生物信息学和系统生物学方法：应用生物信息学工具分析代谢通路、信号通路和基因表达数据，以鉴定关键调控节点和潜在的靶点；使用系统生物学方法构建糖尿病视网膜病变的网络模型，揭示代谢和信号通路之间的交互作用。

通过这些方法，可以更全面、深入地研究糖尿病视网膜病变的发病机制，为新的治疗策略和药物开发提供理论基础，这将有助于提高糖尿病视网膜病变患者的治疗效果和生活质量。

（3）免疫学研究：免疫学研究对于深化糖尿病视网膜病变的了解至关重要，免疫反应在糖尿病视网膜病变的发展中扮演着重要角色。以下是深化研究的一些方法和方向。①炎症和免疫反应研究：研究糖尿病患者视网膜中炎症因子的表达及其在病变过程中的作用；分析糖尿病视网膜病变患者眼底组织中炎症细胞的类型、分布和数量，以及这些细胞的功能及相互作用。②免疫细胞及其功能的研究：调查糖尿病患者眼底免疫细胞（如巨噬细胞、T 细胞、B 细胞等）的数量、分布和活性状态；分析这些免疫细胞对视网膜病变发展的影响，以及它们在病变过程中的相互作用和调节机制。③免疫信号通路研究：探究糖尿病患者眼底组织中与免疫调节有关的信号通路，如 NF-κB、JAK-STAT、PI3K/Akt 等；研究这些信号通路在糖尿病视网膜病变的发展中的调节作用和作用机制。④免疫治疗策略的研究：评估免疫治疗在糖尿病视网膜病变中的潜在作用，如免疫抑制剂的应用；研究干细胞治疗、免疫细胞转化等新型免疫治疗方法对糖尿病视网膜病变的影响。⑤自身免疫和免疫调节的研究：调查自身免疫在糖尿病视网膜病变中的作用，研究自身抗体、自身 T 细胞等的表达和功能；探究免疫调节机制对糖尿病视网膜病变的影响，例如调节性 T 细胞的作用。⑥细菌、病毒感染与免疫反应研究：考察眼部细菌、病毒感染与免疫反应的关系，以及它们对糖尿病视网膜病变的影响。

这些研究方向将有助于深化对糖尿病视网膜病变的免疫学研究，为糖尿病视网膜病变的防治提供更深入的认识和新的治疗策略。

（4）基因表达和蛋白质组学：在基因表达和蛋白质组学方面深化对糖尿病视网膜病变的研究可以帮助揭示其分子机制，识别潜在的治疗靶点，以及为个性化治疗提供新的线索。以下是一些可能的研究方向和方法。①基因表达分析：使用 RNA 测序技术研究糖尿病患者与非糖尿病患者视网膜组织的基因表达差异，特别关注与病变相关的基因；进行时间序列分析，以追踪基因表达在糖尿病视网膜病变发展过程中的动态变化，找出潜在的关键时间点和分子事件。②蛋白质组学研究：利用质谱技术，如质谱光谱法，研究糖尿病视网膜病变患者与非糖尿病患者眼底组织中蛋白质的差异表达；进行磷酸化蛋白质组学研究，以探究糖尿病引起的细胞信号通路的激活和调节。③蛋白质互作网络分析：建立糖尿病视网膜病变的蛋白质互作网络，识别关键的调控蛋白和通路，揭示其在疾病发展中的作用；使用蛋白质互作网络来预测潜在的治疗靶点和候选药物。④基因表达和蛋白质水平的关联分析：对基因表达和蛋白质水平进行关联分析，以鉴定在糖尿病视网膜病变中重要的转录后调控和翻译后修饰事件；研究基因和蛋白质之间的调控关系，包括 miRNA 介导的调控。⑤单细胞基因表达和蛋白质组学：使用单细胞 RNA 测序和蛋白质质谱技术，研究不同细胞类型在糖尿病视网膜病变中的基因表达和蛋白质表达谱，深入了解病变的细胞特异性；进行单细胞分析以识别可能的新型细胞亚型和潜在治疗靶点。⑥生物信息学和系统生物学方法：使用生物信息学工具分析大规模基因表达和蛋白质组数据，识别生物标志物和调控通路；建立系统生物学模型来模拟糖尿病视网膜病变的分子机制，探究关键节点和潜在治疗策略。

通过以上方法，可以更深入地理解糖尿病视网膜病变的分子机制，为精确诊断、个性化治疗和新药开发提供有力支持，最终提高糖尿病视网膜病变患者的治疗效果和生活质量。

（5）动物模型研究：在动物模型方面深化对糖尿病视网膜病变的研究可以为我们提供模拟疾病发展、理解病理机制以及测试新治疗策略的平台。①选择适当的动物模型，如小鼠、大鼠、猪等，根据糖尿病特征诱导建立糖尿病动物模型，分析糖尿病动物模型中视网膜组织的基因表达谱和蛋白质表达谱，鉴定与糖尿病视网膜病变相关的分子标志物，研究糖尿病动物模型中视网膜细胞代谢、炎症、凋亡等相关的分子机制。②通过在糖尿病动物模型中应用不同药物或治疗手段，评估其对视网膜病变的治疗效果，评估药物对视网膜结构和功能的影响，如血管生成抑制剂、抗炎药物等。③利用糖尿病动物模型研究糖尿病的遗传易感基因，揭示其与视网膜病变的关系；利用干细胞技术构建糖尿病患者特定的视网膜细胞模型，研究糖尿病对视网膜细胞的影响；应用基因编辑技术研究特定基因对糖尿病视网膜病变的调控作用。

通过这些方法，可以更深入地理解糖尿病视网膜病变的发病机制，评估潜在治疗策略的效果，为糖尿病视网膜病变的防治提供新的思路和方法。

（6）细胞治疗和基因治疗：在细胞治疗和基因治疗方面深化对糖尿病视网膜病变的研究是寻求创新治疗方法，旨在修复或替代受损视网膜细胞，减轻或治愈糖尿病视网膜病变。未来可以探索多种干细胞类型（如视网膜干细胞、胚胎干细胞、诱导多能干细胞）在治疗糖尿病视网膜病变中的潜在作用，比较它们的效果和安全性；研究干细胞的移植方式、数量、时机等因素对糖尿病视网膜病变的影响，优化干细胞移植方案。利用基因修复技术，修复与糖尿病视网膜病变相关的基因突变或异常，或通过基因编辑调节相关基因的表达；研究基因递送技术，如病毒载体、纳米粒子、质粒等，将治疗基因引导到视网膜细胞，以达到治疗效果。研究设计生物材料载体，能够稳定并释放治疗细胞或基因，促进其在视网膜内的定位、存活和功能发挥；开展糖尿病视网膜病变治疗的载体和支架研究，以有利于细胞植入、定位和维持其功能。探索细胞治疗和基因治疗对免疫应答的影响，以避免免疫排斥反应；进行细胞治疗和基因治疗的安全性评估，包括肿瘤形成、炎症反应、免疫反应等。提出符合伦理规范的临床试验设计，从小规模初期试验逐步推进到大规模临床试验；开展临床试验，评估细胞治疗和基因治疗对患者视网膜病变的疗效、安全性和可行性。

通过这些方法，可以深入了解细胞治疗和基因治疗在糖尿病视网膜病变中的潜在作用、机制和安全性，为创新治疗策略的研发奠定基础，为糖尿病患者提供更有效的治疗选择。

（7）新技术的应用：随着科技的不断发展，新的基础研究技术为糖尿病视网膜病变的研究提供了更多可能性和深度。新的技术和方法可以用于深化对糖尿病视网膜病变的研究：应用单细胞转录组学技术，如单细胞 RNA 测序，研究不同类型的视网膜细胞在糖尿病视网膜病变中的基因表达模式，以及细胞类型的变化和分化状态；使用空间转录组学技术研究糖尿病视网膜病变中不同细胞类型的空间分布、相互作用和基因表达情况，以解析病变的复杂分子机制；运用多组学技术，如融合转录组学、蛋白质组学、代谢组学等数据，进行综合分析，以全面理解糖尿病视网膜病变的分子特征、代谢异常及信号通路的变化；利用机器学习和人工智能技术，对大规模生物信息学数据进行分析，识别疾病标志物、预测病变进程，并为个性化治疗提供精准建议；使用高分辨率和多模态的光学成像技术，如多光子显微镜、OCT、超分辨率显微镜等，观察视网膜微结构、细胞动态、血管形态等，以获取高质量的生物学图像数据；利用最新的生物芯片技术，如高通量基因芯片、蛋白质芯片等，全面分析糖尿病视网膜病变患者的基因、蛋白质表达和代谢特征；利用 CRISPR-Cas9 技术，进行基因编辑、基因敲除或修复，以研究与糖尿病视网膜病变相关的关键基因的功能和作用机制；运用生物信息学分析工具和系统生物学方法，对大规模的基因组、转录组、蛋白质组等数据进行集成分析，以预测疾病机制和寻找新的治疗靶点。这些新技术的应用将为糖尿病视网膜病变的研究提供更高效、全面、多层次的数据，有助于深入了解其发病机制，发现新的治疗靶点，并加速疾病的预防和治疗研究。

综上所述，深化基础医学研究可以为糖尿病视网膜病变的预防和治疗提供更深刻的理解，有助于开发更有效的治疗策略，减少患者的视力损失风险。这需要多学科合作，包括细胞生物学、分子生物学、免疫学和遗传学等领域的专业知识。

2. 进一步创新 DR 诊治技术

（1）关注智能医疗技术与远程监测：要在糖尿病视网膜病变诊疗中创新智能医疗技术与远程监测，有几个关键策略可以采用。①智能眼底图像分析是重要方向：通过优化深度学习算法，对大量眼底图像进行训练，提高病变检测的准确性。同时，可以将眼底图像与其他影像学检查如 OCT、眼底荧光血管造影的数据进行融合，利用多模态信息提高病变识别的精度。②建立智能诊断辅助系统：可以是一个在线平台，通过整合临床数据和个人健康历史，为医生提供实时决策支持和个性化的诊疗建议，以协助医生做出准确的诊断和治疗决策。另外，远程监测技术也是创新的重点。设计便携式智能眼底相机，让患者能够随时拍摄眼底图像，实现定期或需要时的远程监测。医生可以通过在线平台实时评估这些图像，并提供远程咨询或建议。此外，保障数据安全与隐私也是必要的。加强数据隐私保护措施，使用加密传输技术，确保眼底图像及病历数据的安全传输和存储，同时遵守隐私法律法规。③持续优化和学习是不可忽视的：设立用户反馈机制，收集医生和患者的意见和建议，及时优化系统。利用持续学习技术，使智能系统能够根据新数据不断更新模型和算法，保持优越的诊断性能。通过这些创新策略，可以实现糖尿病视网膜病变的早期筛查、及时干预和定期监测，有助于提高患者治疗效果和生活质量。同时，注重数据隐私保护和持续优化，确保系统的安全、可靠和用户友好。

（2）发展基于遗传、生物学和临床特征的个性化治疗策略：根据患者的个体差异制订针对性的治疗方案，以提高治疗效果。在创新糖尿病视网膜病变的个性化治疗策略方面，有几个关键方向可以考虑。①个性化治疗策略需要以患者的个体特征为基础：这包括患者的遗传因素、生物学特征、生活方式、糖尿病控制情况、病变严重程度等。通过全面分析这些信息，可以设计出更符合患者个体情况的治疗方案。②采用预测性医学：结合糖尿病视网膜病变的发病机制和过程，运用先进的预测模型和算法，预测病变发展趋势。通过分析这些趋势，可以提前干预，制订个性化的预防和治疗策略，最大限度地保护患者的视力。另外，融合多种治疗手段。个性化治疗策略应该综合运用药物治疗、激光治疗、手术治疗等多种手段，根据患者的具体情况制订最合适的治疗组合。例如，对于不同阶段的病变可以选择不同的药物或手术方式，以实现最佳治疗效果。此外，强调患者的参与和自主管理。个性化治疗策略需要鼓励患者积极参与治疗过程，理解并遵循医疗建议，自觉控制血糖水平、血压和血脂。通过患者的自我管理和参与，可以更好地实现个性化治疗的目标。③利用数字健康技术实现个性化治疗：结合健康数据采集技术、人工智能和大数据分析，建立患者的健康档案和预测模型。这些档案和模型可以帮助医生制定更精准的治疗方案，实现真正意义上的个性化诊疗。通过这些创新方向，可以在糖尿病视网膜病变的治疗中实现个性化治疗策略，更好地满足患者的需求，提高治疗效果。

（3）聚焦于光学成像技术的创新：①采用先进的 OCTA 技术：OCTA 具有高分辨率和非侵入性的特点，可以清晰地呈现视网膜的血管网络，尤其是微血管层。通过 OCTA 技术，可以更准确地定量评估视网膜血流情况，监测血管密度和血流速度，为糖尿病视网膜病变的早期诊断提供更多信息。②发展超广角眼底成像技术：传统眼底成像受到视场受限的限制，无法全面展示视网膜的病变情况。而超广角眼底成像技术可以通过更广的视场范围，全方位、高分辨率地呈现视网膜的形态特征和血管分布，有助于全面了解糖尿病视网膜病变的状况。③结合多模态图像融合分析是一项有前景的创新：将 OCTA 技术与传统眼底彩色照相、眼底荧光血管造影等多种成像技术进行融合分析，可以充分利用不同成像方式的优势，提供更全面、更精准的病变信息。这种多模态图像融合可以为糖尿病视网膜病变的诊断和治疗提供更有力的依据。④研发便携式眼底成像设备也是创新的方向：小型、便携的眼底成像设备可以让患者更便利地进行眼底检查，尤其对于糖尿病患者，能够实现随时随地的监测。这种便携式设备结合了光学成像技术，有望提高糖尿病视网膜病变的早期发现率。综合这些创新方向，光学成像技术在糖尿病视网膜病变诊疗中可以发挥更大作用。通过不断创新和完善光学成像技术，可以提高糖尿病视网膜病变的早期诊断率、准确诊断率和治疗效果，为患者的健康提供更好的保障。

（4）创新微创手术治疗技术：在糖尿病视网膜病变的治疗中创新微创手术技术是至关重要的，它可以显著提高手术效果、缩短康复时间，同时减少患者的不适感和手术风险。以下是创新微创手术技术的关键方向：①开发微创手术操作系统：这种系统可以结合先进的机器人技术和影像引导系统，为外科医生提供高精度、稳定的手术操作平台。通过机器人辅助，可以实现对病变组织更精准、微创的切除，最大限度地保护周围正常组织。②探索微创手术的新器械和新材料：新型微创手术器械应该具有更小的外形尺寸、更灵活的操作性、更多功能的集成，以满足糖尿病视网膜病变的复杂治疗需求。同时，新材料的应用可以降低手术创伤，改善手术体验，促进患者的快速康复。另外，结合实时成像技术。在微创手术过程中，实时成像技术可以提供高分辨率、高对比度的图像，帮助外科医生准确定位病变部位、评估手术进程，确保手术的安全和有效进行。此外，强调团队协作和专业培训。微创手术技术通常需要团队协作，包括外科医生、影像学专家、手术助理等。通过培训和磨合，形成高效的团队合作模式，提高微创手术的整体效率和成功率。③强调手术后的定期随访和评估：微创手术治疗糖尿病视网膜病变的患者需要定期的随访和评估，以确保手术效果的稳定和长期疗效的良好，同时根据患者的情况调整治疗方案，达到更好的治疗效果。这些创新方向可以推动微创手术技术在糖尿病视网膜病变治疗中的不断进步，为患者提供更安全、更有效、更舒适的治疗选择。

（5）药物治疗方面：在糖尿病视网膜病变的治疗中，创新药物治疗是至关重要的，可以为患者提供更有效、更安全的治疗选择。①着重研发新型药物：糖尿病视网膜病变的病理机制非常复杂，因此，研发能够准确干预这些机制的新型药物至关重要。针对糖尿病视网膜病变的病理机制，我们可以研发抗炎药物。炎症在糖尿病视网膜病变的发展中起着重要作用。因此，针对炎症通路的药物可以是一种创新。例如，抗炎药物可以针对炎症因子如肿瘤坏死因子或白细胞介素 -6，通过抑制这些因子的作用，减轻炎症反应，从而控制糖尿病视网膜病变的进展。在创新药物的同时注重联合用药策略。糖尿病视网膜病变可能是多因素造成的复杂疾病，单一药物可能无法完全覆盖所有病因。因此，探索不同药物间的协同作用，设计多药联合疗法，可能会带来更好的治疗效果。②创新靶向性药物治疗：糖尿病视网膜病变的病理过程涉及多种生物学通路，因此，设计靶向特定生物标志物或通路的药物是创新的重要方向。这样的药物可以更直接、更有效地干预病变机制，降低病变风险。另外，开发局部给药系统。糖尿病视网膜病变的药物治疗通常需要直接作用于眼部组织，因此，研发局部给药系统如眼用药物释放系统或可控释放技术，可以提高药物的局部浓度，降低全身毒性，增强治疗效果。同时，可以创新将给药与光热疗法相结合。光热疗法可以通过激光对病变部位进行局部热处理，而与药物的结合可以增强治疗效果，降低治疗次数。例如，研发一种特定药物与激光热疗相结合的治疗方案，可以提高治疗效率，减轻患者的痛苦。此外，注重生物制剂的研究。生物制剂是通过生物技术手段制备的药物，具有高度特异性和较少副作用。例如，可以研发针对糖尿病视网膜病变特定靶点的生物制剂，如基因治疗药物，能够直接修复受损的视网膜细胞。③强调个性化治疗方案：基于患者的遗传特征、病史、生活方式等个体信息，制订个性化的药物治疗方案。这种个性化治疗可以确保患者获得最合适的治疗，提高治疗效果。例如，针对不同基因型的患者，选择相应的药物或治疗方案，以获得最好的疗效。这些创新方向可以推动糖尿病视网膜病变药物治疗的不断进步，为患者提供更多、更优秀的治疗选择，最终提高患者的生活质量和视力状况。

3. 进一步拓展 DR 诊治技术的转化，尝试技术的产业化

（1）多学科融合与合作：要促进多学科融合与合作，以推动糖尿病视网膜病变诊治技术的转化和产业化，可以采取以下措施。①建立多学科协同团队：组建一个由眼科医生、内分泌学专家、影像学专家、生物医学工程师等多学科专家组成的团队，团队成员应该有不同领域的专业知识和技能，以便能够共同应对糖尿病视网膜病变这个多方面的复杂问题。②定期召开跨学科研讨会和研究会议：定期组织相关学科的研究人员参与研讨会、讲座和研究会议，分享最新的研究成果、技术进展和临床经验，这有助于促进不同学科间的交流和合作，推动合作研究项目的形成。③共同制订研究方向和目标：多学科团队应共同商讨并确定糖尿病视网膜病变研究的重点方向和目标，这样能确保各学科在共同的目标下进行研究，避免各自为政，提高整体研究的效率。④推动联合研究项目：鼓励不同学科的研究人员共同申请联合研究项目的资助，政府、科研机构或企业可以提供专门资金支持多学科合作研究项目，以推动糖尿病视网膜病变诊治技术的研发与转化。⑤促进学科交叉培训：鼓励不同学科的研究人员参加对方领域的培训课程和学术讲座，增强相互理解和交流，促进知识交叉，拓宽视野。

⑥搭建多学科交流平台：建立一个在线或线下的多学科交流平台，使各领域的专家和研究者可以随时交流信息、观点和研究成果，这种平台可以促进合作、建立信任，加速研究成果的转化和产业化过程。

通过这些措施，可以促进多学科融合与合作，实现跨学科合作的最大化，推动糖尿病视网膜病变诊治技术的转化和产业化。

（2）临床实践与技术创新结合：将临床实践与技术创新相结合是拓展糖尿病视网膜病变诊治技术的关键，同时也有助于推动这些技术的产业化。①建立临床试验和研究合作平台：设立专门的平台，促进医疗机构、科研机构和技术公司之间的合作，这些合作可以包括开展临床试验，测试新技术的安全性和有效性；鼓励临床医生积极参与研究项目，与科研人员合作，将最新的技术应用于临床实践，并反馈技术的实际效果。②建立实验室-临床-产业合作模式：实验室可以是技术创新的发源地，科研人员在这里开发新技术；临床实践用来验证新技术的可行性和效果，同时提供实际病例数据；产业界负责将验证过的技术商业化，制造设备或提供服务，以满足市场需求。③持续教育和培训：为临床医生提供定期的技术培训和更新课程，以确保他们了解并能够有效使用新技术；在技术创新领域培养更多的专业人才，包括工程师、数据科学家、临床研究员等，以加速技术的应用和改进。④建立技术评估机制：建立评估新技术效果的标准化指标，以便临床医生能够客观地评估技术的价值；制定技术使用的指南和流程，确保技术在临床实践中得到正确的应用。⑤促进知识共享和反馈：建立知识共享平台，允许临床医生和科研人员分享他们的经验和数据；接受患者和医生的反馈，以便及时调整和改进新技术，以满足实际需求。⑥政府和产业支持：政府可以提供资金支持，鼓励技术创新和产业化；制定相关政策，鼓励企业投资于糖尿病视网膜病变诊治技术的研发和商业化。

通过这些方法，可以将临床实践与技术创新有机结合，促进新技术的应用和产业化，从而提高糖尿病视网膜病变患者的诊治水平和生活质量。同时，这也有助于推动相关技术在医疗产业中的发展。

（3）建立数据共享和分析平台：建立数据共享和分析平台对于拓展糖尿病视网膜病变诊治技术的转化和推动产业化至关重要。这样的平台可以促进医疗数据的共享、加速研究过程、推动新技术的应用和改进，最终改善病患的诊疗体验和治疗效果。建立数据共享和分析平台的关键步骤和要点包括以下几点。①确定平台目标和范围：明确平台的目标，例如促进研究、改进临床实践、支持产业化等；确定平台服务的范围，包括数据类型、参与机构和研究方向。②制定数据标准和规范：制定数据采集、存储、传输和分享的标准和规范，确保数据的一致性、安全性和可操作性；设定隐私保护措施，确保敏感信息的安全处理。③整合多来源数据：整合不同来源的数据，包括临床病历数据、影像数据、基因组数据等，为综合分析提供多维度信息；利用现代数据集成技术，将多源数据整合成一个统一的数据集，方便访问和分析。④建立数据存储和管理系统：创建高效的数据存储系统，采用云计算或大数据技术，确保存储容量、可扩展性和安全性；设计完善的数据管理流程，包括数据清洗、验证、更新和备份。⑤开发分析工具和算法：开发针对糖尿病视网膜病变的数据分析工具和算法，以支持病变特征识别、病情评估和预测；整合人工智能和机器学习技术，以实现自动化数据分析和智能决策。⑥推广和促进使用：向研究机构、临床医疗机构、技术企业推广数据共享和分析平台的优势和价值；鼓励医生、研究人员和技术开发者积极使用平台，分享数据并参与数据分析和研究。⑦建立合作伙伴关系：与学术研究机构、医疗机构、技术企业等建立合作伙伴关系，共同参与平台建设、数据共享和分析项目；进一步推动产业化，可以与制药公司、医疗设备厂商等建立合作，共同开发新产品和服务。

通过以上步骤，建立一个高效的数据共享和分析平台，将有助于推动糖尿病视网膜病变诊治技术的转化并促进产业化，为患者带来更好的医疗服务和治疗效果。

（4）科研机构与企业合作：通过鼓励科研机构和企业间的合作，加速将科研成果转化为实际产品和服务。政府可以提供支持，推动产业界投入研发，将研究成果快速转化为实际产品，推动技术的产业化和商业化。要促进科研机构与企业合作，推动糖尿病视网膜病变诊治技术的转化并推动产业化，可以采取以下策略和方法。

①建立联合研究项目：通过设立共同研究课题，科研机构和企业可以共同制定研究方向、目标和计划，确保项目的顺利实施和进展。②共享研究设施和资源：科研机构可以向企业开放先进的研究设施、实验室、仪器设备等资源，共同利用这些资源进行研究活动。同时，企业可以资助科研机构，支持其开展更深入、更广泛的研究，共同推进研究项目的进展。此外，成立联合研究团队。通过科研机构和企业共同组建研究团队，集合双方的研究人员，共同参与项目的研究、实验和数据分析，以确保研究的全面性和深度。这样的团队可以集思广益，吸取不同领域的专业知识，为技术创新提供多角度的思考和解决方案。建立知识产权共享机制也是关键。在研究成果方面建立合理的知识产权共享机制，确保双方在项目研究中产生的知识产权得到公平、合理地分享和保护。这可以提高合作的信任度，吸引更多科研机构和企业参与合作项目。另外，共同申请项目资助也是一项有效的合作方式。科研机构和企业可以共同申请政府、基金会或其他机构的项目资助，共同分享项目的研究经费，推动研究项目的开展。也可以向政府申请研发补贴，鼓励企业与科研机构开展合作研发项目。③定期召开合作会议和研讨会亦十分必要：定期召开会议，邀请科研机构和企业的代表分享研究进展、技术创新和市场需求，促进双方交流和合作。这种交流可以促使双方更好地了解对方的能力和需求，为合作关系的深化提供基础。通过这些方法，可以促进科

研机构与企业间的合作，推动糖尿病视网膜病变诊治技术的转化和产业化，为患者带来更好的诊治体验和治疗效果。同时，也有助于推动相关技术在医疗产业中的应用和发展。

（5）强调临床需求导向：以患者和临床需求为出发点，将创新的重点放在解决临床实际问题上。临床医生、患者、科研人员和产业界应共同制定解决实际问题的创新方案，确保创新成果真正符合临床实践需求，促使技术的产业化和广泛应用。

①密切关注临床实践：了解临床医生在糖尿病视网膜病变诊治过程中遇到的挑战和需求。通过与临床医生的沟通和合作，深入了解患者的病情特点、治疗过程中的瓶颈，以及现有技术的局限性。②聚焦病患体验与需求：了解糖尿病患者在治疗过程中的感受、期待和需求。从患者角度出发，考虑如何使诊治过程更加舒适、便捷，并能够提高治疗效果。这样的关注能够推动技术研发朝着真正有益于患者的方向发展。此外，强调临床实效与效果评估。在技术创新的过程中，注重技术的实际效果和临床应用，确保新技术能够真正解决临床问题，提高诊治效率和治疗效果。建立完善的效果评估体系，定期对新技术进行评估和改进，以确保其符合临床需求。同时，鼓励多学科合作和跨界融合。将临床医生、工程师、生物医学研究者等多个学科的专业知识和经验汇集起来，共同研究解决临床问题的创新技术。跨领域的合作能够提供更加全面的解决方案，创造出更具实用性和可操作性的技术。③建立反馈机制并不断改进：在技术推广和应用过程中，建立与临床医生和患者的紧密联系，及时收集反馈信息。根据反馈意见对技术进行优化和改进，确保技术不断适应临床需求的变化和完善。这样的反馈机制可以保持技术与临床需求的紧密契合，推动技术的不断优化与更新。

通过以上措施，可以确保糖尿病视网膜病变诊治技术的转化和产业化过程紧密贴合临床需求，为患者提供更加精准、高效、人性化的诊治服务。

第三节　病理性近视

一、概述

（一）引言

近视是一种常见的屈光不正，由于大部分患者的视力能够通过各种技术手段矫正至正常，因此，近视可能对视觉健康带来的威胁，长期以来被严重忽略。近视人群中有一部分高度近视患者，近视度数不断加重，缓慢进行性出现眼底组织不可逆损伤，造成视功能损害甚至最终失明，这类发生眼底病变并可能致盲的近视称为病理性近视（pathological myopia，PM）。PM 是一种慢性进展性眼部病变，以眼轴无限增长、后巩膜葡萄肿形成、后极部脉络膜视网膜退行性病变为特征，最终形成黄斑萎缩，导致不可逆的视功能损害甚至致盲。病理性近视直接引起的黄斑区病理性改变称为病理性近视性黄斑病变（myopic macular degeneration，MMD），是老年人低视力甚至致盲的主要原因之一。病理性近视及其并发症严重影响老年人视力健康，并引起一系列生理、心理问题。

（二）病理性近视的流行病学现状和疾病负担

1. 流行病学现状

近视已成为全球高发性眼病，患病率急剧攀升。在亚洲地区，18 岁以下在校学生人群患病率已达 80% ~ 90%，以往近视人数较少的西方国家，近期患病率也上升至 40% ~ 60%。有报道显示，预计到 2050 年全球近视与病理性近视患病率将分别增长 2 倍和 5 倍，由 PM 导致的视力损伤将增至 5570 万人，其中 1 850 万人将失明。我国是近视高发地区，病理性近视占近视人数 20% 以上，由 PM 导致的视力损伤占 17.6% ~ 40%，PM 已上升为 45 ~ 59 岁人群不可逆盲的首要病因。老年人近视患病率随着年龄增长呈双峰样改变，在 > 60 岁人群中患病率略有降低，而在 > 75 岁人群中患病率明显升高，统计发现，21.51% 的低视力患者及 51.16% 的盲患者年龄均大于 60 岁。

2015 年，国际病理性近视研究小组提出了 META-PM 临床分级标准，根据眼底病变的严重程度将 MMD 分为 5 级，包括无眼底病变（C0）、豹纹状眼底（C1）、弥漫性萎缩（C2）、斑片状萎缩（C3）和黄斑萎缩（C4），以及 3 个附加性改变——漆裂纹、脉络膜新生血管、Fuch's 斑。弥漫性萎缩 C2 及以上，或出现附加病变任何一项即可诊断为 MMD。眼轴、年龄、后巩膜葡萄肿的形成与 MMD 存在显著相关性。

MMD 呈现慢性进行性发展的过程，长达 18 年的临床观察发现，近视患者普遍存在豹纹状眼底 C1，大多视功能保持良好，仅有 3.6% 病变进展，但是当 MMD 进入弥漫性萎缩 C2 期及以上，将有 63.7% ~ 100% 的眼底病变进行性发展，视功能受到极大威胁，弥漫性萎缩是 MMD 进展致视功能损害的重要时期。因此，早期发现、准确鉴别弥漫性萎缩 C2 对患者的预后判断极为重要。

2. 相关生活质量降低的负担

虽然文献中对近视的经济评估有限，但现有数据为当前和未来的负担提供了一些重要的见解。在直接卫生支出方面，新加坡的数据显示，2011 年与近视相关的直接费用为 9.59 亿新元（7.55 亿美元），包括眼科检查、视力矫正和转运交通。除了直接卫生支出方面外，与近视相关的生产力成本负担也很重要。2015 年，未矫正近视造成的潜在生产力损失估计为 2 440 亿美元，MMD 造成的损失为 60 亿美元。另一项研究报告称，2019 年因严重视力障碍和失明造成的生产力损失为 945 亿美元，预计到 2050 年将增加到 2 293 亿美元。

（三）病理性近视的基础研究

1. 易感基因研究

基因与老年致盲性眼底病（病理性近视）的关系十分复杂。虽然基因组关联研究已鉴定出许多与近视相关的易感基因，但病理性近视的遗传背景尚未完全阐明。近年来，候选基因分析和基因组关联研究等方法揭示了一些与病理性近视相关的候选基因，如 ARMS2，然而，这些关联的验证在后续研究中并未被证实。

此外，基于近视黄斑病变分类系统的研究发现，50 个易感基因在病理性近视患者中与近视黄斑病变的关联并不显著。这表明，虽然基因在病理性近视的发展中发挥着一定作用，但其与病理性近视的关系并不完全相同。研究还发现 CCDC102B 作为近视黄斑病变的易感基因，但不是近视的易感基因。该发现提示，即使在病理性近视发展后，也可能通过控制发展病理性近视来预防近视黄斑病变的发展。为了更好地控制病理性近视患者的病理性近视发展，需要进一步研究发现与病理性近视无关的近视黄斑病变易感基因。

2. 动物模型研究

动物模型在理解和发展病理性近视治疗方法方面起着重要作用。自从 Wiesel 和 Raviola 于 1977 年发现缝合眼睑的猴子眼轴伸长以来，动物模型已成为了解和治疗近视的关键工具。其中，缝合眼睑的小鸡以及 LRP2 基因敲除小鼠等模型为我们揭示了病理性近视的一些关键特征。小鼠模型被广泛使用，因为其遗传和生理学特征得到了深入了解。与人类类似，小鼠巩膜和成纤维细胞含有五种类型的毛细胞受体。然而，它们是夜间动物，缺乏中心凹和调节能力。小鸡眼睛相对较大，视网膜中存在一个无杆区域，称为中央区，其中包含更多的锥细胞，类似于人类的黄斑。与小鼠类似，小鸡也没有中央凹。

缝合眼睑的小鸡经过单眼剥夺后发展出类似漆裂纹的病变，这与病理性近视患者的情况相似。动物模型中漆裂纹的长期随访研究表明，病理性近视患者的漆裂纹往往会恶化，即变长、数量增加，或者进展为斑块萎缩。有趣的是，小鸡模型也出现类似的进展模式。漆裂纹是病理性近视的典型特征之一，而闭合眼睑的小鸡模型也在其发展中呈现出与人类病例类似的进展模式。这些模型不仅有助于理解疾病的发展机制，还为病理性近视的预防和治疗提供了实验基础。

后巩膜葡萄肿在病理性近视中的发展机制尚不明确，而 LRP2 基因敲除小鼠模型却清晰地展示了后巩膜葡萄肿的形成过程。这个模型不仅出现后巩膜葡萄肿，还伴随着视网膜和巩膜变薄以及脉络膜萎缩等病变，与人类病例相符合。

总而言之，动物模型为研究病理性近视的机制和特征提供了重要工具。通过这些模型，我们更加深入地了解了该疾病的发展过程，有助于未来的预防和治疗策略的制定。

（四）病理性近视（病理性近视）的临床应用研究概述

1. 眼部多模态影像数据在病理性近视研究中应用

（1）多模态影像研究背景：包括眼底照相、OCT、裂隙灯照相、B 超、CT 等在内的各种眼科影像学技术具有无创、经济的优点，而眼睛是人体中唯一能够活体观察到血管和神经的部位，其影像学数据往往包含更多病理信息。因此，对眼部开展影像组学研究具有较大的临床价值。

"模态"一词多指由一种特定类型装置采集的具有相同表达形式的数据的总称。比如眼底照相是一种模态，OCT 是另一种模态，分别具有眼底的表面和横切面的影像学信息，两者具有互补性。在临床工作中，医生往往就是同时参考多种类型的影像学数据，进行交叉验证和判断，进而得出疾病诊断或预后结论，即综合多模态的影像数据进行分析。

目前眼科领域多模态影像数据的 AI 研究仍较少。最早的研究发布于 2019 年，Wang 等将眼底彩照和 OCT 图像作为输入源进行正常眼底，干性及湿性 AMD 的分类；Xu 等随后将其进一步拓展为正常眼底、干湿 AMD 和 PCV 的分类问题。这些研究初步展示了眼科多模态影像数据的研究潜力。

（2）多模态影像数据的整合和分析方法：多模态影像数据的研究相比单模态，其显著特征在于需要将输入的多种模态的数据进行融合。根据数据融合的部位，可大致分为三种类型：数据层融合、特征层融合和任务层融合。

数据层融合是将不同模态的数据直接混合，作为"单模态"输入，强制神经网络在训练过程中提取与模态无关的特征。其优点在于可以直接使用现有的单模态架构，缺点是对模态之间的空间关联性要求较高，不适用于眼底照和 OCT 这种空间上成正交关系的模态。

特征层融合尝试在各个模态的特征提取过程中融合不同模态的信息。浅层特征仍保留相当多的原始数据信息，而深层次的特征包含更多与任务相关的语义特征，因此一般选择在深层特征上进行融合。常见的融合算法有简单的特征向量拼接和旨在获取高阶关联信息的双线性池化、张量融合等。

任务层融合是将基于各个模态分别给出的预测结果进行融合，因此，在概念上可以看成多个单模态网络的集成。各个网络既可以独立并行训练，也可以联合训练。

对比 3 种范式，数据层融合实现最简单，但适用范围较窄；特征层融合的适用范围广、模型学习能力强，但对融合模块的设计和训练数据量也提出了更高要求；任务层融合则介于两者之间。在实践中选取何种范式，需具体问题具体分析。目前，第 2

种范式是研究者采用的主流方案。

（3）多模态影像的自动分析和病变检测：目前，多模态影像数据的 AI 分析在病理性近视领域应用较少，仅有 Kang 等在 2021 年发表的一项基于眼底照、OCT 和血管荧光造影，用于多种眼底病诊断的研究。然而，病理性近视方面，该模型仅包含对 CNV 的识别，其他病变的多模态研究仍有缺乏。

另一方面，病理性近视领域中基于眼底照相或 OCT 图像的单模态深度学习研究则相对较为成熟。研究的主要任务包括对病理性近视相关的眼底病变进行自动识别、分割等，可进一步用于疾病的筛查、诊断与分级分期。早期的研究主要以 OCT 图像中的脉络膜自动分割和血管结构分割以及眼底照相中的病变识别为主；随后，又有数个团队开展了对各种病理性近视眼底病变的精确识别研究。Fujimoto 等利用 OCT 3D 影像，通过深度学习算法消除噪声，准确获取了脉络膜空腔的体积；Mako 等同样基于 OCT 3D 影像进行深度学习模型构建，用于识别筛板缺损；Shi 等根据 OCT 图像开发了针对特定部位视网膜脱离和劈裂的自动分割模型。这些研究丰富了该领域内对特定病变的识别技术，为后续疾病的个体化风险评估、预测以及治疗策略的优化打下基础。

2. AI 在病理性近视研究中应用

（1）AI 在眼底图像分析和决策支持方面的应用前景：AI 是应用计算机模拟人类智能行为的技术，可大幅提升工作效率和准确率，降低成本，被誉为人类历史上的第 4 次工业革命。2006 年，深度学习出现，作为人工智能的重要实现方法，深度学习在图像识别、文本数据处理等方面都取得了惊人的进展，加速了人工智能在医学领域的应用。2016 年，人工智能首次被应用于筛查糖尿病视网膜病变的论文公开发表，揭开了人工智能在眼科应用的大幕。

眼底照片具有方便、快捷、成本低的特点，目前国内已有 3 款基于眼底照片的糖尿病视网膜病变人工智能辅助诊断软件获批上市。将该软件安装到眼底照相机上，可实现糖尿病视网膜病变的筛查，切实提高基层医院的诊断水平，有利于疾病的早发现和早治疗。除了糖尿病视网膜病变，该技术已向高血压性视网膜病变、视网膜静脉阻塞、年龄相关性黄斑变性、病理性近视眼底和视网膜脱离等眼底病延伸。更令人振奋的是，基于眼底照片的人工智能分析还可用于预测心脑血管疾病。目前，已有人工智能算法被应用于 PM 相关病变的自动识别及严重程度分级。

（2）深度学习在眼底图像分析中的应用：深度学习是一种以深层人工神经网络为架构，以原始数据为输入，以目标任务为输出，具备端到端学习能力的机器学习算法。相比传统机器学习算法，深度学习具有强学习能力和高易用性的特殊优势。

Hinton 等提出非监督贪心逐层训练算法，为解决深层结构相关的优化难题带来希望，随后提出多层自动编码器深层结构。此外 Lecun 等提出的卷积神经网络是第一个真正多层结构学习算法，它利用空间相对关系减少参数数目以提高网络训练性能。目前眼科 AI 领域已有较多以单一影像形式作为输入的研究。谷歌 2016 年发表于 *JAMA* 的研究首次证实了利用深度卷积网络识别 DR 的可行性。谷歌下属的 DeepMind 公司于 2018 年在 *Cell* 发文表明，以 OCT 图像序列作为输入的 AI 模型在多个病种的转诊判断上，有望达到临床专家的水平。2021 年 Li 等的研究证明，将单张眼底照相输入 AI 模型，对 10 余种常见眼底疾病进行识别，其识别精度与住院医师接近。目前，深度学习在眼底图像分析的研究中已有广泛应用。包括眼底特征的自动检测和量化、眼底病筛查（糖尿病眼底病变、老年相关黄斑变性、青光眼、新生儿视网膜病变）、眼底病及相关系统疾病的分期分级、指导治疗（疾病活动性分析、对病理改变的量化评估、对再治疗的评估）、提示疾病预后（视敏度结局、未来疾病发展可能）。

（3）基于 AI 的病理性近视个体化风险评估和预测模型：在特定病变自动分析和检测技术的基础上，不同团队开发了多种疾病风险评估和预测模型。Ye 等基于 OCT 影像，Lu 等基于眼底照片分别训练了两套病理性近视的筛查和分级模型，其准确度均可以媲美眼底病专家。Du 等对比在病理性近视诊断与分型的任务下，软标签和硬标签用于深度学习训练的差别，发现软标签训练的模型在多种场景下优于硬标签模型。而 Tang 等综合既往研究成果，基于深度学习算法和眼底彩照开发了用于自动诊断、分级、预测病理性近视和进行病变分割的模型。

3. 影像标志物在病理性近视研究中的应用

（1）巩膜葡萄肿：病理性近视的一个共同特征是后葡萄膜肿的存在，它被定义为眼球后壁的一部分外囊。后巩膜葡萄肿的诊断传统依赖于间接眼底镜或眼底照片进行的眼底立体检查。随着影像技术的进步，现在可以通过广角或超广角眼底照相进行无创诊断。此外，横断面 OCT 扫描可以提供更多的细节，清楚地看到葡萄肿边缘的轮廓变化。超广角 OCT 能够看到神经视网膜的结构，检查葡萄肿和脉络膜并发症之间的关系。

（2）近视性黄斑病变：OCT 的最新进展使得能够检测到近视性黄斑病变的更多特征，因此建立了基于 OCT 的近视性黄斑病变分类。新的分类系统包含三个关键词：萎缩、牵引和新生血管。

萎缩性近视性黄斑病变进展以脉络膜变薄为特征，病理性近视眼的脉络膜厚度与眼轴长度和视力结果相关。OCT 具有生成脉络膜和脉络膜 - 巩膜界面的高分辨率图像的优势。另一个重要的脉络膜特征是视盘周围脉络膜内空洞，在病理性近视的眼睛中通常位于视神经下方。与脉络膜内空洞是视网膜和 RPE 抬高的传统假设相反，使用 OCT 的研究报告称，它也可以通过后巩膜弯曲避免视网膜和 RPE 的改变。

近视性脉络膜新生血管（myopic choroidal neovascularization，mCNV）：mCNV

应通过 FFA 来确认，病变显示出强荧光，其大小和强度随时间增加，表明有渗漏。FFA 和 OCT 都被用来进一步确定 mCNV 是否处于活动期以及是否需要治疗。最近，OCTA 已经成为一种可用的非侵入性、深度分辨的血管成像方式，可以对脉络膜微血管网络进行体内可视化。此外，它能够显示 mCNV 的形态特征和血管，而这些特征和血管往往被 FFA 的渗漏所掩盖。

近视牵引性黄斑病变（myopic tractional maculopathy，MTM）：OCT 对 MTM 的准确诊断至关重要，它不仅是对视网膜状态的完整评估，也是手术决策的依据。手术治疗的适应证要考虑到视力丧失的程度、牵引的范围和进展的模式。

（3）穹顶状黄斑：穹顶状黄斑的特点是黄斑向内隆起同时脉络膜后凹，在眼底照片上很难发现，主要通过 OCT 来观察。最近一项使用超广角 OCT 的研究表明穹顶状黄斑的形成独立于后巩膜葡萄肿，并倾向于发生在后极部大量扩张的眼睛中，被认为是后部巩膜曲率异常。由于 OCT 平台的扫描长度有限，不能给出完整的评估，已经进行了一些三维 OCT 和三维 MRI 黄斑重建的研究来证实这些发现。利用三维 MRI，研究人员发现穹顶状黄斑的形成与整个后段的形态变化有关。

（4）近视相关的青光眼样神经病变：由于近视相关的视盘周围区域不规则，以及辨别神经网膜边缘困难，对病理性近视眼的视神经评估具有挑战性。最近的影像研究改善了近视相关的视神经病变的特征。使用 OCT，发现巩膜弯曲的角度与病理性近视眼的视野缺损的严重程度相关。OCTA 也可能有助于探索青光眼视神经病变的血管变化。

（5）影像组学在影像学标志物的应用：影像组学的概念是在 2012 年由荷兰学者 Lambin 等首次提出，指从医学图像中提取高通量特征（高通量特征即一次性提取成千上百万的影像特征数据），并进一步采用多样化的统计分析和数据挖掘方法从海量信息中提取和剥离出真正起作用的关键信息，最终用于疾病的辅助诊断、分类或预测。影像组学的分析流程主要由获取影像图像数据、图像分割、特征筛选与降维、构建模型进行预测几大步骤构成。影像组学作为医工交叉的产物，其应用先进的计算机方法解决临床具体问题，具有智能诊断、智能评估、智能预测等广阔的应用前景。基于影像组学技术可为眼底照相、OCT、OCTA 获取的病理性近视及病理性近视的影像标志物，提供详细的眼底结构和血管信息。

二、在病理性近视诊治方面的临床产出及转化

（一）多模态影像数据相关研究成果

1.基于多模影像分析漆裂纹的转归和发展模式

本课题组基于多模影像数据，对病理性近视漆裂纹的无创检测方法进行了研究。

研究中对 33 位有漆裂纹的病理性近视患者中的 47 只眼进行了眼底检查。将有创的 FFA 与无创的眼底照相、眼底自发荧光照相和 OCT 进行比较。FFA 作为金标准共在 47 只眼中发现 176 处漆裂纹，眼底照相检出率为 98%，而眼底自发荧光照相和 OCT 分别为 85%。这提示无创检查用于漆裂纹诊断的有效性。

本研究利用多模影像数据，为多种无创检查方法在漆裂纹的诊断及评估中的应用提供循证依据。其优势包括无创性及多种影像手段联合使用对漆裂纹转归及发展过程的评估也有很大的价值。相关论文已发表在国际期刊 *Retina*（IF: 3.3）。

2. 基于多模影像的病理性近视牵引性黄斑病变危险因素及进展影响因素研究

课题组基于 OCT 与眼底照，发现了牵引性黄斑病变的一个独立危险因素，同时分析了影响该病进展的因素。研究纳入 188 只病理性近视眼，从 OCT 和眼底照两个方面对牵引性黄斑病变展开分析。①由于后巩膜葡萄肿是病理性近视的重要标志，后巩膜葡萄肿的高度也常用于病理性近视牵引性视网膜病变的评估。然而，后巩膜葡萄肿高度对黄斑区牵引性病变的评估存在一定的不匹配性，因此课题组将 OCT 中的黄斑外巩膜高度（macular outward scleral height，MOSH）作为在该病中评估巩膜变形程度的指标。②基于眼底照对萎缩性近视性黄斑病变（atrophic myopic maculopathy，AMM）进行分级。在组间比较中，发现眼轴与牵引性黄斑病变的发生没有显著联系，而 MOSH 则是牵引性黄斑病变的独立危险因素。在疾病进展分析中，发现 AMM 的严重程度则可以预测牵引性黄斑病变的进展程度。

该研究基于多模影像数据，提示 OCT 和眼底照可以分别对病理性近视牵引性黄斑病变的发生与发展进行评估，为该病的筛查、诊断与治疗均提供了新思路。相关论文已发表在国际期刊 *Journal of Clinical Medicine*（IF: 3.9）。

（二）AI 相关研究成果

1. 基于机器学习的年轻近视者视盘形态特征的自动识别与量化分析

本课题组在上海病理性近视流行病学研究中，分析 896 名年轻近视患者，并将参与者随机分为训练集（70%）和测试集（30%）。运用开源的影像组学算法包从彩色眼底照片中自动提取视盘旁形态学特征，所涉及的眼底区域包含视盘、ETDRS 分区内环、内环颞侧、外环颞侧（图 3-3-1），并囊括灰度、纹理、形态等各方面特征（图 3-3-2）。通过 LASSO 回归筛选与脉络膜厚度相关性最强的影像学特征，并通过在训练集构建多元回归模型将其合并为基于视盘特征的脉络膜厚度预测模型，进而在测试集中评估其预测脉络膜厚度的性能。本研究从眼底彩照中提取的特征多达 300 余项，通过在训练集中进行机器学习降维，最终筛选出了包含 6 个特征的最佳特征集合，并利用多元回归模型将其合并为了新的脉络膜厚度预测模型。该模型与脉络膜厚度有显著相关性，可用于近视患者脉络膜厚度改变和病理性近视进展的预测。

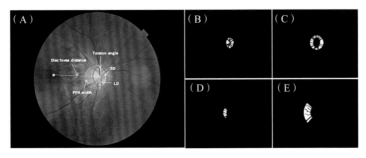

图3-3-1　本研究影像学特征提取范围示意图

（A）原始图片；（B）视盘区；（C）ETDRS分区内环；（D）ETDRS分区内环颞侧；（E）ETDRS分区外环颞侧

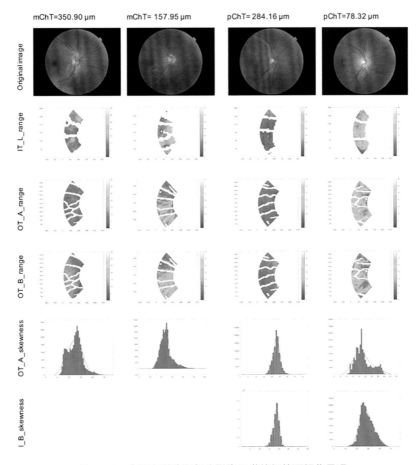

图 3-3-2　本研究所选取部分影像组学特征的可视化呈现

本研究引入了机器学习方法来获取近视进展过程中视盘和视盘旁早期变化的影像学特点，并基于这些特征筛选构建了与脉络膜厚度显著相关的定量模型。这种基于机器学习方法的客观预测模型弥补了手动标注测量的主观性及耗费人力等缺陷，并可应用于眼底疾病的其他领域。相关论文已发表于国际期刊 *Frontiers in Medicine*（IF 3.9）。

2. 基于眼底照相的自动化眼底各种异常检测研究

本课题组提出了一种基于病灶的个性化统计建模的眼底各种异常检测方法。该方法相比已有方法，对眼底照相的病灶诊断的准确率提升了 2.2 个百分点。方法的创新性在于：①方法针对病灶首次进行了精细和全面的建模。建模的内容包括：针对不同眼底彩照中，由于病灶的种类、颜色、大小不同导致的病灶在不同图像中的统计分布差异，使用了非独立同分布混合高斯模型进行了对不同图像的病灶的个性化建模；针对病灶的区域特性，采用了块状区域为单位进行病灶的混合高斯的编码。②方法针对正常背景图像也进行了更精准的描述，体现在针对正常背景图像中存在正常个性化变化的问题，使用了加权 Schatten 范数进行对背景图像的松弛低秩建模，以更好地容纳背景的个性化变化。

方法将对病灶和正常背景的建模融合到一个统一的模型中，加强和促进了模型对病灶和背景的学习和鉴别的能力，使病灶的检出率更高，同时误检率更低，有效提高了对正常眼底和带病灶眼底的区分性能。相关论文已发表于国际期刊 *IEEE Transactions on Medical Imaging*（IF 10.6）。

3. 基于眼部 MRI 影像实现全眼球解剖结构及后巩膜葡萄肿病灶的自动分割及定量分析

本课题组基于 3D U-Net 神经网络模型，实现病理性近视患者眼部 MRI 影像中全眼球结构及后巩膜形态和葡萄肿病灶的自动识别及三维重建，并进一步实现眼球总体积、后巩膜葡萄肿体积、后巩膜葡萄肿高度面投射面积等关键参数的定量分析。

本部分研究内容的创新点：①首次实现病理性近视全眼球结构和后巩膜葡萄肿病灶的定量分析。网络模型整体流程分为定位和分割两个步骤，首先从 MRI 影像窗口内眼眶部分中进行对眼球整体的分割，使用形态学处理和连通性分析计算眼球所属区域及其中心坐标，然后以眼球的中心坐标在原始 MRI 图像中提取眼球边界框，进一步进行对眼球前房、晶状体、玻璃体、视神经和后巩膜葡萄肿的分割。②对于病理性近视后巩膜葡萄肿病灶实现了表观形态学参数的自动化提取。网络模型使用 Level Set 算法生成光滑表面曲线、Marching Cubes 算法生成三维表面模型，实现眼部 MRI 影像中后巩膜形态和葡萄肿病灶的自动识别及三维重建，并进一步实现眼球总体积、后巩膜葡萄肿体积、后巩膜葡萄肿高度面投射面积等关键参数的定量测绘，为后续葡萄肿病理性近视患者个体化、精准化的后巩膜加固手术参数设计提供技术基础（图 3-3-3）。

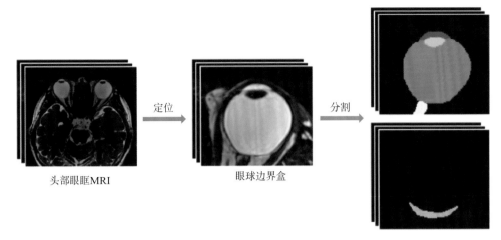

头部眼眶MRI　　　　　　眼球边界盒

定位　　　　分割

图3-3-3　全眼球结构及后巩膜形态和葡萄肿病灶识别模型流程图

（三）影像标志物相关研究成果

1. 近视患儿中 Bergmeister 视盘与近视进展的关系

本课题组基于 OCT，发现了一个新的评估近视进展的影像标志物。研究纳入 236 名近视儿童，通过 OCT 检测 Bergmeister 视盘（persistent Bergmeister's papilla，PBP）的发生率与吸收情况，根据其形态分为Ⅰ、Ⅱ、Ⅲ型。将该指标以及其他生物学指标与眼轴进行逐级回归分析，最终发现 PBP 的发生以及分型是眼轴长度的独立预测因素。

该研究基于 OCT，在儿童近视群体中发现了一个新的近视影像标志物，不仅为儿童近视进展情况的监测提供了新思路，也对不同年龄段近视人群评估手段的开发有一定的启发作用。相关论文已发表在国际期刊 *Translational Vision Science & Technology*（IF: 3.0）。

2. 基于影像组学的老年近视性黄斑变性的诊断模型建立和疾病量化分析

首次使用影像组学方法对老年近视性黄斑变性人群进行诊断模型建立和疾病量化分析。该方法发现了新的影像学量化特征，特征对黄斑弥漫性萎缩及以上人群的诊断准确率比临床经典特征高出 3 个百分点。首先，基于影像组学方法提取了超过 300 个高通量影像学特征，其次，应用了机器学习算法中的特征筛查方法，以及特征筛查模型，筛查出了 8 个与近视性黄斑变性相关的特征，并基于该特征建立了更准确的诊断模型。经统计检验验证，8 个新图像特征与近视性黄斑变性人群病程显著相关，且 8 个新图像特征中的 7 个为新发现。通过对新图像特征进行深度解析，发现 8 个特征对应着近视性黄斑变性患者的 PPA 形态学、灰度、纹理的改变，提示近视性黄斑变性患者的 PPA 已经发生了解剖学上的细微变化，进一步研究有可能帮助临床深入理解近视性黄斑变性的病理过程。

方法的价值在于，能够挖掘临床之前忽略的与疾病相关的更多更细微的影像学改变，对比深度学习，特征具备可解释性，可能帮助临床理解疾病进展中的生物物理变化。未来将进行针对队列数据的研究，有可能帮助临床发现对近视性黄斑变性的发生具备预测能力的影像学特征。相关论文已发表于国际期刊 *Journal of Translational Medicine*（IF 7.4）。

三、下一阶段的临床应用机遇

（一）诊断中的应用机遇

随着老年人口的不断增长，病理性近视导致的眼底病变在老年患者中变得更加常见。影像组学技术和人工智能技术的进步为这些疾病的诊断提供了新的机遇。

1. 病变检测和分级的自动化

AI 在病理性近视的检测和近视相关并发症的识别方面表现出了很好的性能。深度学习技术，特别是卷积神经网络已经被应用于各种与图像相关的应用中。通过深度学习算法，可以识别和定量评估眼底病变。这种自动化的检测和分级有助于提高疾病的早期诊断和治疗。

基于眼底图像，深度学习算法在病理性近视的检测和分类方面表现出强大的性能。其中一个算法能够同时进行病理性近视的分类和相关病变的语义分割，包括视盘、视网膜萎缩和视网膜脱离。基于眼底图像的深度算法能够对近视黄斑病变进行检测和分类，并取得了优异的成绩。此外，机器学习方法还被用于检测视盘区域的近视性黄斑病变，这在临床检查中可能不容易检测到。

最近，一些研究报道了深度学习和机器学习在 OCT 成像中的应用。基于 OCT 图像的深度学习 CNN 模型已经在检测病理性近视、近视性黄斑病变、视网膜裂孔、黄斑孔和视网膜脱离方面取得了可靠的结果。然而，将这些深度学习算法实施到临床实践中的障碍包括使用各种各样的 OCT 系统，成像和后处理协议的差异以及三维体积数据的有限图形处理单元能力。未来的发展，如通过深度完成自动图像处理以更清晰地描绘 CNV，可能会使使用 OCTA 成像的病理性近视的视网膜和脉络膜血管的深度学习分析进一步发展。基于人工智能技术的未来发展及其在 OCT 和 OCTA 中的应用将进一步改善近视相关疾病的诊断、筛查和治疗。

2. 疾病分类的辅助决策

在老年性患者中，病理性近视引起的眼底病变的分类具有挑战性。影像组学技术和人工智能技术可以帮助医生进行辅助决策。辅助人工智能分析在成像方面的这些进展可改进疾病进展检测并指导治疗。通过构建多模态影像数据库并利用机器学习算法，可以建立准确的分类模型，以区分不同类型的眼底病变。这种辅助决策系统有助于医生减少误诊和漏诊。最近的一项研究证明了基于人工智能的系统对病理性近视识别的有效性，提高了眼科住院医生准确识别病理性病例的表现。

（二）预防中的应用机遇

老年患者的病理性近视眼底病变的预防是关键的健康管理策略。影像组学技术和人工智能技术在预防中发挥着重要作用。

1. 个体化风险评估和干预策略

通过分析大量的影像和临床数据，结合机器学习算法，可以建立个体化风险评估模型，预测老年患者发展病理性近视眼底病变的概率。根据预测结果，医生可以制定个体化的干预策略，如定期眼底检查、调整用眼习惯等，以减少病变的进展和发展。

2. 生活方式建议和防控措施

影像组学技术和人工智能技术还可以结合生活方式和环境因素的数据，提供针对个体的生活方式建议和防控措施。例如，通过分析眼底图像和环境因素的关联性，系统可以给出针对个体的用眼建议，如合理安排用眼时间、避免长时间近距离用眼等，从而降低病理性近视眼底病变的风险。

（三）治疗中的应用机遇

眼底病变的治疗对于老年病理性近视患者至关重要。一旦出现病理性近视的特征，临床管理包括早期发现和治疗其并发症，以减少或防止永久性视力损伤。影像组学技术和人工智能技术为治疗提供了新的应用机遇。尽管目前仍没有关于 AI 和影像组学技术用于病理性近视治疗优化的研究，但可以预见的是，在病变检测技术和个体化风险评估模型的发展下，现有的疾病诊断和分型标准将趋于精准，同时也将逐渐发展出辅助疾病预后的模型，从而在疾病的不同阶段指导治疗。

1. 影像学进展对病理性近视治疗的影响

通过对角膜和巩膜的影像进行生物力学评估，将影响后巩膜葡萄肿治疗的未来发展，如巩膜加固和胶原交联。限制后巩膜葡萄肿的范围和进展对防止近视眼黄斑病变的发展起着重要作用。另一个最新进展是采用玻璃体切割术、内界膜剥离术和气体填充术相结合的方式对 MTM 进行早期干预，已显示出良好的解剖学和视觉效果。基于 OCT 的 MTM 分级系统的发展可能为手术干预提供更精确的指示，并为每个不同阶段提供管理建议，如黄斑环扎和玻璃体旁切除术。

2. 药物治疗方案规划的辅助与疗效评估

针对老年患者的病理性近视眼底病变导致的 CNV，药物治疗是常见的治疗方式之一。影像组学技术和人工智能技术可以辅助医生制订药物治疗方案，并评估治疗的疗效。通过分析眼底影像和患者的临床数据，可以预测不同药物治疗方案的疗效，帮助医生选择最佳治疗策略，提高治疗成功率。目前，玻璃体内抗血管内皮生长因子治疗已经大大改善了 CNV 患者的前景。因此，OCT 和 OCTA 成像已经成为确定疾病活动和监测治疗反应的重要工具，即 OCT 扫描中高反射的 CNV 病变会巩固并获得明显的边界，表明对治疗有反应。

3. 手术术前模拟和术后监测的自动化

对于一些进展迅速的眼底病变，如视网膜脱离等，手术干预可能是必要的。影像组学技术和人工智能技术可以提供术前模拟和术后监测的自动化工具。例如，在巩膜扣带术中，通过分析眼底影像和患者眼球形态的关联性，可以预测术后的疗效并辅助手术方案的制订。

四、未来病理性近视诊治面临的挑战及展望

（一）未来可能的挑战

1. 数据隐私和安全性

医疗 AI 的研发、测试、应用过程都涉及大量宝贵的医疗数据资源。包括患者个人基本信息、疾病信息在内的医疗数据的收集、储存、处理及使用均需要审慎处理。作为临床医生，应保证患者对数据使用的知情同意，且在将数据交由 AI 技术人员进行处理前，由己方或第三方机构对患者隐私数据进行脱敏。此外，医疗数据应只在研究限定范围内使用，而非成为 AI 产品研发企业的数据储备。如何在利用大数据研发 AI 技术的同时保护数据安全，也是亟须思考的问题。

AI 产品想要应用于临床实践必须满足国家药品监督管理总局关于医疗器械的相关法规要求，保证 AI 技术安全、可靠且可控地发展，明确医疗 AI 的责任承担问题。此前，我国国家卫生健康委员会医院管理研究所发布《人工智能蓝皮书：中国医疗人工智能发展报告》对拥有自主性的强 AI 产品进行了进一步的探讨，提出所有伦理审查办法必须符合世界医学会发布的《赫尔辛基宣言》、世界卫生组织参与制定的《涉及人的健康相关研究国际伦理指南》、我国原国家卫生与计划生育委员会颁布的《涉及人的生物医学研究伦理审查办法》，全面分析解决 AI 技术研究和临床转化应用中敏感的、特有的伦理问题。

2. 技术可靠性和标准化问题

AI 的一大特点是"黑箱模型"，算法作为拟合函数，依据输入值给出输出值，但其内部运算机制及对应的临床特征并不明确，缺乏可解释性，这也限制了临床医生对 AI 算法的接受度。这一问题在基于 AI 进行预测的研究问题中尤为普遍，因为预测结果往往是无法证伪的。目前认为，虽然针对特征人群的诊断或治疗效果进行预测是有价值的，但是对于个体诊断进行的预测却难以评价其真实效果。因此，寄希望于 AI 技术指导个体患者的诊疗思路是不可行的。

目前尚无公认的评价体系对 AI 产品的准确性进行评价。目前基于深度学习算法进行诊断的众多研究采用了多种方法计算模型的效果，这就导致多项研究之间难以进行横向比较，从而评价研究结果的优劣。而且由于模型的测试结果只对测试集负责，标准测试集的缺乏也导致针对某一模型的评价难以被广泛认可。也就是说，在某个测试集上表现十分优秀的算法，在另外一个十分相似的测试集上也未必能有同样出色的表现。有研究提出，算法模型的全面评价应包括疾病发病率、1 类及 2 类错误、置信区间、目标准确度、灵敏度及特异度等众多指标，但这也不足以解决标准测试集缺乏带来的评价问题。此外，许多研究采用的金标准可能缺乏权威性，不足以用于评价 AI 模型。

3. 医学实践中的接受度和培训需求

医务人员和患者对眼科 AI 临床应用的接受程度也存在一定的差异。最新调查结果显示，我国眼科医务人员对 AI 的理解水平高于其他医学临床专科的技术人员。虽然大多数眼科受访者表示没有任何眼科 AI 经验，但其对眼科 AI 的接受程度普遍较高。

（二）未来发展方向和建议

1. 加强多中心研究和数据共享

多中心的大规模研究可以提供更广泛的数据样本，增加模型的鲁棒性和泛化能力。同时，建立数据共享平台和合作机制，促进不同机构间的数据交流与合作，加速研究进展和技术应用。

2. 优化算法和模型的性能

持续改进和优化影像组学和人工智能算法，提高诊断准确性、分类精度和预测能力。深入研究不同算法和模型的优缺点，探索更高效、更精确的方法，以适应复杂的眼底病变诊断和分析需求。

3. 提高医生和患者的接受度和教育水平

加强对医生和患者的培训和教育，提高他们对影像组学和人工智能技术的认知和理解。增加医生对这些技术的信任度，鼓励他们积极采用和应用于临床实践中。同时，提高患者的知识水平，使他们能够理解和接受这些新技术的好处，并主动参与眼部健康管理。

4. 安全性和隐私保护

在推广应用影像组学和人工智能技术的过程中，要注重数据安全和隐私保护。制定相应的数据安全标准和隐私政策，确保患者数据的安全存储和传输，以及合法、合规的数据使用。

综上所述，影像组学技术和人工智能技术在老年性患者的病理性近视眼底病变中具有广阔的临床应用机遇。通过自动化的病变检测和分级、鉴别诊断和疾病分类的辅助决策、个体化风险评估和干预策略、生活方式建议和防控措施以及治疗方案规划的辅助和手术监测的自动化，可以实现精准的防治策略，提高患者的生活质量并减少相关并发症的发生。未来影像组学和人工智能技术的发展需要跨学科的合作和努力，以实现更准确、高效和个体化的老年性病理性近视眼底病变的诊断和治疗。同时，注重数据共享、算法优化、教育推广和安全保护等方面的工作，将有助于推动这些技术的广泛应用和发展。

第四章 中国脑肿瘤精准诊疗发展现状和未来趋势研究

第一节 概述

1884 年 11 月 25 日，英国外科医生、神经外科手术先驱里克曼·约翰·戈德利（Rickman John Godlee）完成了有历史记载的全世界第一例开颅原发性脑肿瘤切除手术。这较其他肿瘤性外科手术的开展延迟不少，究其原因有三点：①缺少脑肿瘤诊断和定位的方法及工具；②微生物学及杀菌原理的不完善；③没有任何先例来指导本项手术的开展。因此，在随后发表的学术论文当中，里克曼·约翰·戈德利医生提出："从这个案例中获得的经验使我们相信，脑医学和外科手术的未来有很好前景。由于脑肿瘤可以被精确地诊断并成功切除，而不会立刻危及生命，我们有信心在未来更好的条件下，相关的手术将给患者带来更多益处。"也就在那时，脑肿瘤精准诊疗的理念和带给患者的临床获益就已经非常清晰地被提出，距今已经 140 年。

1950 年，中国神经外科先驱、复旦大学附属华山医院神经外科创始人史玉泉教授，在时任复旦大学附属中山医院普外科主任沈克非教授的带领下，共同完成了中华人民共和国第一例开颅脑肿瘤切除手术。虽然比里克曼·约翰·戈德利医生晚了 66 个年头，但这两位前辈所面临的困难丝毫不亚于 1884 年那个早晨，没有导航，没有显微镜，没有显微手术器械，更没有诊断用的 CT 和 MRI，或许那天史玉泉教授和沈克非教授内心对于精准医学的期盼是那么浓烈，而这份浓烈也拉开了属于中华人民共和国的精准医学事业的帷幕，在此后的 30 年里，史玉泉教授带领科室同仁走访国外知名医疗机构和医学厂家，通过刻苦钻研，自主研制了手术显微镜、立体定向仪、颅内压检测仪等设备，开启了属于他们的精准医学时代。

进入 21 世纪，以复旦大学附属华山医院、首都医科大学附属天坛医院为代表的神经外科团队，在神经肿瘤精准诊疗领域对国际前沿进行追赶和探索，华山医院率先引进了全亚洲第一台高场强术中 MRI，并建设了术中 MRI 手术单元，证实了导航系统能够有效提高神经肿瘤的全切率、降低术后神经功能障碍发生率。天坛医院牵头制定《中国脑胶质瘤分子诊疗指南》，在全国范围内推广脑胶质瘤分子病理和个体化治疗规范化理念，也使得中国成为神经外科医生掌握脑胶质瘤分子诊断知识最全面的国家之一。如果说 21 世纪第一个十年是追赶的十年，那第二个十年就是中国神经肿瘤精准诊疗事业遍地开花的十年。以各大三甲医院为例，脑肿瘤生物样本库的建设成为推动精准诊疗事业发展的原动力，作为脑胶质瘤多组学数据库的代表，CGCG（中国脑胶质瘤基因组图谱计划）已经成为全球三大脑胶质瘤基因组数据库之一，由此产生的中国脑胶质瘤分子分型，也获得 WHO 中枢神经系统脑肿瘤分类标准的引用。与此同时，多模态神经导航、清醒麻醉下脑功能区定位、快速术中分子诊断等技术在临床的应用越发普及，使得中国脑胶质瘤患者的平均生存时间达到国际领先水平，获得业内的高度认可。

2021 年 4 月 16 日国家卫生健康委员会决定以复旦大学附属华山医院为主体，联合首都医科大学附属天坛医院和宣武医院共同构成国家神经疾病医学中心，就此中国神经肿瘤精准诊疗水平又迈入了一个新的阶段。多个神经肿瘤成立国家级 MDT 联盟，各种自主研发的新型靶向药物不断进入 Ⅰ、Ⅱ、Ⅲ 期临床试验，越来越多的中国声音出现在国际舞台上。更让人欣喜的是，产学研结合逐步紧密，围绕神经肿瘤精准诊疗的产业化不断升级，国产替代甚至国产取代已经成为一种不可逆的趋势。

本章围绕中国神经肿瘤的流行病学、精准医学理念发展史、精准医疗技术发展现状、精准医疗产业现状四个方面，全面阐述精准医学在中国神经肿瘤发展中的重要作用，这也侧面反映了中国经济、社会、人文的进步对精准医学在神经肿瘤领域落地的推动作用，希望对神经肿瘤的从业者，不仅仅限于临床医生，有一定的参考作用，也为未来制定神经肿瘤精准诊疗的医学政策提供部分理论依据。

第二节　中国脑肿瘤流行病学

一、中国脑肿瘤类型及发病趋势

从中国国家脑肿瘤注册系统（The National Brain Tumour Registry of China，NBTRC）发布的 2019—2020 年来自 50 家三甲医院的 25239 例脑肿瘤的统计数据结果来看，近些年全国收治的脑肿瘤中，脑膜瘤是中国最为常见的脑肿瘤类型（23.63%），往后由发生比率由大到小依次是垂体瘤（23.42%）、未明确类型肿瘤（16.18%）、神经鞘瘤（9.09%）、胶质母细胞瘤（8.56%）、弥漫间变型星形细胞瘤（7.03%）、少突神经胶质瘤和少突星形瘤（4.17%）。另一方面，如果以脑肿瘤的良恶性度来区分肿瘤类别，全国脑肿瘤病例中恶性肿瘤约占 28.44%，其余 71.56% 为非恶性肿瘤。

其中，垂体瘤（33.15%）、脑膜瘤（32.91%）、神经鞘瘤（12.63%）构成了脑非恶性肿瘤病例的绝大部分，而脑恶性肿瘤中胶质母细胞瘤最为常见（30.53%），往后依次是弥漫间变型星形细胞瘤（25.06%）和少突神经胶质瘤 / 少突星形肿瘤（14.87%）。

从 1990 年到 2019 年的中国及国际可获得的脑肿瘤患者流行病学数据来看，在 2019 年，全球脑肿瘤发病数 347992 例，自 1990 年增加了 13.8%，而 2019 年脑肿瘤患病数 1065294 例，自 1990 年增加了 59.7%。在 2019 年，全球脑肿瘤死亡病例为 246253 例，较 1990 年降低了 1.2%，脑肿瘤致残病例 8659871 例，较 1990 年降低了 10.4%。而相比全球，中国 2019 年脑肿瘤发病数为 94686 例，高于全球脑肿瘤发病数的 1/4，较 1990 年增加了 27.9%。在中国，2019 年脑肿瘤造成了 63527 例病例死亡，数量远超全球其他国家，占全球所有脑肿瘤死亡病例的 2.34%，但较中国 1990 年脑肿瘤死亡病例下降了 9.6%。2019 年中国脑肿瘤患病数 327890 例，较 1990 年增加了 177%，脑肿瘤总致残病例 2053424 例，较 1990 年降低了 21.7%。以上数据显示，中国脑肿瘤的发病病例、患病病例、死亡率及致残率自 1990 年到 2019 年均在不断升高，并且据推测，在未来 20 年内中国脑肿瘤的发病病例和患病病例仍会保持持续增加的趋势。

二、国内外脑肿瘤患者的生存数据比较

脑肿瘤虽然只构成了全身所有肿瘤类型中 1% ~ 2% 的发病病例，但由于其发病部位功能复杂、手术难度极大、治疗后康复缓慢等原因，脑肿瘤对全人类造成的疾病负担极为沉重。据 2000 年到 2014 年的囊括遍布全球 59 个国家的 656659 例成人脑肿瘤患者的生存研究数据显示，2000—2004 年的脑肿瘤患者 5 年生存率与 2010—2014 年相比，中国、日本、美国及一些欧洲国家均有逐年增加的趋势。中国成年脑肿瘤患者在 2000—2004/2005—2009/2010—2014 年的 5 年生存率分别为 22.7%/26.4%/32.0%，虽然相比于亚洲发达国家如日本 2000—2004/2005—2009/2010—2014 年的 5 年生存率（分别为 27.9%/38.5%/46.3%）要小，但与美国或一些欧洲国家相差无几。需要注意的是，中国儿童脑肿瘤患者在 2000—2004/2005—2009/2010—2014 年的 5 年生存率分别仅有 32.7%/39.1%/41.1%，虽然具有逐年增加的趋势，但数值仍远低于美国（分别为 72.1%/76.8%/78.2%）、日本（分别为 65.3%/62.6%/69.6%）以及一些欧洲国家。

三、脑肿瘤对中国经济和社会发展的危害

据《2022 年中国卫生健康事业发展统计公报》统计，截至 2022 年年末，公立医院脑恶性肿瘤出院人次数 31 155，疾病构成 0.04%，病死率为 3.07%，平均住院日 16.47 d，次均医药费用 53 625.33 元。其中，城市公立医院脑恶性肿瘤出院人次数为

26 830，疾病构成 0.05%，平均住院日 16.6 d，县级公立医院脑恶性肿瘤出院人次数为 4 325，疾病构成 0.01%，平均住院日 15.69 d。脑肿瘤会导致多种中枢神经系统症状，如头痛、呕吐、癫痫、视力下降、言语障碍、偏瘫等，全身所有部位均可能受累，导致较长的患者住院时间并影响出院后脑肿瘤患者的生活质量和社会功能，而且脑肿瘤的诊断和治疗往往需要高水平的医疗技术和设备，其医疗费用也远高于其他常见肿瘤，导致国家社会保障和医保的支出增加，加重国家和社会的财政压力。据一项基于中国城市癌症早诊早治项目（CanSPUC）的研究显示，近几年脑肿瘤患者的平均医疗费用中自付部分约占家庭总收入的 67.5%，这意味着许多脑肿瘤患者可能因为经济原因放弃治疗或选择低质量的治疗方式。且中国脑肿瘤患者的预后较差，尤其是恶性脑肿瘤，病死率显著高于其他肿瘤类型，其 5 年生存率一般在 10% 以下，两年生存率为 10% 到 15%，仅有不到 5% 的患者可以长期生存，数据显示 2022 年脑恶性肿瘤分别导致了 3.73/10 万及 4.26/10 万城市及农村居民死亡，因此脑肿瘤患者在经治疗后人财两空的现象极为常见，给患者及其家庭带来了巨大的心理负担和经济损失，降低了患者对国内医疗行业的信心，不利于国内医疗行业的未来发展。脑肿瘤不仅给患者及其家庭造成直接的经济负担，甚至在国家和社会层面也会造成巨大的损失，包括医疗资源的消耗、劳动力的减少、社会保障的压力等。据中国卫生健康统计年鉴估计，2016 年中国脑肿瘤患者的总医疗费用为 183 亿元，其中自费费用为 77 亿元，中国脑肿瘤患者的平均住院费用为 4.5 万元，其中医保报销比例为 57.8%，自费比例为 42.2%。这些费用不仅加重了国家财政负担，也影响了国家向其他领域的投入和发展。由于脑肿瘤会影响患者的神经功能、认知能力从而降低其生活质量，且 60 岁以上退休后脑恶性肿瘤患者仅占 30.3%，其余患者年龄皆处于可为国家做出最大贡献之时，而脑肿瘤的发病将导致这些患者无法继续工作或学习，甚至死亡，从而降低了国家社会生产力和人力资本，间接增加人口老龄化压力。

四、中国脑肿瘤诊治水平的发展

为了缓解脑肿瘤对于人群健康、社会发展和经济发展的危害，在国家政策的扶持下，近几年中国神经外科的发展尤为迅速。目前，遵循神经肿瘤功能手术新概念，应用多项神经功能检查定位监控技术，中国神经外科可对脑肿瘤进行最大范围，甚至完全的肿瘤切除，这使术后脑肿瘤患者的生存期延长，生活质量显著提高。应用多种手术相关技术的集合，如术前和术前评估、综合神经内分泌评估、神经认知功能及神经电生理评估、手术中需要的精确定位和监测技术（神经导航、脑超声、术中 MRI 或 CT）、术中电生理学定位与监测技术、安全舒适的唤醒麻醉技术、术中脑的准确定位及神经行为监测技术，中国神经外科可使神经肿瘤手术更精确、更精细、更微创。

而且近些年中国医院脑肿瘤手术在一些高难度的切除颅底和脑深部肿瘤方面取得了突出的成绩，如经眶颧耳屏后入路、经脉络裂、穹隆间入路等，为一些不可切除或难以切除的肿瘤提供了新的治疗方案。脑肿瘤手术技术的进步给予脑肿瘤患者更多选择手术治疗的倾向性，使得脑肿瘤相关手术在中国逐年增多。根据手术的难度、风险和创伤程度一般将脑肿瘤手术分为Ⅰ级到Ⅳ级，其中Ⅰ级最简单，Ⅳ级最复杂。脑肿瘤Ⅲ级手术在全国几乎所有的三级甲等医院均有开展，这些医院具备较高的医疗技术水平、设备条件和经验积累，足够实施较为复杂的脑肿瘤手术。但如涉及Ⅳ级手术，可进行该类手术的医院多集中在一些国内领先的神经外科中心。这些神经外科中心拥有国内外知名的专家团队、全国领先的脑手术设备和技术、丰富的临床数据和研究成果，能够独立完成高难度的颅底肿瘤和脑干肿瘤等脑肿瘤手术。根据国内脑外科顶尖医院专家名单，一些可以开展Ⅳ级脑肿瘤手术的神经外科中心有：北京天坛医院、上海华山医院、四川大学华西医院、中国人民解放军总医院、首都医科大学宣武医院、中南大学湘雅医院、天津医科大学总医院、浙江大学医学院附属第二医院、山东大学齐鲁医院、空军军医大学唐都医院、中国医科大学附属盛京医院等。

第三节　中国脑肿瘤精准诊疗理念

一、脑肿瘤精准诊疗计划的提出

随着人类基因组测序技术的飞速提升、生物医学分析技术的快速发展和大数据分析工具的日益完善，我们正进入全新的医疗健康时代——精准诊疗。脑肿瘤的精准诊疗是指通过对患者的基因组学、蛋白质组学、代谢组学等进行综合分析，制订更为个性化、精准化的诊断和治疗方案，以提高治疗效果和预后质量。

目前，脑肿瘤的精准诊疗已经在全球范围内得到广泛应用。2015年，美国国家癌症研究所提出了脑肿瘤的精准医疗计划，旨在通过对脑肿瘤样本的基因组学分析、蛋白组学分析等，为患者制订更为个性化的治疗方案。该计划的重点是通过对脑肿瘤样本的分子特征进行分析，为患者提供更为精准的诊断和治疗方案，同时还可以为研究人员提供更为全面的数据资源，促进脑肿瘤精准医学的发展。该计划的实施依靠多种技术手段，如基因测序、蛋白质组学、代谢组学等。基因测序技术可以帮助分析患者肿瘤样本中的基因突变、染色体异常等信息，为精准诊断和靶向治疗提供重要依据。蛋白质组学技术可以通过分析肿瘤样本中的蛋白质种类和含量，了解肿瘤的生化特征，为精准诊断和治疗提供帮助。代谢组学技术可以分析肿瘤细胞的代谢特点，了解肿瘤的生长和转移机制，为精准诊断和治疗提供更为全面的信息。

除了 NCI 的计划外，美国国家卫生研究院下属的国家神经病与卒中研究所（National Institute of Neurological Disease and Stroke，NINDS）也成立了脑肿瘤精准医学计划，旨在加强对脑肿瘤的诊断和治疗的个性化、精准化。该计划的重点是通过对脑肿瘤样本的分子特征进行分析，为患者提供更为个性化的治疗方案。该计划开展基因测序、蛋白质组学、代谢组学等方式，通过综合分析多种生物标志物的信息，为患者提供更为全面的诊断和治疗方案。该计划还致力于开展多中心临床试验，加速脑肿瘤精准医学的实践和推广。

除了美国的 NCI 和 NIH，其他国际机构和计划也在积极推进脑肿瘤精准医学的研究和应用。例如，欧洲脑肿瘤联盟（European Association of Neuro-Oncology，EANO）在 2023 年推出了脑肿瘤精准医学指南，旨在为欧洲地区的脑肿瘤患者提供更为个性化和精准的治疗方案。该指南包括了基于分子标志物的精准诊断和治疗、个性化放疗、靶向治疗等内容，为脑肿瘤精准诊疗的发展提供了重要的指导。此外，WHO 也在不断推进脑肿瘤的精准诊疗工作。2016 年，WHO 发布了针对中枢神经系统肿瘤的分类标准，将肿瘤按照分子遗传学的特征进行分类，为脑肿瘤的精准诊疗提供了更为科学的基础。2021 年，WHO 组织对中枢神经系统肿瘤的分类进行了进一步的更新，更加突出了分子诊断在中枢神经系统肿瘤的诊断与分类中的重要作用。

二、脑肿瘤精准诊疗的发展与创新

此外，脑肿瘤精准诊疗是一个不断发展和创新的领域，需要不断引入新的技术和方法，加强国际合作和交流，共同推进脑肿瘤精准诊疗的发展和应用，为患者提供更好的治疗和管理服务。近些年随着技术的不断发展和应用的不断推广，多种全新的技术被引入脑肿瘤的精准诊疗理念中，如代谢组学、单细胞测序技术、多模态影像学、人工智能等（表 4-3-1）。

表 4-3-1　脑肿瘤的精准诊疗理念中引入的代表性新兴检测技术

新兴检测技术	优　势
代谢组学	①了解肿瘤代谢的特征和调控机制 ②通过分析脑肿瘤组织和体液样本中的代谢产物，发现脑肿瘤的代谢特征和代谢物指标 ③为早期诊断、分型分类、预测预后和个性化治疗提供精准的信息
单细胞测序	①揭示不同细胞亚群之间的差异和细胞间的相互作用 ②对肿瘤细胞进行更细致的分类和分析，揭示不同细胞亚群之间的差异和相互作用 ③为脑肿瘤精准诊疗提供更准确的信息
多模态影像学	①利用多种不同类型的影像学技术对同一患者进行多方位的检查和评估 ②研究脑肿瘤的形态、代谢和功能等方面的信息，以期提高对脑肿瘤的诊断和治疗的准确性和精准度

新兴检测技术	优　势
人工智能技术	①通过机器学习算法对大规模的肿瘤基因组数据进行分析，可以发现新的肿瘤驱动基因和靶向治疗的机会 ②通过深度学习算法对影像学数据进行分析，可以提高对肿瘤形态、位置和分级等信息的准确性和敏感度，从而更好地指导手术和放疗

代谢组学是一种新兴的组学技术，可以对代谢产物进行高通量分析，从而了解肿瘤代谢的特征和调控机制。通过分析脑肿瘤组织和体液样本中的代谢产物，发现脑肿瘤的代谢特征和代谢物指标，可以为早期诊断、分型分类、预测预后和个性化治疗提供精准的信息，有望成为脑肿瘤精准诊疗的重要手段之一。

单细胞测序技术是一种能够对单个细胞进行高通量测序的技术，可以揭示不同细胞亚群之间的差异和细胞间的相互作用，从而帮助我们更深入地理解疾病的发生机制和治疗策略。单细胞测序技术可以帮助我们对肿瘤细胞进行更细致的分类和分析，揭示不同细胞亚群之间的差异和相互作用，从而为脑肿瘤精准诊疗提供更准确的信息。

多模态影像学是指利用多种不同类型的影像学技术对同一患者进行多方位的检查和评估。近年来，越来越多的研究开始利用多模态影像学技术研究脑肿瘤的形态、代谢和功能等方面的信息，以期提高对脑肿瘤的诊断和治疗的准确性和精准度。

人工智能技术在脑肿瘤的诊断和治疗中具有广泛的应用前景。例如，通过机器学习算法对大规模的肿瘤基因组数据进行分析，可以发现新的肿瘤驱动基因和靶向治疗的机会；而通过深度学习算法对影像学数据进行分析，则可以提高对肿瘤形态、位置和分级等信息的准确性和敏感度，从而更好地指导手术和放疗。

未来，脑肿瘤精准诊疗的发展也将涌现多种多样的新技术和新方法，这些技术和方法的应用将有助于提高脑肿瘤的诊断和治疗的准确性和精准度，为患者提供更好的治疗和管理服务。

三、中国脑肿瘤精准诊疗计划

中国也在积极推进脑肿瘤的精准诊疗工作。中国政府在 2016 年发布了《国家重点研发计划"精准医学研究"2016 年度项目安排》，其中包含了针对多种疾病的精准医疗计划，包括脑肿瘤。该计划的主要目标是通过基因组、转录组、蛋白质组、代谢组、影像组等多组学技术，对脑肿瘤进行深入研究，为脑肿瘤的精准诊断和治疗提供科学依据。同年我国也出台《中华人民共和国国民经济和社会发展第十三个五年规划纲要》《"十三五"国家科技创新规划》《健康中国"2030"规划纲要》，均围绕健康中国建设需求，加强慢性病防控、精准医学、智慧医疗等关键技术突破，满足个性化服务和精准化医疗的需求。此外，中国正在建设国家级脑肿瘤精准医学中心，旨在通过建立全国范围的脑肿瘤样本库和分子数据库，加强脑肿瘤的精准诊疗和临床研究。该中心计划在未来 5 年内，对脑肿瘤患者进行基因测序、分子病理学分析、免疫组化等检测，以建立全国范围的脑肿瘤精准诊疗数据库。

中国针对脑肿瘤的精准医疗计划主要包括以下内容。

（1）基于多组学技术的脑肿瘤分子分型和精准诊断：鼓励运用基因组、转录组、蛋白质组、代谢组、影像组等多组学技术，对脑肿瘤进行深入分析，鉴定脑肿瘤的分子亚型和特征，以实现脑肿瘤的精准诊断和个性化治疗。

（2）基于分子标志物的脑肿瘤治疗策略：强调通过分析脑肿瘤组织和体液样本中的分子标志物，鉴定脑肿瘤的治疗靶点和药物敏感性，以实现脑肿瘤的个性化治疗。该计划还推动开展分子标志物的临床验证和转化应用研究。

（3）基于脑肿瘤微环境的治疗策略：强调通过分析脑肿瘤微环境中的免疫细胞、血管、神经元等成分，鉴定脑肿瘤的治疗靶点和免疫治疗策略，以实现脑肿瘤的个性化治疗。该计划还推动开展脑肿瘤微环境的临床验证和转化应用研究。

（4）发展脑肿瘤精准医疗产业：鼓励发展脑肿瘤精准医疗产业，促进医疗信息化和智能化技术的应用，提高脑肿瘤精准医疗服务和管理水平。

我国的脑肿瘤精准医疗计划与国际上的脑肿瘤精准医疗计划存在以下的相同点和不同点（表 4-3-2）。

表 4-3-2　我国脑肿瘤精准诊疗计划与国际上的相同与不同点

脑肿瘤精准诊疗计划	国内	国际
开始年份	2016年	2015年
相同点	使用多组学技术对脑肿瘤进行深入研究 强调个性化治疗 推动精准医疗产业的发展	
不同点	鼓励大学和科研机构加强脑肿瘤基础研究，推动创新技术的研发和应用	注重对脑肿瘤样本的分子特征进行分析，为患者提供更为个性化的治疗方案
	注重将精准医疗技术和方法应用于临床实践，优化脑肿瘤的诊疗路径和流程	更加注重建立多学科合作的诊疗团队，协同工作
	国家层面的政策和资金支持	跨国合作和资源整合

相同点：

（1）注重使用多组学技术对脑肿瘤进行深入研究：两者都注重使用多组学技术对脑肿瘤进行深入研究。这些技术包括基因组、转录组、蛋白质组、代谢组、影像组等。通过综合分析这些组学数据，可以鉴定脑肿瘤的分子亚型和特征，为个性化治疗提供基础。

（2）强调个性化治疗：两者都强调个性化治疗的重要性。精准医疗的核心理念是将医疗从以病为中心转变为以人为中心，根据个体的基因、环境和生活方式等差异，选择最适合的治疗方案。在脑肿瘤治疗中，个性化治疗的意义尤为重大。通过鉴定脑肿瘤的治疗靶点和药物敏感性，可以为患者提供更精准、更有效的治疗。

（3）推动精准医疗产业的发展：两者都鼓励发展精准医疗产业，提高医疗信息化和智能化技术的应用，以提高精准医疗服务和管理水平。例如，中国的计划鼓励中小型企业参与精准医疗产业的发展，推动技术转化和产业化，以实现产业升级和经济发展。

不同点：

（1）发展策略与方向：我国的脑肿瘤精准医疗计划相较于国际上的计划更加注重发展基础研究和中小型企业的科技创新能力，以促进国内的精准医疗产业发展。例如，我国的计划鼓励大学和科研机构加强脑肿瘤基础研究，推动创新技术的研发和应用。同时，该计划还鼓励中小型企业参与精准医疗产业的发展，提供政策和资金支持，促进技术转化和产业化。

（2）诊疗路径和医院管理：在诊疗路径和医院管理方面，我国的脑肿瘤精准医疗计划与国际上的精准医疗计划也存在一些差异。我国的计划注重将精准医疗技术和方法应用于临床实践，优化脑肿瘤的诊疗路径和流程，提高医疗服务质量和效率。计划还鼓励建立以患者为中心的医疗服务模式，推动医院管理和医疗服务的改革。而国际上的精准医疗计划则更加注重建立多学科合作的诊疗团队，协同工作，提供全面的医疗服务和支持。

（3）政策和资金支持：在政策和资金支持方面，我国的脑肿瘤精准医疗计划与国际上的精准医疗计划也存在一些差异。我国计划得到了国家层面的政策和资金支持，如《国家脑科学中心建设规划》和《国家重点研发计划》等。政府为脑肿瘤精准医疗的发展提供了政策指导和财政支持，鼓励企业和机构加强技术创新和产业转化。而国际上的精准医疗计划则更加注重跨国合作和资源整合，通过政策和资金支持促进国际科研合作和技术转移。

综上所述，我国的脑肿瘤精准医疗计划和国际上的计划有许多相同点，同时也有一些独特之处，这些差异反映了不同国家和地区在精准医疗发展和应用中的不同情况和需求。这些计划的出台都有助于促进脑肿瘤精准诊疗的发展，为患者提供更精准、更个性化的治疗。未来，随着技术的不断进步和应用的推广，相信脑肿瘤精准医疗将会在全球范围内得到更广泛的应用和推广。

四、我国精准诊疗的落地与推广

自我国提出精准医学理念以来，精准医学领域的发展和应用已经成为我国医学科技的重要方向之一。在此过程中，我国各级学会、研究机构和科研团队积极探索和研究，推动了精准医学技术的应用和推广。

在学术组织方面，国家精准医疗战略专家委员会的成立，标志着我国精准医疗进入了全新的阶段。国家精准医疗战略专家委员会是我国政府设立的一个机构，旨在推进精准医疗的发展和应用。该委员会成立于2015年，是由原国家卫生与计划生育委员会（现为国家卫生健康委员会）和科技部联合组建的，由相关领域的专家学者组成。该委员会的主要职责包括：研究和制定国家精准医疗战略规划，推动精准医疗在我国的发展和应用。提供精准医疗方面的咨询和建议，为政府决策提供技术支持和科学依据。组织和协调国内外精准医疗领域的学术交流和合作，促进学术研究和技术创新。促进精准医疗技术在临床应用中的推广和普及，提高患者的治疗效果和生存率。国家精准医疗战略专家委员会的成立和工作，对我国精准医疗事业的发展和应用起到了积极的推动作用，为患者提供更为个性化和精准的治疗方案，促进了我国医疗水平和医学科研的提升。

此外我国也成立了中国医师协会临床精准医疗专业委员会，是中国医师协会下属的一个专业委员会，成立于2016年。该委员会的目的是推动精准医疗在临床实践中的应用，提高医师在精准医疗领域的专业技能和水平，为患者提供更为个性化和精准的治疗方案。该专业委员会的主要工作包括：组织和推动分子病理学和精准医学领域的学术交流和研究活动；制定和推广分子诊断和精准治疗的指南和标准；开展分子病理学和精准医学领域的教育和培训，提高医师和技术人员的专业技能；积极推进分子病理学和精准医学技术在临床诊疗中的应用，为患者提供更为个性化和精准的治疗方案。

对于脑肿瘤的精准医疗来说，我国于2023年成立了中国研究型医院学会精准神经外科专业委员会，是中国研究型医院学会下属的专业委员会。该专委会的成立，顺应了神经复杂手术多学科交叉融合，医工研相结合的发展趋势，弥补了国内精准神经外科学专业领域学术团体的不足。精准神经外科专委会的成立给神经外科的学者们提供了一个互动、协作、提高的平台，进一步将精准医疗的理念在神经外科领域中进行深入的推广，加速推动我国神经外科事业的进一步发展。

此外，各大医学院校和研究机构也积极探索和研究精准医学技术，建立了相关的研究机构和科研团队。国家精准医学产业创新中心由国家发展和改革委员会于2022年1月批准，由四川大学华西医院牵头组建，作为国内精准医学领域唯一获批的国家产业创新中心，旨在贯彻落实创新驱动发展战略、对标国际前沿技术方向、紧贴精准医学发展重大需求，整合集聚各方资源，构建"政医产学研资用"协同创新体系，加快医药产品成果转化应用。清华大学精准医学研究院成立于 2016 年，研究院以精准医疗范式为引领，以临床和市场需求为双引擎，发挥清华大学临床医学资源优势和多学科融合创新优势，促进现代科学技术的临床转化应用和健康产品研发，打造医研企一体化的创新联盟和生态体系，推进健康医疗服务体系的重塑与健康医疗产业的发展。上海精准医学研究院于 2017 年正式成立，属于上海市教委Ⅳ类高峰学科建设项目，是由上海交通大学医学院牵头建设的上海市科技协同创新中心。围绕在干细胞与再生医学、组织工程、病原微生物、生殖与遗传发育、肿瘤与代谢性疾病、组学、结构生物学、生物信息学等与精准医学密切相关的研究领域全面展开科研探索，致力于成为有全球影响力的精准医学研究基地。中山大学精准医学科学中心成立于 2015 年，是我国精准医学领域的领先科研团队之一，面向医学领域的重大前沿科学问题，构建精准医学研究支撑体系，实施精准医学科学研究，开展疾病精准诊疗方案研究与制订，建设精准医疗集成应用示范体系，全面提升重大疾病、地域特色疾病诊治水平。

我国提出精准医学理念后，为了推广和规范精准医学的应用，国内相关领域的专家学者们积极开展了一系列的研究和探索，发布了众多的指南和专家共识。2015 年 7 月国家卫生与计划生育委员会制定了《肿瘤个体化治疗检测技术指南（试行）》《药物代谢酶和药物作用靶点基因检测技术指南（试行）》，将精准医疗提升到国家高度。2016 年 8 月中国食品药品检定研究院公布了《第二代测序技术检测试剂质量评价通用技术指导原则》，针对第二代测序技术检测试剂产品质量提出指导性要求，涉及基本原则、主要原材料、检测流程及性能评价等方面。2016 年 11 月我国颁布了《医药工业发展规划指南》，公示了国家重点研发计划"精准医学研究"重点专项已按规定程序完成立项并着手开展工作。2017 年 6 月我国多个部门联合公布了《"十三五"卫生与健康科技创新专项规划》，明确建立多层次精准医疗知识库体系和国家生物医学大数据共享平台，重点攻克新一代基因测序技术、组学研究和大数据融合分析技术等精准医疗关键核心技术。2017 年 12 月我国卫生与计划生育委员会制定了《感染性疾病相关个体化医学分子检测技术指南》《个体化医学检测微阵列基因芯片技术规范》，对个体化医学分子检测的医疗机构临床检验实验室活动进行了进一步规范。2018 年 7 月中国临床肿瘤学会肿瘤标志物专家委员会和中国肿瘤驱动基因分析联盟制定了《二代测序技术在肿瘤精准医学诊断中的应用专家共识》，从二代测序技术检测在肿瘤精准诊断中的应用价值、检测流程、质量保证、结果报告等方面进行简要评述，以指导临床医师和二代测序检验从业人员更好地进行临床应用。2018 年 9 月我国出台了《新型抗肿瘤药物Ⅰ临床应用指导原则（2018 年版）》，针对肿瘤患者个体化治疗提供了指导方针。这些指南及专家共识的发布，为临床医生提供了权威的指导和参考，帮助医生制订更加科学、个性化的诊疗方案。同时，这些共识也促进了医疗卫生领域的学科交叉和团队合作，推动了精准医学的应用和发展。

第四节　脑肿瘤精准诊疗技术的发展现况

一、神经导航技术

（一）框架式立体定向技术

立体定向手术（又称立体定向术）是一种微创神经外科手术形式。该手术利用三维坐标系定位身体内部的目标，并对其进行消融、活组织检查、损伤（包括热损伤、X 射线或 γ 射线诱发的损伤）、注射、电刺激、植入等操作。希腊语中的"立体定向"表达了一种在空间中的移动方式。1948 年，美国学者 Spigel 和 Wycis 开展了世界上第一台立体定向神经外科手术并取得了成功。此后，立体定向手术在全球范围内迅速发展，并主要用于治疗运动功能障碍性疾病，如帕金森病。其中，瑞典的 Leksell 在该领域做出了卓越的贡献。1968 年，Leksell 发明了世界上第一台伽马刀，并将其安装在斯德哥尔摩的 Sophiahemmet 医院。除了治疗功能障碍性疾病外，立体定向手术的适应证已扩大至良性肿瘤和脑动静脉畸形。

早期的立体定向手术过程需要使用参考框架，这是一种带有头部固定夹和杆的机械装置，也被称为框架式立体定向技术。通过参考框架，头部可以保持在固定位置，这样脑内的每个点都可以以正交坐标系中的三个坐标（x、y、z）或极坐标系中的三个坐标（角度、深度和前后位置）为参考。20 世纪 80 年代后期，随着 CT 和 MRI 技术的普及，脑立体定向技术和 CT、MRI 的结合使得其准确性和安全性大幅提升。在立体定向神经外科手术中，限定目标点的标准方法是在使用立体定向框架的同时，对患者的头部进行 CT 或 MRI 扫描。神经外科医生可以通过高精度的导引杆按照 x、y、z 方向穿过颅骨钻孔，并使用探针（如电极、针、套管、X 射线或 γ 射线束等）到达预先计算的脑内目标处。

1970 年，左旋多巴的成功研发使得大部分帕金森病患者的症状得到了控制，同时也导致框架式立体定向技术的应用陷入了一段时间的低迷。然而，仍然有一部分患者因症状难以控制或药物治疗无效而需要其他方法。1990 年，美国医生 Latinen 使用射频毁损方法进行苍白球切除，取得了巨大的成功，并引领全球功能神经外科的复苏。1998 年，脑深部电刺激技术（deep brain stimulation，DBS）经过美国 FDA 批准，并被神经外科界称为"一场革命"，为运动功能障碍疾病、癫痫、疼痛、精神疾病和戒毒等治疗开辟了全新的领域。到目前为止，大多数功能神经外科医生已经能够借助头架完成较为复杂的 DBS 手术，并完成了标准化手术流程。

框架立体定向技术在临床中有广泛应用，它的应用如下。

（1）脑肿瘤治疗：通过高精度的定位和放射治疗，实现非侵入性的治疗。

（2）神经功能障碍治疗：可治疗帕金森病、焦虑症和抑郁症等神经功能障碍，改善患者症状，通过刺激或破坏特定区域。

（3）癫痫治疗：通过精确定位癫痫发作的病灶，并进行高效的脑部手术切除。

然而，框架立体定向技术也存在一些问题：①头架自身重量过大，对患者负荷较重，不能适用于儿童；②创伤较多，患者依从性低；③头架结构复杂，容易遮挡医师手术视线，限制手术视野；④头架占据关键空间位置，影响手术工具的使用；⑤连续进行多次定位时，需要人工持续操作和计算，操作烦琐，注册时间长；⑥依赖术前影像，术中组织结构出现变形或漂移时，定位精度明显下降。

目前常用的框架式立体定向仪有瑞典的 Leksel，美国的 MIZUHO，德国 inomed Medizintechnik 公司的 inomed ZD、Riechert Mundinger，德国 Noras MRI 的 LUCY、NORAS、HEIDBERG。国产立体定向仪有江苏麦迪柯公司的 MD-2000A1，北京浪腾科技发展有限公司的 Aerotech 以及深圳安科 ASA-602S/ASA-620。

框架立体定向技术的发展和设备精度的提高使神经外科手术更加精确和安全。尽管该技术依赖特殊设备，仍存在一些问题，但在脑肿瘤、神经功能障碍和癫痫治疗等方面的临床应用已被广泛认可。

（二）无框架导航技术

20 世纪 80 年代后期，高分辨率的三维神经影像技术的普及和应用，使得三维图像和数字之间可以相互转化。随着高速、大容量计算机工作站的出现，推动了神经外科手术导航系统的发展。神经外科手术导航系统广泛采用光学导航技术，以提高导航的精度。代表性公司 / 系统有美国 Medtronic 公司的 StealthStation 系统、美国 Stryker 公司的 SmartVision 系统、德国 BrainLAB 公司的 VictorVision 系统、美国 GE 公司、德国贝朗公司、中国华科精准公司、深圳安科公司、上海复旦公司等。全球前五大制造商占据了销售市场份额的超过 75%。北美地区的生产市场份额最大（＞45%），其次是欧洲。然而在我国，手术导航系统的发展相对较晚，长期以来在手术导航系统的研制能力方面与国外存在明显差距。

患者在手术前需要接受不同成像设备（MRI、CT、DSA、PET/CT 等）的检查，通过医学影像融合技术处理，实现信息的综合和图像的一致性。然后将上述图像信息传输至手术室的神经外科导航系统或神经外科机器人计算机工作站。通过计算机"治疗计划系统"软件，将图像进行配准并重建，形成可视化的图像。在此基础上，勾画出拟定的活检或切除范围，并规划最佳的手术路径。在手术过程中，结合导航系统观察棒和识别系统，进行患者实际头颅病变范围与计算机工作站中规划位置的注册和匹配。然后利用神经外科导航系统或神经外科机器人，实现术中的实时定位、活检或切除。

神经导航技术在神经外科领域被广泛应用于脑深部病变和小病灶的开颅手术，以及颅内各部位肿瘤切除术，这可以大大提高肿瘤定位的准确性和切除率，并防止术后并发症的发生。术中的神经导航可结合超声，实时反映手术中的情况，并辅助术前精确定位，从而使神经外科手术更加精确和安全。神经导航系统和神经内镜的联合应用也十分重要，例如在三脑室底造瘘术中。脑室镜需要通过室间孔进入，手术难度较高，特别是在室间孔狭窄的患者中。脑室镜能否以最佳角度进入室间孔对手术的成败起着决定性的作用。神经导航系统可以规划最短、最佳的穿过室间孔的路径，为术者提供最佳的手术视角。在脑功能区肿瘤的手术治疗中，除了注意切除病变外，还要保护神经功能，保护患者的神经功能对于预后和生活质量非常重要。神经导航有助于精确定位病变的位置，并为手术规划提供最佳的手术路径。然而，肿瘤对脑组织的推移可能导致神经纤维传导束和大脑皮质功能区的移位。目前，皮层电刺激测绘是功能测绘技术的金标准，可以准确确定大脑皮质功能区的位置。神经导航和皮层电刺激的联合应用可以有效避免术后的神经功能障碍。

神经导航技术能降低许多神经外科手术的难度和门槛，减少医师的学习培训时间，缩短手术时间，提高手术成功率，为神经外科疾病的治疗提供有力的辅助。未来，神经外科必将朝着更加精准的方向发展，而神经导航系统则有着广阔的应用前景。

（三）手术机器人

神经外科手术一直存在空间小、定位困难等问题。为了实现精确操作，机器人辅助手术成为医生们追求的方式。随着科技和人工智能的发展，现代神经外科手术不断突破，神经外科机器人作为核心设备将发挥重要作用。

目前，神经外科机器人系统主要用于立体定向手术和手术定位。例如，美国的 Cartesian 机器人系统、RAMS 系统、Medtronic 公司的 Stealth Autoguide、英国 Renishaw 公司的 Neuromate 手术机器人系统，以及法国的 ROSA 机器人系统等，其中 ROSA 机器人应用最广泛。

捷迈邦美于 2016 年收购法国手术机器人公司 Medtech，成为国内唯一一家进口神经外科机器人企业。核心产品是 ROSA 神外手术机器人，包括 ROSA（2014 年上市）和 ROSA One（2020 年上市）两款产品。ROSA 机器人凭借其出色性能被誉为神经外科界的"达·芬奇"手术机器人。ROSA 集成了手术计划系统、导航功能、机器人辅助器械定位和操作系统，具备多种注册和配置方式，其中无标记点的激光自动注册是目前唯一实现术中激光定向和定位的机器人系统。ROSA 机器臂具有大范围的运动，拥有 360°六维自由度和自动传感装置，理论上没有手术盲区或死角。机器臂的动作幅度控制精度为 0.1 mm，可以满足高精度操作要求，例如 DBS 植入术等手术。同时，ROSA 的术前准备简单，术中操作容易，预先设定手术目标和路径后，机械臂可以自动定位和穿刺。ROSA 给神经外科领域带来了革命性的改变，是目前最适用于DBS 植入的机器人系统，并且是唯一适用于神经内镜手术并能实时导航的机器人系统。ROSA 还可应用于肿瘤内化疗、SEEG 深部电极植入、血肿引流和囊肿引流等领域。随着干细胞临床应用和胶质瘤精准治疗等研究的深入，相信 ROSA 也将为这些领域提供精准定位支持。

国内的华科精准等公司也制造了具有类似机械臂的神经外科导航定位系统设备。华科精准成立于 2015 年，核心产品是 SinoRobot 神外手术机器人，现已有 SR1（2018 年上市）和 SR1-3D（2020 年上市）两款产品上市。其机器人自动机械臂能够主动运动，根据机械臂自身坐标系进行定位，在连续定位、可操作性、安全性方面有大幅度提高，对于深部电极植入以确认癫痫病灶位置，高难度位置的组织活检等术式有良好的临床效果。目前使用华科精准机器人的国内医院众多，包括天坛医院、宣武医院、北京大学第一医院、清华大学玉泉医院、深圳大学总医院、复旦大学附属华山医院、复旦大学附属儿科医院、首都儿科研究所、北京协和医院、南方医科大学第三附属医院、福建协和医院、河北医科大学第二医院、郑州大学第一附属医院等。

睿米神经外科手术机器人由北京柏惠维康所研制，柏惠维康成立于 2010 年，现已有 RM-100（2018 年上市）和 RM-200（2020 年上市）两款产品上市。睿米可实现自动立体定向和神经导航融合，具备更高的自动化和精准水平，目前已被应用于DBS 脑深部电刺激、SEEG、三叉神经穿刺、经鼻内镜导航、脑出血抽吸引流、颅内活检、开颅导航、内镜夹持导航、镜下自由手导航等神经外科手术治疗中。截至 2021 年，合作医院包括 301 医院、天坛医院、武汉同济医院、苏州市立医院、安徽省立医院、西安交通大学第一附属医院、吉林大学白求恩第一医院、广州市第一人民医院、山西省人民医院、浙医二院、盛京医院、山东大学齐鲁医院等 56 家知名三甲医院。

据 IQVIA 调研报告，截至 2020 年，Medtech（捷迈邦美）、柏惠维康和华科精准已累计装机 48 台神外机器人。另外，国产品牌已经有几十台以试用形式入院，未来被购买的可能性比较大。预计 2022 年中国总装机台数约 100 台。按照 Medtech、柏惠维康和华科精准的设备进院销售额，2020 年中国神外手术机器人市场规模达到4000 多万元人民币，2026 年预计将达到上亿元人民币，年复合增长率接近 20%。

随着近几年多媒体和信息网络技术的迅速发展，建立在有效的计算机图形学基础上的高速网络和虚拟现实系统为远程人机通信提供了技术保障，使得远程手术这一人们长期以来的梦想逐渐变为现实。远程手术由外科医生通过遥控操作系统控制手术现场的机器人完成。远程操作外科手术机器人系统涉及广泛的高新技术领域。例如在远程医疗中，需要传送大量的医学信息，包括数据、文字、视频、音频和图像，要求实时性和可靠性很高，对通信网络也有很高的要求。特别是在远距离控制机器人系统时，需要对遥控操作环境中的通信延迟进行分析和补偿，以克服通信的延时性。目前国外正在研究可远程操作的神经外科机器人系统，如日本的 NeuRobot、美国的 Socrates 系统和加拿大的 NeuroArm。

近年来，神经外科手术机器人得到了快速发展，但仍需解决许多技术问题。例如，人机界面需要改进，机械臂的灵活性还需提高，触觉和压力反馈需要进一步改进，温度传感器和器械尖端传感器需要更小、更精确，3D 导航空间感有待完善。随着这些问题逐步解决，可以预计不久的将来，更先进、更精确、更稳定的神经外科机器人将被广泛应用于临床。

（四）术中MRI

术中 MRI 允许在手术前、手术中和手术后进行 MRI 扫描，采集和处理图像，并进行实时导航手术。术中 MRI 代表了神经导航外科向更高级别的发展，并在 20 世纪 90 年代中后期神经外科领域引起了重大技术革命。开放式 MRI 的出现使术中的"实时"成像成为可能。随着磁体和扫描机基础设计的不断创新，MRI 系统成功地进入了神经外科手术室。术中 MRI 成像通过实时、高效和动态成像，有效地克服了常规 MRI 无法解决的脑组织移位问题，并通过神经功能成像、功能像与结构像融合技术完善了神经功能导航，使病灶切除从依赖人为经验的判断发展到对病灶残留的准确定位和实时显示，有效提高了病灶切除率。它使功能区手术在切除病灶的同时能保护患者的功能，减少患者致残率，提高生活质量，并促进了神经导航外科这一新兴学科的建立和完善。

术中 MRI 彻底改变了传统神经外科手术中医生凭主观经验指导手术进程、评估手术结果的方式。其与神经导航系统结合使用，显著提高了手术的精确性和安全性，被誉为神经外科发展史上的里程碑。

目前，术中 MRI 研究主要分为两个方向：认为基于低场强的非超导磁体系统更为灵活，具有广泛的临床应用场景；追求高场强的超导磁体系统以获得更高的分辨率。

低场强 MRI 的主要优势包括低成本、易操作和无须特殊设备等。1995 年，Erlangen 和 Heidelberg 大学与西门子公司合作开发成功了世界上第一台低场强（0.2 T）的术中 MRI 系统。1996 年，哈佛大学的 Black PM 等最早报道了将术中 MRI 系统引入神经外科实际手术中进行临床应用，并实施了第一例术中 MRI 引导的立体定向活检手术，随后在 1996 年 8 月进行了第一例开颅切除脑肿瘤的手术。瑞士苏黎世大学、挪威奥斯陆、以色列特拉维夫和德国莱比锡也相继安装了 0.5 Tesla SIGNA SP 系统（美国 GE 公司）。基于术中实时成像、及时纠正术中脑移位误差、精确引导手术和穿刺操作等优势，目前术中 MRI 广泛应用于颅内占位性病变切除、功能神经外科和脑内定向穿刺活检等领域。术中 MRI 使得神经外科医生在手术过程中能够获得实时准确的影像学指导，提高了手术的精确性。虽然双线圈开放式术中 MRI 的适用性和精确性较高，但由于实时 MRI 引导活检和开颅手术等手术必须在扫描下进行，一些缺点变得更加明显。其中最重要的局限性是患者的体位摆放问题，术中 MRI 设备限制了外科医生和护士的手术操作空间，严重违背了人类工程学原则。特别是在时间长且复杂的手术中，这一限制尤为明显。此外，所有手术器械和设备都必须与术中 MRI 相容，这也给手术带来了一定的局限性。

华山医院在国内引进了当时世界上最先进的 PoleStar N20 可移动开放式低场强（0.15 T）术中 MRI 系统，并率先开展各类术中 MRI 引导下的颅脑手术，取得了显著的临床疗效。

西门子公司提出了一种创新的术中 MRI 引导手术方法，这种方法是由德国海德堡和埃尔兰根大学的神经外科研究小组进行临床验证的。该方法的核心理念是将一个"双手术台"与一个标准的神经外科手术室结合在一起，并配备了一个完整的神经导航系统。这一理念使得神经外科手术可以在标准手术室中进行，可以使用与 MRI 不兼容的普通器械和普通外科显微镜。Magnetom-Open 0.2T MRI 设备则安装在配备 RF 屏蔽的隔壁房间。在手术过程中的任何时候，例如在肿瘤切除过程中，患者都可以被转移到磁体中。患者转运的时间为 20 ~ 40 min，这减少了术中图像的数量。然而，这种术中成像方法也有其局限性：① Magnetom-Open 系统的磁场强度为 0.2 T，导致图像质量不佳；②由于需要安装两个独立的手术室和术中 MRI 扫描场所，增加了成本；③最主要的局限性仍然是手术过程中患者转运所耗费的时间，这是无法避免的。

鉴于上述术中和术间 MRI 系统的局限性，特别是考虑到磁场强度，高场强术中 MRI 正在临床上逐渐取得优势。随着 MRI 成像技术的发展，1.5 T 和 3.0 T 的高场强术中 MRI 由于其实时性高、时空分辨率高以及脑功能和代谢成像等技术优势，逐渐成为主导地位。

在全球范围内，第一个高场强术中 MRI 系统于 2003 年在法兰克福大学医疗中心安装，该系统是由西门子和 BrainLab 公司合作开发的。它由一个标准的 1.5 T MRI 设备、神经导航系统和数字化图像传输和投射系统组成的专用外科体系。患者被放置在一个可旋转的手术台上，手术中，患者的头部或手术区域位于 5 高斯线（即 1.5 T 磁场边界）以外，这样可以应用常规的神经外科手术器械和普通的外科显微镜进行操作。

手术过程中的任何时刻都可以中断手术，患者可以通过简单的旋转手术台来进入磁体内部。由于是高场强术中 MRI 系统，图像清晰度高，能够完成所有其他先进的功能成像。同时，在磁体的背后，存在一个完全分离的手术区域，可用于介入操作和手术，但需要使用完全与 MRI 兼容的器械。类似类型的高场强 MRI 系统，如美国 GE 公司的 Signa HDX 3.0 T 术中 MRI 系统、加拿大 MRIS 公司的 1.5 T 双室高场强术中 MRI 系统以及荷兰飞利浦公司的 Ingenia MR-OR，目前在世界各大医疗中心得到广泛应用。

在国内方面，目前还没有关于术中 MRI 在神经外科临床中应用的相关报道，但随着我国 MRI 技术的提升，已经涌现出一批自主研发的优秀 MRI 成像设备。例如，中国联影公司于 2015 年推出了我国第一款大孔径 3.0 T 共振设备 uMR 770，打破了国外企业在 3.0T MRI 领域的垄断。该公司还推出了我国首台自主研发生产的 PET/MR 设备 uMR 790，是中国第一家、全球第三家具备独立自主研发能力的 PET/MR 厂家。此设备具备超高端的 3.0 T MRI 性能，包括业界领先的超高性能梯度系统（100 T/m/s，200 T/m/s），是目前全球最顶尖性能的 3.0 T MRI 之一，同时也是中国脑图谱研究指定机型。

此外，安徽省首款自主研发的高场 MRI 成像产品 CLIMBER148MRI 成像系统已经获得上市批准。东软医疗公司也推出了国内首款高端全自主研发的光纤分布式 MRI 设备 NeuMR Rena3。

虽然神经外科术中图像和研究很令人欣喜，但是高场强术中 MRI 主要的缺陷是过于昂贵，包括安装和技术维持，以及必要的人力和人员花费，使其安装目前仅限于有可观的资源和具有术中影像引导研究前景的高端学术医疗中心。

截至目前，全球拥有高场强术中 MRI 的单位仅有 100 余家。据贝哲斯咨询报道，2020 年中国 MRI 市场规模达到 89.2 亿元，预计 2030 年将达到 244.2 亿元，年复合增长率 10.6%。其中 1.5 T 及以下 MRI 占比约 74.9%，是我国当前的主流医用 MRI 系统，3.0 T 高端 MR 占比 25.0%。目前，全球的 MRI 成像系统更新换代主要以 3.0 T MR 取代 1.5 T MR。中国已成为全球 3.0 T MR 增长速度最快的市场。2021 年，中国 3.0 T MR 市场规模达到 49.32 亿元，预计未来 3.0 T MR 将成为中国 MR 市场的主要增长点，其占比将于 2030 年增长至 40.2%。

（五）术中电生理监测

中枢神经系统和周围神经系统共同构成了复杂的神经网络，在调节机体生理功能方面发挥着主导作用。成人的神经元是不可再生且难以修复的，一旦受损就会导致永久性神经功能缺损。目前还没有有效的治疗方法，因此保护神经结构和功能非常重要，尤其是在术中操作时，应尽量保留正常神经，减少医源性损伤。

神经元的刺激感知功能和冲动传导功能是神经电生理监测的基础。术中神经电生理监测是一种通过脑电图、肌电图和诱发电位等各种电生理技术，来实时监测处于危险状态的神经功能完整性的技术。它能够实时反映出由牵拉、缺血、热凝等引起的神经损伤，并及时提示术者停止操作，使神经功能恢复正常或基本正常，从而减少手术相关并发症，提高手术安全性，降低病残率。此外，它还可以辅助定位皮质功能区和重要传导通路，识别脑神经和脊神经，鉴别未确定的组织以及识别特定的神经组织。

有文献记载，术中神经电生理监测的应用始于 1937 年，由 Penfield 和 Boldrey 首次用于癫痫患者的灶区切除手术。此后，它被零星地应用于神经外科手术。到了 20 世纪 70 年代，脑电图常规用于颈动脉内膜切除术中的脑缺血和缺氧监测。与此同时，脊髓监测技术开始发展，体感诱发电位用于感觉传导通路功能的术中监测。随后，肌电图用于面部肌肉反应的术中监测，以评估面神经功能，降低术后面瘫的风险。脑干听觉诱发电位常规用于颅后窝手术，以监测脑干功能。随着运动诱发电位用于运动功能的术中监测，术中神经电生理监测对神经系统的全面评估逐渐完善。

至 20 世纪 80 年代后期，术中神经电生理监测已成为普遍应用的成熟技术。它可以实时监测神经功能变化，及时纠正可逆性神经损伤，避免永久性神经功能缺损。此外，随着多学科的协作和技术手段的不断进步，术中神经电生理监测的应用范围不断扩大。它在辅助神经外科手术定位和识别特定的脑神经和解剖结构方面发挥着重要作用。例如，多模态神经监测在蛛网膜下腔出血中的应用以及微电极记录在脑深部电刺激术中对神经核团亚区的定位等方面都发挥着重要的作用。目前，术中神经电生理监测技术已被广泛应用于各种手术治疗中。

目前常用的神经外科手术中电生理监测设备，特别是在颅神经、脊髓监测方面的术中电生理监测设备主要品牌有 Natus Neurology、Medtronic、Delsys、Cadwell Laboratories、Xltek、NeuroWave 等。

1.体感诱发电位

体感诱发电位是刺激周围神经引起的皮质反应。在某些情况下，还可以直接刺激脊髓。该技术可以反映特定躯体感觉传入通路、脑干网状结构和大脑皮质的功能状态。体感诱发电位波形连续、可重复且易于识别。体感诱发电位对神经损伤非常敏感，被广泛应用于脑血管病、脑肿瘤和脊柱脊髓手术中进行术中神经电生理监测。

术中监测的主要指标是特定峰值波幅和潜伏期。波幅降低与产生反应的纤维数目减少相关，而潜伏期延长则与粗纤维受压力影响而导致反应迟钝有关。在其中，波幅的变化比潜伏期更为敏感。目前尚无体感诱发电位异常的绝对判断标准，通常认为波幅降低 $\geq 50\%$ 或潜伏期延长 $\geq 10\%$ 可以作为诊断标准。此外，潜伏期延长 $\geq 10\%$，或者波幅缓慢降低 $\geq 60\%$ 或 30 min 内降低 $\geq 30\%$ 也可以作为诊断标准。除了手术操作引起的缺血、烧伤等因素外，麻醉药物也会影响体感诱发电位。因此还需要综合考虑体温、脑灌注、血氧水平和通气等各种生理指标对体感诱发电位的影响。应用优化的体感诱发电位监测可以减少信号处理时间，并及时反馈神经传导通路的变化。

2.运动诱发电位

运动诱发电位监测通过直接电刺激、经颅电刺激或经颅磁刺激来激活运动皮质，产生下行电生理反应。这些反应经由皮质脊髓束传导，在体表可以记录到可测量的电生理信号，称为复合肌肉动作电位。在脊髓中，可以记录到由刺激皮质运动神经元兴奋产生的 D 波。运动诱发电位监测可用于判断运动神经从皮质至肌肉的传导通路的同步性和完整性。在颅脑创伤手术中，它可以用来标记运动区和预测术后运动功能。而在脊柱脊髓手术中，它可以用来判断运动功能是否保留并反映脊髓前角和侧角的运动功能。

由于运动诱发电位的波幅不稳定且变异性较大，术中监测的预警阈值尚未达成统一。通常采取定性监测，即连续出现波形异常、响应时间延长或波幅明显降低时即可判断为脊髓损伤。直到复合肌肉动作电位完全消失时才出现运动障碍。记录到的脊髓运动诱发电位信号相对稳定，由 D 波和 I 波组成。当 D 波波幅降低 ≥ 50% 或潜伏期延长 ≥ 10% 时，则提示脊髓运动功能损伤。运动诱发电位受到一系列因素的影响，尤其是麻醉药物。一般来说，静脉麻醉是常用的，可以在禁用肌松药或在严格四肢束刺激（TOF）肌松监测下进行。

3.听觉诱发电位

颅后窝和颅底脑干手术极易损伤听觉传导通路，对于听觉系统的监测有助于辨别重要解剖结构、实时预警并避免永久性神经损伤。听觉诱发电位包括脑干听觉诱发电位、耳蜗电图和蜗神经动作电位。

（1）脑干听觉诱发电位：记录到 I ~ Ⅶ波峰，共 7 个主要波峰。各个成分对应不同的神经发生源，其中 I 波来自蜗神经颅外部分，Ⅱ波来自蜗神经颅内部分和耳蜗神经核，Ⅲ波来自耳蜗神经核，Ⅳ波来自外侧丘系和上橄榄核复合体，Ⅴ波来自下丘脑和对侧外侧丘系，Ⅵ波来自内侧膝状核，Ⅶ波来自丘脑辐射。根据这些波峰，我们可以初步判断损伤的部位，其中 I、Ⅲ和Ⅴ波最容易辨认，也是脑干听觉诱发电位的重要监测指标。脑干听觉诱发电位的波形相对稳定，受麻醉药物的影响较少。

（2）耳蜗电图：使用针电极记录，插入骨膜并覆盖中耳岬骨软组织。参考电极置于同侧乳突。这种监测技术相对客观，不依赖患者反应，可以作为脑干听觉诱发电位的替代方法。

（3）蜗神经动作电位：将电极直接置于蜗神经或脑干附近，可以记录到蜗神经颅内段的复合动作电位，通常没有信号延迟，因此能够实时监测听觉功能。

4.皮层脑电图

皮层脑电图可记录到电极邻近皮质神经元自发性电活动的平均细胞外电位，被广泛应用于癫痫患者，其特征性棘波异常改变可定位致灶。脑电图对中枢神经系统缺血、缺氧高度敏感，亦可用于脑灌注评估，并被广泛应用于颈动脉手术的术中监测。绝大多数静脉麻醉药在脑电图上呈现剂量依赖性抑制，故可用于监测麻醉深度。微电极记录是立体定向手术中监测神经元电活动的重要技术，可记录脑深部神经元的电活动，由于灰质与白质神经细胞的电活动不同，故脑深部神经核团的自发性放电模式亦不同，根据神经元放电特点可辅助确定电极出入神经核团的相对位置，计算电极在神经核团内的长度，以判断靶点核团与毗邻核团的相对位置关系。

皮层脑电图设备的品牌有很多，其中包括 NeuroPace RNS System、Blackrock Microsystems、Integra LifeSciences 以及 CortiCare 等。据报道，从全球主要地区脑电图机专利申请数量来看，截至 2021 年 8 月，中国专利申请数量占比最高为 23%，其次是美国占比 17%、韩国占比 14%。近几年，中国的脑电图机专利申请数量规模高速增长，目前国内的相关专利申请数量已经超过美国、日本、韩国等发达国家，有助于推动国内脑电图机研发制造水平快速提升。

根据 Persistence Market Research 资料，预计从 2020 年到 2030 年全球脑电图机市场规模将以接近 7% 的年复合增长率增长，到 2026 年全球脑电图机市场规模将达到 17 亿美元。

5.立体定向脑电图

立体定向脑电图是一种微创手术，用于识别癫痫发作脑区。它最早在 20 世纪 60 年代由法国的 Bancaud 和 Talairach 提出。通过 SEEG 可以找到深处的脑区，这些区域通常无法通过常规的头皮脑电图检测到，从而准确定位癫痫发作的起源。此外，通过植入的电极，还可以对致痫病灶进行射频热凝治疗，实现微创外科治疗。

随着立体定向脑电图的应用，脑电监测在时间和空间分辨率上都得到了显著提高，使得对癫痫发作起始区的定位更加精确。神经外科中，功能区病变的手术治疗一直是一个难题。由于病变靠近或涉及功能区，需要在手术切除范围和功能保护之间做出权衡。术中神经电生理监测可以有效地定位运动、感觉、语言等功能区，有助于术者判断病变与功能区之间的关系，有针对性地制订手术策略，从而避免手术操作对功能区产生损伤。

目前，国内外医院广泛应用的 SEEG 品牌有美国的 Ad-Tech Medical、Integra Life PMT Corporation 以及法国的 DIXI Medical。

（六）荧光导航

目前，恶性胶质瘤患者的外科治疗目标是尽可能地安全切除对比增强的肿瘤。然而，只有少数患者能够实现完全切除对比增强肿瘤的目标。导致这一困扰的其中一个原因是在传统的白光显微镜下手术中难以辨认存活肿瘤和相邻正常脑组织的边界。

荧光导航技术可以让神经外科医生在手术中直观地看到恶性胶质瘤，并实时辨认肿瘤和脑组织的边界，无须依赖神经导航和担心脑漂移现象。通过结合荧光染料、特殊的光源和滤光片的显微镜系统，该技术使医生能够更准确地识别和切除脑肿瘤，同时保护周围健康组织。

神经外科荧光导航技术最初由德国神经外科医生 Walter Stummer 及其团队于 1998 年发明。Stummer 等首次使用 5-aminolevulinic acid（5-ALA）作为荧光染料，通过注射给患者，使脑肿瘤组织在显微镜下呈现出红色荧光，与周围正常组织区分开。一项随机、多中心的Ⅲ期临床试验证实，使用传统白光显微镜手术的完整切除率为 36%，而在外科医生利用组织荧光信息时，使用 5-ALA 引导的荧光手术完整切除率可达 65%。如今，完整切除率高于以往报道，从大脑功能区的 73% 完整切除率到未经选择的肿瘤的 89% 完整切除率。目前，较新型号的显微镜，如 Zeiss 的 Pentero 和 Kinevo 系列显微镜系统以及 Leica 的 M530 OH6 显微镜系统，配备了荧光导航功能，使该技术得到了广泛推广。

然而，神经外科荧光导航技术并不适用于所有类型的脑肿瘤。某些肿瘤类型可能无法积累荧光染料，从而限制了该技术的应用，此外，使用荧光导航技术需要特殊的显微镜系统和荧光染料，这可能增加手术成本和复杂性。

综上所述，神经外科荧光导航技术是一项令人激动的创新，为神经外科医生提供了更精确的手术导航和可视化工具。尽管该技术存在一些限制和挑战，但它的发展为脑部手术带来了重要的进展，有望提高患者的手术结果和生活质量。

（七）VR/AR/MR技术

虚拟现实（virtual reality，VR）是利用计算机技术构建一个三维的虚拟世界，提供使用者关于视觉、听觉和触觉等感官的模拟，但其中所有的东西都是虚拟的，是一个纯粹的虚拟数字图像。由于缺乏现实感觉，VR 不能用于实际的操作程序，临床医生似乎很难沉浸于其中。而增强现实（augmented reality，AR）是利用电脑技术将虚拟的模型应用到现实世界，真实的环境和虚拟的结构实时地叠加到同一个画面或空间。与 VR 相比，AR 的重点是现实世界，而不是完全的人造环境。

混合现实（mixed reality，MR）是近年来出现的一个新概念，最早由 Steve Mann 提出，是 VR 和 AR 在三维应用中的结合。MR 为用户提供了一个通过感知周围物理环境结合数字虚拟模型而呈现的虚实融合图像。AR、VR 和 MR 的应用都旨在增强用户当前的体验或现实感。MR 系统主要有三个特点：现实与虚拟世界的结合、使用者与环境实时交互、虚拟世界与现实的精确匹配。在临床医学应用的各个方面，MR

的这些特点是必不可少的，MR 是一种比 VR 和 AR 更实用的技术。作为图形学领域的一种新型技术，MR 将计算机虚拟模型投射到用户所在的真实世界中，并建立交互反馈回路，增强了用户体验的真实感。MR 技术已被用于医疗卫生领域的各个方面。

1. VR/AR/MR 技术在神经外科中的应用

（1）医学教育和训练：目前的医学教育面临医疗环境和伦理限制以及解剖标本短缺等问题，导致教学成本不断增加。为了解决这一问题，VR/AR/MR 技术将临床教学过程从二维图像和视频转变为交互式移动环境，帮助学生更直观地了解人体复杂的解剖结构，提高学习和训练效果。

目前，VR/AR/MR 技术手术模拟器已成为低年资医生培训的重要组成部分，因为其提供了无风险、低成本的培训方式。通过 MR 手术模拟器，低年资外科医生可以身临其境地体验复杂手术的操作过程和相关解剖，无须担心手术风险和意外，从而加快医生成长，提升对复杂手术的理解。

在经验丰富的医生的协助下，VR/AR/MR 技术为外科训练提供了理想平台。通过反复的三维可视化交流和体验，外科医生可以自然而自信地提高手术技能，而不会给患者带来伤害或危险。对于神经外科而言，颅内解剖结构精细复杂，对医生解剖认识和操作技能要求极高。利用 VR/AR/MR 技术进行辅助学习和培训，能够极大提高专科医生的培训效率。

（2）术前医患沟通：医患关系紧张的主要原因之一是医患之间的医学知识背景和信息不对称。VR/AR/MR 技术具备三维、逼真、动态的特点，可以使患者及其家属更直观地感受手术操作过程，对手术方案的细节有更深的了解，提高患者对手术风险和并发症的认识，加深医患之间的相互理解和信任。因此，这些技术有助于减少医疗纠纷，改善不良的医患关系。

（3）中枢神经系统肿瘤手术：中枢神经系统肿瘤包括来源于颅内及椎管内各组织的原发性肿瘤，以及从全身其他部位转移至神经系统的继发性肿瘤。胶质瘤、脑膜瘤、垂体瘤和神经鞘瘤等是常见的神经系统原发肿瘤，神经外科手术的目标是完整切除肿瘤同时保留正常神经功能。术中如何实时精准定位并区分肿瘤与周边正常神经、血管的关系，是当前神经外科医生关注的重点问题。

VR/AR/MR 技术能很好地解决上述问题，辅助显微手术实现更准确的肿瘤全切，减少患者术后并发症。经过几十年的发展，外科导航系统可以帮助医生减少手术时间和患者的手术创伤，提高手术的准确性和成功率。虽然现代导航技术的精度较高，但无法缩短手术时间，还需要进行复杂的术前校准和占用手术室空间。VR/AR/MR 技术可以通过可视化技术为神经外科医生提供更好的视觉辅助。例如，利用 AR 技术，医生可以在手术过程中通过透明显示屏或头戴设备获得实时的解剖结构图像，以更准确地导航手术操作。

2. VR/AR/MR技术的局限性

尽管存在上述诸多优点，但 VR/AR/MR 技术在神经外科的应用仍然存在以下局限性。

（1）VR/AR/MR 构建的 3D 虚拟模型是基于术前影像学资料制作的，但患者检查的配合度、造影剂的剂量、扫描层厚度以及术后疾病变化都会导致模型与真实情况存在偏差。

（2）在虚拟与现实的实时交互过程中，模型的手势调整精确度需要更多关注，而且模型的调整会有一定延迟，对手术可能产生轻微影响。

（3）图像注册即虚拟 3D 模型与患者手术区域的精准匹配，是 VR/AR/MR 技术中最关键、最困难的一步。目前，脑部的定位仅依赖于传统的头部标志物，配准时间和精度难以把控。

（4）神经外科手术多为显微手术，而佩戴 VR/AR/MR 技术头戴式设备时无法同时使用显微镜进行手术。

（5）VR/AR/MR 设备仅提供视觉输出，缺乏触觉力反馈和其他感官的模拟。

（6）VR/AR/MR 技术无法解决导航过程中由于脑脊液泄漏导致脑组织偏移的问题。

3. 常见的AR/VR/MR设备品牌和型号

（1）HoloLens（微软）：这是一款头戴式增强现实设备，可以提供交互式的虚拟图像，并在实时场景中叠加信息。HoloLens 在神经外科中的可视化辅助和导航方面具有潜力。

（2）da Vinci Surgical System：虽然不是专门用于 AR/VR 技术，但 da Vinci 手术系统是一种常用的机器人辅助外科系统，结合了 3D 视觉和手术导航，可用于神经外科手术。

（3）Surgical Theater Precision VR：这是一种用于手术规划和培训的虚拟现实平台，可提供高度精确的解剖模型和操作模拟，帮助医生和学生提高技术和决策能力。

（4）Dextroscope 工作站（Dextroscope MK10，新加坡 Volume Interactions 公司）：是一种医学影像可视化软件。它采用先进的 3D 图像处理和呈现技术，可以将医学影像数据（如 CT、MRI 等）转化为高质量的逼真的 3D 图像。

（5）Brainlab iPlan 2.6 系统（德国）手术多模态术前手术计划系统，可对肿瘤分割和周围重要结构的三维可视化，基于解剖图像进行纤维追踪和重建重要结构（包括锥体束、弓状束和视放射线）基于扩散张量成像，并在术中用于将虚拟图像作为三维体积或二维切片叠加到神经外科医生的视野上进行可视化。

VR/AR/MR 技术的应用可以改善对复杂解剖关系的理解，并在手术室中提供良好的人体工程学环境。利用 VR/AR/MR 技术实现解剖结构的可视化有助于术前规划手术入路和术中定位病变，特别是结合术中成像以实现实时可视化。在准确率相当的情况下，VR/AR/MR 技术可以作为手术神经导航系统的备选或补充选择。通过整合互补技术，有望克服技术和临床限制，促进 VR/AR/MR 技术在神经外科手术中的临床应用。

二、分子检测技术

胶质瘤是大脑内最常见的恶性肿瘤，随着研究的不断深入，人们发现胶质瘤不能简单地归为一类疾病，不同患者甚至同一患者的不同病灶之间，即使是病理特征相似，也可能存在着重要的分子差异，从而导致差异的疾病进展和产生不同的治疗响应。传统的胶质瘤诊断方法主要依靠组织学和影像学检查，然而，这些方法在胶质瘤的诊断、预后评估和治疗选择方面存在一些限制，比如，胶质瘤组织的形态学特征和染色体异常变异通常具有很高的异质性、病理读片时可能存在视野限制，都有可能导致在组织学检查中的判读误差。MRI 和 CT 等影像学技术可以提供有关肿瘤形态、分布和局部侵袭程度的信息，但对于评估肿瘤的分子特征、预后和治疗反应的信息相对有限。因此，引入分子检测技术在胶质瘤诊断中具有重要的意义。

分子检测技术可以检测胶质瘤中的特定基因突变、染色体异常和分子标志物表达水平，从而更准确地确定肿瘤的分子亚型，进一步指导诊断和治疗策略。同时，分子检测可以识别与胶质瘤预后相关的分子标志物和表达模式，帮助评估患者的预后风险。分子检测技术可以识别与特定靶点或信号通路相关的基因突变或异常表达，从而为个体化治疗提供依据。通过针对这些靶点进行靶向治疗，可以提高治疗效果并减少不必要的治疗，减轻患者医疗负担。分子检测可以追踪肿瘤的分子变化，评估治疗的效果并监测肿瘤的耐药机制，为调整治疗方案提供依据。

引入分子检测技术可以在胶质瘤诊断中提供更全面、准确和个体化的信息，进一步指导治疗决策，提高患者的治疗效果和生存率。随着 2021 版 WHO 神经系统肿瘤指南的更新，胶质瘤全面进入了"分子时代"（图 4-4-1）。对胶质瘤诊断的越发精确也离不开分子诊断技术的不断发展，本部分列举常见的分子诊断技术以及这些技术对胶质瘤诊断的重要推进作用。

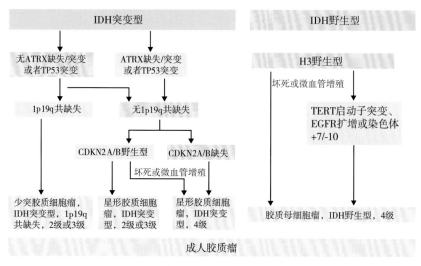

图 4-4-1　胶质瘤全面进入"分子时代"

（一）不同分子检测技术在胶质瘤诊疗中的应用

1. 免疫组织化学技术

免疫组织化学（immunohistochemistry，IHC）技术是一种利用抗体与抗原的特异性结合进行检测的方法。其核心原理是通过抗体与待检测抗原在组织切片上的特异性结合，再利用可视化信号（如酶 - 底物反应或荧光标记）来检测目标抗原的位置和表达水平。作为检验科最常用的分子检测技术，它在疾病的诊断、分型和预后评估等方面发挥着关键作用。

对于胶质瘤诊疗而言，免疫组织化学技术的意义如下。

（1）诊断和亚型鉴定：通过检测特定的免疫标志物，可以帮助确定胶质瘤的类型和亚型，如核蛋白 Olig2、细胞骨架 GFAP、ATRX、1p/19q 染色体缺失等，这对于有效诊断和区分不同病理类型的胶质瘤具有重要意义。

（2）预后评估：IHC 可以检测与预后相关的标志物，如 Ki-67（细胞增殖标志物）、MGMT（O6- 甲基鸟嘌呤 DNA 甲基转移酶，胶质瘤耐药基因）、p53（肿瘤抑制基因），通过评估这些标志物的表达，可以预测胶质瘤患者的生存期和对化疗的反应，从而有助于个体化治疗的决策。

（3）靶向治疗策略指导：通过检测靶向治疗相关的免疫标志物，如 EGFRvIII、IDH 突变等，可以指导选择合适的靶向治疗策略，提高治疗效果和生存率。

（4）免疫细胞浸润评估：免疫组化可以检测免疫细胞的浸润情况，如 CD3、CD8 等免疫细胞标志物的表达，有助于评估免疫细胞浸润情况，从而预测免疫治疗的反应和效果。

然而，免疫组织化学技术也存在一些缺陷。

（1）依赖特异性抗体：免疫组织化学技术的可靠性和准确性取决于用于检测的抗体的特异性和质量。有时可能会出现非特异性结合或未能检测到低表达的靶标，导致结果的误差和偏离。

（2）定性分析：免疫组织化学技术主要是一种定性的分析方法，很难提供精确的定量信息。虽然一些计算机辅助的图像分析工具可以对图像进行定量分析，但仍然存在一定的主观性和误差。

（3）有限的多标记能力：传统的免疫组织化学技术在同时检测多个标志物时存在技术困难。因为不同标志物要求使用不同的底物或荧光标志物，且相互之间可能存在干扰与交叠。

（4）受取样部位影响：免疫组化往往根据病理切片做进一步检测，胶质瘤是一种高度异质性的肿瘤，其分子组成在肿瘤内部是不均匀的，由于取样位置的偏倚可能会造成对胶质瘤亚型的错误判断。

综上所述，免疫组织化学技术在胶质瘤诊疗中具有重要的意义，可以用于诊断、亚型鉴定、预后评估和靶向治疗指导。然而，仍需注意其依赖特异性抗体、定性分析的局限性以及多标记能力的限制。

2. 单核苷酸多态性

SNP 是指基因组中存在的单个碱基变异。这种变异可以影响基因的表达、蛋白质结构和功能，进而对疾病的发生和发展产生影响。常用的 SNP 检测方式包括以下几种。

（1）基因芯片技术：基因芯片是一种高通量的 SNP 检测方法，它可以同时检测数千个 SNP 位点。基因芯片使用微阵列技术，将 DNA 样本与特定引物探针结合，通过 SNP 位点上的碱基配对来确定基因型。

（2）受限性片段长度多态性（restriction fragment length polymorphism，RFLP）分析：RFLP 分析通过特定的限制性内切酶识别和切割基因组 DNA 中的 SNP 位点，然后利用凝胶电泳等方法分离 DNA 片段并进行检测。

（3）聚合酶链反应（polymerase chain reaction，PCR）引物特异性扩增：PCR 是一种常用的基因检测技术，可以通过设计特异性引物扩增目标 SNP 位点周围的 DNA 序列。PCR 扩增后的产物可以通过凝胶电泳等方法进行分析和鉴定。

（4）DNA 测序：DNA 测序是一种直接测定 DNA 序列的方法。通过使用测序仪和相关的测序试剂，可以准确地确定 SNP 位点的碱基序列。测序方法可分为传统测序和高通量测序。

对于胶质瘤诊疗，SNP 的研究和分析具有以下功能。

（1）疾病易感性的预测：一些 SNP 与胶质瘤的发生和个体易感性相关。通过对这些 SNP 的分析，可以预测患者患上胶质瘤的风险。例如，研究发现 EGFR、PDGFRA 基因的 SNP 与恶性程度和预后密切相关。

（2）个体化治疗策略的制订：某些 SNP 在影响药物代谢或药物作用方式上起着重要作用。通过对这些 SNP 的分析，可以预测患者对特定药物的反应，从而个体化制订治疗策略。

同时 SNP 分析也存在一些缺陷。

（1）复杂的遗传背景：SNP 只是基因变异的一种形式，而胶质瘤的发生和发展涉及多基因的相互作用和复杂的遗传背景。因此，仅依靠 SNP 的分析可能无法全面解释胶质瘤的发病机制和个体易感性。

（2）技术限制和数据解读：SNP 的检测分析需要使用特定的技术和方法。不同的实验室可能采用不同的技术平台和 SNP 标记，导致不同实验室之间的结果存在差异。此外，大规模的 SNP 数据分析也需要统计学和生物信息学的支持。

3. 全外显子测序

WES 是一种基因测序技术，通过测序整个基因组的外显子区域，即包含编码蛋白质的区域，来寻找和鉴定与疾病相关的基因变异。WES 的原理是将 DNA 样本进行文库构建，然后使用高通量测序技术对文库中的 DNA 片段进行测序，最终将测序的短读段与参考基因组进行比对和分析。在 WES 中，主要关注的是外显子部分的变异，因为外显子区域占据了基因组的 1% ~ 2%，但包含了约 85% 的已知致病突变。

WES 在胶质瘤诊疗中具有以下意义。

（1）查找致病基因变异：WES 可以帮助鉴定和鉴别胶质瘤中的致病基因变异，揭示胶质瘤的遗传机制和致病途径。2010 年 Verhaak 等通过 WES 揭示出胶质瘤的四种临床相关亚型，并且这些亚型与 PDGFRA，IDH1，EGFR 和 NF1 的异常有关。

（2）个体化治疗：通过 WES 的分析，可以了解每个患者肿瘤的具体基因变异情况，从而为个体化治疗提供指导。例如，根据肿瘤基因变异情况选择靶向治疗药物，提高治疗效果。

WES 可以全面构建患者的突变图谱，但同时也存在一定缺陷。

（1）数据分析和解读复杂性：WES 生成的数据量庞大，需要复杂的数据分析和解读。数据的处理和解释需要使用专业的生物信息学和统计学方法。

（2）非编码区域的遗漏：WES 主要关注外显子区域，非编码区域的变异可能被忽略，而一些重要的非编码 RNA 和调控元件可能对基因表达和肿瘤发展起重要作用。

（3）数据质量和成本：WES 技术的数据质量易受到肿瘤纯度和测序深度的影响，有一定概率出现假阴性，同时 WES 其成本较高，对于大规模样本的测序可能面临经济和技术挑战。

4.多重免疫荧光

多重免疫荧光是一种使用多个荧光标记的抗体来同时检测多个目标蛋白的技术。它结合了传统免疫组化和荧光原位杂交的优势，可以在一张 FFPE 组织切片中进行多种标志物染色，同时对多个肿瘤治疗相关的细胞进行平行监测，并统计各个组织区域中细胞类型、密度，空间位置关系等信息。

多重免疫荧光技术在胶质瘤的诊疗中具有重要意义，尤其体现在对胶质瘤复杂的免疫微环境刻画上。多重免疫荧光技术通过检测特定的免疫标志物，如免疫细胞浸润标志物 CD3、CD4、CD8 和免疫抑制标志物 PD-L1 等，可以评估肿瘤免疫逃避机制的状况，可以帮助评估胶质瘤的免疫状态和肿瘤微环境，并为免疫治疗的选择和监测提供依据。同时多重免疫荧光技术还可以在组织切片中同时检测多个蛋白的共定位关系，揭示胶质瘤中不同蛋白的相互作用和调节机制，从而深入了解胶质瘤的发病机制。

虽然多重免疫荧光技术在胶质瘤诊疗中有许多优势，但也存在一些缺陷。

（1）样本处理的复杂性：多重免疫荧光技术需要对组织切片进行多轮的抗体染色和荧光标记，样本处理的复杂性较大，可能导致处理过程中的误差。

（2）抗体交叉反应：使用多个抗体进行荧光染色时，存在抗体交叉反应的风险，可能导致误导和解读困难。

（3）数据解析的复杂性：多重免疫荧光产生的数据量较大，需要进行复杂的图像分析和数据解读，对研究人员的技术和设备要求较高。

5.DNA甲基化测序

DNA 甲基化是一种常见的表观遗传修饰形式，在基因组中起着重要的调控作用。DNA 甲基化测序是一种用于定量测量基因组 DNA 甲基化水平的技术。它可以提供高分辨率的 DNA 甲基化图谱和信号强度，对于了解基因组 DNA 的甲基化状态并识别重要的甲基化位点具有重要意义。

DNA 甲基化测序在胶质瘤诊疗中应用非常广泛，主要体现在以下几个方面。

（1）分子亚型分类：DNA 甲基化图谱可用于胶质瘤的分子亚型分类，帮助精确定位和定义不同亚型的胶质瘤，有助于预后评估和治疗决策。

（2）预后评估：DNA 甲基化特征可作为胶质瘤临床预后评估的重要指标，预测患者的生存期和治疗反应，同时胶质瘤甲基化特征（G-CIMP）可作为胶质瘤动态变化的标志。

（3）靶向治疗策略：DNA 甲基化调控在胶质瘤中广泛存在，通过分析甲基化位点可以发现与肿瘤相关的潜在靶向治疗靶点，如 MGMT 甲基化通常提示患者对替莫唑胺治疗敏感，为个体化治疗提供指导。

与此同时，DNA 甲基化测序也存在一些缺陷，主要是经济成本和时间成本耗费较大，同时对于患者肿瘤样本的质量要求较高，不利于下级医院的推广普及。

6.多组学整合分析

多组学整合分析是将多种不同的组学数据（如 RNA 测序、DNA 甲基化、蛋白质组、代谢组等）进行整合和分析的方法，旨在综合多种数据来源，揭示复杂疾病的分子机制，并为个体化医学和精准诊疗提供更准确的信息。该方法通过整合来自不同组学层面的数据，可以识别出与疾病进展、治疗反应和预后相关的分子标志物和生物学信号路径，得到对致病相关生物学过程的全面认识。

多组学整合分析通过整合胶质瘤的遗传信息、表观遗传信息以及其他组学数据，可以深入了解胶质瘤的致病机制、分子分型以及患者个体差异，最近的一项多组学研究表明在肿瘤灶的局部区域内，胶质瘤细胞 - 宿主相互依赖，导致胶质瘤产生自适应转录程序。拷贝数改变与反应性转录程序相关的亚克隆的空间内聚集，进一步发现胶质瘤内部环境压力会导致肿瘤细胞产生选择性适应，为揭示胶质瘤进展和侵袭提供新的观点。多组学分析是一种较为理想的诊断方式，但在实际临床工作中由于成本或者患者依从性问题很难同时获得配套组学数据。

7.单细胞测序

单细胞测序是近年来兴起的一项重要技术，它基于将单个细胞隔离和捕获到单个反应容器中，然后通过扩增和测序技术获得该细胞的基因信息。随着技术的发展，现在已经有多种单细胞测序技术可供选择，包括单细胞 RNA 测序、单细胞 DNA 测序、单细胞 ATAC 测序等。这些技术可以帮助揭示细胞类型分布、基因表达异质性、细胞亚群和突变等细胞内部的差异。单细胞测序技术的出现极大地促进了对胶质瘤生物学特性和分子机制的理解，对于胶质瘤诊疗具有划时代的意义。

（1）细胞异质性的解析：胶质瘤组织中存在不同类型的细胞，包括肿瘤细胞、免疫细胞、血管内皮细胞等，同时胶质瘤细胞本身也存在非常大的异质性，单细胞测序可以帮助了解瘤内不同细胞类型的分布和相互作用。

（2）肿瘤进展的预测：Verhaak 等在 2019 年运用单细胞测序技术分析胶质瘤细胞的分子特征，提出了胶质瘤四分型的观点，揭示不同细胞亚群的存在和演化过程，从而预测肿瘤的进展和患者的生存期。

（3）潜在分子靶点的发现：通过分析单细胞转录组数据，可以发现与胶质瘤相关的潜在治疗靶点和靶向药物，并为精确治疗提供指导。

由于单细胞测序技术本身的限制，它也存在一定的不足。①成本高昂，目前对单个样本的单细胞 RNA 测序价格在 8000 ~ 20000 元，难以得到大范围推广应用。②单细胞测序深度相较于传统测序偏低，可能会漏掉重要的基因信息。③单细胞测序对样本的质量要求很高，不满足某些回顾性研究的开展条件。

不同分子检测技术在胶质瘤诊疗中的优劣见表 4-4-1。

表4-4-1　不同分子检测技术在胶质瘤诊疗中的优劣

分子检测技术	优势	劣势
免疫组织化学	①分子亚型鉴定 ②预后评估和治疗反应预测 ③快速、方便、经济	①定性分析 ②有限的多标能力 ③采样偏倚
单核苷酸多态性	①疾病易感性预测 ②个体化治疗提示作用	①结果解读较复杂 ②依赖测序平台
全外显子测序	①全面的突变图谱 ②个体化治疗提示作用	①非编码区域遗漏 ②样品质量要求高
多重免疫荧光	①肿瘤微环境刻画 ②展现胶质瘤与周围细胞相互作用	抗体荧光交叉反应、技术要求高
甲基化测序	①精确的分子分型 ②提示患者对药物的敏感性	①测序成本高 ②样品质量要求高
多组学整合分析	全面了解胶质瘤不同分子水平的变化	成本较高、很难获得配套数据
单细胞测序	①解析细胞异质性 ②对胶质瘤细胞不同分型比例量化 ③发现潜在的治疗靶点	①成本高、样本要求高 ②测序深度低

（二）分子检测技术对胶质瘤分子分型的推动

胶质瘤的分子分型是随着科学研究的不断进展逐步建立起来的。图 4-4-2 显示了胶质瘤分子分型发现的主要里程碑和时间轴。

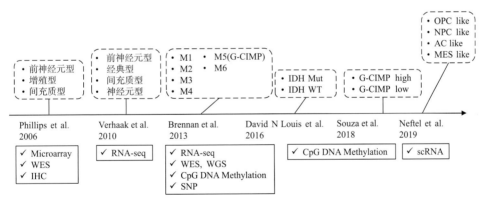

图4-4-2　胶质瘤分子分型发展时间轴及代表性文献、技术方法

2004 年：Hegi 等发现胶质瘤患者肿瘤中 O6- 甲基鸟嘌呤 -DNA 甲基转移酶（MGMT）基因启动子区的甲基化与对替咪唑胺化疗的反应相关。

2005 年：Parsons 等通过测序发现 85% 的低级别胶质瘤和 20% 的高级别胶质瘤中存在同义突变的异染色质酮酸脱氢酶（IDH）基因，发现了 IDH1 基因的突变在低级别胶质瘤中的高频率，这一突变在胶质瘤的分子分型中具有重要意义。

2006 年：Phillips 等通过 WES 测序等方式鉴定出胶质瘤存在三种不同的转录表型，包括前神经元型，增殖型和间充质型。

2010、2013 年：Verhaak 等通过 RNA-seq 以无监督的方式将胶质瘤分为四种分子亚型，包括前神经元型，经典型，间充质型和神经元型。Brennan 等通过 DNA 甲基化测序等方式将胶质瘤分为六种亚型，随后 Souza 等将甲基化分型简化为 G-CIMP 高和低两型，胶质瘤复发后出现 G-CIMP 变低提示预后不良。

2019 年：Neftel 等使用单细胞测序技术发现胶质瘤细胞存在显著肿瘤异质性，可分为 AC、OPC、MES、NPC 四种细胞亚型，并且亚型之间可相互转换，进一步解释了胶质瘤对治疗的抵抗和耐受。

三、分子靶向药物的研发和应用

（一）脑肿瘤分子靶向药的种类

根据 NCCN 中枢神经系统肿瘤治疗指南的建议，我们对涉及中枢神经系统的 16 种原发性和继发性肿瘤进行了系统的靶向治疗药物分析。在这 16 种脑肿瘤中，共计有 39 种靶向药物可供选择，这些药物包括抗体偶联药物、单克隆抗体和小分子药物（图 4-4-3）。值得注意的是，小分子药物在不同类型的脑肿瘤中占据主要比例，其在脑肿瘤、原发性脑肿瘤和脑转移瘤中的占比分别为 79.49%、78.95% 和 77.78%。这些脑肿瘤靶向药物可以根据其靶点的不同划分为单靶点药物和泛靶点药物，总计 26 种（图 4-4-4）。其中，单靶点药物有 18 种，泛靶点药物有 8 种。在这些药物中，占比最高的是 HER2 抑制剂。在原发性脑肿瘤中，根据靶点的不同，我们可以分为 13

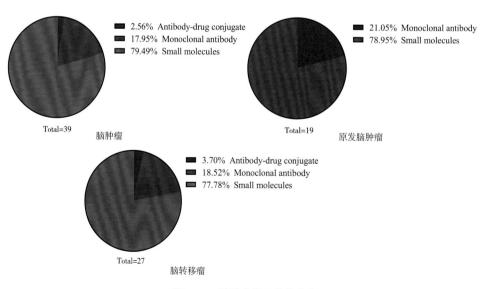

图4-4-3　脑肿瘤常用药物分类

种靶向药物。在这些药物中，占比最高的是 HER2/EGFR 抑制剂。而针对脑转移瘤的靶向药物总计有 15 种，其中仍然以 HER2/EGFR 抑制剂占比最高。

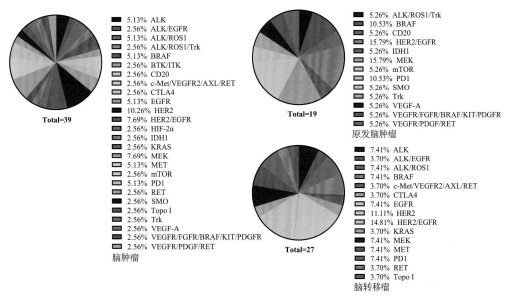

图4-4-4　脑肿瘤常见药物靶点

（二）脑肿瘤靶向药的原研企业、国际及市场

目前，全球范围内有 19 家原研制药企业积极参与治疗脑肿瘤的靶向药物的研发（图 4-4-5）。其中，针对原发性脑肿瘤的靶向药物来自其中 10 家企业，用于脑转移瘤的靶向药物来自其中 16 家企业。在这些企业中，美国的 Genentech 公司和瑞典的 Novartis 公司在治疗脑肿瘤领域的研发中所占比例较大，分别占据了 20.51% 和 15.35% 的份额。这些研发机构遍布美国、瑞典、德国、英国、瑞士和日本，其中美国企业占据了总体研发企业的 56.41% 的比例，居于首位（图 4-4-6）。根据国家药监局的公开信息，已有 31 种脑肿瘤靶向药物获得国内进口批准，其中 11 种药物已完成国内生产。对于治疗原发性脑肿瘤的靶向药物，仅有 HIF-2α 抑制剂 Belzutifan，该药于 2022 年获得批准用于治疗 VHL 相关中枢神经系统血管母细胞瘤，目前尚未获得国内进口批准，而其他药物均已经获得国内进口批准或已完成国内生产。对于治疗脑转移瘤的靶向药物，只有 KRAS 抑制剂 Adagrasib，该药用于治疗转移性非小细胞肺癌，也尚未获得国内进口批准，而其他药物均已获得国内进口批准，部分药物已完成国内生产。

截至 2023 年 9 月，治疗脑肿瘤的 39 种靶向药物中 19 种已获国际认可（经 FDA、EMA、PMDA 及全球其他国家或地区药物监管机构批准），或（和）已在国内（经 NMPA 批准）获得上市许可（表 4-4-2，表 4-4-3）。这 19 种药物涵盖了治疗胶质瘤、

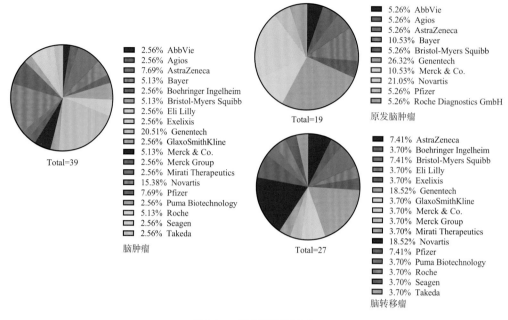

图4-4-5　靶向药原研企业

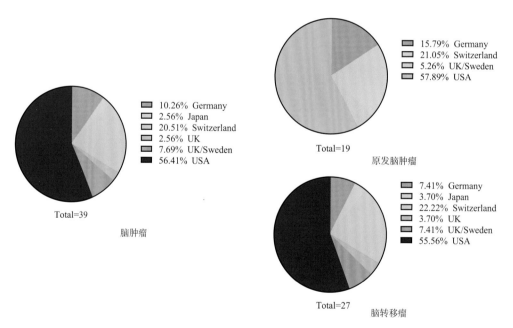

图4-4-6　靶向药原研国家

中枢神经系统淋巴瘤、脑转移瘤等 12 种脑肿瘤类型。在获得国际和国内批准上市的靶向药物中，治疗原发性脑肿瘤的共有 8 种，分别是：Belzutifan、Bevacizumab、Dabrafenib、Everolimus、Ibrutinib、Rituximab、Selumetinib、Trametinib。而用于治疗脑转移瘤的靶向药物则有 14 种，包括：Adagrasib、Ado-trastuzumab emtansine、

Afatinib、Brigatinib、Ceritinib、Crizotinib、Dabrafenib、Gefitinib、Lapatinib、Lorlatinib、Osimertinib、Pertuzumab、Trametinib 以及 Trastuzumab。

表 4-4-2　原发脑肿瘤获批靶向药物

肿瘤类型	药物名称	靶点	国际获批与否	获批时间	国内获批与否	获批时间
局限性神经胶质瘤	Everolimus	mTOR	是	2010	是	2015
少突胶质细胞瘤	Bevacizumab	VEGF-A	是	2007	否	—
星形胶质细胞瘤（IDH-MUTANT）	Bevacizumab	VEGF-A	是	2007	否	—
胶质母细胞瘤	Bevacizumab	VEGF-A	是	2004	是	2012
室管膜瘤	Bevacizumab	VEGF-A	是	2007	否	—
儿童胶质瘤	Dabrafenib	BRAF	是	2023	否	—
儿童胶质瘤	Trametinib	MEK	是	2023	否	—
原发性中枢神经系统淋巴瘤	Rituximab	CD20	是	1997	是	2008
原发性中枢神经系统淋巴瘤	Ibrutinib	BTK/ITK	是	2013	是	2017
VHL 相关中枢神经系统血管母细胞瘤	Belzutifan	HIF-2α	是	2022	否	—
神经纤维瘤病	Selumetinib	MEK	是	2020	是	2023

表 4-4-3　脑转移瘤获批靶向药物

肿瘤类型	药物名称	靶点	国际获批与否	获批时间	国内获批与否	获批时间
脑转移瘤（乳腺癌）	Trastuzumab	HER2	是	2022	是	2023
脑转移瘤（乳腺癌）	Ado-trastuzumab emtansine	HER2	是	2013	否	—
脑转移瘤（乳腺癌）	Lapatinib	HER2/EGFR	是	2007	否	—
脑转移瘤（乳腺癌）	Pertuzumab	HER2	是	2013	否	—
脑转移瘤（黑色素瘤）	Dabrafenib	BRAF	是	2023	否	—
脑转移瘤（黑色素瘤）	Trametinib	MEK	是	2013	是	2019
脑转移瘤（非小细胞肺癌）	Adagrasib	KRAS	是	2022	否	—
脑转移瘤（非小细胞肺癌）	Osimertinib	EGFR	是	2016	是	2017
脑转移瘤（非小细胞肺癌）	Afatinib	HER2/EGFR	是	2014	是	2017
脑转移瘤（非小细胞肺癌）	Gefitinib	EGFR	是	2003	是	2010
脑转移瘤（非小细胞肺癌）	Brigatinib	ALK/EGFR	是	2018	否	—
脑转移瘤（非小细胞肺癌）	Lorlatinib	ALK/ROS1	是	2019	否	—
脑转移瘤（非小细胞肺癌）	Ceritinib	ALK	否	—	是	2018
脑转移瘤（非小细胞肺癌）	Crizotinib	ALK/ROS1	是	2023	否	—

　　根据 2022 年销售的份额，获批上市的 19 种靶向药物，在国际市场上的总销售额达到 2476.36 亿元人民币，而在国内市场，这些药物的总销售额为 163.59 亿元人民币，占据了国际市场的 6.61% 份额（图 4-4-7，表 4-4-4）。2022 年全年，治疗原发性脑肿瘤靶向药物国际市场份额为 1489.21 亿元人民币，国内市场份额为 113.37 亿元人民币，占比为 7.61%（表 4-4-5）；脑转移瘤靶向药国际市场份额为 1712.54 亿元人民币，国内市场份额为 53.58 亿元人民币，占比为 3.13%（表 4-4-6）。

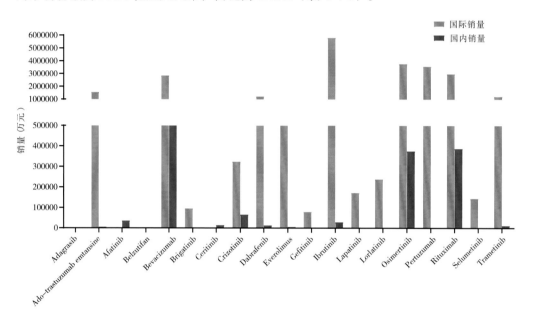

图4-4-7　2022年脑肿瘤靶向药国际与国内销量

表 4-4-4　2022 年脑肿瘤靶向药总销量

药物名称	2022 年国际销量（万元）	2022 年国内销量（万元）
Adagrasib	—	—
Ado-trastuzumab emtansine	1 569 368	6357
Afatinib	—	36 687
Belzutifan	—	—
Bevacizumab	2 867 286	681 087
Brigatinib	96886	10
Ceritinib	—	15 460
Crizotinib	324 221	66 286
Dabrafenib	1 234 132	13 976
Everolimus	586 387	6922

续表

药物名称	2022 年国际销量（万元）	2022 年国内销量（万元）
Gefitinib	79 486	—
Ibrutinib	5 823 432	29 880
Lapatinib	173 266	704
Lorlatinib	239 157	632
Osimertinib	3 795 829	376 053
Pertuzumab	3 593 274	—
Rituximab	3 001 675	388 546
Selumetinib	145 028	—
Trametinib	1 234 132	13327
总计	24 763 559	1 635 927

表 4-4-5 2022 年原发脑肿瘤靶向药销量

药物名称	2022 年国际销量（万元）	2022 年国内销量（万元）
Belzutifan	—	—
Bevacizumab	2 867 286	681 087
Dabrafenib	1 234 132	13 976
Everolimus	586 387	6922
Ibrutinib	5 823 432	29 880
Rituximab	3 001 675	388 546
Selumetinib	145 028	—
Trametinib	1 234 132	13 327
总计	14 892 072	1 133 738

表 4-4-6 2022 年脑转移瘤靶向药销量

药物名称	2022 年国际销量（万元）	2022 年国内销量（万元）
Adagrasib	—	—
Ado-trastuzumab emtansine	1 569 368	6357.01
Afatinib	—	36 687.34
Brigatinib	96 886	10.36
Ceritinib	—	15 459.53
Crizotinib	324 221	66 285.51
Dabrafenib	1 234 132	13 975.71
Gefitinib	79 486	—

续表

药物名称	2022 年国际销量（万元）	2022 年国内销量（万元）
Lapatinib	173 266	704.14
Lorlatinib	239 157	631.56
Osimertinib	3 795 829	376 053.07
Pertuzumab	3 593 274	——
Trametinib	1 234 132	13 326.95
Trastuzumab	4 785 645	6357.01
总计	17 125 396	535 848.19

（三）靶向药的有效性

1. NCCN推荐的针对原发性脑肿瘤的靶向药物治疗效果

NCCN 推荐的治疗原发性脑肿瘤的靶向治疗药物其中有八种药物已获批准上市。Everolimus 是一种 mTOR 抑制剂，被批准用于治疗室管膜下巨细胞星形细胞瘤（SEAG），分别在 2010 年国际和 2015 年国内获得了批准。一项多中心、随机、安慰剂对照的 3 期临床试验（EXIST-1）招募了 117 名 SEGA 患者，将他们按 2∶1 的比例随机分为 Everolimus 治疗组和安慰剂组。结果表明，Everolimus 治疗组中有 35% 的患者肿瘤体积减小了 50% 以上，而安慰剂组没有观察到相似效果。

Bevacizumab 是最早被批准用于治疗胶质瘤的靶向药物，目前 NCCN 推荐在复发或疾病进展的高级别胶质瘤患者中使用 Bevacizumab 单药或与化疗联合治疗。现有的临床研究证据表明，Bevacizumab 单药或与化疗联合治疗对提高客观缓解率、部分延长无进展生存期以及改善患者生活质量和症状有积极作用。一项涵盖 5 个随机对照试验，共 807 例复发胶质母细胞瘤患者的系统综述和 Meta 分析表明，Bevacizumab 单药可显著改善复发胶质母细胞瘤的客观缓解率和无进展生存期，但对总生存期没有显著影响。此外，NCCN 还推荐 Bevacizumab 用于复发室管膜瘤，一项回顾性研究表明，经 Bevacizumab 单药治疗或与化疗联合治疗后，有 75% 的复发室管膜瘤患者出现了部分缓解。

Dabrafenib 和 Trametinib 是首批获得 2023 年 FDA 批准用于治疗儿童携带 BRAFV600E 突变的高级别胶质瘤的靶向药物。一系列病例报道显示，携带 BRAFV600E 突变的儿童高级别胶质瘤对 Dabrafenib 和 Trametinib 的联合治疗产生了显著反应。

对于原发性中枢神经系统淋巴瘤（primary central nervous system lymphoma，PCNSL），NCCN 推荐首选大剂量甲氨蝶呤联合 Rituximab 用于诱导治疗。这种治疗方案可以提高 PCNSL 患者的缓解率、总体生存率，并缩短治疗周期。Ibrutinib 主要用于治疗复发性或难治性 PCNSL，研究显示 Ibrutinib 对复发性弥漫大 B 细胞淋巴瘤具有一定的生物学活性，且其缓解率显著高于中枢神经系统外弥漫性大 B 细胞淋巴瘤。

2022 年，Belzutifa 获得 FDA 批准用于治疗 VHL 相关的中枢神经系统血管母细胞瘤，研究表明其客观缓解率可达 63%。Selumetinib 已获得美国 FDA 批准，用于年龄 ≥ 2 岁的 NF1 儿童患者，治疗 NF1 相关的丛状神经纤维瘤。同时，Selumetinib 还获得孤儿药资格和突破性药物资格。Selumetinib 单药治疗对患者带来显著的临床益处，包括持续缩小肿瘤体积、缓解疼痛、提高日常功能和整体健康相关生活质量，其客观缓解率可达 70%。

2. NCCN 推荐的针对脑转移瘤的靶向药物治疗效果

（1）乳腺癌脑转移：对于 HER2+ 乳腺癌脑转移瘤，NCCN 推荐了 4 种批准上市的靶向药物治疗方案。Trastuzumab 联合 Tucatinib + Capecitabine 被认为是首选治疗，相关临床研究表明，该联合疗法的 1 年无进展生存率达到 24.9%，而安慰剂治疗组为 0%。其他推荐治疗方案包括 Trastuzumab emtansine 单药治疗，其最佳整体反应率（完全缓解 + 部分缓解）和临床获益率（完全缓解 + 部分缓解 + 疾病稳定持续 ≥ 6 个月）分别为 21.4% 和 42.9%；Lapatinib 联合 Capecitabine 疗法使 65.9% 的患者可获得部分缓解；Pertuzumab 联合大剂量 Trastuzumab 疗法在中枢神经系统的客观缓解率为 11%，但在 4 个月和 6 个月时的中枢神经系统益处率分别为 68% 和 51%。

（2）黑色素瘤脑转移：NCCN 推荐的靶向药物中，仅 Dabrafenib 和 Trametinib 获批上市，Dabrafenib 单药或联合 Trametinib 是携带 BRAF V600E 黑色素瘤脑转移患者首选的系统治疗方案，可获得有效的颅内反应。

（3）非小细胞肺癌脑转移：NCCN 推荐的用于脑转移瘤的靶向药物中治疗非小细胞肺癌药物种类最多，批准上市的药物也最多。截至 2023 年 9 月，批准用于非小细胞肺癌脑转移的靶向药物共有 8 种。针对携带 KRAS G12C 突变的患者，Adagrasib 单药治疗可获得 33.3% 的颅内缓解率。对于携带 EGFR 敏感突变患者，首选推荐使用 Osimertinib 系统治疗，可获得的颅内客观缓解率和疾病控制率分别为 54% 和 92%；其他推荐的治疗方案，Afatinib 能使 66% 的脑转移患者得到疾病控制，Gefitinib 可获得的总体疾病控制率（部分缓解 + 疾病稳定）为 27%，部分缓解的中位持续时间为 13.5 个月。对于携带 ALK 重排阳性的患者，Brigatinib、Lorlatinib 及 Ceritinib 单药治疗可作为首选的系统治疗方案，Brigatinib 对比 Crizotinib，可获得更长的无进展生存期及客观缓解率，12 个月无进展生存率分别为 67%、43%，客观缓解率分别为 78%、29%；Lorlatinib 对比 Crizotinib，可获得更长的无进展生存期及客观缓解率，12 个月无进展生存率分别为 78%、39%，客观缓解率分别为 82%、23%，其中有 71% 患者出现颅内完全缓解；Ceritinib 可使 79% 未曾使用过 ALK 抑制剂的患者颅内病灶得到控制，65% 使用过 ALK 抑制剂的患者颅内情况得到控制。携 ALK 重排阳性或 ROS1 阳性患者推荐使用 Crizotinib，在未接受过治疗的脑转移患者中，12 周时颅内病控制率（DCR）为 56%，颅内无进展时间中位数（TTP）为 7 个月；在接受过脑转移治疗的患者中，颅内 DCR 为 62%，颅内 TTP 为 13.2 个月。然而，随着对 Crizotinib 的耐药，20% 基线无脑转移患者可出现脑转移。

总括而言，原发性中枢神经系统肿瘤的靶向治疗整体效果欠佳。大多数研究仍处于提高客观缓解率、延长无进展生存期以及提高生存质量的阶段。唯有联合 Rituximab 的化疗方案在改善原发性中枢神经系统 B 细胞淋巴瘤患者的总体生存率方面取得一定进展。然而，值得注意的是，针对原发性中枢神经系统肿瘤的靶向治疗目前仍缺乏高级别循证医学证据支持，特别是在延长患者生存期方面。相比之下，脑转移瘤的靶向治疗研究起步较早，涵盖的敏感靶点较多，治疗效果相较于原发性肿瘤更为显著。此领域积累了大量高级别循证医学证据，为临床实践提供了坚实的科学支持。

第五节　精准诊疗产业的发展现况

通过对于国内脑肿瘤相关精准医疗产业的研究与从业者采访调研，本节从医疗设备、分子检测、药物（靶向药）治疗以及新型治疗手段四个细分领域进行讨论。

一、医疗设备

伴随着国家财政投入力度以及人民群众对于脑健康的重视程度不断提高，围绕脑肿瘤精准手术的医疗器械整体市场规模在近 10 年内得到了迅猛发展，医疗设备市场活跃，脑肿瘤细分市场增长迅速。在本节，我们重点讨论神经导航仪、术中 MRI、手术显微镜、神经外科手术机器人这四个最具有神经肿瘤相关性的设备。

（一）手术导航仪

作为神经外科手术，尤其是脑胶质瘤精准手术治疗所必备的大型仪器设备，已被国内神经外科中心广泛认可。自 2005 年，首台美敦力（Medtronic）红外导航仪进入中国市场以来，神经导航仪的整体销量稳步上涨，并始终处于快速增长期（图 4-5-1）。国内神经导航市场的增长模式可分为三个阶段：市场接纳期、全面推广期、快速增长期。据统计，2017—2021 年，神经导航的年复合增长率为 11.2%；而随着市场的教育程度不断提升，即便受到疫情的影响，2021—2023 年，年复合增长率仍然达到 13.2%，其中又以 2023 年上半年复苏态势最为显著，中国市场销售额同比增长144%。预计在 2025—2030 年，导航设备的整体销售量将进一步提升，复合增长率进一步达到 13.5%。

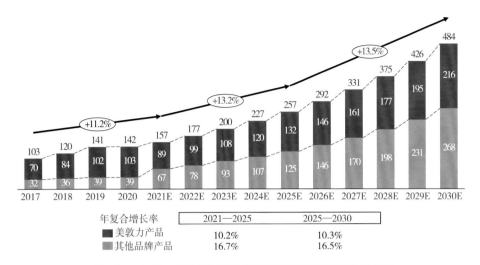

图4-5-1　2017—2030年神经导航系统整体销售及年复合增长图

年复合增长率	2021—2025	2025—2030
美敦力产品	10.2%	10.3%
其他品牌产品	16.7%	16.5%

从空间分布上看，导航仪作为高级神经外科手术（三四级）所必需的大型器械，随着国家整体神经外科技术水平的提升，也在不断向二三线城市及地级市三甲医院下沉（图 4-5-2，图 4-5-3）。在新购仪器占比中，近 3 年来三四线城市占据了近半数，2021 年三线城市及以下共占年新增的 65%，年增长率约 6%。从医院级别而言，三甲医院仍然占据了终端市场的大多数，约占整体销售额的 86%；但与此同时三级乙等医院这一广阔市场潜力巨大，年增长率达到 7%，预计到 2025 年，三级乙等医院及部分地级市三甲医院的年市场规模将达到 6300 万美元，将逐渐成为这一领域的核心增长点。

份额%	2021财年	2022财年	2023财年 1～2季度	份额+/-	2022财年 vs. 2021财年	2023财年1～2季度 vs.2022财年
华南	33%	15%	32%	华南	−18%	17%
华西	11%	14%	9%	华西	3%	−5%
华东	31%	34%	34%	华东	4%	0%
华北	25%	36%	25%	华北	11%	−11%

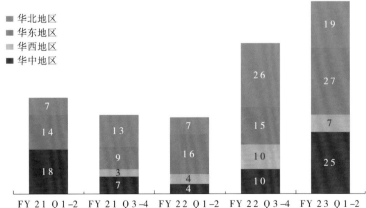

图4-5-2　神经导航仪在国内地理区域市场新增份额分析

份额%	2021财年	2022财年	2023财年 1~2季度	份额 +/-	2022财年 vs. 2021财年	2023财年1~2季 度 vs. 2022财年
三甲医院	86%	82%	81%	L3A	−4%	−1%
三乙医院	9%	16%	17%	L3B	7%	0%
二级及以下	5%	2%	3%	≤L2	−3%	1%

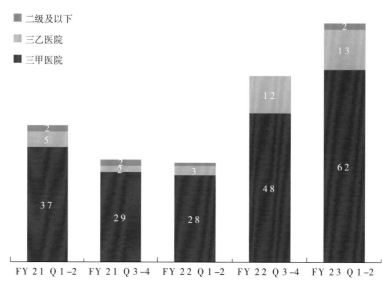

图4-5-3　神经导航仪在国内各级医院市场新增份额分析

在导航领域，美敦力作为最早进入中国市场的玩家，占据了绝对的市场主导地位，而德国博医莱（BrainLab）及国内自研的华科精准（Sino）同样占有一定的市场份额，据 2019—2022 年中国政府招标采购平台统计，以美敦力 S7 代表的红外导航系统占全部新增中标项目的 45%，博医莱占 35%，华科精准占据了剩余的 20% 份额。

（二）MRI影像设备

2020 年中国医学影像设备市场规模已达到 537 亿元，各细分设备发展阶段差异显著。据灼识咨询预计，2030 年市场规模将接近 1100 亿元，CAGR 预计将达到 7.3%。我们复盘后续细分设备驱动因素，MR 占比约 16.6%。MR 领域在 2020 年的中国市场整体份额为 89.2 亿元人民币，据估算至 2030 年，这一规模将进一步增加达 264 亿元人民币，预计 2020—2030 年年复合增长率为 10.6%。随着技术升级及量产成本的下降及国内厂商的竞争力持续增强，MR 的结构高端化升级，我们预计 2030 年 1.5 TMR 装机占比下降到 60% 以内，3.0 T 占比提升至 40%，同时随着超高场强 MR 的供给端厂商增多及科研等需求，3.0 T 以上 MR 市占预计将提升至 5% 左右（表 4-5-1）。

国内影像设备格局近 3 年发生显著变化，国产厂商对进口厂商的替代不断加速。从市场占有率来看，MRI 设备市场外资品牌占市场 72% 份额。2020 年中国 MRI 设备市场销售额前五企业分别为西门子、GE、飞利浦、联影和东软，约占全部销售额

87.5%，市场集中度较高。其中"GPS"三巨头销售额占比 72.1%，国内品牌占有率 27.9%。但对比 20 年数据看，国产后起之秀联影以黑马姿态在大多数品类份额强势进入前三，打破了 GPS 维持多年的三强天下，整体份额加速提升。

表 4-5-1　2030 年国内 MR 市场预测

市场情况	三甲	其他三级	二级	一级	总计	数量占比
医院数量	1651	1624	10 848	12 649		
1.5 T 平均保有量（台）	4	1.5	1			
更新换代周期	9	10	10			
1.5 T 每年更新数量（台）	826	244	1085		2154	55.80%
价格（万元 / 台）	500	400	350			
1.5 T 市场规模（亿元）	41.3	9.7	38			
3.0 T 平均保有量（台）	4	1.5	0.5			
更新换代周期	9	10	10			
3.0 T 每年更新数量（台）	734	244	542		1520	39.40%
价格（万元 / 台）	1000	900	800			
3.0 T 市场规模（亿元）	73.4	21.9	43.4			
3.0 T 以上平均保有量（台）	1					
更新换代周期	9					
3.0 T 以上每年更新数量（台）	183				183	4.80%
价格（万元 / 台）	2000					
3.0 T 以上市场规模（亿元）	36.7					
保有量	14 859	4872	16 272		36 003	
每年更新设备数量（台）	1743	487	1627		3857	100%
每年市场规模（亿元）	151.3	31.7	81.4		264.4	

　　细分到神经外科领域相关产业，尤其是术中 MRI，近些年来同样增长迅猛。目前国内正在运行中的术中 MRI 手术室体量有 200 ~ 250 个，其中年新增术中 MRI 数量约 15 台。这一领域主要由西门子与飞利浦两家公司瓜分，其中约 2/3 的市场份额由西门子占据，国内 MRI 新势力尚未涉及。

　　（三）手术机器人设备

　　手术机器人领域作为神经外科手术的重要增长点，在脑肿瘤（尤其是深部、脑干胶质瘤）的活检手术中具有重大的应用价值。目前国内这一市场主要由华科精准、柏慧维康、美敦力、ROSA 等四家公司占据，目前国内手术机器人的整体规模为 90 台。由于国家政策扶持等因素的作用，以华科精准为代表的国产手术机器人约占整体市场份额的 70% 以上，且一经上市便收获了约 50 台订单（2022—2023 年）。

　　从地区分布来看，华东地区与华南地区占据了机器人半数以上的市场，与之相对的华北与华西地区增速有限（图 4-5-4）。与神经导航仪相同，从医院用户的级别来区分，三甲医院，尤其是委属、省级三甲占据了绝对主流；而随着神经调控手术的普及，地级市三甲医院毫无疑问成为新的增长点（图4-5-5）。

份额%	2021财年	2022财年	2023财年1~2季度	份额 +/-	2022财年 vs. 2021财年	2023财年1~2季度 vs. 2022财年
华南	15%	20%	37%	华南	5%	17%
华西	36%	7%	16%	华西	−30%	9%
华东	6%	28%	28%	华东	22%	0%
华北	42%	45%	19%	华北	3%	−26%

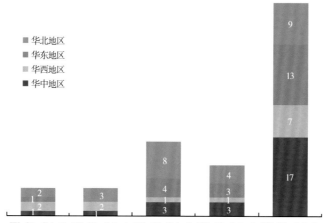

图4-5-4　神经手术机器人仪在国内地理区域市场新增份额分析

份额%	2021财年	2022财年	2023财年1~2季度	份额 +/-	2022财年 vs. 2021财年	2023财年1~2季度 vs. 2022财年
三甲医院	73%	86%	92%	三甲医院	13%	6%
三乙医院	9%	9%	5%	三乙医院	0%	−4%
三级及以下	18%	5%	3%	二级及以下	−13%	−2%

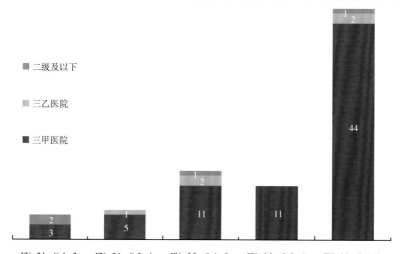

图4-5-5　神经手术机器人在国内各级医院市场新增份额分析

二、分子检测技术

肿瘤标志物的检测已从细胞水平发展到分子基因水平，检测技术融合生物化学、免疫学、细胞学、病理学、分子生物学等多学科，被用于肿瘤诊断、辅助诊断、伴随诊断、复发与转移监测，判断预后及诊疗效果等全病程领域。在胶质瘤的治疗中，分子基因检测更是进一步有效指导了患者的精准放化疗、靶向治疗等，意义尤其重要。

2020 年我国新发恶性肿瘤人数和恶性肿瘤死亡人数均位居全球第一。2021 年1 月世界卫生组织国际癌症研究机构发布的《2020 年全球癌症数据》显示，2020 年全球新发恶性肿瘤病例 1929 万例，其中中国新发恶性肿瘤 457 万人，占全球 23.7%；2020 年全球恶性肿瘤死亡病例 996 万例，其中中国恶性肿瘤死亡人数 300 万，占全球 30%。其中在脑肿瘤中，2020 年中国患者年新发患者数 79575 人，年死亡65204 人，是目前脑和中枢神经系统肿瘤发病及死亡人数最高的国家。

目前，肿瘤伴随诊断产品的技术平台主要包括 PCR、NGS、IHC 和 FISH 等。以PCR、IHC 和 FISH 的加权平均价格为 2500 元 / 次、NGS 的价格为 8000 元 / 次为例来计算，2020 年中国新发脑胶质瘤约 8 万人，按照诊断产品不同技术平台的占比以及 60% 渗透率估计，目前我国伴随诊断的市场规模在 4.8 亿元人民币左右（表 4-5-2）。未来随着靶向药和免疫药使用的普及（应用需求上升）、新靶点和标志物的开发（产品线扩容）、多基因大 Pane NGS 检测需求的加大（收费提高）以及液体活检兴起并实现患者在治疗全程多次开展伴随诊断（检测次数上升）等驱动因素，伴随诊断行业将进入高速发展期。预计至 2025 年，我国脑肿瘤分子分型和伴随诊断的总体市场规模将进一步扩大。

表 4-5-2　肿瘤分子检测市场潜力

人群	脑肿瘤分类	发病人数（中国）	市场渗透率	检测价格（每人）	市场潜力
成人	脑胶质瘤	8 万 / 年	60%	1.5 万	4.8 亿
	脑膜瘤	7 万 / 年	20%	0.5 万元	0.7 亿
	垂体瘤	—	手术为主、暂无分子检测		
儿童	髓母细胞瘤	儿童多发	80%	1 万 ~ 1.5 万	1 亿
	颅咽管瘤	—	手术为主、暂无分子检测		

当前，脑肿瘤相关分子基因检测产品主要围绕关键预后基因相关的 Panel 而设计，具有检验时间快、标本兼容性高、报告周期短、毛利率高等特点。本文中所描述的基因检测厂家主要指肿瘤基因及分子检测机构，采购上游检测设备，通过不同检测技术为肿瘤的筛查诊断、靶向用药、预后等提供综合检测服务。一般的业务流程主要包括：样本提取（提取肿瘤细胞或组织样本中的 DNA/RNA 等分子）、检测（通过不同的

检测技术对分子进行检测）、出具检测报告（对检测数据进行基于检测目的的解读）。

随着 2021 年国务院第 739 号令《医疗器械监督管理条例》对医学检验实行逐步放开和适度管理，医疗机构可自行研制国内尚无同品种产品上市的体外诊断试剂，将推进医学检验新方法、新技术的应用及发展，进而厂商普遍研发、推广自有专利试剂盒，提供个体化医学、精准医学的临床治疗意见。

由于生物样本数据的敏感性，中游的企业主要是国内企业，参与的企业类型主要有传统临检机构（金域医学、迪安诊断等）、基因检测公司（华大基因、泛生子、桐树基因、阔然基因、绘真基因等），以及药企相关体外诊断试剂研发企业（先声诊断等）。

通过统计目前国内主要基因检测机构（表 4-5-3），主要分布于北京（泛生子）、上海（阔然基因）、杭州（迪安诊断）、广州（金域医学）及武汉（华大基因），而近年来在南京、天津、成都等新一线或二线城市，布局同样有所增加。目前大多数此类企业的发展时间较短，在 5 ~ 7 年，该赛道企业尚处在早期阶段。从成立时间上，2014 年开始，我国进入肿瘤基因及分子检测行业的企业开始增加，2015 年企业快速增长，达到 2014 年的 3 倍，此后几年新增企业数较为稳定，2020 年受疫情影响新增企业较少。从融资阶段看，融资轮次在 B 轮之前（不含 B 轮）的企业达到了 59%，融资轮次在种子轮到 B 轮的企业占比达 80%。迄今，国内市场已有金域医学（A 股）、华大基因（创业板）、迪安诊断（创业板）等多家老牌基因检测相关上市企业积极布局开拓新产品，而脑肿瘤精准治疗领域独角兽企业如泛生子、燃石医学等赴美 IPO，成功实现纳斯达克上市。

除此之外，包括阔然基因（PreA 轮：千万级别，国盛富瑞领投）、先声诊断（B 轮，近 6 亿，中信证券投资及中信医疗基金领投）、裕策生物（C+ 轮，近亿元）在内的多家高科技企业均获得了资本市场的青睐，有望未来进一步拓展市场规模。

三、肿瘤药物治疗

目前高级别胶质瘤的综合治疗主要依据 stupp 方案，替莫唑胺作为现有为数不多能够穿透血 – 脑脊液屏障的烷化剂，在胶质瘤的综合治疗中意义重大。据《全球与中国替莫唑胺行业竞争格局分析及前景预测报告》，2022 年中国替莫唑胺市场规模达 26.18 亿元（人民币），全球替莫唑胺市场规模 2022 年达 52.16 亿元。报告预测，至 2028 年全球替莫唑胺市场规模将达到 61.12 亿元。替莫唑胺可进一步根据剂型细分为替莫唑胺注射液，替莫唑胺胶囊。国内目前替莫唑胺胶囊的主要剂量包括 20 mg/ 粒和 100 mg/ 粒两个规格，默沙东公司的泰道作为原研药，于 2005 年最早进入中国市场。迄今，中国市场替莫唑胺主要厂商包括默沙东、天士力药业、北京双鹭药业、东曜药业等，其中市场份额前三的机构占 95% 以上，其中天士力占比 54%，默沙东占比约

表 4-5-3　主要基因检测企业针对脑胶质瘤的不同产品、检测特点、检测方法及临床意义总结

厂家	是否上市	产品名称	检测内容	临床意义	检测方法	样本要求	报告周期
绘真	否	脑膜瘤分子分型基因检测（全面版）	1-23号染色体拷贝数变异，WHO分子分型（TERT启动子突变，CDKN2AVB纯合缺失）	脑膜瘤患者分子分级，预后评估	CNV-seg Sanger	组织样本	7个自然日
		脑膜瘤分子分型基因检测（基础版）	1-23号染色体拷贝数变异，CDKN2AB缺失	脑膜瘤患者分子分级，预后评估	CNV-seq	组织样本	7个自然日
		脑膜瘤201基因检测基础版	检测201个肿瘤相关基因，包括靶向、化疗、免疫正/负相关及耐药进展，遗传相关基因，以及WHO分子分型（TERT启动子突变CDKN2AB纯合缺失）	预测靶向、免疫及化疗药物疗效，评估遗传风险，辅助临床医生分子分型	NGS	组织样本	7个自然日
阔然	否	成人脑胶质瘤分子分型	15基因、21基因、18基因	分子分型、靶向、化疗用药指导	NGS	组织+EDTA	7个工作日
		脑膜瘤	22基因、52基因	分子分型、靶向药物、遗传	NGS	组织+EDTA	7个工作日
泛生子	是	脑肿瘤68基因检测	68基因	—	NGS	组织版/脑脊液版	—
		Onco PanScan-脑肿瘤全景	—	—	NGS	组织版	—
先声诊断	否	胶质瘤基因检测专注版	8基因	分子分型、用药指导、预后	NGS	组织+EDTA	7个工作日
		脑肿瘤精准诊疗专业版	131+4基因	分子分型、用药指导、选择	NGS	组织+EDTA	10个自然日
迪安诊断	是	脑胶质瘤+脑膜瘤+室管膜瘤	157基因	脑胶质瘤+脑膜瘤+室管膜瘤	NGS	DUA+RNA	3天

50%。

此外，针剂型替莫唑胺于 2009 年在美国和欧盟上市，随后于 2010 年在日本上市，用于治疗新诊断的多形性胶质母细胞瘤及常规治疗后复发或进展的多形性胶质母细胞瘤或间变性星形细胞瘤。国内首仿药厂为恒瑞制药（原研注射剂未进入中国市场），PDB 数据显示 2019 年替莫唑胺中国样本医院销售额达 8.1 亿元，预计终端市场销售额接近 30 亿元，市场潜力大，随着口服剂型已于 2021 年进入国家集采目录，未来将有部分市场空间由注射液替代。

除替莫唑胺外，PCV 方案（丙卡巴肼、洛莫司汀、长春新碱）同样在胶质瘤，尤其是高级别少突胶质细胞瘤中有良好的治疗效果。长期以来由于丙卡巴肼在国内市场不可得，使得大多数 WHO 3 级的少突胶质细胞瘤患者选择替莫唑胺作为替代方案，或至海外市场求药。2023 年 4 月 21 日 NMPA 通过丙卡巴肼胶囊在国内市场上市，由李氏大药厂兆科联发医药引进并应用于胶质瘤患者的化疗中。在未来，这一方案将进一步扩大国内市场，有望提升患者综合治疗效果。

此外，贝伐珠单抗是继化疗药物后胶质母细胞瘤治疗中最重要的治疗药物之一，已被列入包括 NCCN、ESMO、国家卫生健康委员会《脑胶质瘤诊疗规范》等国内外权威指南及共识，用于复发胶质母细胞瘤患者的治疗。2020 年 9 月 21 日，罗氏制药的安维汀作为首款抗血管生成（VEGFA）靶向药在国内市场获 NMPA 批准用于成人复发性胶质母细胞瘤患者的治疗。据华经产业研究院的数据报告显示，2017—2021 年我国贝伐珠单抗市场规模从 17 亿元增长至 90 亿元，CAGR 为 51.4%（图 4-5-6）。未来随着带量采购的推进，药品价格预估将进一步下降，为患者的临床使用提供便利，预计在胶质瘤的临床应用将更为广泛。

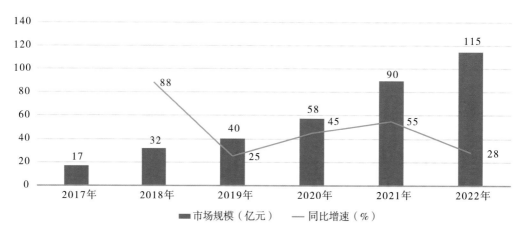

图4-5-6　贝伐珠单抗2017—2021年市场销售规模及同比增速图

第六节　总　结

神经肿瘤作为肿瘤学的一部分，无论在诊断还是治疗方面的进展均落后于人体其他部位的实体瘤，主要原因还是在于大脑存在特殊的血-脑脊液屏障，以及其独特的免疫微环境，使得精准诊疗的实施变得极为困难，特别是血-脑脊液屏障的存在，几乎所有对实体瘤有效的药物在治疗神经肿瘤中均遭遇滑铁卢，这一现状也符合达尔文进化论的观点，即大脑是肿瘤最后一块"堡垒"，一旦进入大脑，也就意味着肿瘤进入进化的最后阶段，也是最难攻克的阶段。因此，即使神经胶质瘤是最早进入"精准医学"的癌症，相关的医学进展也十分有限。

与此同时，我们面对的现状却让人并不乐观，近年来神经肿瘤的发病率逐年提高，伴随的病死率也位于所有肿瘤的前列，特别在中国，神经肿瘤的发病率和病死率已经逐步成为世界第一，给我们的卫生经济带来巨大的负担，两组数据令人心揪，其一是神经肿瘤入院治疗的均次费用高、住院周期长，其二是神经肿瘤入院治疗的总费用占据患者家庭总收入的一半，这无疑给我们敲响了警钟，特别是未来20年，中国神经肿瘤的发病趋势依然处于上升态势，而患者总体治疗效果依然落后于美国、日本等发达国家，所以在"精准医学"领域的做大做强是做好神经肿瘤预防、早诊、治疗、康复这一闭环的唯一出路。

令人欣喜的是，自2016年国家出台精准医学计划之后，神经肿瘤作为一个独特的医学学科，得到了长足的发展。具体表现为：①以脑膜瘤、垂体瘤、胶质瘤为常见病的神经肿瘤群体，已经出台多个版本的临床诊疗指南，成立了国家中心MDT联盟；②规范化神经肿瘤诊疗设备，无论是硬件还是软件，都已经形成三甲医院必备、二级医院普及的趋势；③神经肿瘤精准诊疗理念通过不同层面的医学教育在超过九成的相关从业人员中得到推广，数字化手术、分子诊断、靶向治疗这三大法宝已经成为治疗神经肿瘤患者的基本逻辑和操作共识；④围绕神经肿瘤精准诊疗的医学产业生态全面建立，多条赛道与国际接轨，相关医药公司获得美国纳斯达克上市的资格。这些成就的取得不仅仅是医生群体的努力，更得益于国家高速发展和对外开放带来的红利。

但我们仍然要清醒地认识到，精准医学在神经肿瘤领域的落地和实施依然处于开始阶段，特别在创新技术和新药研发两大板块，我国很长一段时间还将处于跟跑阶段，以新药研发为例，经过FDA批准的39种针对神经肿瘤的药物，无一是中国本土研发，除此之外导航设备、分子检测仪器等超过80%依赖国外进口。这一现状让我们感到精准医学是一种舶来品，远远没到惠及中国广大群众的层面。当然，这种局面正在逐步被打破，以联影为首的MRI研发和生产厂家正在逐步占领国内主要份额，北京天坛医院江涛院士自主研发的小分子靶向药物治疗 MET 融合基因阳性的胶质瘤，也给我们带来了新的曙光和希望，虽然前路漫漫，但我们已经启航，并且走在正确的道路上。

本章通过大量的文献检索和数据调研，对中国神经肿瘤精准诊疗的现状进行了描述性的总结，不仅从医生视角，更是从研究者和产业方的角度进行了 360° 的剖析，我们看到了自己的优势和劣势，也感到了挑战和机遇，希望对国家在制定相关政策、医生在开展相关研究、资本在布局相关产业方面有一定的帮助。

第五章　精神与心理疾病精准防诊治

第一节　概述

一、精神卫生

精神卫生工作是健康工作的重要组成部分，狭义的精神卫生指对精神障碍患者进行治疗，并积极地采取对策，改善他们的处境和待遇，促进其康复，降低其复发率；同时为患者自身及他人的安全实行必要的监护，对广大社会阶层和成员进行有关知识的宣传和普及，去除偏见，争取同情和支持，以及培训专业人员，开展有关的社会调查，推动各种社会保健工作。广义的精神卫生意味着使人们在特定的环境中健康成长，保持并不断提高精神健康水平，从而更好地生活和适应社会，更有效地服务于社会和对人类作出贡献。

精神卫生是健康的重要组成部分：没有精神健康就没有健康。良好精神卫生状况指的是精神与心理处于健全和安乐状态。精神的健康状况会影响身体健康和良好的社会适应，而身体健康与社会适应也会影响精神健康。

精神卫生是全球可持续发展目标（Sustainable Development Goals，SDG）的内容。目标要求到 2030 年，各国应"通过预防和治疗将非传染性疾病的过早死亡率降低 1/3，并促进精神健康"；各国应"加强预防和治疗药物滥用，包括麻醉药品滥用和有害使用酒精"；各国应"实现全民健康覆盖，包括财务风险保护，获得优质的基本保健服务以及人人享有安全、有效、优质和负担得起的基本药物和疫苗"。同时，精神卫生同样影响其他可持续发展目标的实现。

精神卫生是健康公平的体现。健康是每个人的基本权利，健康公平是指每个人都应有公正的机会发挥其全部的健康潜能，如果可以避免，任何人都不能被剥夺该权利。全球精神卫生的不公平体现在不同国家、地区之间精神健康状况的差异、精神卫生服务提供的差异、精神卫生服务利用的差异以及精神卫生筹资的差异。

健康中国 2030 规划纲要、健康中国行动指出：心理健康促进行动，强调四块工作，分别是体系建设、心理治疗与精神科诊疗、重症精神障碍管理、大众心理健康服务（健康教育、咨询、心理评估、心理危机干预、心理援助服务等）。

二、精神病学

精神疾病是一种与生物因素、社会因素和心理因素均密切相关的复杂脑病，因而精神病学的研究往往涉及神经科学、心理学、行为医学、社会学、人类学等多个学科，是目前最难攻克的医学难题之一。2005 年，国际知名杂志《科学》在创刊 125 周年之际，公布了人类 21 世纪最具有挑战性的 125 个科学前沿问题，其中涉及了精神分裂症、孤独症、阿尔茨海默病及成瘾等四种精神疾病。2010 年，《自然》杂志指出，未来 10 年是"精神障碍的 10 年"，可见精神疾病在医学研究和公共卫生领域的重要性。

精神病学是研究精神疾病病因、发病机制、临床表现、发展规律以及治疗、预防和康复的一门学科，是临床病学的重要组成部分。精神病学最初与神经病学合并在一起，随着它的成熟与发展，于 20 世纪中期与神经病学逐渐分离成为一门独立的学科。近年来，随着学科的进一步发展，按照研究对象、研究领域以及研究方法等方面存在的差异，精神病学又产生出一些分支学科和特殊的研究领域，如生物精神病学（利用脑电生理技术、神经影像成像技术、分子遗传学技术、光遗传技术、神经生化及神经免疫检测技术等从微观的角度探讨精神疾病的病因、发病机制、预防和治疗的学科）、社会精神病学（从社会文化的角度探讨精神疾病发生、发展、转归、预后以及个人行为问题发生的学科）、临床精神病学（研究精神疾病的临床诊断以及临床治疗技能的学科）、老年精神病学（研究精神疾病在老年期的特殊表现以及老年期特殊的精神障碍及精神卫生问题的学科）、儿童精神病学（研究精神疾病在儿童及青少年期的特殊表现以及在此时期所发生的特殊精神疾病及精神卫生问题的学科）、司法精神病学（研究和解决精神障碍患者在刑事诉讼和民事诉讼中的地位与法律责任的学科）、联络 - 会诊精神病学（对非精神专科医生进行精神病学知识教育，研究和解决躯体疾病中所出现的精神症状以及精神卫生问题的学科）、精神药理学（研究精神药物的分类及其对于精神疾病和行为问题的作用机制、作用效果等的学科）、临床心理学（一门将心理学应用于临床领域的学科）等。将来随着对精神疾病认识水平的提高，精神病学的学科分支还将增加或重新整合。

随着社会和经济的发展，精神卫生的服务对象、服务重点将会进一步转移，从精神分裂症、双相情感障碍等重性精神障碍向焦虑症、适应不良等轻型精神障碍转变。与此同时，精神卫生服务模式也将从以大中城市精神病院为中心转向以县级综合性医院为中心。此转变与新型医学模式（即生物 - 心理 - 社会医学模式）相呼应，表明精神医学服务的对象是完整的人，不能将精神疾病患者从社会环境中分离出来单独看待。此外，近年来，随着各级政府的重视、精神卫生的立法以及相关管理和规范制度的建立，我国精神卫生的服务水平快速提高，但仍与欧美国家存在一定的差距，并且面临严峻的挑战，主要包括以下几个方面：精神疾病患病率高、就诊率低、疾病负担重、精神卫生资源不足和分布不均衡、精神卫生管理体系不完备。

三、精神疾病与精准医学

精神疾病是一类病因未明的复杂性疾病，由于症状之间相互重叠，不同时期症状表现不一，常被误诊，据估计约1/4处于抑郁相的双相情感障碍患者被误诊为抑郁障碍。与此同时，精神疾病难治性的比例较高，抑郁障碍、双相情感障碍、精神分裂症难治性的比例均占到了30%，焦虑障碍和强迫症的难治性比例分别占到了25%和50%。不同患者对精神药物治疗的敏感性差异很大，在美国，许多药物对1个患者有效的同时，就有3～14个患者服用这种药物无效。加之精神科治疗手段有限，探索与开展精神科精准治疗迫在眉睫。

分子遗传学机制是精神疾病重要的病因学解释，自20世纪80年代后期以来，精神疾病的分子遗传学研究取得很大的进步，通过对不同人群进行候选基因的筛查，已经发现一些与精神障碍存在关联的基因，如精神分裂症断裂基因1（disrupted in schizophrenia 1，DISC1）与精神分裂症有关，脑源性神经营养因子（brain-derived neurotrophic factor，BDNF）基因与双相障碍有关，多巴胺受体基因（dopamine receptor D4，DRD4）和DRD5与注意力缺陷多动障碍有关等。分子遗传学的改变往往与疾病风险有关，因此可根据常见变异和罕见变异对精神疾病风险作出预测，针对风险较高的患者提供精准预防，以尽可能地减少患病及改善预后。

目前精神疾病的精准医学研究主要集中于精准诊断，这是由于现有精神疾病的诊断标准都是依据患者的症状和体征做出临床诊断，带有很大的主观性。针对这一现状，美国国家精神卫生研究所于2008年提出了研究领域标准计划（research domain criteria，RDoC），该计划致力于从精神障碍的发病机制出发，将科学研究融入临床实践，为精神疾病的诊断与分类提供新思路。纵观整个医学领域，同样的临床表现背后可能有不同的发病机制，例如1型和2型糖尿病都表现为血糖增高，然而机制却完全不同；同样的病因作用于不同的个体也可以产生不同的临床表现，例如不同的链球菌感染患者可表现为不同系统的疾病。因此，RDoC计划针对精神病性障碍、情绪障碍、注意力缺陷多动障碍等进行研究，试图将现代生物学研究方法如遗传学、神经科学与临床观察结合起来，以综合性的、多维度的视角来审视精神疾病，以实现对精神疾病的客观精准诊断。

RDoC计划的精神疾病分类基于三个假设。①将精神疾病定义为一种慢性脑病，与伴有脑器质性改变的神经系统疾病相比，精神疾病可认为是一种脑神经环路功能失调性疾病。②脑神经环路功能的改变可用一定的临床测量工具客观地反映出来，如脑电图、神经影像学技术以及新的在体定量检测方法等。③将基因组和临床神经科学结合起来对临床症状和体征加以补充，可达到更好的治疗效果。举例来说，与当今其他领域的医生一样，未来的精神科医生在面对焦虑障碍的患者时，可依据神经影像学、基因测序、实验室检查等来选择最佳的治疗方案并做出预后判断。

美国国家精神卫生研究所认为 RDoC 计划尚处于研究阶段，想要转化到临床实际应用中还有很长的路要走，与目前的临床实践不同，RDoC 计划强调不仅要关注诊断标准，也要关注单一临床特征，去从宏观上理解神经环路功能与临床症状的关系，从微观上理解基因和分子细胞是如何影响神经环路的功能，最终实现根据不同症状特征选择不同的治疗方案和早期的干预措施。例如我们可以根据某些基因多态性判断行为治疗对患者焦虑症状是否有效；根据拷贝变异数判断精神病的预后是否良好；根据脑影像学成像判断锂盐治疗对心境障碍是否有效；但这种方式是否可行、精准化是否能够实现，还需进一步地研究与探索。

随着高通量测序技术的快速发展，高通量、低成本的第二代和第三代测序技术的相继出现，精神疾病的药物基因组学也取得了长足的进步，可从基因组的角度探讨基因的遗传变异对药物治疗效果的影响。其可能的机制为，编码基因的突变导致药物转运蛋白的功能发生改变，从而影响药物在患者体内的吸收、分布和代谢；或是相应编码基因突变后药物与作用靶点（如受体）的结合能力发生改变，影响药物发挥作用；抑或由环境因素所导致的表观遗传学改变，使得相应编码基因的表达异常，进而影响药物对个体产生的效应。2015 年美国 FDA 公布的 121 个药物基因组标志物中，有 26 个是针对抗抑郁药、抗精神病药物、情感稳定剂以及镇静催眠药等精神科药物。这些药物基因组的标志物与精神疾病的治疗效果和不良反应密切相关，如卡马西平导致的皮肤疾病与人白细胞抗原位点显著相关，$MC4R$ 基因与非典型抗精神病药物引起的体重增加有关等。所以，在今后的临床实践中，医生可根据基因检测结果选择最佳的治疗方案，以更好地帮助饱受精神障碍折磨的患者。

四、展望

精神健康问题是我国乃至全球人口健康领域正面临的重大挑战，各国的脑研究科学计划均把攻克精神疾病作为重要组成部分。此外，2015 年美国国立卫生研究院专门发布精神卫生领域研究战略计划，拟从不同的方面开展科学研究，探索精神疾病的发病机制和干预措施，以实现对精神疾病的早期诊断和有效治疗。

21 世纪是"脑科学"的世纪，目前的脑科学研究将围绕"认识脑""保护脑""创造脑"三个层次进行。近年来，美国、欧盟、日本等发达国家纷纷推出脑研究科学计划，以抢占未来神经科学发展的战略制高点。经过多年来酝酿，被列为国家重大科技创新和工程项目的中国脑计划"脑科学与类脑科学研究"已正式启动。早在 2015 年，中国科学家就对脑科学与类脑研究在中国"一体两翼"的部署达成初步共识。所谓"一体"，就是以阐释人类认知的神经基础（认识脑）为主体和核心；"两翼"是指脑重大疾病的研究及通过计算和系统模拟推进人工智能的研究。一方面，抑郁症、阿尔茨海默病、孤独症、精神分裂症、药物成瘾等精神疾病均被列为脑重大疾病；另一方面，可通过使用超级计算机实现对脑连接与脑功能的模拟研究，以实现对精神疾病的风险预测、早期干预、综合诊断、个体治疗、远程化和智能化康复。因此，脑计划中的"两翼"部署可促进精准医学在精神疾病中的快速发展。

为促进精神卫生事业的进一步发展，美国国家精神卫生研究所于 2015 年颁布了美国精神卫生领域研究战略计划，以加强对精神疾病的预防、改善精神疾病的治疗现状。此战略的四大目标如下：①描述复杂行为的机制；②记录精神疾病的发展轨迹，决定何时、何地以及如何采取干预措施；③致力于疾病预防和疾病治疗；④加强科技研究对公共医疗的影响。从这四个战略目标可以看出，实现精神疾病的精准预防、精准诊断、精准治疗是实施该战略计划的重要目的，通过全面实施这些战略，希望能够在精神病学研究领域有所突破，从而缓解日益严重的精神障碍疾病对社会和家庭造成的巨大压力。

综上所述，脑计划和美国精神卫生领域研究战略计划的启动和实施，可推进精神疾病精准医学事业的发展，但由于精神疾病领域的精准医学非常复杂，要想实现精神疾病的精准预防、精准诊断、精准治疗我们还有很长的路要走。在这一过程中，我们需要国家层面的大力支持，如筹备和启动"精神疾病的精准医学计划"，将人工智能、流行病学、基因组学、蛋白组学及脑网络组学等多学科融合起来，重点围绕精神疾病的精准预防、精准诊断以及精准治疗三个方面进行。在精准预防方面，探索遗传危险因素和环境危险因素在精神疾病发生发展中的协同作用，确定高危人群，尽可能控制危险因素，减少精神疾病的发生；在精准诊断方面，将临床症状、基因分型与实验室检查等结合起来，以实现疾病的早期诊断和精确分类；在精准治疗方面，将遗传差异、治疗效果和不良反应等结合起来，优化治疗策略，选择最佳治疗方案，以实现疗效最大化、副作用最小化。推动精神精准医学的发展任重而道远，需要国家各部门和多学科医护科研人员的积极参与以及患者的积极配合，希望在不久的将来，精准医学在精神疾病中的应用将会给患者带来摆脱疾病困扰的曙光。

第二节　精神与心理疾病的流行情况和相关政策

一、精神与心理疾病的流行病学现状

（一）全球流行病学现状

精神疾病在所有国家都非常普遍。全球来看，约有 9.7 亿人患有精神障碍，患病率为 13%。就地区分布来看，美洲地区精神障碍患病率最高，为 15.6%，其次是欧洲、东地中海地区、东南亚、西太平洋地区及非洲。不同精神障碍的患病率因性别和年龄而异。从疾病分类角度来看，焦虑障碍和抑郁障碍患病率最高，分别为 4% 和 3.8%。值得注意的是，在 10 岁以下儿童中，注意缺陷多动障碍、神经发育障碍、焦虑障碍的发病率均较高，分别为 2.4%、2.3% 和 1.5%。除此之外，自杀已成为突出的社会问题，自杀对所有国家、所有背景、所有年龄段的人及其家庭都有影响。世界卫生组织调查显示，全球每年约有 70 万人死于自杀，且自杀是青少年的第四大死亡原因。

（二）我国流行病学现状

我国共开展过三次全国性大型精神障碍流行病学调查，1982 年在全国 12 个地区 51 982 人中的调查显示，我国精神障碍时点患病率为 10.54‰，终生患病率 12.69‰；1993 年在 1982 年的基础上选取了 7 个地区，共调查了 23 333 人，发现精神障碍时点患病率为 11.18‰，终生患病率 13.47‰。

在 2012—2015 年开展的中国精神卫生调查中，排除阿尔茨海默病后的六大类精神障碍（心境障碍、焦虑障碍、酒精 / 药物使用障碍、精神分裂症及相关精神病性障碍、进食障碍、冲动控制障碍）的加权 12 个月患病率为 9.32%，加权终生患病率为 16.6%。在各类精神障碍疾病中焦虑障碍患病率最高，为 4.98%；心境障碍其次，患病率为 4.06%；酒精药物使用障碍第三，患病率为 1.94%；间歇爆发性障碍第四，患病率为 1.23%；精神分裂症及其他精神病性障碍终生患病率为 0.61%；进食障碍患病率低于 1‰；65 岁及以上人群老年期痴呆终生患病率为 5.56%。

2012 年，北京大学第六医院黄悦勤团队对我国 31 个省市自治区直辖市进行的卫生调查显示，心境障碍患病率为 4.1%，抑郁障碍患病率为 3.6%；焦虑障碍患病率为 5.0%；65 岁及以上人群阿尔茨海默病患病率为 5.6%；酒精使用障碍患病率为 1.8%；精神分裂症及其他精神病性障碍患病率为 0.6%。

2016 年根据我国部分地区流行病学调查结果估算，各类精神障碍患者人数超过 1 亿人，其中 1 600 万人为严重精神障碍患者，截至 2014 年 12 月 31 日，全国在册严重精神障碍患者 4 297 363 例，精神分裂症占 75.99%；2015 年、2016 年、2017 年同

期，全国在册严重精神障碍患者分别增加至 4 921 505 例、5 401 150 例和 5 806 352 例，累计登记在册的严重精神障碍患者人数持续增加，精神分裂症分别占 76.72%、75.77%、73.83%，六类严重精神障碍构成比相对一致。

据 2017 中国卫生和计划生育统计年鉴显示，我国城市人群的男性自杀率为 5.62/10 万人，女性自杀率为 4.15/10 万人；农村人群的男性自杀率为 9.31/10 万人，女性自杀率为 6.87/10 万人。

另外，在上述精神卫生问题日益加剧的形势下，公众对精神疾病和心理行为问题的知晓率低，精神疾病和心理行为问题的就诊率低、未治愈率高。我国精神分裂症的治疗率不到 30%，抑郁症为 10%。综合医院中，对精神疾病的识别率不足 16%，且常出现误诊、漏诊等情况。这与医疗卫生资源配置失衡、公众对精神卫生了解匮乏以及社会对精神疾病的偏见等原因密切相关。

（三）我国各类精神疾病患病率变化趋势

大多数精神障碍在中国变得更加普遍，非精神病性疾病的患病率有所上升，而精神分裂症和其他精神疾病的患病率保持稳定。焦虑症是一种常见精神障碍，而抑郁症在中国的社区人群中的终生患病率超过 7%。

部分精神障碍患病率存在地区差异，精神分裂症及其他精神病性障碍的患病率呈现出地区差异。

部分精神障碍患病率存在年龄差异。物质使用障碍、冲动控制障碍、精神分裂症及其他精神病性障碍的患病率呈现出年龄差异。受人口老龄化影响中国的精神和药物使用障碍的负担在整个成年期持续得更久，并且在 60 岁及以上的人群中急剧增加。

部分精神障碍患病率存在性别差异。女性抑郁和焦虑负担的比例（54%）始终高于男性（33%），女性的心境障碍的患病率高于男性，男性的物质使用障碍及冲动控制障碍的患病率高于女性。

与大部分消耗更多精神卫生资源的精神疾病（如精神分裂症和双相情感障碍）相比，抑郁症和焦虑症等常见精神疾病在精神和物质使用障碍负担中所占比例更高。

（四）重点人群及重点心理健康问题

1. 儿童与青少年

心理健康问题困扰着全世界 10% ~ 20% 的儿童和青少年，并且儿童和青少年的心理健康需求常被忽视。目前临床门诊最多见的问题是与儿童、青少年学习相关的心理问题。注意缺陷多动障碍、学习障碍、厌学逃学、拒绝上学等可导致儿童与青少年学习困难。但近几年儿童与青少年情绪障碍发病率呈逐渐增高趋势，成为仅次于学习问题的第二位儿童心理障碍，主要表现为孤独症、焦虑症、抑郁症。几项大规模的、设计良好的儿童青少年流行病学调查表明，焦虑障碍患病率为 10% ~ 20%，是最常见的儿童心理障碍之一。在中国，有 2.45 亿 5 ～ 19 岁的人口，但尚未公布全国性的儿童和青少年重度抑郁症患病率调查数据。在重度抑郁症调查中，患病率结果差异很大，从 0 到 4.82% 不等，大约有 90 万儿童和 230 万青少年患有重度抑郁症，合并时点患病率为 1.3%，然而只有 6.4% 的 6 ～ 14 岁儿童因重度抑郁症寻求心理专家的帮助。中国中小学心理健康服务不足可能是全国儿童和青少年心理健康治疗差距较大的主要原因。年龄与重度抑郁症患病率呈正相关，抑郁率在整个青春期随年龄增长而增加。10 岁以下的男孩比同龄女孩的精神和物质使用障碍负担更大。

心理障碍在大学生中很常见，大多发生在进入大学之前，通常都没有得到恰当治疗。精神障碍疾病患病率在大学生中为 20.3%。

随着智能手机、平板电脑等电子设备的普及，儿童与青少年的网络沉迷问题愈加严重。2009 年我国城市青少年网民中网瘾青少年约占 14.1%，人数为 2404.2 万，网瘾青少年主要是"网络游戏成瘾"，其次是以网络聊天交友为主的"网络关系成瘾"。共青团中央维护青少年权益部等机构联合发布的《2018 中国青少年互联网使用及网络安全情况调研报告》发现青少年首次接触网络低龄化日趋严重。

2. 职业人群

职业伤害对工人生活的各个方面都有很大的影响，抑郁症是不同行业职业伤害的常见后果，25% ～ 45% 的工伤工人在受伤后一个月会出现抑郁症状，重返工作后的状态也更差。在一线工作的卫生保健人员，由于压力暴露和害怕感染自己或亲人而造成一些心理健康方面的消极后果。在一项横断面研究中，634 人（50%）报告有抑郁症状，560 人（45%）报告有焦虑症状，427 人（34%）报告有失眠症状，899 人（72%）报告有痛苦症状，这些症状在女性比男性更常见。此外，教育程度也会影响学员面对疫情时的情绪反应。在持续高强度的工作下，一线人员往往出现各种心身痛苦体验，这是正常的心理反应过程，大部分人会在短时间内缓解，但严重者可能出现一系列的心理障碍。

3. 老年人

我国 19.05% 的老年人处于轻度抑郁状态，12.17% 存在中、高程度的抑郁情绪。有证据表明，晚年抑郁症与较差的生活质量、护理负担增加、自杀风险增加和较高的医疗保健利用率显著相关。此外，老年人抑郁症的临床病程多为慢性，较其他年龄而言发病率高。居住在社区的老年人中有 5.9% 患有抑郁症，但高达 97.7% 的抑郁老年人从未向心理健康专家寻求过任何帮助。老年人睡眠质量差与焦虑和抑郁有关，抑郁和压力以及身体健康较差有关，不良的睡眠质量可能会增加农村老年人的心理健康问题，从而降低他们的生活质量。疫情来袭时，老年人安全感下降，更易出现恐慌情绪。

4.突发公共事件心理应激

灾害会给经历者带来巨大的负面心理冲击，人群中通常会产生较为普遍的心理问题，流行病学调查显示，灾难经历者和救援人员均可能出现心理疾病，根据灾难程度不同，心理疾患严重程度存在差异。世界卫生组织的调查显示，30% ~ 50% 的受灾人群会出现中至重度的心理失调，及时的心理干预和事后支持会帮助症状得到缓解。而在灾害发生一年之内，20% 的人可能出现严重心理疾病，其中焦虑与抑郁的发病率均高于 50%，而创伤后应激障碍可达 3% ~ 58%。

突发公共卫生事件产生的社会影响大，引发各类心理健康问题。恐惧与担忧的情绪普遍存在于人群间，且会出现抑郁、失眠、焦虑、疑病等心理健康问题所表现的症状，甚至产生自杀倾向。

我国自然灾害导致的心理健康问题研究相对较少。部分洪灾后心理健康状况研究发现洪灾后人群心理健康状况普遍差，令人担忧。一项调查发现洪灾后创伤后应激障碍检出率为 30.9%。对江西省 2010 年洪涝灾害后 1 周 4 666 名灾民心理健康测评结果提示心理症状的检出率为 84.6%，其中 7.9% 的灾民存在中、重度不等心理问题；灾民创伤后应激症状发生率为 3.19%；闯入、回避、高警觉筛查阳性率分别为 4.0%、3.4% 和 5.2%。重庆山体滑坡事件 6 个月后幸存者研究显示：灾区居民中有 80% 的人出现认知、行为等改变，66% 的人出现情绪障碍，47.5% 的人出现不同程度的躯体症状。

二、精神与心理疾病的疾病与经济负担

精神疾病常呈现出慢性反复发作的特点，给社会和家庭带来沉重的负担。目前国际上推行以伤残调整生命年（disability adjusted life years，DALYs）作为反映精神疾病负担的指标，它包括由精神疾病导致的寿命的减少及有自理能力生命年的减少。据 2015 年全球疾病负担研究显示，精神障碍和物质滥用是疾病负担的第三大来源（仅次于心血管疾病和癌症），其中以抑郁症造成的疾病负担最为严重。精神障碍疾病负担在全球所有疾病中位居第 7，为 1.25 亿伤残调整生命年，占总疾病负担的 4.92%，是导致疾病负担的主要原因之一。由于精神障碍所致残疾程度较重，在因致残导致的生命年损失中，精神障碍占比高达 14.95%。总的来说，精神障碍会带来巨大的经济后果。生产力损失和其他间接社会成本通常远远超过医疗成本。

中国精神卫生调查概述结果显示，五类精神障碍每 1000 人的 DALYs 依次为：心境障碍 10.179、酒精药物使用障碍 5.744、焦虑障碍 5.345、精神分裂症 4.226、老年期痴呆 0.490。与发达国家相似，中国非传染性疾病导致的疾病负担占总疾病负担的 80%，其中由神经精神疾病与物质滥用所导致的疾病负担占非传染性疾病负担的 13%，是全社会共同面临的巨大挑战。

三、我国精神卫生服务存在的不足

精神卫生资源不足和分布不均衡。21世纪以来，随着社会经济的发展和公众对精神健康需求的提高，我国精神卫生服务面临着专业人员缺乏、政府对精神卫生经费投入不足、精神卫生资源分布不均衡、综合医院对精神科重视不够、精神障碍的治疗率不高、精神卫生服务城乡发展不平衡、社区精神卫生及精神康复服务发展缓慢、精神卫生服务模式无法适应现代医学发展需求等问题。调查数据显示，我国平均每万人有精神科床位2.1张，每10万人拥有精神科执业医生1.95人、精神科注册护士4.55人，与世界高收入水平国家存在极大差距。与此同时，我国的精神卫生支出仅占总医疗投入的2.3%，远低于高收入水平国家的5.1%。在精神卫生资源的分布上存在明显的地域分布不均衡和层次布局不合理的情况，主要表现为华东等经济较为发达的地区占有精神卫生资源的比例显著高于经济欠发达的西北、华南与华西地区。此外，在医疗卫生服务上，我国精神卫生服务以精神科专科医院为主，而综合医院和社区康复尚未充分发挥作用。因此，合理配置医疗资源和促进地域均衡发展有利于满足公众日益增长的精神卫生服务需求。

精神卫生管理体系不完备。精神卫生的管理涉及卫生、公安、民政、残联等多个部门，与社会稳定密切相关。2015年6月，国务院办公厅公布了《全国精神卫生工作规划（2015—2020年）》，该规划指出，精神卫生工作的开展需要形成政府组织领导、各部门齐抓共管、社会组织广泛参与、家庭和单位尽力尽责的精神卫生综合服务管理机制。如精神障碍的诊断、治疗和康复需要精神卫生人员来负责；无家可归和无经济来源的精神障碍患者需要民政部门的帮扶；有严重肇事肇祸的精神障碍患者需要公安部门的监管；残联部门负责协调社会各界力量参与对精神障碍的管理；劳动人事部门承担安排精神障碍患者的就业培训和指导工作。希望通过多部门协作，积极营造理解、接纳、关爱精神障碍患者的社会氛围，提高全社会对精神卫生重要性的认识，促进公众心理健康，推动社会和谐发展。

四、我国精神卫生相关政策

我国多项法律法规及政策均涵盖了精神卫生领域的内容。《中华人民共和国残疾人保障法》及《残疾预防和残疾人康复条例》中明确将精神残疾人列入保障范畴，维护残疾人的合法权益。2009年新医改以来，国家陆续出台《医药卫生体制改革近期重点实施方案（2009—2011年）》《关于促进基本公共卫生服务逐步均等化的意见》等政策，明确将重性精神疾病患者管理列入国家公共卫生服务项目，标志着严重精神障碍管理在全国范围内铺开。同时，随着《公立医院改革试点指导意见》《全国医疗卫生服务体系规划纲要（2015—2020 年）》《“十三五”卫生与健康规划》等政策的出台，也明确提出对精神病医院等在投入政策上予以倾斜，同时启动实施精神卫生防治体系建设与发展规划，以专业精神卫生机构为主体、综合性医院精神科为辅助、基层医疗卫生机构和精神疾病社区康复机构为基础，建立健全精神卫生服务体系和网络，积极扩大精神科等急需紧缺专业人才队伍的培训规模。

随着我国精神疾病谱的变化及人民心理健康需求的增长，我国在持续保障严重精神障碍防治的同时，政策重心向全民心理健康发展转移。“十三五”规划、“十四五”规划、《关于实施健康中国行动的意见》《“十四五”国民健康规划》等均将心理健康促进列为重要的任务目标，加强心理健康服务体系和人才队伍建设，促进心理健康教育、心理咨询与心理治疗服务，明确国家应建立健全突发事件卫生应急体系，开展心理危机干预。

我国精神卫生领域的指导法律为《中华人民共和国精神卫生法》，指导政策包括《全国精神卫生工作体系发展指导纲要（2008—2015 年）》《精神卫生工作“八五”计划要点》《中国精神卫生工作规划（2002—2010 年）》《全国精神卫生工作规划（2015—2020 年）》《关于加强心理健康服务的指导意见》《全国社会心理服务体系建设试点工作方案》。从 1958 年第一次全国精神卫生工作会议、1986 年第二次全国精神卫生工作会议到 2001 年第三次全国精神卫生工作会议，以及随着《精神卫生工作“八五”计划要点》《中国精神卫生工作规划（2002—2010 年）》的制定，精神卫生的工作方针逐渐从精神疾病的治疗调整为“预防为主，防治结合，重点干预，广泛覆盖，依法管理”，确定了精神卫生工作的两条主线：既包括防治各类精神疾病，也包括减少和预防各类不良心理及行为问题的发生，逐步扩大精神卫生服务的覆盖面和服务内容，提出了动员全社会参与、提高全民心理健康水平的政策。2008 年制定的《全国精神卫生工作体系发展指导纲要（2008—2015 年）》将学校开展心理健康教育、居民能够方便获得心理健康指导、重性精神疾病患者获得有效管理治疗、精神疾病患者接受康复服务等均列为精神卫生工作目标，进一步拓展了精神卫生的服务范畴。2016 年以来，特别是党的十九大进一步提出加强社会心理服务体系建设，培育健康的社会心态，政府部门开始越加重视心理健康服务总体的发展。2016 年 12 月，由 22 部门联合印发《关于加强心理健康服务的指导意见》，在建立健全服务体系、发展各类心理健康服务、加强重点人群心理健康服务和人才队伍建设等方面提出具体指导意见，这是我国第一个加强心理健康服务的宏观指导性文件。2018 年 10 月，国家卫生健康委员会、中国共产党中央委员会政法委员会、教育部等 10 部门联合制定了《全国社会心理服务体系建设试点工作方案》，在中央经费支持下，在全国开展社会心理服务体系建设试点项目，探索在党委政府领导和多部门协作下，建立健全社会心理服务体系和工作机制，因地制宜地提供心理健康服务。至此，心理健康促进工作开始进入党和国家发展的重要领域，精神卫生与心理健康事业进入了新的发展阶段。

2019 年颁布的《健康中国行动计划》中将心理健康促进行动纳入其中，要求通过心理健康教育、咨询、治疗、危机干预等方式，引导公众科学缓解压力，正确认识和应对常见精神障碍及心理行为问题。健全社会心理服务网络，加强心理健康人才培养。建立精神卫生综合管理机制，完善精神障碍社区康复服务。到 2022 年和 2030 年，居民心理健康素养水平提升到 20% 和 30%，心理相关疾病发生的上升趋势减缓之心理健康促进行动、儿童青少年心理健康行动。为贯彻落实《国务院关于实施健康中国行动的意见》，推进《健康中国行动（2019—2030 年）》心理健康促进行动、中小学健康促进行动实施，进一步加强儿童青少年心理健康工作，促进儿童青少年心理健康和全面素质发展，国家卫生健康委等多个部委制定了《健康中国行动——儿童青少年心理健康行动方案（2019—2022 年）》，方案要求基本建成有利于儿童青少年心理健康的社会环境，形成学校、社区、家庭、媒体、医疗卫生机构等联动的心理健康服务模式，落实儿童青少年心理行为问题和精神障碍的预防干预措施，加强重点人群心理疏导，为增进儿童青少年健康福祉、共建共享健康中国奠定重要基础。2020 年国家卫生健康委发布了《关于探索开展抑郁症、阿尔茨海默病防治特色服务工作的通知》，要求到 2022 年，在试点地区初步形成全民关注精神健康，支持和参与抑郁症防治工作的社会氛围。公众对抑郁症防治知识的知晓率达 80%，学生对防治知识知晓率达 85%。抑郁症就诊率在现有基础上提升 50%，治疗率提高 30%，年复发率降低 30%。非精神专科医院的医师对抑郁症的识别率在现有基础上提升 50%，规范治疗率在现有基础上提升 20%。到 2022 年，在试点地区初步形成全民关注阿尔茨海默病、支持和参与防治工作的社会氛围，公众对阿尔茨海默病防治知识的知晓率提高到 80%。建立健全阿尔茨海默病防治服务网络，防治服务能力显著提升，建立健全患者自我管理、家庭管理、社区管理、医院管理相结合的预防干预模式，社区（村）老年人认知功能筛查率达 80%。

2020 由国家卫生健康委、国家发展改革委、教育部、财政部、人力资源和社会保障部、国家中医药管理局、国家医保局联合发布了《关于印发加强和完善精神专科医疗服务意见的通知》（以下简称《意见》）。该意见明确加强和完善精神专科医疗服务的主要目标为：力争到 2022 年，精神科医师数量增加至 4.5 万名，提升至 3.3 名 /10 万人口；到 2025 年，精神科医师数量增加至 5.6 万名，提升至 4.0 名 /10 万人口。精神科专业技术人员结构更加优化，专科服务能力稳步提升，精神专科医疗服务领域不断拓展，让患者享有更高质量的医疗服务。从加强精神专科医院、综合医院精神科建设、建设精神医学高地、补齐精神专科医疗服务能力短板、构建精神专科医疗服务网络四个方面加强精神专科的医疗服务体系建设。人力资源方面要求加强精神科医师培养、优化精神科专业技术人员结构、加强心理救援队伍建设。对于精神医学领域的医疗质量管理,《意见》要求完善精神病专业医疗质量管理与控制体系、规范临床诊疗行为以及加强综合绩效考核。《意见》最后还明确指出需增强精神科医务人员的职业吸引力,切实保障精神专科医务人员薪酬待遇,健全以服务质量、数量和患者满意度为核心的内部分配机制,做到多劳多得、优绩优酬。在职称晋升、评优评先等工作中,要充分考虑精神科工作特点和技术劳务价值,向精神科医务人员适度倾斜。为精神科医务人员提供良好的学习、工作条件,缓解医务人员压力,充分调动其积极性。该《意见》的发布为精神专科医疗服务的发展指明了方向。

第三节　精神与心理疾病基础研究的进步和创新

一、神经影像学

(一)神经影像学研究现状

在过去几十年中,精神与心理疾病的基础研究经历了一系列的革命性突破与创新。神经影像学作为一门通过多种成像技术对大脑结构和功能进行精准可视化和深入分析的交叉学科,在揭示精神和心理疾病的生物学机制方面具有至关重要的作用(图 5-3-1)。

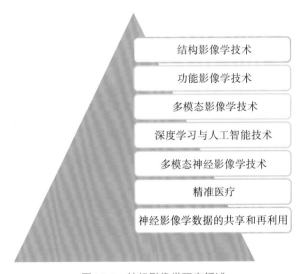

图5-3-1　神经影像学研究领域

在精神和心理疾病的研究领域中,功能 MRI 成像和扩散张量成像是两种常见的神经影像学技术。功能 MRI 成像是一种非侵入性、高空间分辨率的神经科学技术,被广泛应用于研究精神疾病的神经机制。通过测量大脑中血氧水平的变化，功能MRI 成像可以检测大脑活动相关的区域性血流及功能网络的变化。扩散张量成像是另一种强大的神经影像学工具，通过测量水分子在脑组织中的扩散来提供对脑的微观结构的洞察。

近年来，深度学习与 AI 技术在神经影像学中的应用成为热门焦点。通过采用深度学习算法分析神经影像数据，研究人员能够以更高精度识别和分析与精神和心理疾病相关的大脑模式。Janssen 等在 2018 年的研究指出，深度学习在精神疾病的神经影像学研究中具有巨大的应用前景，尤其是在自动化识别和预测精神疾病方面。

此外，多模态神经影像学研究正以前所未有的速度发展。这涉及整合多种神经影像学技术以实现对大脑的全方位深入理解。这种整合性的研究方法揭示了大脑结构和功能之间错综复杂的相互作用，对于深入解析精神疾病的底层复杂机制具有至关重要的作用。近年来，关于神经影像学的同行评审期刊文章的数量一直在稳步增长。使用"神经影像学"或"脑部成像"作为标题关键词在 PubMed 数据库中查询，从 2010 年至 2020 年 2 月发表了超过 39000 篇文章。这些出版物不仅包括在临床检查和生物医学研究中使用多模态神经影像学的应用，也包括影像处理和多模态神经影像学融合的方法学研究。多模态影像学研究具有大数据集和多样性数据集的优势。然而，这也带来了处理复杂模型的挑战，包括复杂的数据标准化和数据整合。

在神经影像学领域，精准医疗的创新研究也在崭露头角。通过整合神经影像数据和患者的基因组信息，研究人员正在探索精神疾病的个体差异和潜在的生物标志物之间的关系。这不仅有助于提高诊断的精确性，还可能为针对个体化治疗策略的开发提供基础。

值得一提的是，神经影像学数据的共享和再利用在近年来越发受到重视。大规模神经影像学数据集被认为是深入了解精神和心理疾病底层机制的珍贵资源。以"人类连接组计划"为例，这个大型国际合作项目的目标是通过共享和再利用神经影像学数据来加速对大脑的科学研究。

（二）神经影像学分析方法

神经影像学的分析方法作为神经科学的一个重要工具，通过深入细致的定量与定性研究，为揭示大脑的结构和功能提供了强大的支持。在神经影像学中，数据分析方法的首要步骤是数据预处理。数据预处理的主要目的是去除扫描过程中的诸如设备噪声、主体运动等不相关因素，并对数据进行标准化处理，使得不同个体的数据可进行比较。预处理步骤通常包括运动校正、时域滤波、空间归一化以及平滑处理等。

在对数据进行预处理后，科研人员需要进行统计分析以探索和确定脑活动的模式。常用的统计方法包括单体像素假设检验和多体像素假设检验，这些方法可以帮助研究者确定特定的大脑区域是否对特定的刺激或任务反应。

此外，机器学习技术在神经影像学的数据分析中也发挥着重要的作用。例如，支持向量机和人工神经网络等算法能够处理大量复杂数据，预测疾病的进展，或者识别出与特定行为或情绪状态相关的脑区。

进阶的神经影像分析，如脑网络的构建与分析，也是目前的研究热点。借助功能性 MRI 成像或电生理学的数据，科研人员可构建大脑的功能网络，进而通过运用图论方法分析这些网络来揭示大脑的组织结构与激活模式。

尽管神经影像学的分析方法在揭示大脑功能机制方面具有独特优势，但仍面临许多挑战：①神经影像数据的复杂性和大量性要求高效的计算方法和计算能力；②由于神经影像学的结果往往是统计性的，验证其结果需要大量的样本和反复的实验；③为了更全面地理解大脑的功能，神经影像学的研究结果需要与其他生物学或心理学研究成果相结合。

（三）神经影像学疾病诊断应用

神经影像学的发展正在不断深化我们对大脑以及神经疾病的理解，赋予全新的方式对各种神经性疾病进行精准识别和评估。例如，MRI 成像能对脑内结构进行精细的观察，揭示潜在的异常病变，如发育异常、脑损伤和炎症等。而正电子发射断层扫描则通过测量脑部代谢和血流情况，带来深入的生化信息，从而有助于诊断如阿尔茨海默病、抑郁症以及精神分裂症等复杂疾病的早期症状。

功能性影像技术可以提供大脑功能和连接性的独特视角。功能 MRI 成像通过监测大脑在执行特定任务时的活动，使得研究人员可以探究那些可能存在异常激活模式的脑区。而扩散张量成像则揭示大脑神经纤维束的走向，为研究神经网络的损伤或变化提供精准的数据支持。这些方法在诊断如孤独症、抑郁症、精神分裂症等涉及大脑网络变化的疾病中，发挥了重要作用。

神经影像学在精神疾病的亚型分类中的运用开启了精神疾病诊断和治疗的新篇章。传统上看，精神疾病的分类主要依赖于临床表现和症状，然而，这种方法的局限性在于不同的疾病可能存在相似的临床表现，而相同的疾病可能因为生物学机制的差异而导致临床表现不同。以抑郁症为例，传统的分类主要依赖于患者的症状（如情绪低落、兴趣丧失等），然而，研究已经发现，抑郁症患者在神经影像学指标上存在显著的异质性。例如，Drysdale 等的研究发现，根据大脑功能连接模式，可以将抑郁症患者分为四个亚型，这些亚型在临床表现和预后上存在显著差异。具体而言，他们发现，这些亚型在患者对抗抑郁药物和电刺激治疗的反应上存在差异。神经影像学的指标有可能成为精神疾病分类的重要依据，其能够揭示疾病的生物学机制，有助于研究人员更准确地预测疾病的进展和治疗反应。

然而，神经影像学在疾病诊断中的应用，尽管具有巨大的价值，但也面临着一些挑战：①解读复杂的神经影像数据需要丰富的专业知识和经验；②尽管影像技术正在迅速发展，但对微小病变的检测仍是一大挑战；③一些技术如 PET 扫描会暴露患者于一定的辐射之下，使用时必须权衡其风险和效益。

（四）神经影像学发展方向

神经影像学作为一个不断发展的领域，在以下五个方面展示出广阔的前景（图 5-3-2）。

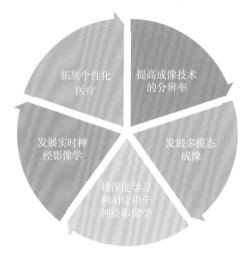

图5-3-2 神经影像学发展方向

（1）提高成像技术的分辨率：7 T MRI 成像技术比传统的 3 T 成像拥有更高的信噪比和分辨率，能够为研究精细的神经环路和突触功能提供更丰富的信息。此外，光学成像技术如双光子显微镜也在实验室环境中被用于在细胞层面上观察活体大脑。

（2）发展多模态成像：通过整合不同类型的影像学数据，如功能 MRI 成像、扩散张量成像和正电子发射断层扫描，多模态成像可以提供对大脑结构和功能更全面的视图。这种整合性的研究方法能够揭示大脑的复杂网络和相互作用，对于深入解析神经疾病的底层机制具有至关重要的作用。

（3）将深度学习和 AI 应用于神经影像学：深度学习算法能够处理大规模的神经影像学数据，从而帮助识别大脑中与各种神经疾病相关的复杂模式。例如，通过使用深度学习，可以自动检测和分类脑肿瘤，或预测精神分裂症和其他精神疾病的发展。

（4）发展实时神经影像学：该技术专注于在任务执行或治疗过程中捕捉大脑的动态变化。这种方法的潜力在于其能够为大脑的即时反应提供洞见，从而有望改善对精神疾病等条件的干预和治疗。例如，实时功能 MRI 成像技术使得研究人员能够在受试者执行任务时即时观察大脑活动，这对于评估认知训练和神经反馈干预的有效性尤为重要。

（5）拓展个性化医疗：通过精细地分析个体的大脑结构和功能，研究人员可以为患者提供定制化的治疗方案。这种个性化治疗的方法可能包括针对性的药物治疗、认知行为疗法或者通过深部脑刺激等技术直接调节大脑活动。

总的来说，神经影像学已成为精神与心理疾病基础研究的一个关键领域。通过利用功能 MRI 成像、扩散张量成像、深度学习、多模态神经影像学等技术，研究人员正在不断深化我们对精神和心理疾病的生物学机制的理解。而精准医疗的创新研究，例如整合神经影像数据和基因组信息，为我们提供了更加个性化和有效的治疗路径。然而，要在这一领域取得更大进步，必须解决现有的技术限制，掌握数据解释的复杂性，并努力实现不同研究和人群之间结果的一致性。这需要跨学科的合作，以及持续的研究和投资，以推动我们在理解和治疗精神与心理疾病方面迈出更坚实的步伐。

二、遗传学

精神疾病是一种临床异质性的慢性疾病，大多数儿童和成人的精神疾病是由遗传和环境因素的共同作用引起。基于家庭、双生子和收养研究表明，主要的精神障碍，如精神分裂症、双相情感障碍、注意缺陷多动障碍、酒精依赖、药物滥用等均有明显的家族聚集性和遗传风险。

精神疾病具有复杂的遗传特征，包括多个风险等位基因（例如单核苷酸多态性、拷贝数变异以及其他类型的变异）、异位显性基因和表观遗传效应（例如染色体的亲缘效应和 DNA 甲基化等）。尽管目前对复杂性状的研究方法还很有限，但随着基因组研究的不断进展，加上大型荟萃分析和精神病学基因组学联盟等综合性研究联盟的出现，精神疾病遗传学领域迅速发展，已经确定了数百种常见和罕见的导致一系列神经精神疾病的遗传变异。

（一）基因组研究

全基因组连锁研究（genome-wide linkage analysis，GWLA）是一种基于家庭研究来识别风险位点的传统方法，需要对全基因组的多态标记进行研究，从而识别与表型共同遗传的染色体风险区域。然而，随着研究的焦点转移到分析常见变异的复杂性状的关联研究上，关注连锁分析的回报不佳，加上招募存在多个受影响个体的家庭有一定困难，目前连锁分析在很大程度上被广泛采用的全基因组关联研究（genome-wideassociation study，GWAS）所取代。尽管 GWAS 对于常见变异的研究解释了复杂性状的一部分遗传力，但对于罕见变异并没有很好地研究，并且随着外显子组和全基因组测序数据的可用性增加，连锁分析结合测序数据再次成为病原学研究的重要而强大的方法（图 5-3-3）。例如一项成功的结合研究发现 *LRP10* 突变在 α- 突触核蛋白病理性聚集中发挥了重要作用，为帕金森病、帕金森病痴呆和路易体痴呆的发病机制、生物标志物和治疗靶点提供了新的见解。

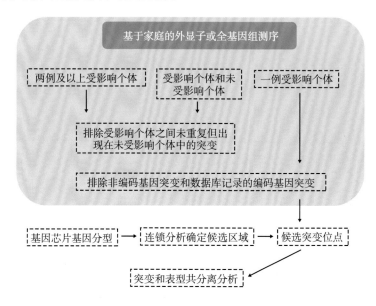

图 5-3-3　连锁分析结合高通量测序

连锁研究在孟德尔疾病方面的研究无疑是非常成功的，然而它无法可靠地识别人类谱系中的复杂性状位点，一个主要原因是单个位点突变的外显率低，无法通过谱系内的共分离分析进行检测。GWAS 基于人群水平的连锁不平衡（linkage disequilibrium，LD）（不同基因座的等位基因之间的非随机的关联），能够检测相对常见的风险位点。遗传学家们通过识别一系列标签单核苷酸多态性，明确人类基因组的 LD 结构，对标记进行精确的基因分型，从而捕获了人群中大多数常见的基因变异。

迄今为止，GWAS 发展已有 20 多年，而精神病学领域的 GWAS 直到 2007 年发表的一项研究才算正式拉开序幕，该项研究涉及了七种疾病，其中包括双相情感障碍。GWAS 早期对精神分裂症和双相情感障碍等表型的研究结果可以说是不尽如人意，为了获得足够的效能，开展大型荟萃分析研究成千上万的受试者成为必要。然而2013 年一项针对重度抑郁症的荟萃分析纳入了 18 759 名独立不相关的欧洲近代史受试者（9 240 例病例和 9 519 例对照），120 多万个 SNPs。在发现阶段、重复阶段或分层分析中，均没有发现具有全基因组统计学意义的 SNPs。可能的原因有不理想的基因组覆盖率、样本量不足、异质性和基因 - 环境的相互作用对重度抑郁症的影响等。为了最大限度地扩大样本量，2019 年一项的荟萃分析纳入了来自三个最大的抑郁症全基因组关联研究共 807 553 个人（246 363 例病例和 561 190 例对照）。该研究确定了 102 个独立的突变、269 个基因和 15 个与抑郁症相关的基因集，包括突触结构和神经传递相关的基因和通路，进一步证明了大脑前额叶区域的在抑郁症发生发展中的重要性。同时，在 1 306 354 个个体（414 055 例病例和 892 299 例对照）的独立重复样本中，102 个相关突变中有 87 个在多次校正后具有统计学意义。这些发现大大促进了人类对抑郁症复杂遗传结构的理解，并为了解病因和开发新的治疗方法提供了一些新思路。

其他精神疾病领域 GWAS 的重要发现，例如与精神分裂症相关的 SNPs、阿尔茨海默病和精神分裂症与许多生理表型（如胆固醇和体重指数）关联、阿尔茨海默病与年龄相关表型（如年龄相关性黄斑变性和长寿）共享风险 SNP 以及双相情感障碍和教育程度存在共同风险 SNPs 等，大部分被收录于 GWAS 目录。随着样本数的越来越大以及基因芯片的成本的降低，GWAS 也得到了更多的发展，在此基础上推动了孟德尔随机化和多基因风险评分的发展与应用。

（二）表观遗传学

精神疾病的发病机制复杂，目前认为是由遗传和非遗传环境因素相互作用引起。鉴于表观遗传修饰对环境应答敏感且稳定，在精神病学中对表观遗传学研究（如 DNA 甲基化、组蛋白修饰、染色质重塑和非编码 RNA 调控）有助于更好地理解精神疾病复杂性。目前，各种啮齿类动物模型正被用于解读各类应激反应背后的生物学机制，随后在人类身上得到进一步验证，例如早期生活逆境对 HPA 轴的表观遗传编程、抑郁症患者大脑和血液脑源性神经营养因子的抑制性高甲基化、编码 5- 羟色胺转运体基因在环境压力及精神病理障碍中的表观遗传变化，以及更加全面的全基因组表观遗传学分析取代候选基因研究，绘制更全面的神经表观遗传学图谱。

（三）遗传学对精神疾病诊断和治疗的贡献

一个多世纪以来，精神疾病的诊断一直依赖于专家意见和临床观察。现代精神疾病的诊断依赖于专家共识，参考精神疾病诊断与统计手册（the diagnostic and statistical manual of mental disorders，DSM），基于现象学原则，采用描述性分类，并在一定程度上依赖于外部验证，如纵向病程和对治疗的反应。如今，遗传学的发现提出了有关精神疾病结构分类的更深层次问题：这些发现在多大程度上支持或挑战目前的临床诊断和分类？如何用明确定义的阈值将健康与疾病区分开？如何从遗传学的角度去解读精神疾病的异质性？这些问题并不新鲜，一些科学家对此保持着温和的态度，他们认为遗传学的发现并不会导致遗传分类学的突破，而是随着认知的迭代，逐步帮助 DSM 发展。

在治疗方面，目前药物治疗精神疾病的主要缺点有疗效不佳和副作用大。遗传多态性可能影响药物在体内的吸收、分布、代谢和排泄，也可能涉及药物的作用模式，通过遗传突变预测药物反应可以为精神疾病的个性化治疗开辟一条独特的道路。此外，基于表观遗传的可逆性，Kular 等提出"精神疾病可塑性"的概念，即表观遗传的改变使一些个体对积极和消极的生活经历都比其他人更敏感，针对精神病患者表观遗传编程的药理学和心理治疗方法也颇具潜力。

综上所述，精神疾病在遗传学领域的进展为疾病的诊断和治疗带来了新的曙光，同时也在不断补充、完善甚至挑战我们原有的认知。相信随着更前沿的技术和方法的诞生，遗传学将在精神卫生领域继续做出令人期待的重要贡献。

三、药物基因组学

精神与心理疾病是一类涉及心理和行为功能异常的疾病，包括抑郁症、焦虑症、精神分裂症和双相情感障碍等。长期以来，人们一直试图了解这些疾病的病因和治疗方法。近年来，药物基因组学的发展为研究精神与心理疾病的药物治疗提供了新的视角。药物基因组学研究药物如何与个体基因相互作用，从而解释个体对药物反应的差异。现介绍精神与心理疾病药物基因组学的相关概念、研究方法和应用，以及未来发展方向。

（一）药物基因组学的基本概念

药物基因组学是一门研究个体基因变异如何影响药物反应和药物治疗效果的学科。它的发展对于实现个体化医疗具有重要意义，在临床上可以指导医生选择符合患者基因组特征的药物，达到提高治疗效果和减轻不良反应的效果。

由于个体基因组存在一定的多态性，即不同个体的基因组之间存在一定的差异。这些差异的存在可能导致药物在人体内的代谢、转运、靶点结合等关键步骤出现差异，最终影响药物作用效果。

药物基因组学主要关注药物代谢酶基因的多态性。代谢酶主要功能是体内将药物分子转化为有活性或无活性形式。人体内的药物代谢酶基因就存在多态性，如不同人群中的 CYP2D6 的代谢活性可分为超快代谢、快代谢、中等代谢和慢代谢四种类型。这种代谢活性的差异意味着同一剂量的药物在不同个体之间可能会产生不同的血药浓度，从而导致药物疗效和不良反应的差异。

除了代谢酶类型的研究，药物作用靶点基因也是药物基因组学关注的重点。药物靶点是药物作用的目标蛋白，其在人体内的表达和功能也可能受基因多态性的影响。这些基因的变异可能会影响药物与靶点的结合亲和力，进而影响药物的疗效。

总而言之，药物基因组学研究在临床实践中可以指导医生针对患者的个体差异选择合适的药物种类和剂量，以提升治疗效果和减轻不良反应。然而，药物基因组学仍然面临许多挑战，包括标准化基因检测的方法、数据解释的复杂性以及将基因信息应用于临床实践的难题。随着技术和研究的不断进步，药物基因组学有望为个体化医疗带来更多的机会和突破。

（二）精神与心理疾病药物基因组学的研究方法

精神与心理疾病药物基因组学研究方法涉及多个层面，包括基因鉴定、功能研究和临床关联分析等（图5-3-4）。

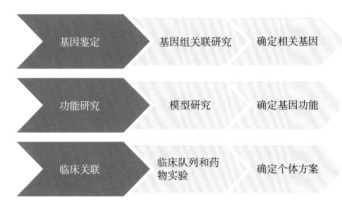

图5-3-4　精神与心理疾病药物基因组学研究方法

在基因鉴定方面，研究人员使用基因组关联研究、全外显子测序和基因芯片分析等技术来确定与精神与心理疾病发生和治疗反应相关的基因。这些方法通过大规模的基因数据分析，寻找与疾病风险和药物反应密切相关的基因变异。

功能研究是为了进一步了解上述基因的作用机制和功能。研究人员使用体外细胞实验、动物模型和人类脑组织研究等方法，研究基因在神经递质系统、神经发育和神经回路等方面的具体功能。这些研究有助于揭示基因与精神与心理疾病之间的关联。

临床关联分析是研究基因变异与精神与心理疾病的发病风险和治疗反应之间的关系。通过大规模的临床队列研究和药物临床试验，研究人员可以评估基因多态性与疾病发生率、临床症状和药物疗效之间的相关性。这有助于识别出与疾病预后和药物治疗反应密切相关的基因变异。最终目标是实现个体化药物治疗。基于研究结果，可以发展出基于基因信息的药物选择和剂量调整策略。根据患者的个体基因型，选择最适合的药物并确定最有效的剂量，可以提高治疗效果并减轻药物不良反应。

精神与心理疾病药物基因组学研究方法涉及基因鉴定、功能研究和临床关联分析。通过这些方法，可以更好地理解基因在疾病发生和治疗反应中的作用，并为个体化药物治疗提供科学依据，以提高治疗效果和患者的生活质量。

（三）精神与心理疾病中药物基因组学的应用

药物基因组学旨在研究个体基因对药物反应的影响，以便更好地指导个体化医疗方案。在精神与心理疾病的研究中，药物基因组学研究主要集中在以下几个方面：药物反应预测、药物发现和开发、副作用预测和管理和个体化治疗等。

个体基因变异可以影响药物代谢、药物靶点的结构和功能，以及药物的药效和不良反应。通过分析患者的基因组信息，可以预测其对特定药物的反应，帮助医生选择最合适的药物和剂量。例如在目前大部分的抗抑郁药物使用指南中，都给出了基因组学预测结果，以便患者选择合适有效的药物。

药物基因组学可以帮助科学家了解特定基因与精神和心理疾病之间的关联，从而为新药物的发现和开发提供线索。研究人员可以通过研究特定基因的功能和表达模式，发现新的药物靶点，并设计针对这些靶点的药物。

某些精神和心理疾病药物可能会引起严重的不良反应。基因组信息可以帮助识别可能导致不良反应的个体基因变异，从而预测患者对药物的耐受性，并采取相应的管理策略，如调整剂量或选择其他药物。例如在针对治疗癫痫的丙戊酸的相关药物研究中，研究人员也提出了其存在不良反应的可能。其中美国 FDA 将 *POLG* 基因作为丙戊酸标签中的药物基因组生物标志物，提示丙戊酸在已知患有由 *POLG* 突变引起的线粒体疾病的患者和临床怀疑患有线粒体疾病的 2 岁以下儿童的禁忌。对于临床上怀疑伴遗传性线粒体疾病的 2 岁以上的患者，丙戊酸只能在其他抗发作性药物无效后才能使用。

由于个体基因多态化的存在，对精神和心理疾病的治疗应该根据个体的基因信息进行定制。药物基因组学可以为医生提供关于最适合患者的药物和治疗方案的信息，从而提高治疗效果和个体化护理。

总之，精神与心理疾病药物基因组学的应用可以为精神和心理疾病的治疗提供个体化的方法，帮助医生更好地选择药物、预测药物反应和管理副作用，为患者提供更有效和安全的治疗方案。然而，需要进一步的研究和临床实践来推动这一领域的发展和应用。

（四）药物基因组学的挑战和未来发展方向

自人类基因组计划完成以来，药物基因组学的研究有所增加，涵盖了从药物发现到临床实施的所有领域。关于一些药物基因组相关性的效用的数据正在增加，但将这些实施到临床实践中的速度进行得十分缓慢。目前药物基因组学所面临的问题主要集中在基因复杂性和多态性的影响、庞大数据的整合与分析、临床转化和实际应用的困难以及药物设计与开发等诸多方面。

在未来，药物基因组学技术可以与多种组学技术（基因组学、转录组学、蛋白质组学）进行整合，结合人工智能等技术，建立更全面的个体化药物治疗模型，推动大规模药物基因组学研究的开展，推动其发展与进步，更好地实现精准化的个体医疗。

四、微生物组学

人体正常的肠道微生物数量巨大，其细胞总数量大约是人体细胞总数量的 10 倍，其编码的细菌基因总数量是人体基因总数 100 倍，肠道微生物组被称为人体第二大基因组，其不仅在胃肠道功能建立、机体新陈代谢、免疫系统形成与调节等多方面起重要作用，还可调节脑的神经生化及各类脑行为。近年来，随着微生物组测序技术的发展、无菌动物模型的建立和多组学技术的应用，极大地提高了我们表征肠道微生物群和探索其与疾病相互作用关系及潜在机制的能力。

（一）微生物-肠-脑轴的概念

微生物－肠－脑轴是由中枢、自主及肠神经系统，内分泌代谢系统及免疫系统所构成的复杂双向调控网络。微生物－肠－脑轴是肠道微生物与大脑之间的双向调节通道，一方面，神经信号可通过神经途径及血液循环途径影响肠道功能，改变肠道菌群的组成；另一方面，肠道微生物群可通过不同途径向大脑发出信号，包括免疫和迷走神经的激活、产生代谢物、神经递质等影响大脑功能。肠神经系统由沿消化道延伸的数亿个神经元构成，该系统通过迷走神经将胃肠道内的信号传达给大脑。其主要通过迷走神经实现肠道微生物和中枢神经系统之间的通信。下丘脑－垂体－肾上腺轴是微生物－肠－脑轴重要的神经内分泌通路，其与应激反应下的情绪反应密切相关。由肠道微生物代谢产生的短链脂肪酸、支链脂肪酸、氨基酸及神经递质类物质对机体的行为有着重要的影响。肠道是机体最大的免疫器官，肠道微生物对宿主免疫系统的成熟有直接的影响，肠道内的微生物群落与宿主免疫系统共同维持机体内环境稳态。

（二）微生物组与精神心理疾病研究现状

基于微生物－肠－脑轴的研究已经发现，肠道微生物组紊乱与孤独症、抑郁症、精神分裂症及睡眠障碍等精神心理疾病密切相关。孤独症谱系障碍（autism spectrum disorder，ASD）是一大类复杂的神经发育性疾病，其主要临床症状有社交障碍和重复刻板性行为。ASD 患者的肠道菌群可引起小鼠的 ASD 样行为异常，将 ASD 患者的粪便菌群移植到无菌小鼠，该小鼠的子代出现刻板行为和社交活动障碍等 ASD 特征行为，给 ASD 模型母鼠口服缺乏的具有神经活性的菌群代谢物 5- 氨基戊酸或牛磺酸，可改善其子代小鼠的行为异常，调节大脑神经元兴奋性。另一项研究发现肠道菌群通过调节特定脑区的神经元活动进而影响社交行为，通过单菌定植发现粪肠球菌可促进社交活动，降低社交压力下小鼠的皮质酮水平。最新的研究选择染色质解旋酶 DNA 结合蛋白 8 杂合敲除的小鼠作为研究 ASD 中肠道微生物调节神经活动的动物模型，发现了肠道微生物和肠道氨基酸转运体抑制剂能够纠正 ASD 相关的行为，尤其是社交障碍这一核心症状。

抑郁症是严重危害人类健康的重大精神疾病。研究发现压力引起的肠道微生物群变化会导致某些脂肪酸代谢物的减少，而这些脂肪酸代谢物是内源性大麻素的前体。在慢性不可预测的轻度压力（unit capability measurement system，UCMS）诱导的小鼠抑郁症模型中，发现 UCMS 可通过诱导肠道菌群失调，影响脂肪酸的代谢，以抑制内源性大麻素信号的激活，从而降低小鼠的海马神经发生，并引发抑郁样行为。恢复内源性大麻素信号，或补充特定菌株以调节肠道菌群，可缓解小鼠的抑郁样行为。该研究结果提示，饮食或益生菌干预或可作为改善抑郁症的潜在手段。抑郁症食蟹猴模型肠道微生物的研究分析 4 个大肠区域的黏膜和腔内菌群，发现在门和科水平上，主要体现在厚壁菌门和拟杆菌门，以及普雷沃菌科和毛螺菌科。青春期抑郁症的灵长类动物中嘌呤、精氨酸合成代谢，厚壁菌门组分和脂质代谢具有显著变化特征。最新的研究通过不可预期慢性 UCMS 小鼠的粪菌移植实验结合亚膈神经切断术，发现 UCMS 肠菌可诱导健康小鼠表现出抑郁样表型，但切除迷走神经后，抑郁样表型消失。其中菌群通过迷走神经介导了脑内神经递质水平变化、成年海马神经发生缺陷以及神经炎症，进而造成类抑郁样行为。

精神分裂症是一种致残率高的精神疾病，其终身患病率为 1%，虽然其发病机制尚未完全阐明，但多项研究表明与多种免疫功能障碍有关，且炎症可能是诱发精神分裂症并加重其症状的危险因素。有研究纳入 48 名慢性精神分裂症患者与 48 名健康对照，通过微生物组测序发现毛螺菌科在患者的肠道菌群中显著富集，并发现与免疫应答及脂代谢相关的菌群功能通路在患者的肠道菌群中发生显著变化。

失眠症是常见的睡眠障碍之一。对失眠患者的肠道微生物研究发现相较于健康对照组，失眠患者组的肠道微生物群丰富度与多样性降低，拟杆菌门的增加可能是识别失眠的生物标志物。肠道微生物的缺乏会诱发小鼠焦虑样行为，给无菌小鼠定植无特定病原体小鼠的粪便菌群可以使无菌小鼠的焦虑样行为趋于正常。肠道微生物的代谢产物可对机体行为产生明显的影响。近日有研究报道酪氨酸可以被肠道微生物群代谢成 4- 乙基酚，随后 4- 乙基酚在宿主氨基转移酶作用下进入小鼠大脑，影响特定大脑区域的激活和连接，并破坏大脑中少突胶质细胞的成熟和髓鞘形成模式，进而调控小鼠大脑活动和焦虑样行为。

（三）微生物组学发展方向

目前对于肠道微生物组与精神疾病的研究已经从相关性研究深入到因果性研究，大量的基础研究证实了肠道微生物紊乱参与精神心理疾病的发病，并初步探索了其微生物 - 肠 - 脑轴分子机制。今后的研究中需要精准筛选功能性菌株，开发新的微生物操纵技术，以更精确的方式编辑微生物组，开发微生物群靶向治疗，构建工程共生细菌以产生所需的代谢物或化合物，并促进工程微生物疗法在调节宿主健康方面的临床应用。此外，发展基于无菌动物的神经操控技术将进一步推动机制探索，值得注意的是，光遗传学方法已被用于精确控制微生物中的细菌基因表达。已有研究表明，光遗传学可以实现肠道细菌代谢的定量和时间控制，从而促进长寿。光遗传学控制微生物有助于发现参与精神疾病的特定微生物种类。最后，基于微生物干预下的神经环路研究有利于阐述更加具体的神经机制。今后的研究应该致力于解决无菌环境下的病毒注射、光纤记录及多通道电生理电极埋置术。发展基于多组学的研究有助于全面解析微生物组与精神心理疾病之间的关系，将微生物组数据与转录组、蛋白组、代谢组和脑网络组进行关联分析，从微生物组成和功能层面，筛选精神心理疾病相关的生物标志物，从而深入解析疾病发生发展过程，可以为临床疾病的诊疗提供理论依据。

五、代谢组学

精神与心理疾病是全球范围内公共卫生领域的重要挑战，影响着数以亿计的人口。传统上，这些疾病的研究主要关注神经系统和心理因素。然而，近年来，代谢组学作为一种系统生物学方法，已经开始引起研究者的关注。代谢组学通过构建生物体内的代谢物谱，分析生物体内代谢产物的细胞水平变化、代谢通路的异常以及发现代谢标志物等方式，为理解精神与心理疾病的发病机制提供了新的视角。现介绍精神与心理疾病代谢组学研究方法和应用，以及未来挑战与前景。

（一）代谢组学研究方法

代谢组学是一种系统生物学的分支领域，旨在研究生物体内代谢产物的整体变化和相互关系，以揭示生物体的代谢状态、疾病机制和生物标志物。代谢组学的研究方法是通过采集样品中代谢物的信息，并结合先进的分析技术和统计方法，对代谢物进行定性和定量分析，从而获得全面的代谢物谱图，并推断生物体内代谢途径的异常和生理状态的变化。代谢组学的分析步骤主要包括以下几个方面（图 5-3-5）。

（1）样本的采集：代谢组学研究的第一步是采集样品，可以是生物体的生物体液（如血液、脑脊液、尿液、唾液）或组织样品。代谢组学的核心是分析生物体内代谢产物的变化。这可以通过不同技术手段实现，如质谱分析和 MRI 图谱分析等。

（2）数据处理与分析：代谢组学研究所产生的大量数据需要进行合理的处理和分析。数据处理包括峰提取、质谱图对齐、峰面积积分和归一化等步骤，以确保数据的质量和可比性。随后，统计学方法被应用于对代谢物数据进行分析，如差异分析、聚类分析、主成分分析等。这些方法帮助鉴别差异显著的代谢物，并揭示与特定生理状态或疾病相关的代谢通路和生物标志物。

（3）代谢途径的解读：通过分析代谢物的变化，可以揭示代谢途径的异常情况，这有助于理解疾病的发病机制以及药物对代谢途径的影响。

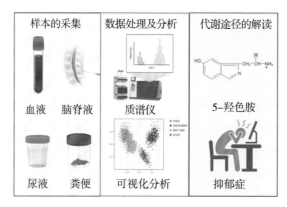

图5-3-5　代谢组学分析步骤

（二）代谢组学在精神与心理疾病中的应用（图5-3-6）

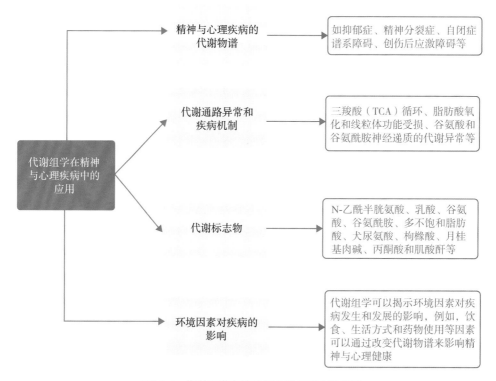

图5-3-6　代谢组学在精神与心理疾病中的应用

1. 精神与心理疾病的代谢物谱

研究人员利用代谢组学技术分析了精神与心理疾病患者与健康对照组之间的代谢物谱差异。通过这些研究，揭示了多种精神与心理疾病的代谢物谱，如抑郁症、精神分裂症、孤独症谱系障碍、创伤后应激障碍等。

2. 代谢通路异常和疾病机制

代谢组学研究有助于揭示精神与心理疾病的代谢通路异常和疾病机制。例如，研究表明，在抑郁症患者中，发现三羧酸循环、脂肪酸氧化和线粒体功能受损。同样地，在精神分裂症患者脑内出现谷氨酸和谷氨酰胺等神经递质代谢异常的表现。这些代谢通路的异常可能与神经递质功能紊乱、能量代谢失衡和氧化应激等疾病机制相关联。

3. 代谢标志物

代谢组学研究已经鉴定出一些潜在的代谢标志物，这些标志物可以用于精神与心理疾病的诊断和治疗效果的监测。例如，一些代谢物，如 N- 乙酰半胱氨酸、乳酸、谷氨酸、谷氨酰胺、多不饱和脂肪酸、犬尿氨酸、枸橼酸、月桂基肉碱、丙酮酸和肌酸酐等，在精神疾病的患者中显示出差异。这些代谢标志物的变化可能与疾病的发病机制有关，并有望成为疾病诊断和治疗反应监测的生物标志物。

4. 环境因素对疾病的影响

代谢组学研究还探索了环境因素对精神与心理疾病发病机制的影响。例如，饮食、生活方式和药物使用等因素可以通过改变代谢物谱来影响精神与心理健康。代谢组学的应用有助于理解这些环境因素与代谢的相互作用，为疾病的预防和治疗提供新的视角。

（三）代谢组学研究的挑战与前景

尽管代谢组学在精神与心理疾病研究中取得了一些重要的进展，但仍面临一些挑战。

（1）数据处理与分析：代谢组学研究面临大量的数据处理和分析工作，需要结合生物信息学、统计学等领域的方法，进行数据挖掘和模式识别，以发现与疾病相关的代谢特征。处理和解释大规模代谢数据的复杂性是一个挑战，需要开发更有效的分析工具和算法。

（2）样本选择与研究设计：代谢组学研究需要选择适当的样本并设计合理的研究方案，以确保结果的可靠性和可重复性。样本的数量和质量对研究结果的解释和推广具有重要影响。此外，由于精神与心理疾病的复杂性，还需要考虑其他潜在的干扰因素，如年龄、性别和环境等。

（3）多组学方法的整合：代谢组学是系统生物学的一部分，与基因组学、转录组学、蛋白质组学等多组学方法的整合能够提供更全面的信息，揭示疾病的复杂网络调控机制。然而，多组学数据的整合和解释仍然是一个挑战，需要建立跨学科的合作和发展整合分析的方法。

未来的研究将继续探索代谢组学在精神与心理疾病中的应用，进一步推动这一领域的发展和创新。通过克服数据处理与分析、样本选择与研究设计、多组学方法整合等挑战，代谢组学有望成为精神与心理疾病研究的重要工具，为疾病预防、诊断和治疗提供更准确和个体化的方法和策略。

代谢组学作为一种系统生物学方法，为精神与心理疾病的研究提供了新的视角和方法。通过代谢物的分析和解读，可以识别潜在的生物标志物，揭示疾病的发病机制，评估药物疗效，并为个体化治疗提供指导。尽管仍面临一些挑战，代谢组学在精神与心理疾病研究中具有广阔的应用前景，将进一步推动对这些疾病的理解和治疗的发展。

六、电生理技术

大脑是个体生存的基础，由各类神经元组成的神经回路构成。为了研究神经活动，研究人员开发了各种类型的电生理记录技术，大致分为细胞内和细胞外记录技术。细胞内记录能够获得在单细胞水平上测量阈下膜电位动态和阈上放电活动的数据，细胞外记录能够获得有关记录电极周围多个细胞产生的神经元放电和集振荡动力学的数据。

（一）细胞内记录

根据记录电极尖端的厚度，细胞内记录进一步分为膜片钳和尖锐电极技术。但是尖锐电极的较高阻抗会导致较大的漏电流并妨碍电压钳记录。因此，膜片钳方法是捕获单个神经元细胞内活动且具有高信噪比的唯一方法。膜片钳技术离不开四种构型：细胞吸附式记录、全细胞式记录、内面朝外式记录和外面朝内式记录。由于后两种比较小众，现在的大多数实验室通常会采用细胞吸附式和全细胞式记录。

1. 离体膜片钳技术在精神心理疾病领域的应用

细胞吸附式记录，就是把灌有细胞外液的电极尖端贴在细胞表面上进行记录。为了顺利完成"吸附"这一过程，首先需要对电极内施加一个负压力，使细胞膜陷入玻璃电极的尖端内部，此时电极尖端与细胞膜之间就建立了一种阻抗封接，电极尖端下的细胞膜区域与其周围在电学上就分隔开了，在此基础上固定电位可以监测记录此膜片上离子通道的离子电流；全细胞记录中，需要用电极戳进细胞膜内，此时电极就成为细胞膜的一部分，细胞内容物就会被电极内液稀释，因此，记录的是跨膜电位。

在精神与心理疾病领域，研究人员通常会结合动物的行为学表现和离体膜片钳记录证明特定神经元类型在疾病中的作用。在抑郁症模型小鼠的研究中，Fogaça 等采用化学遗传学的方法抑制小鼠 mPFC 中 Gad1 神经元后，发现 mPFC 中 Gad1 中间神经元产生 IPSCs 的幅度和频率显著减少，锥体神经元产生 EPSCs 的幅度和频率增加，同时行为学结果表明小鼠抑郁症样行为显著减少，提示 mPFC 中 GABA 能神经元在抗抑郁反应中发挥关键作用。在 Shank3 ctMUT 孤独症小鼠模型中，研究人员使用急性脑片膜片钳记录发现 Shank3 缺失使 PFC-BLA 神经环路兴奋性突触后传递增加，抑制性突触后传递减少，同时行为学表现出了明显的孤独症样行为。表明 Shank3 可通过改变 PFC-BLA 环路可塑性调节孤独症样行为。在可卡因成瘾模型的小鼠中，也有研究人员发现光遗传刺激 vmPFC，dmPFC 的锥体神经元诱发出了显著的抑制性突触后电位，PV 中间神经元诱发出了显著的兴奋性突触后电位，且相比抑制性突触后电位，兴奋性突触后电位潜伏期更短，提示 vmPFC 诱发强烈的 dmPFC 中 PV 中间神经元单突触兴奋；同时行为结果发现在成瘾消退训练期间抑制 dmPFC 的 PV 神经元显著损害了小鼠可卡因成瘾消退的能力，表明 vmPFC 到 dmPFC 中 PV 中间神经元投射在可卡因成瘾消退中的重要作用。

虽然离体膜片钳技术确实能够提供高精度的神经元电学特性的变化，但在这种离体条件下，神经元很难保持长时间的健康状态，同时神经元上下游输入也很难记录到。想要获得更贴近生理学的条件，需要尝试在体膜片钳的技术。

2.在体膜片技术在精神心理疾病领域的应用

自由活动的啮齿动物的膜片钳全细胞记录在技术上非常具有挑战性。这是因为啮齿动物在记录过程中的活跃和突然的行为会导致大脑的极端运动，并且常常会降低千兆欧姆电阻配置的性能。高电阻配置对大脑的细微运动也很敏感，因为贴片移液管尖端的直径为 3 μm，而大鼠和小鼠的锥体神经元的长度为 20 μm。尽管存在技术困难，Lee 等首先建立了清醒动物自由活动动物的全细胞记录。

现在，在体全细胞记录已经为开展精神与心理疾病的研究提供了重要技术支撑。在阿尔茨海默病小鼠模型中，Šišková 等对模型小鼠的海马锥体神经元进行在体膜片钳全细胞记录，发现模型小鼠海马 CA1 锥体神经元自发放电期间的平均动作电位频率，三连体发（三个连续动作电位的爆发）的频率，突发放电的频率和体细胞去极化水平均显著增加，证明阿尔茨海默病模型小鼠神经元形态退化与过度兴奋之间的功能联系，并表明这种病理机制可能与其他具有异常树突形态的神经退行性疾病相关。在缺血性脑卒中与癫痫相关研究中，研究人员发现缺血损伤几个月后大鼠的海马 CA3 区域出现自发性癫痫样放电，GABA 能抑制性突触后电位发生频率显著降低，谷氨酸能兴奋性突触后电位发生频率显著增加，提示海马 CA3 突触兴奋 - 抑制平衡向兴奋性方向的转变，可能构成缺血后海马中癫痫样放电产生的基础。

体内全细胞膜片钳技术已用于观察各个大脑区域（例如新皮质、海马体、丘脑、杏仁核等）的自发或感觉诱发的阈下动态。这种方法与光遗传学或药理学操作相结合，不仅适用于麻醉动物，还适用于学习任务期间的行为动物。全细胞电生理学和基因操作（包括转基因表达和病毒介导的突触连接追踪）的结合有望弥合单个神经元的生理功能和解剖特性之间的差距。

（二）细胞外记录

细胞内电生理主要测量细胞膜内外电压差，而细胞外电生理特质则主要测量神经元附近的电场变化。

1.在体多通道记录在精神心理疾病领域的应用

多通道记录是一种典型的细胞外电信号记录技术，当记录电极尖端距离神经元的胞体较近时，就可以检测到周围多个细胞产生的神经元放电和集振荡动力学的数据。依据一根电极上能够同时记录的单位多少，在体电生理一般可以分为多通道记录和单通道记录技术。在体多通道记录技术应用于精神与心理疾病领域，优势明显：①可以跨脑区记录，监测众多神经元；②可以在自由活动的动物身上进行记录，时间和空间分辨率较高；③可以进行长期记录，数据量丰富。

应用在体多通道记录可解析精神与心理疾病的发病机制，在癫痫小鼠模型中，有研究发现在小鼠癫痫发作开始后内侧隔核胆碱能神经元开始停止放电，在发作后的一段时间内放电开始恢复，而采用光遗传选择性激活内侧隔核胆碱能神经元可以显著抑制癫痫发作，为癫痫发作的干预治疗提供了新思路。在孤独症模型小鼠中，研究人员应用在体多通道记录发现自闭模型小鼠 mPFC 中的 PV 阳性中间神经元表现出兴奋性显著降低和伽马振荡功能显著减少的现象，光遗传刺激 mPFC 中 PV 阳性中间神经元可以改善小鼠的孤独症样行为。在双向精神障碍的小鼠模型中，研究人员利用在体多通道记录探索了新生小鼠前额叶皮层的神经元放电情况，结果发现新生小鼠浅层前额叶皮层 β-γ 频带振荡能值显著降低，浅层前额叶皮层神经元放电频率显著，证明了前额叶皮层神经网络功能在双向情感障碍中的重要作用。在精神分裂症小鼠模型中，Kazuhito Nakao 等通过利用在体多通道记录发现精神分裂症模型小鼠神经网络的 γ 振荡显著下降，选择性地增加 γ 振荡的强度能够显著改善精神分裂症的认知障碍。在阿尔茨海默病转基因小鼠模型中，研究人员利用在体多通道记录的方法对阿尔茨海默病的早期病理学变化进行了深入的探索，结果发现 β 淀粉样蛋白的沉积会逐渐削弱神经网络活动的 θ 振荡，同时逐步降低 θ 和 γ 振荡的相位同步性，从而进一步出现认知障碍。

目前，光遗传学技术与在体多通道记录结合的研究手段已经越来越多地应用到精神与心理疾病的研究之中，为相关环路的研究提供了有效的研究策略，也为认识脑疾病做出了重要贡献。

2.脑电图在精神心理疾病领域的应用

由于植入电极这类侵入性操作无法在人身上使用，脑电图记录是临床应用最广泛的电生理技术。其原理是神经元受到刺激后产生放电，在激活神经元周围会产生胞外场电位，大量神经元场电位的总和是可以在相对较远头皮之外被记录到。脑电图记录时间分辨率高，电压随着时间变化构成了脑电图的波形，可以为临床诊断癫痫、睡眠障碍等精神疾病提供依据。

在癫痫患者的治疗中，为难治性癫痫患者制订手术计划通常需要使用颅内脑电图记录癫痫发作，将患者颅内脑电图记录与颅内脑电图活动和连通性的规范图谱进行比较，可以可靠地绘制异常区域、确定侵入性治疗的目标并增加对人类癫痫的了解。比如有研究利用癫痫中心的公共数据库，汇总了 166 名受试者的发作期间颅内脑电图，发现临床异常区域（包括癫痫发作区和刺激区）可以通过针对规范图谱的定量测量的 Z 分数来检测，证明了使用 EEG 图谱对接受手术评估的耐药性癫痫患者进行脑部绘图是可行的。在失眠患者的研究中，有研究人员通过多导睡眠图的聚类分析得到了两个失眠障碍的集群，正常睡眠持续时间的失眠和睡眠时间短的失眠。入睡时，与正常睡眠持续时间的失眠相比，睡眠时间短的失眠显示出减弱的副交感神经活动，为进一步深入认识和干预失眠障碍提供了扎实的基础。

脑电图主要局限性在于空间分辨率低，只能通过计算模型分析大脑各脑区核团电势变化和神经振荡；同时，脑电图的记录也容易受到噪声的影响，信噪比较低，在不同被试、不同实验中变异性很大。当然，随着非线性理论的发展和信号处理方法的不断改善，目前已经开发了一些很成熟的软件去除这些噪声。结合其他神经科学手段监测睡眠过程中的脑电图，有助于探索睡眠奥秘，为失眠患者带来福音。

七、机器学习与深度学习

以机器学习和深度学习为核心的人工智能，已经在许多商业和研究环境中取得了很大的成功。它们是大规模数据分析、预测和分类的强大工具，特别是在大数据中，并且已经开始进入医疗应用。人工智能在精神与心理疾病基础研究中的应用为预测、诊断和治疗提供了新的机会和创新方法。通过利用大数据分析、机器学习和虚拟现实等技术，人工智能能够提供更准确、个体化和智能化的精神与心理疾病护理和康复方案。然而，这些需要进一步研究和验证，以确保人工智能技术的安全性、可靠性，并将其成功应用于临床实践中，从而更好地帮助患者改善心理健康。

（一）人工智能的研究现状与方法

机器学习方法大致分为监督学习、无监督学习和强化学习等方法。

监督学习算法是目前最常应用于神经退行性疾病相关数据的方法，需要标记数据集才能从中学习。通常，这些标签需要人工管理或专家评估。标记此数据集后，机器学习算法将构建输入特征和标签之间关系的模型。

与监督学习相比，无监督的机器学习算法不需要标记数据，并且可用于将数据样本聚类到组中或者降低数据集维度等任务。监督学习和无监督学习可以结合起来形成半监督学习方法。半监督方法使用其他未标记数据丰富了一小组标记数据，这可以将聚类方法来用来提高分类方法的性能，以及使用其他数据将预测模型进行正则化。

最后，在强化学习方法中，给予奖励或惩罚以实现所需的输出。例如，可以使用算法根据患者的病史为患者探索新的药物治疗方案。在训练期间，如果对新药产生负面反应或药物间不良相互作用，则会对算法进行惩罚，而对改善病程的药物给予奖励，这是期望的输出。

人工神经网络，包括流行的深度神经网络，被广泛用于分析图像、视频和声音等许多形式的数据。使用特定类型的深度神经网络，如卷积神经网络显著提高了医学图像的可解释性。卷积神经网络从人类视觉系统中汲取灵感，通过卷积运算提取特征，结合最初的局部信息，最终实现整个图像的大规模信息的整合。这种方法可以实现复杂的处理，比如区分猫和狗的图片或识别癌细胞。图像分类中涉及的许多问题都可以通过这些算法来解决。另一种类型的深度神经网络，称为递归神经网络，可以从数据序列中提取信息，对于分析临床记录特别有用。

（二）人工智能疾病诊断的应用

人工智能对于精神与心理疾病的应用主要集中在对帕金森病、抑郁、精神分裂症、阿尔茨海默病的预测等方面。

研究人员提出了一个新的基于 AI 的系统用于检测帕金森病，预测疾病严重程度。该系统将呼吸信号作为输入，可以使用佩戴在患者胸部或腹部的呼吸带进行收集呼吸信号，也可以通过传输低功率无线电信号呼吸信号。该模型设计的一个重要组成部分是，它从夜间呼吸中学习预测人的量化脑电图的辅助任务，从而防止模型过度拟合并有助于模型的输出。该系统旨在提供客观、低成本且可在患者家中重复测量的诊断方法。通过呼吸进行帕金森病检测。

晚年抑郁症患病率的增加反映了对晚年抑郁症患者自杀风险进行有效筛查的迫切需要。采用横断面设计，研究人员使用全脑静息状态功能连接和白质结构连接数据进行基于连接组的预测建模，以预测晚年抑郁症患者的自杀风险。使用三份标准化问卷测量自杀风险。大脑连接配置文件用于使用机器学习对数据集中的三组和两个独立数据集进行分类。研究结果表明，多模式大脑连接可以捕捉晚年抑郁症患者自杀风险的个体差异。预测模型可能会经过进一步测试，以帮助临床医生识别需要详细评估和干预的患者。通过全脑静息状态功能连接对晚年抑郁患者的预测。

静息态功能连接 MRI 成像能够对即将发展为阿尔茨海默病（Alzheimer's disease，AD）患者的早期损伤进行检测。这种损伤可以用来对 AD 患者出现临床症状前就进行筛查。研究人员构建了一个模型，可以根据静息态功能连接 MRI 数据预测大脑年龄，并评估 AD 的遗传决定因素以及 β- 淀粉样蛋白病理是否会加速大脑衰老。基于预测模型在临床前 AD 的应用表明，常染色体显性 AD 症状的个体前阶段存在功能性脑衰老的加速。这种关联在具有显著 Aβ 病理的个体中更强。通过静息态功能连接对大脑年龄的预测。

精神分裂症是一种高度遗传性的精神疾病，其特征是广泛的脑功能和结构异常。

基于 UKBiobank 数据集中健康白人的精神分裂症多基因风险评分（polygenic risk score，PRS），研究人员发现了一种强大的 PRS 相关大脑模式，灰质体积较小，额颞叶皮层功能激活减少，将精神分裂症与对照区分开，准确率高达 83%，并预测了 4 个独立精神分裂症队列的认知和症状。进一步的多疾病比较表明，这些已确定的额颞叶改变在精神分裂症和精神分裂情感患者中最为严重，在双相情感障碍中较轻，与孤独症、抑郁症和注意力缺陷多动障碍的对照组难以区分。这些发现表明，已确定的 PRS 相关多模态额颞叶网络具有作为精神分裂症特异性跨诊断基因介导的脑生物标志物的潜力。通过人工智能进行精神分裂症的区分。

抗抑郁药处方广泛，但相对于安慰剂，其疗效不大。在这里，研究人员试图确定与安慰剂相比对抗抑郁药治疗反应的神经生物学特征，并设计了一种为静息状态脑电图量身定制的潜在空间机器学习算法。研究结果通过脑电图定制的计算模型推进了抗抑郁治疗的神经生物学理解，并为抑郁症的个性化治疗提供了临床途径。通过脑电图的特征预测了抗抑郁药反应。

（三）人工智能的发展方向与挑战

人工智能算法可以识别模式，并从大量的多维数据中做出新的推断。然而，使用人工智能来帮助诊断、预后和治疗开发仍处于起步阶段。未来，人工智能算法技术可能会根据病史、分子谱和成像信息，并通过识别更具体的诊断生物标志物，对神经退行性疾病进行更精确、更早期的诊断，并对患者制订个性化的治疗方案。人工智能还可以通过实现有效的患者分层和识别治疗反应的准确生物标志物来减少进行临床试验所需的时间和成本，并增加成功的可能性。

尽管人工智能具有潜力，但创建算法并将其应用于神经退行性疾病数据仍然有很大的困难。一个挑战与数据本身有关——机器学习模型的强大程度取决于其所依赖的数据。许多疾病缺乏大型数据集，尤其是多维患者数据，这就对机器学习应用造成了障碍。

与其他机器学习方法相比，主动学习可以从更少的样本中进行高质量的推理，并且无须标记大型数据。主动学习方法在构建模型时评估数据并提供反馈，同时对当前数据集进行预测，并通过建议要包含的其他数据点来识别模型中的缺点。尽管主动学习已被用于药物设计和优化，并且可被应用于医学图像分类甚至患者反应分析，但在神经退行性疾病研究方面，该方法在很大程度上仍未得到探索。

同时机器学习模型性能进行稳健的评估，以便选择最佳模型，并确保临床医生对模型的输出充满信心。对于定义明确的任务，可以在标记的基准数据上训练监督模型，并且可以通过将模型输出与基准数据进行比较来评估这些模型的性能。

许多机器学习算法的另一个局限性是它们是"黑匣子"，也就是说，它们不能用于理解它们解决的问题或它们产生的输出。旨在构建可解释和解释的模型的可解释人工智能是一个不断发展的领域。在可解释的人工智能中，算法以人类可以理解的方式跟踪或合理化其决策。将机器学习应用于神经退行性疾病数据所涉及的挑战需要生物医学和机器学习专家之间的合作。将机器学习广泛整合到医疗保健中也将带来一些实际挑战。

第四节　精神与心理疾病防诊治的创新技术

一、基于多水平多组学的精神障碍精准诊疗

（一）脑网络组学研究

脑的不同区域具有相对不同的功能，其功能执行总是依赖于多个脑区之间广泛地交互。因此，从网络的角度研究人脑的功能极为必要。

从脑网络角度来研究精神分裂症缺陷的机制，可追溯至 20 世纪末。Goldman-Rakic 等早在 20 世纪末就意识到精神分裂症患者工作记忆缺陷可能源于脑网络异常。随着结构和功能影像学技术的发展、行为学和神经心理学研究的深入，近十年来基于脑影像的功能连接研究不断表明精神分裂症是一种脑网络连接异常的疾病。Sporns 等科学家于 2004 年进一步提出关于脑功能连接的更精确定义："在解剖连接限定的范围内，神经元或神经元团块的非线性动态活动引起的活动依赖模式。"许多研究表明，精神分裂症的症状及表现并不是源于单一脑区的病理改变，而是由于多个脑区交互作用出现异常。越来越多来自 MRI 功能成像（functional magnetic resonance imaging，fMRI）和 MRI 弥散张量成像（diffusion tensor imaging，DTI）的研究支持了这一观点。

关于精神分裂症的功能连接研究大体上可以分为基于重要感兴趣区域、局部子网络、全脑的功能连接和网络拓扑结构研究。大多围绕脑内重要子网络异常开展的研究，主要关注精神分裂症患者的默认网络、执行控制网络、凸显网络、注意网络和听觉网络等。针对精神分裂症患者静息状态下默认网络功能连接以及认知任务核心脑区功能连接，我国已经开展了一系列工作，比如发现精神分裂症患者双侧前额叶与后扣带皮层功能连接减弱；偏执型精神分裂症患者默认网络脑区间、认知相关脑区间以及这两类脑区功能连接均以增强为主，并且这种默认网络功能连接异常增加的模式也存在于精神分裂症患者未患病同胞中，提示默认网络功能连接异常可能是疾病的素质性特征。另外，针对工作记忆任务状态对精神分裂症患者默认网络功能连接的调节模式，有研究发现默认网络功能连接也存在于患者的工作记忆任务状态中，且和静息状态功能连接一样显著高于正常对照，并都与患者阳性症状评分有关，但没有对比任务和静

息状态下功能连接的异同。

在其他精神疾病中，不同模态的脑网络研究也从不同层面揭示了异常网络变化和行为学之间的关系，同时提示网络指标可以较高的正确率区分正常人和患者，如抑郁症、伴随抑郁症的认知障碍等。总的来讲，脑网络组学的兴起和发展，为研究精神障碍的神经机制带来了新的契机。从脑网络组的角度出发，必将为理解脑信息加工机制开辟新途径，为精神障碍的早期诊断和预后及疗效评价提供新视角。同时，需要采用多模态 MRI 影像技术，对精神心理疾病导致的脑结构与脑功能损害以及治疗过程中脑结构与脑功能变化进行多模态影像研究，将模式识别方法与医学图像处理技术有机结合，通过发展准确、可靠的多参数 MRI 脑影像特征提取、特征融合、特征选择新方法，发现精神障碍的潜在脑影像学诊断指标，在此研究基础上建立基于脑影像的个体水平上的辅助诊断与疗效评价系统，可能为疾病的准确诊断、对症治疗提供客观依据。

（二）遗传组学研究

精神心理疾病是一种临床异质性的慢性疾病，大多数儿童和成人的精神疾病是由遗传和环境因素的共同作用引起。基于家庭、双生子和收养研究表明，常见精神障碍，如精神分裂症、双相情感障碍、注意缺陷多动障碍、酒精依赖、药物滥用等，均有明显的家族聚集性和遗传风险。研究者往往利用遗传分析的手段对疾病诊断体系中的精神心理疾病病因进行挖掘。在不同人群中进行候选基因检测后，发现一些位点与不同精神障碍的关联，并结合关联分析方法，为精神障碍诊断体系的合理性提供科学依据和修订建议。

1.候选基因研究

既往对双生子以及寄养子的研究发现，不同精神障碍有着不同的遗传度。重度抑郁障碍和广泛性焦虑障碍的遗传度为 40%；注意缺陷多动障碍、双相情感障碍以及精神分裂症的遗传度为 60% ~ 90%。这些发现使不少学者认为精神障碍的遗传风险可能仅由为数不多的部分基因决定，这也是候选基因研究的主要理论基础。在主要的几种精神心理疾病中，以精神分裂症的候选基因研究数量居多。而在一些可以被反复验证的基因位点中，部分基因位点与两种或者两种以上的精神心理疾病相关，提示在精神心理疾病的发病机制中可能存在基因多能效应，而这些疾病间共同的风险基因位点以及这些基因富集的生物学通路可能是导致不同疾病相似症状的生物学基础。

2.常见变异的研究

候选基因研究策略为主的遗传研究往往认为疾病的发病风险只与一个、数个、数十个基因位点变异有关，然而，这些研究在复杂疾病的研究中往往经不住重复，以不同假说为理论基础的候选基因研究得到的结果往往也千差万别。相比较下，以全基因组关联研究为代表的组学分子遗传学方法除了能对之前的候选基因研究进行验证外，还能为精神心理疾病的遗传度提供更多信息。同时，常见单核苷酸多态性（single nucleotide polymorphism，SNP）往往组成了某一性状的常见可遗传部分，对这类 SNP 遗传度的估计可以用于评价某一遗传性状中由多个常见 SNP 共同组成的遗传度的具体比例（多基因性）。利用这一策略，研究者发现多种精神心理疾病，包括精神分裂症、双相情感障碍等，相当比例的遗传度均来源于位于多个基因位点常见 SNP 的共同贡献。该现象也与其他系统的复杂疾病研究结果一致。因此，目前大多数观点均认为精神心理疾病遗传病因的一个重要组成成分特性为多基因性。由多个微小 SNP 组成的多基因性意味着对该领域进行研究的前提是有大规模样本的临床队列。值得借鉴的例子有精神障碍基因组学研究合作组织（psychiatric genomics consortium，PGC），涵盖临床队列样本数达 90 万；类基因组 DNA 元件百科全书计划旨在 1% 的蛋白编码区之外，寻找人类基因组中其他在蛋白和 RNA 水平的功能 DNA 序列，以及位于基因间对基因表达起到调控作用的元件。同时 ENCODE 计划将针对常见变异的 GWAS 结果进行有机整合来对复杂疾病的治疗及靶点选择提供依据。

3. 罕见变异的研究

基于常见位点的 GWAS 结果对揭示精神心理疾病的病因学机制仍然有限，于是很多研究者开始定位效应较强的罕见突变。这类研究的理论基础在于，以孟德尔遗传模式进行世代传递的突变通常对生物学功能必不可少而且其突变带来的后果足以出现临床表现。但大部分精神障碍中，这一类重复验证率高的突变通常罕见且难以寻找。近年来不断发展的拷贝数变异与全外显子测序技术的发展为发现此类罕见且外显率高的突变提供了契机。这类研究中最为突出的例子来自针对孤独症新发突变的研究，这类研究发现孤独症与精神发育迟滞可能存在 X 连锁现象。利用频率罕见、外显率高的突变也同样发现不同精神障碍致病基因位点间的重叠，一些罕见突变可以是多种精神疾病的致病位点。例如，部分受丝氨酸/精氨酸相关核基质蛋白 4、RNA 结合蛋白 1 和多聚嘧啶序列结合蛋白 1 等调控且高度保守的微外显子片段在精神分裂症、孤独症、精神发育迟滞、癫痫患者中的剪切均存在异常，同时在精神疾病中均有表达下调的现象。除此之外，罕见突变表现度不一也提示在进化中高度保守基因中破坏性较大的突变，往往是通过破坏某一类大脑发育过程而导致一系列神经发育障碍的发病急剧增高，而不是通过引起某一特定的临床精神障碍来表现其突变效应。总之，目前的精神科临床诊断系统还不能正确地展示大脑功能的复杂性。在未来随着更多致病突变及病理生理过程被发现，将会有新的疾病诊断系统利用神经生物学机制对疾病进行分类，而取代现在以现象学分类的诊断系统。

4. 表观遗传学研究

表观遗传是指在 DNA 序列不发生变化的情况下，基因表达产生了可遗传的改变。

这种改变是由于细胞内除了DNA序列以外的可遗传物质发生了改变，并且这种改变能够在细胞增殖和发育过程中稳定传递。表观遗传主要包括：DNA甲基化、组蛋白修饰、染色质重塑、基因组印记及RNA编辑等。表观遗传是可遗传的，同时又会受到环境及药物等影响而发生相应的变化，因此可能是环境因素对精神心理疾病造成影响的内在机制。其中，DNA甲基化是一类研究较广泛的表观遗传学修饰。DNA甲基化可引起基因组中相应区域染色质高度螺旋化，失去限制性核酸内切酶的切割位点，失去转录活性，进而抑制蛋白质的表达。因此，DNA甲基化修饰异常可能会导致蛋白质的异常表达，这可能会对精神心理疾病的发病机制具有重大影响，比如有研究表明，母亲或者父亲的基因由于甲基化会不同程度地影响胎儿脑体积。DNA甲基化异常与很多智力异常类疾病相关，如Rett综合征、Prader-Willi综合征、Turner综合征及Angelman综合征等。另外，DNA甲基化在X染色体失活机制中也发挥重要作用，因此对于很多精神心理疾病的性别差异也可能存在影响。

综上所述，精神心理疾病在遗传学领域的进展为疾病的诊断和治疗带来了新的曙光，同时也在不断补充、完善甚至挑战我们原有的认知。相信随着更前沿技术和方法的诞生，遗传学将在精神卫生领域继续作出令人期待的重要贡献。

（三）基于多组学联合分析探究精神障碍的发生发展机制

随着现代生物学技术的发展和推广运用，基于多组学的研究结果大大促进了医学基础科学如神经解剖、神经生化、神经生理、病理、内分泌和免疫学的发展，使人们对脑结构、功能及其与行为的关系有了越来越深刻的认识。

1. 转录组学

转录组是特定组织或细胞在某一发育阶段或功能状态下转录出来的所有RNA的集合。转录组研究能够从整体水平研究基因功能以及基因结构，揭示特定生物学过程以及疾病发生过程中的分子机理。转录组测序是指利用第二代高通量测序技术进行互补DNA（complementary DNA，cDNA）测序，全面快速地获取某一物种特定器官或组织在某一状态下的几乎所有转录本。转录组主要包括信使RNA（messenger RNA，mRNA）和非编码RNA。转录组测序技术是目前深入研究转录组复杂性的强大工具。近年来，该技术不断发展，单细胞转录组测序技术、转录组测序技术结合DNA甲基化和染色质可及性测序技术以及空间转录组学的发展，为精神心理疾病的研究提供了极大的便利。

2. 蛋白质组学

蛋白质组学主要研究不同蛋白质之间如何相互作用以及它们在生物体内发挥的作用。蛋白质组学研究通常都会在目标生物体的蛋白质组中集中研究以下方面：蛋白质鉴定、蛋白质定量、蛋白质的定位、翻译后修饰、功能性蛋白质组学、结构蛋白质

组学以及蛋白质 - 蛋白质相互作用。

目前，常见低通量的蛋白质组学研究方法包括：基于抗体的方法、基于凝胶的方法、基于色谱的方法等。常用高通量的方法包括：①基于微阵列、功能微阵列和反相微阵列等技术，将少量样品应用于"芯片"进行分析，特定的抗体可以被固定在芯片表面，用于捕获复杂样品中的目标蛋白；②基于质谱的蛋白质组学，通过"无凝胶"的方法分离蛋白质，如核素编码亲和标签、细胞培养中的氨基酸稳定核素标记，以及相对和绝对定量的核素标签等。这些方法既可以进行定量，也可以进行比较 / 鉴别蛋白质组学。

3.代谢组学

代谢组学是研究生物体被扰动后（如基因改变或环境变化后）其代谢产物（内源性代谢物质）种类、数量及其变化规律的科学。代谢组学通过揭示内在和外在因素影响下代谢整体的变化轨迹来反映精神心理疾病病理生理过程中所发生的一系列生物事件。一般来说，代谢组学关注的对象是相对分子量在 1000 以下的小分子化合物。根据研究的对象和目的的不同，科学家将生物体系的代谢产物分析分为 4 个层次。①代谢物靶标分析：某一个或几个特定组分的定性和定量分析，如某一类结构、性质相关的化合物或者某一代谢途径的所有中间产物或多条代谢途径的标志性组分；②代谢物指纹分析：同时对多个代谢物进行分析，不分离鉴定具体单一组分；③代谢轮廓分析：限定条件下对生物体内特定组织内的代谢产物的快速定性和半定量分析；④代谢组分析：对生物体或体内某一特定组织所包含的所有代谢物的定量分析，并研究该代谢物组在外界干预或病理生理条件下的动态变化规律。

其他组学，如脂类组学、免疫组学、糖组学等多组学整合研究让我们对精神心理疾病的发生发展机制有了更为精细和直观的认识，对促进精神心理疾病精准诊疗的发展具有重要意义。

二、基于肠道菌群的精神障碍诊疗

肠道微生物群 - 大脑轴，简称脑 - 肠轴，是近年来出现的一个新概念，指肠道微生物与大脑间的双向信息交流网络，核心是肠道微生物与大脑间的相互作用。2013 年，美国启动了"肠道微生物群 - 大脑轴"研究计划，欧盟也启动为期 5 年的"My New Gut"项目，分别资助上千万美元研究肠道微生物群影响大脑发育及相关障碍的机制。该领域已逐渐成为神经科学研究引人关注的焦点，研究人员希望另辟蹊径开发针对精神障碍的新型药物或非侵入式治疗方法。

人类肠道内存在复杂的微生物生态系统，构成这一生态系统的微生物包括细菌、真菌、古细菌、病毒等，这些微生物统称为肠道微生物群。人体肠道细菌总数达 100

万亿，是人体自身细胞总数的 10 倍，而其所含有的基因是人类基因组的 150 倍。肠道微生物群常被认为是人体后天获得的一个重要"器官"，可以保护宿主免受病原菌的侵袭，促进宿主的消化吸收、药物代谢和致癌物的代谢、影响脂肪的吸收和分布、调节能量代谢、调节先天免疫和获得性免疫系统等。

目前，有关肠道微生物群影响大脑的确切机制尚未被完全理解和阐明。已有研究提示，肠道微生物群不仅可以通过肠道与大脑的神经系统（即脑肠轴的神经解剖通路），而且也可以通过内分泌系统、免疫系统、代谢系统等发挥对大脑的影响，主要有以下几种途径。①脑 - 肠轴的神经交互通路：肠道可通过脊髓内的自主神经系统（autonomic nervous system，ANS）和迷走神经（vagus nerve，VN）与大脑进行相互信息交流；也可通过位于肠道内的肠道神经系统（enteric nervous system，ENS）与脊髓内的 ANS 和 VN 双向交流再与大脑进行相互双向交流。②脑 - 肠轴的神经内分泌 - 下丘脑 - 垂体 - 肾上腺轴（hypothalamic-pituitary-adrenal axis，HPA）途径：肠道微生物群对于 HPA 轴应激反应的形成至关重要；肠道微生物群的缺乏和肠道 Toll 样受体表达低或缺乏本身就可使肠道产生对致病源的神经内分泌反应。③其他途径：如通过肠道免疫系统途径、肠道细菌合成的多种神经递质和神经调节物途径、通过肠黏膜屏障和血 – 脑脊液屏障（简称屏障系统）途径等；肠道微生物群的代谢产物中的短链脂肪酸、芳香烃受体的配体、多胺类物质等都可显著影响机体的免疫功能。

近年来，随着微生物组计划推动，微生物群对精神心理健康的影响受到广泛关注。肠道和大脑之间通过神经系统（肠神经系统与自主神经系统）、内分泌系统（肠脑肽与神经递质）以及免疫系统（炎症因子与免疫细胞）形成了高度互联的生物学网络。越来越多文献表明大脑和肠道微生物组之间存在双向信号。心理和生理压力可影响肠道微生物群组成和代谢活动，反之，改变肠道微生物也会影响大脑情感行为和相关系统。大脑通过自主神经系统和内分泌系统向下调控肠道功能，而肠道通过神经 - 内分泌 - 免疫途径向上影响大脑情绪、认知和行为，两者双向调控。因此，调节脑 - 肠轴被视为精神心理疾病新的治疗方法。脑 - 肠轴理论为我们连接微观分子网络与整体生理功能、理解脑与身体的关系提供了新的视角，这一领域有望成为预防和治疗多种精神心理疾病的新靶点。

（一）肠道菌群与双相情感障碍

双相情感障碍（bipolar disorder，BD）是一组复杂的、严重的、发作性的且通常是进行性的情绪障碍。在流行病学方面，系统回顾和荟萃分析发现，双相障碍Ⅰ型（bipolar disorder type Ⅰ，BD-Ⅰ）的合并终生患病率为 1.06%，双相障碍Ⅱ型（bipolar disorder type Ⅱ，BD-Ⅱ）的合并终生患病率为 1.57%。有研究通过比较 BD 患者与健康对照者的肠道菌群差异，发现 BD 组的粪杆菌属和瘤胃球菌表达比例显著降低，并且粪杆菌的丰度与患者的抑郁严重程度呈负相关。而粪杆菌属是一种常见的革兰氏阳性菌，是人体肠道的有益菌，具有抗炎的特性，并且在炎症性肠病及抑郁症患者中同样发现粪杆菌的降低。除此之外，有研究还发现 BD 患者具有高水平的放线菌门和类克氏菌，总体特点是微生物多样性与病情严重程度呈负相关。一项专门对成人 BD 患者肠道菌群的研究发现，BD 受试者的总体肠道微生物多样性较对照组低，但 BD 患者中梭状芽孢杆菌属的丰度高于对照组，而 BD-Ⅱ型患者中梭状芽孢杆菌属的丰度高于 BD-Ⅰ型，推测梭状芽孢杆菌属可能与反复的抑郁发作有很大的相关性。双歧杆菌是临床上已经使用的有益菌，有研究报道 BD 患者的抑郁及躁狂严重程度均与肠道双歧杆菌呈负相关。这一结果提示，双歧杆菌可能在负性情绪及正性情绪的平衡调节中起保护性作用，口服含有双歧杆菌的益生菌可改善抑郁情绪。可见双歧杆菌在调节情绪方面具有很大的可深入研究的价值。

某些微生物衍生的产物能够引起循环免疫反应，比如脂多糖（lipopolysaccharide，LPS）。LPS 是革兰氏阴性菌外细胞膜的主要成分，当机体处于心理应激、感染、服用抗生素、长时间剧烈运动等状况下，肠道屏障功能易出现受损，革兰氏阴性菌和 LPS 便会乘机进入体循环，与血液中 CD14-Toll 样受体 -4（toll-like receptor-4，TLR4）复合体结合，导致促炎细胞因子 IL-6、IL-1 和肿瘤坏死因子 -α（tumor necrosis factor-α，TNF-α）等炎症因子释放。而同单核细胞和内皮细胞一样，小胶质细胞、星形胶质细胞和神经元也能表达 Toll 样受体，且 LPS 也可能通过系统免疫激活增加血 – 脑脊液屏障的通透性。因此进入体循环的 LPS 和革兰氏阴性菌能够引起外周和中枢的炎症反应，最终影响中枢神经系统的功能。此外，肠道微生物群可分泌一系列神经递质。肠道菌群可能通过调节全身和中枢神经递质浓度在 BD 中发挥作用。

（二）肠道菌群与焦虑抑郁障碍

重度抑郁障碍患者体内存在肠道微生物的失调。最新研究结果显示，重度抑郁障碍的患者肠道中拟杆菌、普雷沃菌、苏特菌的丰度较低，放线杆菌和埃格菌的丰度较高。此外，焦虑 / 抑郁障碍组患者肠道内分泌短链脂肪酸的细菌（如产丁酸盐的粪杆菌、梭状芽孢杆菌）种类减少，而某些促炎菌群（如肠杆菌科、脱硫弧菌、埃格特菌）的丰度较高。在焦虑患者中，粪杆菌、普雷沃菌、苏特菌、双歧杆菌以及乳杆菌的丰度较低。有研究发现，暴露于压力源的小鼠改变了微生物群的群落结构，尤其是降低了拟杆菌属细菌的相对丰度，同时增加了梭菌属细菌的相对丰度。并且，应激小鼠的肠道微生物群中某些促炎细菌（如幽门螺杆菌和链球菌）的数量增加，而产生丁酸盐的细菌（如罗氏菌属和毛螺菌科等）减少。因此，可通过补充有益菌，尤其是乳杆菌、双歧杆菌等有益菌，以有效改善人和动物中枢神经系统的功能，同时改善有害菌造成的促炎状态及重新平衡肠道微生物群，对焦虑、抑郁障碍和精神压力产生积极的影响。

（三）肠道菌群与孤独症

孤独症（autism spectrum disorder，ASD）是一种以社交和沟通障碍、重复刻板行为及狭窄兴趣为核心症状的神经发育障碍性疾病。近年来，全球范围内 ASD 患病率快速上升。据统计，2018 年美国 8 岁儿童中每 44 人就有 1 人患 ASD。2020 年，我国 6 ~ 12 岁儿童 ASD 患病率为 7%。目前，ASD 的病因尚不清楚，临床实践观察到近一半 ASD 儿童共患便秘、腹泻等胃肠道问题，因此，有研究者认为微生物 - 肠 - 脑轴紊乱可能与 ASD 发病相关。多项研究表明，孤独症患儿的粪便、胃肠样本中的微生物群组成与正常对照差异显著，主要表现在梭菌属厌氧菌数量显著升高及菌属种类显著差异。研究发现，ASD 患者尿液中芳香族化合物水平显著升高，此类化合物前体是由肠道微生物群代谢产生的；也有研究推测 ASD 可能与胃肠道长期亚急性感染破伤风杆菌有关，部分 ASD 患者可检出较高浓度的血清破伤风毒素，而抗肠道梭菌治疗可减轻 ASD 症状；另有临床试验发现，给予万古霉素口服治疗可减轻 ASD 的临床症状，停药则可致复发。上述研究均提示 ASD 可能与肠道微生物群代谢产物有关。

（四）肠道菌群与物质使用障碍

物质使用障碍是一种慢性复发性脑病，其主要的临床特征为强迫性用药行为和反复发生的复吸行为。目前，仍缺乏降低复吸率的有效干预措施，因此亟须新的方法应对这一重大公共卫生问题。通过临床观察发现，成瘾人群常伴有便秘等消化道症状，这提示肠道菌群与物质使用障碍之间可能存在一定联系。长期使用吗啡可改变肠道菌群组成，肠道屏障功能受损并导致细菌易位，肠道细菌作用于肠神经胶质细胞上 Toll 样受体后，引起 TLR 活化及紧密连接蛋白表达降低，肠神经胶质细胞释放的促炎因子通过背根神经节中的传入神经，引起机体对阿片类药物的耐受。此外，使用抗生素清除小鼠的肠道菌群后，可增加其对可卡因的敏感性。在另一类物质使用障碍——酒精使用障碍的患者中也发现了肠道菌群的改变，酒精依赖患者肠道通透性增加，且肠道菌群组成具有一定的特征，与健康人群相比，酒依赖患者在属水平表现为柔嫩梭菌属、小球菌属和颤杆菌属丰度降低。以上研究提示肠道菌群与物质使用障碍的关系密切，但在不同的成瘾物质中，肠道菌群的改变并不一致，因此亟须寻找与不同成瘾物质相关的特异性肠道菌群标志物，从而为改善和治疗不同物质使用障碍提供靶点。

（五）肠道菌群与睡眠障碍

目前，关于肠道菌群与睡眠障碍的研究主要集中于阻塞性睡眠呼吸暂停（obstructive sleep apnea syndrome，OSAS）和急性睡眠不足对肠道菌群的影响。研究发现，间断低氧 6 周可改变小鼠的肠道菌群，而且这些改变不能被 6 周的氧恢复治疗所逆转。此外，经历 4 周的睡眠片段化，也可引起小鼠的肠道菌群发生紊乱，进而破坏结肠上皮的屏障功能，引起系统性炎症以及内脏白色脂肪组织炎症的发生，最终导致胰岛素抵抗水平的增加。目前尚缺乏 OSAS 患者肠道菌群的相关研究，但是我国正在开展相关的多中心临床试验。上述研究表明，短期的睡眠限制对肠道菌群的影响较小，而长期睡眠质量的下降或慢性缺氧对肠道菌群的影响较大，这提示与偶尔熬夜引起的急性睡眠不足相比，引起长期睡眠质量下降的疾病可能对肠道菌群的影响更大，如失眠障碍、OSAS 等。而急性睡眠不足对肠道菌群的影响较小，主要表现为与炎症反应和代谢紊乱相关的菌群发生变化。

肠道菌群可能通过影响包括神经内分泌、神经免疫以及神经投射等多个过程调控精神心理疾病的发生发展，干预肠道菌群或许会成为治疗精神心理疾病的潜在方法。利用高通量测序技术并结合转录组学、代谢组学等手段，明确微生物与精神障碍发生、发展以及相关微生物在遗传、饮食、环境等方面潜在的相互作用机制，为疾病治疗提供新的认识和思考。但关于脑 - 肠 - 微生物轴以及肠道菌群引起精神障碍的确切机制目前尚不明确，这一领域尚需更多、更深入的研究，以便早日研发出作用于脑 - 肠 - 微生物轴的新疗法用于疾病的诊疗。

三、基于药物基因组学的精神障碍治疗

（一）药物基因组学

药物安全性和有效性是临床治疗的关键问题。有超过 200 种药物疗法可用于治疗精神障碍，其中许多疗法具有独特的细胞靶点和作用机制。尽管许多精神疾病患者可以通过药物干预来控制他们的症状，但由于可用药物的种类繁多，以及个体间反应的巨大差异，为每位患者找到最合适的治疗方法可能是一项挑战。药物基因组学作为一门研究人类基因组信息与药物反应之间关系的学科，在生命科学学科中发展极其迅速，是临床治疗应用转化中的先行领域。

药物基因组学的前身为"遗传药理学"，随着 20 多年基因组学的发展以及人类基因组学研究计划的完成，药物基因组学已成为精准医学的重要组成部分，在阐明人类胚系基因组多态性、体细胞突变以及微生物组基因变异对药物和外源性物质个体差异的作用及其发生机制方面，在认识和阐明药物反应个体和群体差异的遗传机制方面，在提高药物治疗水平、促进新药开发和改善人民医疗保健方面均具有非常重要的意义。药物基因组学研究基因如何影响人体对特定药物的反应。遗传变异会影响药物的吸收、分布、代谢和排泄，这些差异导致了个体对精神药物反应的差异，因此在精神病学领域尤其重要。

在开始药物治疗之前测试目标基因的遗传变异可以为临床医生在做出处方决定时提供额外的信息。药物基因组学测试分析目标基因的多态性，这些多态性会影响在药物代谢中发挥作用的蛋白质功能，比如药物代谢酶、受体蛋白和药物转运酶等。遗

传多态性是 DNA 自然发生的变化。尽管许多多态性不会导致蛋白质发生任何变化，但某些多态性可能导致蛋白质功能改变并产生生理后果。药物基因组学测试的信息可以纳入处方过程，因为个体的基因谱可以预测哪些药物最有可能产生预期的结果（例如治疗反应）或不良事件的风险最低。

药物基因组学测试通常使用唾液、血液或颊（脸颊）拭子样本作为遗传物质的来源。收集后，样品将通过一系列步骤进行处理，包括 DNA 提取、纯化和基因分型。基因分型结果随后将转发给医务人员。药物基因组学测试可以对单个基因进行，也可以同时提供多个基因的分析。许多药物基因组学测试（包括多基因组）使用专有算法，根据测试结果评估药物的适用性。药物基因组测试是一项新兴技术，有可能根据个人的基因图谱优化药物的治疗效果。在精神病学领域，它可以作为一种有用的工具，最大限度地减少精神药物处方的试错阶段，从而减少不良事件并改善患者体验。

（二）药物基因组学的检测方法

药物与人体的相互作用可从代谢、疗效和不良反应三个方面体现：①药物代谢酶活性可以影响血药浓度，而有效药物与靶受体结合的暴露量是治疗的基础；②药物发挥疗效需要与受体或转运体结合，药物的特定结构区域会与细胞表面的特定区域相互影响，引起细胞内部信号转导和级联反应，从而发挥药理作用；③药物的副作用和不良反应是由于药物的结构与细胞表面的其他受体相互影响，从而引起了治疗作用以外的效应。

①可以对药物代谢酶基因进行检测，例如通过检测 CYP450 酶基因型，可以预测药物的代谢情况，包括超快代谢、中间代谢、广泛代谢和慢代谢等，再根据基因型调整初始用药剂量。②对药物疗效相关基因进行检测，例如 *DRD2*、*FKBP5*、*HTR2A* 等基因，是精神疾病治疗过程中主要靶点，检测它们的基因型可以辅助预测药物的治疗效果，提示选择疗效可能更优的药物。③对副作用相关基因进行检测，例如 *HTR2C*、*MC4R*、*ANKK1* 等基因，可以预测药物相关不良反应，规避选择可能引起严重不良反应的药物。通过对以上三个方面的药物遗传学信息进行综合分析，从一定程度上可以明确患者的遗传特征，从而更全面地向医生提供优化的治疗方案。

另外，基因的变异类型有很多种，常见的包括：单核苷酸变异、小片段插入缺失、基因拷贝数变异和基因重排/融合。因此，需要对基因的多种突变类型进行检测，才能获得全面的受检者基因型信息。

（三）药物基因组学与精神障碍

精神心理疾病病因复杂，由遗传因素和环境因素交互作用所致。精神心理疾病的诊断目前还是基于主观的症状诊断，缺乏客观的生物学标志物。药物的个体差异，包括疗效和不良反应差异巨大。值得注意的是，精神障碍通常需长期用药，因此，对药物的精确选择具有更高的治疗效益和经济价值。并且，临床上需兼顾药物疗效和不良反应两个方面。药物基因组学发展为精神药物个体化治疗带来了新的机遇，基于遗传等多种生物指标的疗效预测模型有助于指导临床用药，以提高疗效和减少不良反应，改善服药依从性、最大限度使患者坚持长期服药。

神经精神药理学与药物精神病学协会专家组 2004 年发布了精神药物治疗药物监测指南，倡导治疗药物监测与药物基因组学联合用于临床实践。2017 年更新版治疗药物监测指南明确纳入多个抗精神病药基因检测，治疗药物监测与药物基因组学联合临床应用必将成为未来重点发展方向之一。以抗抑郁药物为例，目前，已发现 *CYP2C19*、*FKBP5*、*CYP2D6*、*MC4R*、*ANKK1*、*SCN2A*、*ABCB1*、*UGT1A4*、*DRD1*、*COMT*、*UGT2B15* 等多个基因与舍曲林、西酞普兰、氟西汀、氟伏沙明、帕罗西汀、文拉法辛、托莫西汀、丙咪嗪、氯米帕明、阿米替林、多塞平等药物的临床疗效及不良反应密切相关。

（四）药物与代谢酶

大量研究已经发现细胞色素 P450（cytochrome P450，CYP）酶系的基因多态性与多种精神科药物相关。CYP 是最重要的药物代谢酶。代谢酶基因影响药物清除率，超快代谢型和超慢代谢型等不同人群的药物清除率差异会达到 25% ~ 200%。精神科药物常见的代谢酶有 CYP2D6，CYP2C19，CYP1A2 等。以 CYP2D6 为例，这个基因上有多个遗传多态性，它的核苷酸的改变和位置进一步决定了个体属于快代谢型还是慢代谢型等差异。以多塞平为例，如果患者是慢代谢型，其用药剂量只能是推荐剂量的 38% 左右，以保证不能有太多的药物蓄积在体内导致不良反应；相应地，如果患者属于快代谢型，就需要把剂量相应调高，以保证它达到有效的血药浓度。CYP 在药物相互作用方面也具有重要意义，如 CYP2D6 基因型变异可以导致慢代谢表型，在联合使用选择性血清素再摄取抑制剂与三环类抗抑郁药时，会大大升高三环类抗抑郁药的血药浓度，引起严重或致死的 5- 羟色胺综合征或抗胆碱能毒性。美国 FDA 已于 2005 年批准了对 CYP2D6、CYP2C19 的基因检测，用于指导用药，并发布了部分精神药物的不同 CYP450 基因型用药建议。

（五）靶点基因多态性与药物治疗

近年来，基于抗抑郁序贯疗法，临床试验样本的后续药物基因组学研究为抑郁障碍提供了潜在的新型治疗靶点。欧洲发起的抑郁障碍基因组与治疗药物研究是第一个关注抗抑郁药物疗效与不良反应的大规模多中心药物基因组学研究。该研究纳入了760 名抑郁症患者，根据临床判断给予 12 周西酞普兰或去甲替林治疗。分析发现，与西酞普兰疗效相关的基因变异位于编码 5- 羟色胺受体的基因 *rs9316233* 上，与去甲替林疗效相关的基因变异位于去甲肾上腺素转运体基因 *SLC6A2* 上，而糖皮质激素受体变异则能够预测这两种抗抑郁药物的疗效。另外，有研究纳入 362 例汉族抑郁障碍患者，在接受西酞普兰治疗 6 周后，发现 5- 羟色胺转运体基因调控区 *HTTLPR* 形态与西酞普兰的疗效相关联。

通过药物基因组学进行疗效预测需要做两方面的工作，一是基于不同抗精神病药的药物代谢酶及药物靶标基因，开展综合疗效预测模型构建；二是结合推荐方案优化现有经验式临床治疗方案。因此，在临床用药上，如果能有效检测患者的基因型，那么在使用抗精神病药的过程中，可以根据遗传背景来适当调整或降低用药剂量，进一步提高疗效并预防不良反应。

（六）药物基因组学的不足之处

目前，精神心理疾病的治疗仍面临多项挑战。首先是技术层面，临床研究的循证医学依据尚不充分，如多数药物基因组学研究样本量较小（＜ 1000 例）、随访时间较短等，因此药物基因组学研究需要更高质量、更客观的量化评估和更大规模的临床队列研究，中国汉族人群循证医学数据也需加强。其次是临床应用层面，多数临床医生和临床药师面对海量的药物基因组学数据，需要展开分析、归纳与总结，才能更好地将数据变成临床决策。最后是经济层面，目前药物基因组学检测费用仍较昂贵，使该检测只能让部分患者获益。实现个体化治疗离不开量化治疗，治疗药物监测、代谢组学等其他前沿技术的相互配合。

不过，临床检测技术平台日趋高效和成熟，临床采样后数日即可获得具有临床指导意义的个性化药物基因组学信息。已有研究提示，无论对首次发病未用药患者、慢性病患者还是难治性患者，与现行经验性治疗方案相比，药物基因组学检测结合临床量化评估的基因指导治疗方案，均具有不可替代的优势。

四、基于电生理技术的精神障碍发病机制研究

随着脑机接口技术的突破和神经电信号处理方法的改进，电生理技术作为一种直接记录和分析神经元活动的方法，具备无创、操作简便以及具有较高的时间和空间分辨率，在神经科学领域的应用日益广泛。通过电生理技术，研究者发现了在精神障碍患者和健康对照之间存在的神经元活动差异，包括部分脑区的电信号呈现出特殊的频谱特征和不同脑区之间的连接模式存在异常等差异。这些发现为我们提供了研究精神心理疾病发病机制的新视角。

（一）常见电生理技术

1. 脑电图

脑电图（electroencephalogram，EEG）是一种无创性生物物理检查方法，在安静无外界刺激时，将引导电极置于头皮上进行描记，得到大脑持续性、节律性电位变化，

反映的是皮质及皮质下神经元群突触后电位的总和。EEG 可以进行不同群体脑信号特征分析、脑功能活动定位，研究大脑皮质和大脑活动的关系，并且可以与脑磁图、fMRI 等多模态脑影像技术结合深入研究神经机制。EEG 具有时间分辨率高、价格低、无辐射、环境要求易满足和无须检查者限制于狭小空间等优点。不过由于精神障碍患者的异质性明显，EEG 仍不能作为有决定性意义的诊断手段。

2. 多导睡眠图

多导睡眠图（polysomnogram，PSG）是睡眠医学研究和睡眠疾病诊断的一种常用技术，通过同步记录分析整夜睡眠中脑电、眼电、肌电、心电、呼吸、血氧等生理信号反映人体睡眠结构、呼吸状况、血氧饱和度、鼾声、体位和部分心功能指数，还能监测血压、脉搏、阴茎勃起，甚至神经内分泌功能。PSG 的监测指标主要包括：①睡眠连续性，包括睡眠潜伏期、睡眠总时间、觉醒次数、入睡后觉醒总时间等；②睡眠结构，通过分析非快动眼睡眠（non-rapid eye movement，NREM）和快动眼睡眠（rapid eye movement，REM）的构成比例来了解睡眠结构。PSG 应用领域广泛，在 OSAS、失眠障碍、发作性睡病、周期性肢体运动障碍、REM 期行为异常、睡眠磨牙症和精神障碍所致睡眠损害等多种疾病中均有应用。

3. 脑诱发电位

脑诱发电位（brain evoked potentials，BEPs）指周围感觉器官与感觉神经系统的有关结构受刺激时，在中枢神经系统所测到的脑电变化，具有时间分辨率高（毫秒级）和对刺激有固定时相关系（锁时）等优点。临床常用的脑诱发电位有视觉诱发电位、听觉诱发电位和体感觉诱发电位。观察的指标主要包括波形、潜伏期以及波幅。近年来，精神科更为关注的事件相关电位（event-related potentials，ERPs）是一种特殊的 BEPs，是通过给予大脑具有特殊心理意义的各种刺激，诱发大脑产生特殊的电位变化。由于这些特殊的神经电生理变化产生于认知过程，所以 ERPs 也被称为认知电位。

随着电生理检测技术和神经影像技术的发展，多种先进的大脑功能检测手段不断涌现，为探索精神心理疾病发生发展疾病提供了更加客观的证据。近年来迅速发展的 ERP-fMRI 融合技术更是发挥了高时间和高空间分辨率的独特优势，为探查精神障碍脑功能异常提供了强有力的技术支持。

（二）电生理技术在精神障碍发病机制研究中的应用

1. 电生理技术与抑郁障碍

EEG 研究发现，抑郁障碍患者左右脑半球平均整合振幅与抑郁严重程度呈负相关，异常主要表现为右半球 α 波相对降低，α 波的右 / 左比率降低及右半球快波波幅的相对增加。这种激活程度升高主要表现在额区，尤其以右额叶为主，并认为与抑郁情绪产生有关。抑郁患者的脑部前区有相对较高的 β 波功率谱、δ 和 θ 波能量以及较快的平均总功率谱频率。绝大部分研究认为在闭眼状态下，抑郁患者的 δ 和 θ 频谱的绝对功率都有所增加，在睁眼状态下，抑郁患者的 δ 和 θ 频谱的绝对功率均显著增加。但在脑电领域缺乏标准化，这对临床解释及相关应用有很大影响。研究表明通过识别患者睁眼闭眼时分布于不同区域的脑电波信号，可帮助判断抑郁障碍患者优先使用药物（舍曲林）治疗还是物理治疗。也有部分观点认为由于样本量较少且未有一致的研究结果，目前使用 EEG 预测抑郁障碍治疗反应方面仍需进一步研究。

入睡困难、早醒、觉醒次数增多或睡眠过度是抑郁障碍的常见症状。研究发现与睡眠和抑郁障碍相关的大脑区域包括外侧眶额叶皮层、背外侧前额叶皮层、前扣带皮层和后扣带皮层、岛叶、海马旁回、海马、杏仁核、颞叶皮层和楔前叶。这些脑区共同构成抑郁障碍与睡眠的脑神经环路基础。抑郁障碍与睡眠及睡眠脑电变化的关系很早就受到关注，PSG 研究结果显示：① REM 潜伏期缩短，在老年抑郁障碍患者中表现更为显著；② NREM 睡眠消失，尤其是 NREM 睡眠 3 期与 4 期消失；③ REM 睡眠时间、睡眠周期、睡眠潜伏期均缩短，REM 睡眠密度增高（REM 睡眠出现次数更多），在睡眠的最初几小时内更为明显。抑郁障碍的患者还可出现 BEPs 的改变。抑郁发作时 BEPs 波幅较小，并与抑郁障碍的严重程度相关。

2. 电生理技术与睡眠 - 觉醒障碍

失眠障碍是最常见的一类睡眠障碍，长期失眠会增加慢性躯体疾病和精神心理疾病的发生风险。目前对于失眠障碍的发生机制还没有一致的结论，主流观点认为失眠是一种过度觉醒的障碍。这种过度觉醒体现在不同的水平，包括躯体水平、情感水平、认知水平及皮层水平，以大脑皮层过度觉醒和生理性过度觉醒为主。

PSG 还可用于监测睡眠相关呼吸障碍。PSG 是 OSAS 诊断和严重程度分级的金标准，为Ⅰ级监测设备。PSG 也是诊断中枢性呼吸暂停伴陈 - 施呼吸，简称陈 - 施呼吸（Cheyne-Stroke breathing，CSB）的金标准，表现为反复中枢型呼吸暂停 / 低通气，渐强 - 渐弱呼吸模式交替出现，通常出现在 NREM1 期和 2 期。在药物 / 物质导致的中枢性呼吸暂停（central sleep apnea，CSA）中，PSG 监测结果可能表现为连续 CSA 或反复间歇性或散在 CSA 事件，间隔 2 ~ 4 次正常呼吸。

3. 电生理技术与痴呆

2021 年世界卫生组织一项报告预估全球有接近 5500 万 AD 患者，到 2050 年预计将达到 1.39 亿人。AD 是最常见的神经退行性疾病，临床特征为认知障碍、精神行为异常和社会生活功能减退。即使在疾病早期，患者也会出现精神和行为的改变。EEG 是 AD 临床推广应用的一种电生理检测方法，结果主要表现为早期波幅降低、α 节律减慢等。ERP 内源性 P300 诱发电位能够用于 AD 患者的智能水平评估，且作为客观量化指标，不受主观因素和教育程度等影响，具有患者配合度高、检测时间较短、判断认知功能的特异性、敏感性和客观性较强等优点。EEG 与事件相关电位 P300 及神经心理测试、痴呆量表相结合，可更有效地发现 AD 的早期阶段，为认知功能及治疗疗效的评价提供重要依据。

基于电生理技术的精神障碍发病机制研究为我们提供了深入探讨脑神经活动的途径，同时在精神障碍研究和治疗中取得了显著进展，但仍然面临着许多挑战。数据处理和分析的复杂性、信号噪声的干扰以及个体差异的影响，都需要更加精密的技术和方法来解决。随着技术的不断革新和研究的深入，我们有望揭示精神障碍背后更为复杂的神经机制，为精神障碍的诊断和治疗提供更加精准的方法，从而提高患者的生活质量，推动精神医学领域的发展。

五、基于 AI 的精神障碍诊疗

近年来，全球精神障碍的患病率逐渐上升，给社会带来了严重的经济负担。据 2019 年全球疾病负担研究数据显示，全球大约有 12.5% 的人患有精神障碍，然而，令人担忧的是，很大一部分患者并没有得到充分的治疗。这一巨大的负担需要在早期前驱阶段准确识别精神疾病并进行更加个性化的治疗，而 AI 的高性能计算能力为实现这一目标提供了新的可能性。随着医学研究进入 AI 和大数据时代，利用 AI、机器学习、自然语言处理、计算机视觉等工具将为推动精神医学发展提供新的机遇。精神心理疾病具有高度的临床异质性，而传统的疾病诊断方法常常具有主观性，临床医生需要进行烦琐的反复试验来寻找最佳诊治策略，这可能会加剧和延长疾病病程并导致不良结果。因此，新的 AI 方法对于推动该领域向前发展显得至关重要。

AI 可以赋予机器模仿人类认知活动的能力，使其能够从大量的代表性示例中学习及识别模式和关系，这些功能为精神障碍研究和精准医学提供了革命性的工具。目前，AI 算法正在渗透到精神病学研究的多个方面，包括数据收集和构建、特征提取和表征、精神疾病分类、潜在生物标志物检测、实时监测以及精神疾病的最佳治疗。其快速发展为实现精神病学精准医疗提供了突破性机遇。

（一）AI 与心境障碍

心境障碍，包括重度抑郁障碍和 BD。由于缺乏客观标志物，该疾病的预测和诊断主要基于患者的主观陈述和临床医生的观察和解释。由于初始阶段临床症状的相似性，大约 60% 的 BD 患者最初被误诊为重度抑郁障碍。对于临床医生来说，抑郁障碍的分层一直很复杂，但通过深度学习整合疾病严重程度、精神障碍史、疾病并发症、遗传学和医疗出生数据，可以很好地完成分层。研究人员可以使用外部设备记录患者的生理和行为数据，包括音频、视频、眼球追踪和运动姿势，提取相应的特征来诊断抑郁障碍。AI 在早期诊断中的主要优势之一是它能够识别临床医生可能不易察觉的微妙模式和风险因素。AI算法可以处理多个数据集源，提取有意义的信息并采用复杂的分析技术，即使在临床表现重叠的情况下也可以帮助区分BD和MDD。

通过利用机器学习算法和先进的数据分析技术，AI可以协助识别抑郁障碍的早期预警信号和个性化干预策略，以降低复发风险。通过监测和持续分析这些数据流，AI算法可以检测细微的变化或模式，例如偏离基线症状、睡眠模式的变化、社交退缩或不依从药物治疗的早期迹象等。利用这些信息，AI可以向患者和医务人员提供及时的警报，从而实现主动干预。许多研究还表明，机器学习与基因组学、代谢组学和结构MRI相结合能够预测抗抑郁药和电惊厥疗法的治疗反应。随着AI的广泛应用和可穿戴设备的普及，AI技术有望在预防复发和建立预测治疗模型方面发挥关键作用，这将减少药物处方方面的试错策略，从而提高诊疗效率。

（二）AI与精神分裂症

精神分裂症是一种严重且致残的精神疾病。精神分裂症的早期诊断以及有效的干预和治疗可以提高治愈率并预防病程。近年来，研究人员利用脑成像技术发现了精神分裂症患者大脑结构和功能的异常，包括灰质体积和密度的变化、白质异常以及功能性大脑连接的空间分布模式的轻微差异，有利于建立准确、客观的精神分裂症诊断模型。例如，研究人员利用机器学习分类方法探索如何从健康受试者中识别出精神分裂症患者，区分精神分裂症的不同亚型，区分精神分裂症的风险人群，并区分不同疾病阶段的精神分裂症患者。这些发现有可能作为辅助手段，协助临床医生进行精神分裂症的初步筛查。

此外，AI技术在精神分裂症的预防复发方面发挥着至关重要的作用。智能手机和可穿戴设备上的传感器已成为评估各种人群的行为模式并获取额外客观行为数据的工具。有研究发现精神分裂症患者在复发前几天的传感器数据会发生变化，包括体力活动、地理位置、手机解锁持续时间以及语音频率和持续时间等，并通过机器学习进一步确定精神分裂症复发的独特数字指标。

（三）AI与孤独症

与标准筛选工具相比，将机器学习应用于从数千名存在孤独症患病风险的儿童中获得的黄金标准临床数据，应用新的特征选择、工程和编码技术，预测风险人群的准确性、敏感性和特异性均显著提高。

除了在孤独症诊断方面的应用，AI还被广泛应用于该疾病的治疗。通过利用医疗机器人、智能机械设备和智能可穿戴设备，可以提高孤独症患者的社交技能和生活能力。例如，RoboTherapy、Nao和Kaspar等AI机器人已经开始在帮助孤独症患者的社交技能和生活质量方面发挥积极作用。这一类机器人的发展迅速，未来可能成为临床治疗的主要辅助手段。然而，这一技术也带来了一些挑战，包括儿童对与人工智能机器人互动的恐惧、难以实现技能的泛化或迁移，以及潜在的依赖问题等。因此，在将 AI 引入孤独症治疗中时，需要认真考虑这些挑战，以确保最大程度地发挥其潜力，同时保护患者的权益和健康。

（四）AI 与其他神经精神障碍

睡眠分期对于客观检测睡眠障碍起着至关重要的作用。PSG 是睡眠评估的黄金标准，但是手动对 PSG 结果进行评分既费时又费力。通过机器学习以及深度循环和卷积神经网络对 PSG 进行自动评分显示出与手动评分结果高度一致性。目前，用于对 PSG 进行评分的人工智能模型正在不断改进，准确性逐渐提高，并且减少了操作者之间和操作者内部的变异性，有望成为新的黄金标准。AI 技术还可以应用于获取海量的人口睡眠数据集。光电体积描记法是最常见的非脑电图可穿戴传感技术，睡眠分期准确度超过 70%。使用射频、压电传感器和脉冲无线电超宽带雷达来评估睡眠结构和呼吸事件，以实现基于算法的机器学习。元数据和人工智能技术将为睡眠医学提供新的见解。

从经验数据中学习复杂的关系和模式，并通过人工智能提取预测数据模型，为自动预测 AD 提供了坚实基础。支持向量机方法，即最早的基于人工智能的机器学习模型之一，仍然是 AD 识别和分类中最常见的应用之一。卷积神经网络则被广泛用于提取 T1 加权图像数据，并结合两种或多种机器学习算法，成为 AD 分类中备受欢迎的方法，并展现出出色的性能。此外，非卷积人工神经网络算法通常结合大规模数据用于 AD 分类，特别是 MRI 和 PET 数据。随机森林算法则通过基于多个内部决策树的集合输出，根据 MRI 和 PET 数据生成 AD 的预测结果。

未来的精神病学研究可以借助 AI 技术以改善诊断、预后和治疗决策。为了在精神疾病诊疗中充分应用 AI 技术，首先，可以开发基于 AI 的临床决策支持系统，该系统基于临床指南和大型数据集以分析多模态医学数据，并提供实时信息以增强临床决策、诊断、治疗和预后的能力。其次，下一代循证医学可以将 AI 整合到数据收集、分析和处理中，使临床试验可以利用各种数据来源，为修订临床实践指南提供借鉴。最后，可以发展可解释的人工智能，旨在为 AI 生成的预测提供合理的解释，增加 AI 模型的透明度和信任度。通过结合这些技术，基于人工智能的工具可以有效地分析大量多维和多模态数据，最终可以实现更精确的风险评估、心理健康状况的早期检测以及个性化的治疗建议，从而在精神病学领域带来更好的诊疗结果。

六、基于数字疗法的精神与心理疾病预防与诊疗

随着科技的日益进步，传统的医疗模式正面临巨大的变革，尤其是在精神心理健康领域。数字疗法作为一个新兴领域，不仅有望改变精神心理疾病的诊疗方式，还有

助于提高人们对自身心理健康的认识。

（一）数字疗法的基本概念

数字疗法通过利用现代技术手段，为人们提供心理健康服务和支持。它涵盖了多种工具和方法，旨在提升个体的心理健康和幸福感。数字疗法的核心是提供方便、可访问和个性化的心理健康支持，主要包括以下几个部分。①智能手机应用程序：智能手机应用程序是数字疗法的重要组成部分，可以帮助用户管理其心理健康问题，从日常情绪追踪到冥想练习，这些应用程序为用户提供了丰富的选择，以满足不同需求，用户可以轻松地在自己的手机上安装这些应用程序，随时随地获取支持。②在线平台：在线平台允许患者与专业医护人员进行虚拟互动，进行心理咨询、治疗或教育，这种形式的互动使得患者可以在家庭或其他舒适环境中获得专业支持，消除了地理位置限制，通过视频通话、聊天或电子邮件，患者可以与心理健康专家建立联系，分享他们的问题和感受，获得个性化的建议和治疗计划。③ VR：在治疗心理健康问题方面发挥了重要作用，通过 VR 患者可以沉浸在模拟的环境中，帮助其处理恐惧、焦虑或创伤。④ AI：AI 技术在数字疗法中扮演着重要的角色。它可以用于分析患者的言语和行为模式，以检测可能存在的精神健康问题；AI 还可以提供个性化的治疗建议，根据患者的特定需求和反馈进行调整，这种个性化的方法可以更好地满足每个患者的独特需求，提高治疗的效果。⑤传感器技术：传感器技术用于监测生理指标，如心率、皮肤导电度和睡眠模式，这些数据可以用于评估患者的心理状态，并帮助医生更好地了解其病情。

数字疗法的主要优势之一是其便捷性。患者可以在家中或任何他们选择的地方使用这些工具，而不必面对面与医生或心理治疗师交往。这种便捷性可以降低治疗的障碍，使更多的人能够获得所需的心理健康支持。此外，数字疗法通常比传统面对面治疗更经济实惠，这对于那些可能面临财务问题的人来说尤为重要。数字疗法还提供了实时反馈的机会。通过应用程序和在线平台，患者可以随时监测其心理健康状况，并获得即时建议和支持。这种实时反馈有助于患者更好地了解自己的情感状态，学会管理情绪，并在需要时采取行动。另一个数字疗法的重要方面是它的可个性化。每个人的心理健康需求都是独特的，数字疗法可以根据个体的需求和反馈调整治疗方法。这种个性化的方法可以提高治疗的效果，使患者更有可能取得成功。

（二）基于数字疗法开发的预防策略

精神与心理健康的重要性在现代社会变得越来越突出。随着生活节奏的加快、社会压力的增加以及与技术的日益紧密联系，人们面临着各种各样的心理健康挑战。因此，预防精神与心理疾病变得至关重要，数字疗法提供了一系列创新的预防策略，以帮助个体维持良好的心理健康状态。

1.情绪与生理监测

数字疗法通过情绪与生理监测提供了一种前所未有的方法，可以实时了解个体的情感状态和生理状况。这种监测可以包括测量心率、皮肤电导率、体温、睡眠模式等生理指标。通过持续监测这些指标，我们可以得到一个人的情绪和压力状态的实时快照。例如，一个持续上升的心率可能表明个体正在经历焦虑或紧张。这种监测有助于早期识别潜在的问题，从而采取及时的干预措施。

2. 个性化健康建议

基于上述的监测数据，智能应用可以为用户提供即时反馈和个性化健康建议。例如，如果一个人的心率在夜间持续升高，应用可能会建议他们进行深呼吸练习或尝试冥想来放松身心。这种个性化建议可以根据每个人的独特需求进行调整，提供更有效的预防措施。这样的应用不仅可以帮助个体管理情绪，还可以增加他们的自我认知，使其更好地理解自己的情感反应和应对策略。

3. 教育与培训

许多数字疗法应用程序提供了教育模块，旨在帮助用户了解其可能面临的心理健康问题，并提供策略和技巧来应对这些问题。这不仅增强了公众的心理健康意识，还为个体提供了必要的工具来应对生活中的挑战。教育与培训是预防精神心理疾病的关键组成部分，数字疗法使其更具可行性和可访问性。用户可以随时随地获取信息和培训，无须等待预约医生或心理治疗师。

4. 社交支持和互动

数字疗法还可以通过在线社交平台提供社交支持和互动。患者可以参加虚拟支持群体，与其他人分享经验，建立支持网络，并与专业医护人员进行在线互动。这种社交支持可以减轻孤独感和社交孤立，有助于维护良好的心理健康。在面对挑战和困难时，知道有其他人可以倾听和理解，可以极大地提升一个人的心理抗压能力。

5. 应对危机事件

在某些情况下，数字疗法应用程序还提供应对危机事件的支持，如自杀预防热线。这些应用程序可以在紧急情况下为患者提供协助，确保他们获得及时的帮助。这种功能在危急时刻可能是生命救助的关键，可以挽救生命并提供紧急支持。

（三）数字疗法在精神障碍诊断中的应用

数字技术在诊断精神心理疾病方面具有巨大的潜力，正在改变着传统的医疗诊断方法。

1.生理指标的监测

生理指标监测是一种常见的数字疗法，它利用现代技术来测量和记录人体的生理反应，以评估一个人的心理状态，这些生理指标包括心率、皮肤电导、眼动等。通过定期监测这些指标，医生可以获得有关患者心理健康的宝贵信息。例如，心率的变化可以反映出患者的情绪波动，而皮肤电导则可以指示焦虑水平的变化。长期的数据分析可以帮助医生发现潜在的问题。当患者的生理指标表现出异常模式时，系统可以自动发出警报，提示医生进一步调查。这种监测不仅有助于识别已知的心理健康问题，还有助于发现新的疾病模式和趋势。例如，某人的心率在特定时间段内持续升高，可能表明其正经历一种不易察觉的心理疾病。

2.AI辅助诊断

AI在医疗诊断中的应用已经变得越来越普遍。通过对大数据分析，AI可以学习并识别某些模式或趋势，从而预测一个人是否有发展为某种精神障碍的风险。例如，某些应用程序可以通过分析用户的文本输入来预测其是否有自杀的倾向。这种文本分析可以检测出患者的情感和思维模式，帮助医生及早干预。

3.数据整合和综合诊断

数字疗法还可以整合来自不同来源的数据，包括生理指标、行为模式、医疗记录和社交媒体信息。这种综合性的数据分析可以帮助医生更全面地了解患者的心理健康状况。例如，医生可以同时查看患者的生理指标记录、社交媒体上的情感表达以及过去的医疗诊断，以便制订更精确的诊断和治疗计划。数据整合还有助于识别患者的特定风险因素和触发因素。例如，通过分析患者的生活方式和社交互动，医生可以更好地理解他们可能面临的压力和挑战，从而更好地支持他们的康复过程。

4.远程诊断和咨询

数字疗法使患者能够接受远程诊断和咨询服务，无须亲临医院或诊所。这对那些生活在偏远地区或无法亲自访问医生的人来说是一项重要的服务。远程诊断可以通过视频通话或在线聊天等方式进行，为患者提供了更多的选择和便利性。远程诊断和咨询的好处之一是降低了医疗服务的门槛。患者不再需要花费时间和金钱前往医院，他们可以在家中或任何地方与医生进行联系。这种便利性有助于更多人寻求心理健康帮助，特别是那些可能感到羞于面对面咨询的人。

（四）数字疗法在精神障碍治疗中的应用

从传统的面对面治疗模式到创新的虚拟和自助治疗方法，数字疗法已经改变了人们对心理健康护理的看法和方式。

1.在线心理治疗

在过去，心理治疗通常需要患者亲自前往医生的办公室进行面对面会诊。然而，随着互联网的普及，在线心理治疗已经成为一种越来越受欢迎的选择。通过心理咨询平台患者与治疗师可以进行视频通话，无论他们身在何处，都能够轻松获得专业的心理支持。在线心理治疗的优势之一是提供了更广泛的访问范围。许多人生活在偏远地区或没有便捷的交通工具，难以亲自前往心理医生的办公室，在线治疗通过消除地理障碍，使他们也能够获得必要的帮助。此外，在线治疗还减少了患者的交通和时间成本，使他们更容易坚持治疗计划。

2. VR治疗

VR治疗是一种创新的方法，通过模拟现实环境，为患者提供一个安全的空间来面对和处理他们的恐惧或创伤。这种治疗方法已被广泛用于治疗各种心理健康问题，包括社交焦虑症、恐高症和创伤后应激障碍。VR治疗的原理是通过虚拟环境中的暴露疗法来帮助患者逐渐适应他们的恐惧或焦虑。例如，对于患有社交焦虑症的人，VR可以模拟社交场合，让他们逐渐习惯与他人互动。这种治疗方法提供了一种安全的、可控制的环境，使患者能够逐渐减少他们的恐惧反应，从而改善他们的心理健康。

3. 数字化认知行为治疗

数字化认知行为治疗是一种自主学习的模式，患者可以在家中完成治疗模块，并获得实时反馈。认知行为治疗是一种常用于治疗抑郁症和焦虑症等问题的心理治疗方法，它有助于患者了解和改变不健康的思维和行为模式。数字疗法的出现使认知行为治疗更加容易获得。患者可以使用特定的应用程序或在线平台，按照自己的节奏学习和应用认知行为治疗技巧。这种自主性的治疗方式使患者更容易参与治疗，并在需要时获得支持。此外，还可以提供实时反馈，帮助患者追踪他们的进展和改善。

4. 自助应用程序和资源

许多自助应用程序和在线资源提供了心理健康教育、自我评估和自我管理工具。这些资源允许患者在自己的节奏下学习和应用治疗技巧，从而提高他们的心理健康。这些应用程序和资源涵盖了各种主题，包括应对压力、改善睡眠、提高自尊心等。自助应用程序通常包括教育性文章和工具，帮助患者更好地理解和管理他们的情感和心理状态。一些应用程序还提供了跟踪功能，允许患者监测他们的情感状态和进展。这种自我管理的方法可以让患者更积极地参与自己的治疗过程。

（五）数字疗法的优势与挑战

数字疗法在精神心理疾病的预防与诊疗方面具有许多优势和挑战。主要优势包括广泛的访问范围、个性化治疗、自主性和隐私保护、虚拟现实治疗的有效性以及大数据分析的潜力。然而，数字疗法也面临技术依赖性、隐私和安全问题、专业培训需求、缺乏面对面互动以及成本问题等挑战。这需要医疗保健机构、技术开发者和医疗保健专业人员的共同合作和努力。

七、基于复元理念的精神与心理疾病康复技术

（一）基于复元理念的精神康复概述

精神康复是指应用现代精神医学、康复医学、心理学、社会工作等学科的一系列理论、方法、技术和手段，利用各种机会和资源，促使罹患精神障碍的个体重新恢复并保持完满与理想健康状态，达到良好精神专科结局、躯体健康结局、心理学结局和社会学结局，帮助患者回归家庭与社会生活的过程。

1993年，Anthony首次提出复元理念，这不同于通常所说的"痊愈"及"康复"（表5-4-1）。痊愈侧重于临床，指的是患者精神症状的消失和自知力的恢复。康复侧重于社会功能，指的是患者在日常生活、工作、学习、人际交往等方面功能的恢复。而复元则是一个超越症状、精神残疾与社会障碍，更为广泛的概念。复元是指曾处于绝望处境的患者，重新理解和接纳自己的疾病与经历、找回自我、唤起对生活的希望并采取生活主动权的状态。因此，复元强调的是一种生存认知和生活方式，即患者即使受到疾病的限制，依然可以过一种幸福感和满意度较高的、充满希望的和有所贡献的生活。

表5-4-1　基于复元模式的精神康复与传统精神康复模式的比较

比较维度		传统模式	复元模式
基本要素		科学性，病历，诊断结果，治疗	人道主义，个人经历，个人意义，个人成长
		医护人员及患者	受培训及有经验的专家（包括康复者及照顾者）
		叙述疾病、症状	理解患者的情况
		专注于疾病	专注于个人
工作实践		以疾病为基础	以能力为基础、康复者自我管理
		以减轻病症为基础	以希望及梦想为基础
		康复者适应康复计划	专业人员尊重康复者的意愿
		鼓励被动及顺从	促进自主权
管理维度	症状管理	为主要目的；减少对日常生活的影响	虽然重要，但不一定要完全消除，最重要的是如何与症状共存以及预防复发
	药物使用	按医嘱服用十分重要；最主要的方法	其中一种管理症状方法，但不是唯一；知道其他适合自己的管理方法
服务目标		预防复发	提升整体健康
		恢复生病前的水平	转变/蜕变

现代精神医学的一个重大进展，就是将"生物 - 心理 - 社会"的综合医学模式引入精神病学，使之逐渐转变为兼顾患者生物、心理和社会属性，更具人文精神与温度的精神医学。要全面体现这种新的医学服务模式，实现患者治疗结局尤其是心理学结

局、社会学结局的改善，除了继续研发药物等生物学手段外，也要重视并广泛开展精神康复治疗，为患者、患者亲属及患者所在的社会环境营造一个充满尊重、公平与包容的社会环境，促进患者在躯体状况改善的同时，心理与社会功能得到进一步的恢复。此外，对于仍存在部分精神症状但已符合出院标准的患者，在该医学模式的帮助下也能较好地回归家庭与社会生活。毫无疑问，该医疗模式已成为当前与未来精神医学发展的必然趋势及专科治疗学上的肯定选择。

对于精神障碍患者而言，康复治疗与药物治疗是不能割裂的有机整体（表5-4-2）。一方面，有效的药物治疗可以为顺利过渡及接受康复治疗提供条件；另一方面，有效的康复治疗有助于建立治疗联盟、改善治疗关系，从而更加稳妥地执行和推进药物治疗。

表5-4-2　精神药物治疗与精神康复治疗的比较

比较要点	精神药物治疗	精神康复治疗
理论基础	基于科学精神，主要针对患者的生物学属性	基于人本关怀，主要针对患者心理学及社会学属性
治疗对象	急性期患者为主尤其是严重高风险患者	轻症不需住院者，住院尤其出院患者，慢性恢复期患者等
针对问题	急性精神症状尤其是高风险症状	失能如职业、学习、社交、自我照料、日常活动及个人权利与发展等问题
治疗目标	改善生物学结局，目标主要是控制患者的急性症状，使其成为不危险的人	改善心理学和社会学结局，目标是促进患者社会、心理功能恢复及回归家庭和社会，使之成为健全、快乐、有价值的公民
治疗场所	更多在医院、在医生指导下进行	更多在家庭、社区或康复机构中进行
施治主体	精神专科医生、护士等医务人员为主，医疗色彩相对较浓	康复治疗师、康复护士等康复人员为主，职业治疗师、心理咨询/治疗师、健康管理师、社工、艺术治疗师等多学科工作者以及家属、雇主、房东、警察等共同参与，医疗色彩相对较淡
主要手段	化学药物	心理、社会学等综合干预手段

2004年12月美国举行了"精神健康复原和精神健康服务变革"的认同会议，把复元服务模式确定为精神健康服务的发展目标，推出精神健康康复共识，并提出精神康复服务应坚持十项原则。①自我指导：由精神障碍患者自己引导、选择、决定和实践康复的具体方式；②个体化：依据患者功能水平、抗逆能力、需要及经验等选择多元的康复路径；③赋权：精神障碍患者有权参与各种决定并且作出选择；④整体性：康复过程涉及患者的各个生活，包括精神、躯体、灵性和社区等不同方面；⑤非直线过程：康复过程不是一蹴而就的，而是伴随挫折的不断学习的过程；⑥优势取向：康复过程注重提升各种能力，如抗逆能力；⑦朋辈支持：患者之间相互支持；⑧尊重：对患者采取接纳和欣赏的态度，包括消除社会歧视与污名化等；⑨责任：患者具有自

我照顾和寻求康复的责任；⑩希望：康复能够提供寻求未来美好生活的基本信息和发展要求。

精神康复主要着眼心理学和社会学结局，聚焦预防其复发、延长其寿命、快乐其心灵、促进其回归、保障其权益、促进其成长等目标，其手段方法主要分为以下四类。①专科康复：主要由精神专科医生实施，改善患者所患精神障碍的生物学结局。②躯体康复：主要由康复医学、运动医学、健康教育及健康管理等专业人士实施，提升患者躯体健康水平，改善患者共患躯体疾病的生物学结局。③心理康复：主要由心理咨询师、心理治疗师、精神科护士等实施，对患者的认知、情绪和行为等进行调整，改善患者的心理学结局。④社会康复：主要由社会工作者、职业治疗师、康复治疗师等共同实施，改善其职业、家庭和社交职能，促进其回归家庭、职场和社会；通过法律手段，保护其不受侵犯，避免歧视、侵权与伤害；通过就业、就学及恋爱-婚姻-家庭辅导等，改善患者的社会学结局。

（二）基于复元理念的精神与心理疾病康复服务

1.精神康复具体服务内容

精神康复服务应坚持"生物-心理-社会"并重原则，以服药训练、预防复发训练、躯体管理训练、生活技能训练、社交能力训练、职业康复训练、心理康复、同伴支持和家庭支持等为主要服务内容（表5-4-3）。

表 5-4-3　精神障碍精神康复服务的具体目的与内容

内容	目的	训练内容
服药训练	教育患者正确认识疾病，帮助患者了解药物治疗相关知识，学会药物自我管理，养成遵医嘱独立服药习惯	①理论学习：药物治疗的重要性、全病程治疗的理念、常见药物不良反应及应对、预防复发的技巧、向医师求助方法 ②行为训练：认识药物、自行保管、自主服药、药物管理
预防复发训练	帮助患者和家属掌握复发先兆表现及应对和寻求帮助的方法	认识精神疾病、常见精神症状、药物治疗的好处及副作用、复发的因素、复发的先兆表现、预防和应对复发的措施等
躯体管理训练	采取针对性措施，增强患者体质、缓解药物副作用，提高患者躯体健康水平	组织患者进行有氧运动、通过趣味性吸引患者积极参与；运动强度适宜、保证运动时间、培养患者养成自觉运动习惯
生活技能训练	使患者恢复原有的生活技能，适应家庭与社会环境，提高患者独立生活能力	①个人生活技能训练：个人卫生训练、家务劳动训练、作息训练、基本礼仪等 ②家庭生活技能训练：围绕家庭职责和义务开展，参与家庭事务的讨论，关心支持家人
社交技能训练	提高患者主动与人交往及参加社会活动的能力	六大技能：基本技能、会谈技能、有主见的技能、处理矛盾的技能、交友约会的技能、职业技能、维护健康的技能

续表

内容	目的	训练内容
职业康复训练	提高患者学习和劳动能力，促使患者重返工作岗位或找到合适的职业，参加社会生产活动	①工作基本技能训练 ②职业康复训练：四步（庇护性就业、过渡性就业、辅助性就业、独立就业）
心理治疗和康复	与患者建立平等协作关系，予以感情上的支持，帮助患者消除消极因素，使患者处于积极的情绪状态，修复精神功能，适应生活环境和社会环境，最终回归社会	①心理治疗和康复需求评估 ②心理治疗和康复需求分析 ③提出问题的解决方法 ④心理治疗和康复的实施 ⑤心理治疗和康复的效果评价
同伴支持	组建专业互助小组，让患者共同进行情感交流、信息分享、支持反馈、功能锻炼等，进而提高患者的康复信心、稳定病情、改善社交技能、提高服药依从性	①确定同伴支持者（康复的患者） ②同伴支持者的前期培训 ③同伴支持者提供服务注意：全程需要专业人员进行定期督导和强化培训
家庭支持	减轻患者家属的压力和负担，帮助家属学会照顾患者以及处理困难的方法技巧	分享照顾患者的经验和技巧，提高家属对复发征兆、药物副作用、自杀伤人先兆等现象的观察能力和处理方法，家属学会自我情绪调整、自我减压的方法

2.专科康复

基于复元理念的精神障碍专科康复不仅关注精神症状的控制，还注重患者的整体健康与福祉。此过程中，专科技术被视为手段而非唯一目标。

（1）基于复元理念的专科康复强调患者的参与及自我决定。医生会与患者沟通，解释病情与治疗方案，并鼓励患者积极参与治疗决策。这种合作式的治疗模式有助于增强患者自信心与自我管理的能力。

（2）基于复元理念的专科康复更加注重患者的全面健康，即除了治疗精神症状外，医生在为患者制订专科方案时，还会综合考量患者的心理需求与社会支持，以促进患者的全面康复。

（3）基于复元理念的专科康复还强调对患者的长期关怀与支持。通过定期评估患者病情及治疗效果，进一步调整与优化专科方案。

3.躯体康复

精神障碍患者面临巨大躯体健康风险，除使用专科手段来维持病情稳定外，躯体健康管理也应贯穿始终。①定期检查，建立健康档案：定期到医院或社区健康服务中心进行检查，根据病情调整精神科药物，减少并发症和不良反应。②合理膳食：调整饮食结构，减少超重、心脑血管疾病、糖尿病、脂肪肝等代谢疾病的发生，促进精神障碍患者的康复。③适当运动，规律作息：适当的运动作为一种疗法在国内外的抑郁症治疗指南上均有推荐。规律作息，白天多活动、享受充分的光照，提高睡眠质量，均有益处。④戒烟限酒：明确戒烟限酒的目标，逐渐减少吸烟或饮酒的频率和量，或使用一些替代品，可以寻求周围人的支持和帮助，也可以请专业人士干预。⑤心理平衡：鼓励患者正视疾病，积极配合医生治疗，多参加社交活动，调整心理平衡，保持积极的心态。⑥改善精神障碍患者躯体保健服务：各级卫生健康机构进一步贯彻落实《精神卫生法》，保障患者的健康权、生命权，提供更充分更有效的服务。

4.心理康复

心理康复对于帮助患者恢复功能、克服障碍，以健康的心理与认知状态充分、平等地参与到社会生活中具有十分重要的意义。

心理康复的实施原则包括四个方面：①充分尊重患者，与患者建立平等、合作的治疗关系，给予患者情感上的支持，争取医患双方的信任与配合；②在充分了解患者病情基础上，发掘患者自身既往成功经验及积极因素，并予以增强和扩展，帮助患者树立战胜疾病的信心及对未来生活的希望；③充分了解患者在其家庭及社会相处中存在的具体问题，给予客观的分析与指导，以重新建立新的适应性行为，帮助患者重新融入家庭和社会；④积极引导患者主动参与心理康复全过程，而非被动接受服务。

心理康复操作的核心在于选择患者最为关键的心理需求为首要解决问题，以确定最佳干预手段，具体流程如下：①了解患者的需要（评估），包括整体性评估和特异性评估，整体性评估指使用康复自我评定量表，特异性评估包括心理功能的三大维度（表5-4-4）；②分析患者需要（诊断），不同患者在不同时期会产生不同需要，需对此进行归纳与分析；③提出解决办法（计划），根据分析结果，将主次问题先后排序，明确心理康复的主要目标并设计对应的干预手段；④心理康复的实施（措施），执行计划中的各种方案，做好记录，以作为下一阶段的依据；⑤心理康复的效果评价（检查），检查计划执行情况与心理康复的效果，再度评价以提出下阶段要求。

表 5-4-4　精神障碍患者心理功能三大维度评估

评估维度	评估基础	常用评估工具
认知	脑功能学、神经心理学、语言治疗技术、神经心理评价等	威斯康星卡片分类测验、韦氏记忆量表、临床记忆量表、韦氏成人智力量表、美国麻省总医院认知及身体功能问卷、知觉障碍问卷、剑桥自动化神经认知成套测验、重复性成套神经心理状态测验等
情感	情绪智力理论等	正性（负性）情绪量表、心境状态量表、心理实验软件（如：情绪面孔识别等）
意志行为	行为动力理论、计划行为理论等	多为心理实验操作，如持续性操作实验、步调听觉连续附加任务测试等

5.社区康复

精神障碍社区康复是以社区为基础，把精神障碍患者及其家庭、社区视为一个整体，以回归社会为最终目的的一种新型康复模式。2010 年，世界卫生组织在其《社区康复指南》中明确，精神障碍社区康复的实施应遵循全员接纳、共同参与、可持续发展和赋权等四项原则（表 5-4-5）。

表5-4-5　精神障碍社区康复实施原则

原则	内涵
全员接纳	精神障碍社区康复的最基本原则就是要消除歧视、消除偏见，让所有精神障碍残疾人都有均等的机会参与社区康复活动
共同参与	在为精神障碍患者进行社区康复的规划、组织实施、决策和评估的全过程中，必须有患者的参与，尊重并满足他们的需求，实现他们的个人价值，发挥他们的自身潜力并最终实现精神障碍患者能力建设的目标
可持续发展	精神障碍的康复是一种长期的发展战略。在社区康复中，要因地制宜，探索并形成符合本地区经济、社会发展水平的精神障碍社区康复长效机制并不断完善。不仅组织实施的社区康复活动能够持续发展，更要保障残疾人利益获得的可持续性
赋权原则	精神障碍患者及其家属在组织实施社区康复中要有参与决策的权利。赋权原则强调精神障碍患者在社区精神康复项目中的中心位置和持续参与，自由做出自己的选择，以达到个人自立的目的

6.职业康复

职业康复是帮助患者实现精神康复，回归社会的重要途径，是一种帮助残疾人士（包括精神残疾）从"患者角色"转变为"工作者角色"的重要过程。职业康复可分为八个不同的阶段（表 5-4-6）。

表5-4-6　职业康复的八个阶段

阶段	内容	关键点
第一阶段：伤病/病理	注重伤残患者的伤害和疾病的发展进行过程，强调疾病生物性因素的评估	躯体障碍
第二阶段：生理/心理的伤害	无论伤害是否存在，都需要评估伤残患者因病理现象所造成的不正常或损伤	心理障碍
第三阶段：功能的限制/表	着重评估伤残患者因身心方面不正常或损伤所造成身体某功能方面的限制	功能限制
第四阶段：职业限制/丧失	评估伤残患者的工作能力会否受到功能限制的影响	工作障碍
第五阶段：就业的可能性	评估伤残患者在生理能力及工作行为是否能够符合工作场所上的需求	工作准备
第六阶段：一般就业能力	评估伤残患者是否具备执行一般工作中所要求的能力，并针对伤病者所欠缺的能力加以训练	工作阶段
第七阶段：职业残障	此阶段评估伤残患者的工作能力是否能够从事某种特定工作	职业阻碍
第八阶段：谋生/赚钱的能力	此阶段着重评估伤残患者是否能够持续其工作及继续有薪酬收入	持续职业

（三）基于复元理念的精神障碍康复技术创新

1.认知障碍的神经心理康复计划

西班牙德乌斯托大学神经心理学专家团队设计了治疗认知损害的神经心理康复计划，包括300多个纸笔任务，其中85%的任务从易到难，15%从难到易。每个任务又分为八个模块，以聚焦于特定的认知领域。任务及模块设置根据难度进行安排，强调了神经心理康复从易到难的重要性。建议疗程为5个月，每周3次，每次至少30 min的个体训练和至少90 min的小组训练，每组6～8名患者，由一名治疗师带领。该计划的受众人群最初为精神分裂症患者，后来也应用于其他临床人群，包括神经系统疾病，如多发性硬化症和帕金森病。

2.精神病性症状的认知行为治疗

精神病性症状的认知行为治疗最初源自1952年Beck的精神分裂症妄想症状的认知疗法。治疗师与患者建立合作、非评价性的治疗关系，在此基础上，再应用"应激易感性"的探索性模型对患者进行心理教育，使其对精神病性症状的体验正常化和去灾难化。该疗法通过行为训练改善患者应对症状的能力，觉察早期警示信号，完善防复发策略，最终让患者学会自省思维、感觉和行为，以及与症状之间的关系，学会自我评估和症状管理，从而制定出良性应对策略，缓解痛苦，改善功能。

3.支持性教育计划

越来越多的精神障碍患者在青少年期起病，疾病造成的学业影响甚至缺失，给他们的未来生活带来了长远的损害。用以鼓励和支持精神障碍患者受教育的支持性教育计划正在兴起。支持性教育计划的目标是让患有严重精神障碍的人成功地设定并实现教育目标（例如培训证书或学位），提高教育能力（识字、学习技能、时间管理），驾驭教育环境（例如申请经济援助），以及改善完成教育目标的态度和动力。

4.社交技能训练

社交技能训练是利用行为技术，如角色扮演、建模、教练、指导和反馈等，改善精神障碍患者的人际缺陷，提高其社会交往能力的一种康复手段。社交技能训练除了通过其标准化的训练步骤和评估流程，帮助患者的社交技能得以提升外，更重要的意义在于，患者得到了更多陪伴的机会，而且是一般性的社交陪伴，不是以挖掘症状、劝说接受治疗为目的的陪伴。在我国现行的服务体制下，这种陪伴对于长期封闭式住院，或者长期居家脱离社会的患者而言弥足珍贵。

5.支持性就业计划

现如今"职业"的定义已经变得很模糊，职业康复不仅在于获得职业还需要强调保持职业，再者职业康复的实现，或者说职业康复措施是否有效，是很难量化的。在这样的大背景下，在众多辅助就业措施中，根据需要，以"工作教练"的形式，为患者提供持续的支持，以获得并保住一份有竞争力的工作的"支持性就业"受到患者的青睐。

（四）基于复元理念的精神障碍康复的未来展望

1. 个体化的康复方案

通过综合评估患者的具体状况、需求和目标，制订针对性的治疗计划，以最大程度地满足患者的康复需求。

2. 综合性康复团队的协作

康复专业人员、心理医生、社工师、康复护士等将共同参与患者的康复过程，提供全方位的支持和治疗，以实现综合性的康复效果。

3. 社区康复的重视

将加强社区康复资源的建设，提供更多的社区康复服务，以满足患者在社区中的康复需求，促进他们重新融入社会生活。

4. 导向患者自主管理

通过提供康复教育和自助工具，帮助患者了解和管理自己的疾病或残疾，提高他们的康复动力和自我效能感。

5. 基于科技的创新

科技的发展将为精神与心理疾病康复带来许多创新，例如，虚拟现实、人工智能和远程医疗等技术可以为康复提供更多便捷和个性化的解决方案，提高康复效果和效率。

第六章　儿童遗传相关疾病精准全周期管理

第一节　概述

　　儿童是国家与民族的未来和希望，近年来在党中央、国务院的领导下，国家着力推进健康儿童促进行动。2021 年国务院审议通过《中国儿童发展纲要（2021—2030年）》，重要目标之一是完善儿童各阶段出生缺陷以及罕见病的诊治能力，提出要针对围绕儿童重大疾病的预防、诊断、治疗、康复和健康管理开展基础研究和应用研究。儿童在生理、心理和发展方面与成人有根本区别，儿童处于快速生长和发育的阶段。身体构造和器官功能与成人存在显著差异，免疫系统、神经系统和代谢过程都在持续发生和发展，影响了儿童对疾病、药物和外部环境的反应。除此以外，儿童的疾病谱和成人疾病谱有显著差异，先天性／遗传性疾病、出生缺陷、发育障碍在儿童更多见，相比之下，成人更可能患有与生活方式相关的疾病，如高血压、心脏病、2 型糖尿病、肿瘤等疾病。除疾病谱差异以外，疾病的症状表现也有不同，儿童的免疫系统欠成熟，对感染的反应和成人不同；在疾病治疗过程中，由于儿童对药物的代谢、吸收和排泄与成人不同，儿童的治疗通常需要更加个性化和细致入微的考虑。在进行治疗决策时，医生需要考虑儿童生长发育需求和潜在的长期影响。儿童患者和成人相比治疗过程更可能对其心理发展和社会交往能力产生影响。由于儿童正处于成长发育的关键阶段，儿童患病可能对其未来的生长和发育产生长期影响，因此，预防和早期干预在儿童健康管理中尤为重要，包括疫苗接种、疾病早期筛查、生长发育监测以及健康生活方式教育等方面。

　　遗传性疾病是由个体分子遗传学异常引起的疾病，主要由 DNA 序列的各种变化引起。遗传性疾病包括染色体病、单基因病、多基因病、表观遗传异常和线粒体病等。了解遗传性疾病分子机制对正确诊断和治疗至关重要。单基因病和染色体病是儿童相对特有的疾病，儿童遗传性疾病的诊疗是精准医疗的重要部分，重点在于根据儿童独特的遗传、发育和健康需求来定制个体化医疗。

一、我国儿童遗传病的发展和现状

我国儿科医学从 20 世纪 60 年代即开始诊断"染色体病、单基因遗传病和可能的多基因遗传病"，1963 年在当时的诊断能力情况下，儿科住院患者中 5.3% 为"遗传病"。

1977 年，Maxam 和 Gilbert 提出化学降解法以及 Sanger 双脱氧链末端终止法测序标志着生物学及遗传学领域的一大革命，并最终推动了人类基因组计划的进行。1985 年美国科学家第一次提出人类基因组计划（human genome project，HGP），旨在阐明人类基因组序列并发现所有人类基因并阐明其在染色体上的位置，破译人类全部遗传信息，使人类在分子水平上全面地认识自我，极大带动了人类疾病相关基因的定位、克隆与结构、功能的研究工作。人类遗传研究的经典途径是从表型 - 蛋白质 - 基因型的过程。在人类基因组计划引领下，遗传学家从最初的遗传病的"反遗传学"到"定位克隆法"，应用细胞遗传学定位和家系联锁分析，首先将疾病基因定位于染色体的特定位置，然后进一步使相关区域缩小至 1 Mb 之内，此时即可构建酵母人工染色体、细菌人工染色体或黏粒克隆重叠群，分离基因，在正常人和患者的 DNA 中进行结构比较，最终识别出疾病基因。发现一大批儿科重要疾病的致病基因，例如脆性 X 综合征、杜氏肌营养不良、囊性纤维化、慢性肉芽肿、Huntington 舞蹈病、共济失调 - 毛细血管扩张症等，为基因诊断和基因治疗奠定了基础。随人类基因组转录图的构成，超过 3 万余个人类基因精确地定位于染色体的各个区域，大大提高疾病基因发现的效率。

全球基因组与健康联盟预测，到 2025 年将有超过 6000 万人完成基因组测序。基因组检测为诊断提供了更大的机会，但也增加了不确定或意外发现的机会，其中许多发现可能会影响多个家庭成员。既往基因检测效率低，但目前从每天测序 1 000 个碱基对提高到每秒超过 1 000 个碱基对，使单基因病的临床快速诊断成为现实。迄今为止，儿科各亚专科均发现数量巨大的单基因病，因此基因组信息越来越多地影响着急性住院患者的治疗决策，也揭示了既往无法诊断的儿科"疑难杂症"，给儿科临床诊疗带来巨大的发展空间。

自 2001 年人类基因组计划正式启动，对基因的研究成为医学研究的热点，鉴定与某种遗传标志连锁的致病新基因的探索以及鉴定已知的能调控某种特定功能蛋白的基因与临床表型的关联研究，大大促进了儿童遗传病分子机制研究，代表了儿童遗传病重要发展方向和关键技术。

目前针对遗传性疾病全球研究的热点和难点有如下方面：①基因和病种、遗传方式、发病年龄和外显率的关联情况；②测序结果报告解读方面，由于疾病表型的不确定，目前对意义未明变异（variants of uncertain significance，VUS）的位点解读存在较多困难；③新的致病基因的发现。

（一）全球大规模的基因相关研究

1. 儿童发育障碍遗传学研究

随着基因测序迅速发展，对患有严重未确诊的发育障碍的儿童的遗传学研究发现多个新的遗传原因。研究人员曾利用外显子组测序和基于阵列的染色体重排技术检测1 133 名儿童及家系，确定了 12 个与发育障碍有关的新基因，将遗传原因的诊断率从28% 提高到 31%，显示采用全面的全基因组和国家层面战略来了解罕见遗传疾病的重要性。

2. 单核苷酸多态性阵列产前诊断研究

基因测序在儿童遗传性疾病的产前诊断也发挥了重要作用，多个研究评估了单核苷酸多态性阵列（single nucleotide polymorphism array，SNP-array）在产前诊断中的应用。研究者采用 SNP-array 对 8386 例妊娠病例进行回顾性分析，并将其分为 7组。致病性拷贝数变异（pathogenic copy number variations，pCNVs）699 例（8.3%，699/8 386）。在 7 个不同危险因素组中，无创产前检测阳性组 pCNVs 发生率最高（35.3%），其次是超声结构异常组（12.8%），其次是夫妻染色体异常组（9.5%）。不良妊娠史组 pCNVs 发生率最低（2.8%）。对 1 495 例超声异常病例的进一步评估显示，多系统结构异常的 pCNV 发生率最高（22.6%），其次是骨骼系统异常组（11.6%）和泌尿系统异常组（11.2%）。共有 3 424 例具有超声软标记的胎儿被分类为具有一个、两个或三个超声软标记。三组患者 pCNV 率差异有统计学意义。而 pCNVs 与以往不良妊娠结局的历史之间几乎没有相关性。因此可以通过基因测序将遗传筛查进行精准分类和分级评估。

3. 儿童罕见病队列研究

波士顿儿童医院的儿童罕见病队列是儿科遗传学大规模综合研究典范。该队列创建了以基因组数据收集为基础的统一数据库，整合基因组数据与临床和表型信息。该计划也开发了基因组学学习系统，集中存储和分析基因组数据，包括 8 516 个外显子组和 112 个基因组。该系统集成了用于自动突变分类的机器学习算法和用于从临床记录中提取表型的自然语言处理。通过对基因组数据访问和分析，促进转化研究人员、基础科学研究人员和临床医生对儿科罕见病数据解读和深入理解，可以更好利用数据进行临床研究和基础研究。波士顿儿童医院的罕见病队列研究为医院建立综合基因组学学习系统制订了技术和管理路线图，整合基因型和表型数据，服务于儿童罕见病的精确医疗，加速儿科精准医学发展。波士顿儿童医院的儿童罕见病队列计划已经确定了 168 个基因中的 253 个变异，对理解和治疗罕见儿科疾病具有重要意义。这些变异中约有 20% 被归类为致病性或可能致病性。突出了大规模基因研究在改善诊断和开发针对儿童罕见疾病的靶向治疗方面的潜力。

4. 不同祖先的基因风险评分

由约翰霍普金斯大学彭博公共卫生学院和国家癌症研究所的研究人员开发了一种新的算法，用于对不同祖先人群中主要疾病的遗传风险评分，有望减少医疗保健差距。数据涉及不同种族的500余万人，用于生成13种特征的遗传评分，包括冠状动脉疾病和抑郁症等健康状况，涉及五种不同的祖先类别：欧洲人、非洲人、拉丁人、东亚人和南亚人。遗传风险评分算法可以识别高危人群，这些人群可以从癌症和心脏病等各种疾病和病症的预防性干预中受益。上述风险评分算法是基于将某些DNA变异与较高或较低的疾病风险联系起来的大规模遗传研究。同样针对不同遗传背景儿童的单基因病可以评价突变基因的致病风险和疾病的临床严重程度。但从目前的纳入人群来看，虽然人种不同，但均为欧洲血统，并没有人群特征的遗传背景，因此参考价值有限。但如果可以纳入不同人群的数据集，可以大大降低差异，提高参考价值。因此基因分子遗传学分析和大数据的大规模研究应用一定会给未来遗传性疾病的诊断带来革命性变化。

5. 大型生物医学数据库

英国生物样本库是一个庞大的生物医学数据库，在创建包容性遗传预测模型方面发挥了至关重要的作用。该样本库包含来自50万英国参与者的基因、生活方式和健康信息。这种大规模的数据收集促进了更具代表性的遗传模型的发展。麻省理工大学的研究人员创建了一个新的算法模型，该模型考虑了来自世界各地更广泛的遗传祖先的遗传信息。利用这个模型，可以通过算法提高对各种特征的基于基因的预测疾病的准确性，特别是对于那些传统上在基因研究中代表性不足、纳入数量相对少的人群。这种算法也对发病率非常低的儿童遗传性疾病提出新的预测模式。

6. 表观遗传地图研究

表观遗传地图研究分析揭示了与数百种人类特征有关的遗传控制因素。2001年人类基因组计划发现人类基因组中只有1.5%是由编码蛋白质的基因组成的。人们已经清楚地认识到，那些最初被认为是"垃圾DNA"的非编码DNA片段，在发育和基因调控中发挥着关键作用。麻省理工大学的研究人员发表了比较全面的非编码DNA图谱。图谱对833种组织和细胞类型的表观基因组标记进行深入注释，还确定了控制特定生物程序的调节元件组，并发现了与540种特定性状相关的约30 000种遗传变异的候选基因组。明确了人类基因组顶层是表观基因组。表观基因组由化学标记组成，化学标记包括组蛋白修饰、DNA甲基化以及给定DNA片段的可接近性，有助于确定哪些基因在不同阶段的不同细胞中被表达。

7. 基因组技术对疾病的理解

基因组技术的重大进展导致了数百万人类基因组的测序和基因分型。然而，大多数遗传和基因组研究仍然主要基于欧洲血统的人群。因此需要我们努力建立中国人群特征的基因图谱和基因库，了解我国人群的遗传特征和疾病情况。

8. 多基因病糖尿病的遗传问题

威尔康奈尔医学院和美国国立卫生研究院的研究人员进行了大规模的研究，揭示了 2 型糖尿病的新的遗传细节。研究小组将重点放在了 20 个被明确认定为致病基因的基因上，通过使用基因编辑系统 CRISPR-Cas9 在 20 组相同的干细胞中一次一个地关闭这些基因，一次检查了每个基因对于胰岛素产生和 β 细胞健康相关的影响并记录了基因表达的伴随变化和 DNA 表达情况，研究团队包括数据专家和算法专家，团队自行研发一种新的算法分析海量数据，发现 *HNF4A* 可能对 2 型糖尿病发生有影响。这项研究对于理解目前被认为是多基因相关的疾病有很大帮助，如阿尔茨海默病、帕金森病和克罗恩病等。

（二）先进基因组学和生物信息学工具在疾病中的应用

1. 先进基因组工具在疾病中的应用

目前针对儿童遗传性疾病新基因诊断的趋势是使用一种以上基因组工具的组合来批判性地发现与疾病相关的基因。例如，通过结合对小鼠模型和人类患者表达谱的 RNA-seq 分析，*BHMT2* 被确定为代谢相关脂肪肝疾病中新的脂质代谢调节因子。在另一项研究中，RNA-seq 与 eQTL 分析相结合，显示了克罗恩病致病基因的相关性。此外，结合外显子组和线粒体测序被成功用于疑似儿童线粒体疾病的快速诊断；利用下一代测序结合简单短串联重复序列标记单倍型，对中国人群家族性腺瘤性息肉病家系进行突变鉴定。

2. 先进生物信息学工具在疾病中的应用

可用于破译人类疾病复杂性的生物信息学工具和在线数据集的使用取得了重大进展。很多在线资源被用来解码基因在人类疾病中的功能作用。例如，基于知识的生物信息学工具如 Swiss Target Prediction、Web Gestalt、Open Targets platform、ingenity pathway Analysis（IPA）被用于分析 Sphingosine-1-phosphate 在呼吸系统疾病中的作用，以及确定肺动脉高压的治疗靶点等。其他工具如 Gene Expression Omnibus（GEO）、Gene ontology（GO）、Kyoto Encyclopedia of Gene、Genome（KEGG）富集通路、STRING 在线数据库，用于识别与胃腺癌进展相关的差异表达基因的功能和相互作用。

二、儿童遗传性疾病基因编辑和基因治疗技术的发展

大约 70000 余种人类基因组位点突变和遗传病有关系，基于工程核酸酶或细菌核

酸酶的基因组编辑技术的发展，使直接靶向和修改几乎所有真核细胞的基因组序列成为可能，随着基因编辑快速发展，直接修改基因组为遗传性疾病的治疗提出了希望。近年来，锌指核酸酶（zinc-finger nucleases，ZFNs）、转录激活因子样效应核酸酶（transcription activator-like effector nucleases，TALENs）和聚类规则间隔短回文重复序列（clustered regularly interspaced short palindromic repeats，CRISPR）-Cas9等可编程核酸酶的发展，极大地促进了基因编辑从概念到临床实践进步。

近年来，基因组编辑的蓬勃发展使人类基因组研究发生了革命性变化，更好地理解了单基因产物对人体疾病的影响。20世纪70年代，基因工程（对DNA或RNA的操作）的发展为基因组编辑开辟了一个新的前沿领域。基于工程或细菌核酸酶的基因组编辑技术在过去10年里快速发展，并在基础研究、应用生物技术和生物医学研究等各个领域显示出非凡的用途。基因组编辑可以在体外或体内通过原位传递编辑机器来实现，可以有力地添加、切除和"纠正"基因，以及执行其他高度靶向的基因组修正。靶向DNA编辑开始于核酸酶诱导的双链断裂，促进哺乳动物细胞中细胞DNA高效重组。

由于基因编辑方法学的快速进步、促进各种儿童遗传性疾病的分子遗传学机制研究和对致病突变日益深入的理解，基因编辑和基因治疗技术在儿童遗传性疾病治疗方面近年来也取得了显著进展。基因编辑技术在治疗严重疾病领域有很多进展，如镰状细胞病、亨廷顿舞蹈病和心脏病。基因编辑技术在解决导致遗传性疾病的特定基因突变方面显示出巨大的潜力。2022年11月由哈佛大学公共卫生学院主办第16届定量基因组学计划年度会议，多位专家就基因编辑技术发布了最新的研究进展。

Verve Therapeutics公司开发的一种一次性静脉注射药物，这种药物在动物模型中成功地关闭肝脏中*PCSK9*基因，*PCSK9*基因是动脉粥样硬化性心血管疾病的重要靶点。关闭*PCSK9*基因最终降低低密度脂蛋白、预防冠心病，目前正在进行人体试验。使用腺病毒相关病毒载体等非致病性病毒进行基因治疗的研究可以缓解导致亨廷顿舞蹈病突变的影响。

两种可以精确改变基因的基因编辑：①碱基编辑，可以改变单个DNA；②先导编辑，可以安全地删除或修复较长长度的致病DNA，或插入DNA来修复高风险突变。目前研究人员利用碱基编辑技术修正了导致早衰症的突变基因，显著降低了这种疾病在动物模型中的影响。

1.早期基因编辑技术

1990年，科学家们开发了早期的基因编辑方法，如锌指核酸酶和类转录激活因子核酸酶。这些方法涉及设计人工蛋白质来识别并切割基因组中的特定DNA序列。锌指核酸酶已被探索用于治疗像镰状细胞性贫血，而类转录激活因子核酸酶则用于改造 T 细胞以治疗各类的癌症。然而，蛋白质工程化复杂性限制了该技术在研究和开发中应用。

2. 基因修饰疗法

基因编辑和基因添加正在被用于各种单基因疾病的临床试验。由于特定蛋白质缺乏或功能失常对机体有严重影响，宫内基因修饰治疗有改善多种遗传性疾病的机会，如凝血障碍、血红蛋白病、神经遗传疾病、先天性代谢和肺部疾病。基因添加和基因编辑都成功地用于提升蛋白质的功能，从而逆转或阻止子宫内的病理过程。基因添加和基因编辑需要将外源性基因传递到目标细胞核进行转录，而基因编辑则需要在起源基因内纠正突变。虽然大多数实验模型采用慢病毒、腺病毒和腺相关病毒载体来有效地进入靶细胞也逐渐被应用于临床。病理的改善主要依赖于实现持续的治疗性转基因表达、转基因表达的沉默、中和抗体的产生、受体生长对转导细胞质量的稀释作用以及预先存在的细胞损伤程度等。任何基因修饰治疗策略的安全性评估都需要对胎儿受体和母体的细胞和基因组毒性、致癌潜力、免疫反应性和种系突变进行长期的监测。

3. CRISPR-Cas9 疗法

CRISPR-Cas9 系统的发现彻底改变了基因编辑领域，加快了科学研究的速度，并在遗传性疾病和免疫缺陷病治疗方面有巨大潜力。使用 CRISPR-Cas9 的研究性基因编辑疗法在镰状细胞性贫血和 β- 地中海贫血患者中显示出临床益处。尽管取得了很大进步，目前 CRISPR-Cas9 仍存在挑战，如意外遗传风险（"非靶向效应"）以及这些疗法的安全性、可重复性和可获得性问题。目前 CRISPR-Cas9 技术已经取得了临床突破，美国监管机构准备批准其用于治疗镰状细胞病。

4. 先导编辑技术

博德研究所科学家描述了一种新型多功能基因组编辑技术，能够增加可执行基因组编辑类型。这项技术名为"先导编辑（prime editing，PE）"，无须依赖 DNA 模板便可有效实现所有 12 种单碱基的自由转换，即直接支持靶向点突变、精准插入、精准删除，而不造成 DNA 双链断裂。该技术将 Cas9 酶和逆转录酶结合使用。所得分子和工程向导 RNA 结合在一起，既能搜索特定 DNA 位点，又能直接将包含了预期编辑的新遗传信息替换靶 DNA 序列。研究小组对人体细胞进行 175 次编辑，包括修正导致镰状细胞疾病和戴萨克斯症的主要遗传因素，提示该技术比传统 Cas9 编辑技术效率更高，副产物更少，脱靶率更低。可以避免 DNA 双链断裂，理论上可以修复 75 000 种已知与疾病相关的致病性人类遗传变异的 89%。先导编辑技术代表了基因编辑技术的重大飞跃。与传统的编辑工具不同，先导编辑无须双链断裂或同源序列模板。它在包括点突变、插入和缺失在内的多种场景中都具有高效性。先导编辑尤其以其较传统工具更高的编辑效率和更少的副产品而著称，成为人类遗传性疾病治疗的希望。

三、针对儿童遗传性疾病的精准医疗框架开发

针对儿童遗传性疾病制定精准医疗框架，要深入考虑到影响每个儿童的独特遗传、人口和环境因素。儿科精准医学目标是根据个体特征定制治疗方案，从而最大程度提高治疗效果，获得全生命周期获益。

（一）儿童个体化治疗和药物基因组学和药效学

精准医学也涉及疾病治疗和预防应考虑到每个人的基因、环境、治疗和生活方式的差异。这种整体治疗方法旨在提高药物的有效性和安全性，不仅适用于整个医疗系统，也适用于个体患者。虽然体重和胎龄以及年龄在决定儿童药物剂量时被考虑在内，但目前包括遗传变异在内的其他因素尚未被考虑到治疗决策中。随着对个体发育和遗传学在决定药物疗效和安全性方面的作用的认识深入，未来将有越来越多的精准医学原则被应用于婴儿、儿童和青少年治疗过程。尤其在肿瘤学、新生儿学和复杂儿童慢性疾病等重点领域，有针对性地实施精准医疗可以最大程度提高治愈率，降低药物治疗相关的毒副作用发生。

药物基因组学检测是精准医学的一部分，在癌症治疗和新生儿治疗中尤为重要。它包括了解遗传变异如何影响药物安全性和有效性，降低药物不良反应的风险，并获取最好的药物治疗效果。精准医学也越来越多地被应用于靶向治疗领域。

1. 儿童药物代谢动力学的遗传因素

虽然体重作为儿童药物剂量的决定因素在临床应用多年，事实上，确定儿童药物剂量需要包括考虑多种因素，包括年龄、分布（包括血浆蛋白结合）、清除途径、同工酶、肾脏发育和转运体生物学等。目前较多了解的是 CYP450 酶等药物代谢酶基因型和表型之间的关系，以此为切入点对于理解药代动力学中的个体差异非常有帮助，尤其是分析药物代谢率对药物疗效影响以及药物副作用的问题。Ali 等评估了 *ITPA*、*TPMT*、*NUDT15*、*XDH*、*ABCB1* 基因变异对来自埃塞俄比亚的急性淋巴细胞白血病患儿 6 巯基嘌呤（6-MP）毒性（如中性粒细胞减少）的影响。结果表明，*XDH* 特定遗传变异与 6-MP 患者的严重中性粒细胞减少症有关。同样，*ITPA* 的遗传变异与患儿中性粒细胞减少性发热相关，*XDH* rs2281547 被确定是与 6-MP 使用后严重副作用相关的遗传危险因素。在使用 6-MP 时，重要的是要考虑到除硫代嘌呤甲基转移酶（*TPMT*）和 *NUDT15* 之外参与其途径的酶的遗传多态性。

同样，一例 14 岁患者接受高剂量羟甲氨蝶呤治疗，随后出现急性暴发性肝功能衰竭和急性肾损伤。通过 *MTHFR*、*ABCB1*、*ABCG2*、*SLCO1B1* 基因分型检测显示，检测到甲氨蝶呤清除率降低的基因变异，预测甲氨蝶呤可能对患者的临床结果有影

响。因此，药物遗传学检测可能是预防儿童应用此类药物不良反应的一种潜在解决方案。

蒽环类药物是一种重要的化疗药物，主要用于治疗儿童白血病和淋巴瘤。尽管疗效无可置疑，但与许多严重不良反应有关，包括骨髓抑制、心肌损伤和心力衰竭。对确定风险可能的遗传变异的探索性研究表明，包括内流和外流转运体在内的一系列遗传变异显著影响心肌损伤的风险，没有表达任何一种高风险变异的儿童基本上用药后没有副作用风险，而表达大多数上述变异的儿童有超过80%的心脏毒性风险。维A酸受体γ是一种修复基因，在心脏发育和重塑中至关重要，其基因变异被发现与儿童蒽环类药物诱发心脏毒性的风险有关。因此药代基因组学在儿童肿瘤性疾病治疗过程中起着非常关键的作用。

2.新生儿用药

新生儿和婴儿是儿科中一个独特的人群，他们生长迅速，器官功能迅速变化。大多数新生儿给药是基于体重的，但越来越多的证据证实，在优化新生儿精确给药时，除了体重外还有许多因素必须考虑。药物代谢酶、转运体、药物受体和系统调节的个体差异都影响新生儿阶段的精准治疗。

3.儿童复杂疾病和慢性疾病精准药物使用

除新生儿和肿瘤性疾病外，精准医学为儿童慢性病和复杂疾病提供了更有效和更安全的治疗前景。鉴于多药联合用药在治疗复杂慢性疾病方面的普遍应用，越来越重视到药物相互作用的重要性。了解药物代谢基因变异对疾病治疗的影响是必须要考虑的问题。

（二）儿童精准医疗的挑战

儿科精准医疗的实施面临若干挑战，包括对标准化术语的需求、经济问题、可及性和公平性问题，以及从儿童医疗保健向成人医疗保健的过渡的问题等。此外，跨学科合作对于有效实施基因组学检测和其他精准医学至关重要。

1.语义标准化

与精准医学相关的文献中使用了多种术语，包括个性化药物、个体化药物、分层药物、精确给药、药物遗传学和药物基因组学。目前提倡使用"精准医学"一词。优势在于"精准医学"恰当地包含了许多不同的工具和技术，从明确诊断和疾病表型关系到靶向疗法，也涵盖了影响治疗的所有因素。

2.经济负担问题

加强基因诊断和全面的基因组学筛查是精准医学的重要组成部分，但必须进行持续的研究来检验医疗系统中基因组测序的临床用途、成本效益和结果。从基因组领域中获得更多临床相关信息可以推动对基因组测序技术的投资。如何确保公平获得由

DNA 密码提供的医疗服务，面对基因突变所致疾病的医疗保障问题，均需要慎重思考。

3. 儿童精准医疗的领导力空白

目前精准医学计划仍存在领导话语权空白，以药物基因组学为例，药物基因组学涉及儿科临床药理学，临床遗传学和儿科临床药学之间，需要多个学科的关注并需要临床儿科医生合理实施。因此需要联合相关学科，大力倡导并标准化精准医学临床应用，强调对每一位儿科医生的培训和强化精准医学概念，更需要有相关权威组织协助推进。

4. 多学科联合推进精准医学

精准医学涉及遗传学、儿童临床药理学、治疗学，需要多学科联合全面关注诊断的准确性、表型和基因型关联性以及药物的安全性、有效性和经济性。因此基因突变为主的遗传学研究和药物基因组学在儿童临床诊断和治疗过程成为重要的研究方向，领域更涉及到儿科医生、临床药学、生物信息学、遗传学等多学科领域。儿童精准医学是涉及多学科诊疗典范。

（三）儿科精准医疗的培训和教育

精准医学领域涉及儿科疾病诊断、治疗和随访等多个方面和多个领域，目前儿科医生在儿童疾病基因测序诊断方面仍需要和生物信息领域专家携手进行。目前对儿科医生和联合医疗保健专业人员的基因组学教育和培训有限，对实施和采用精准医疗造成了重大障碍。儿童药物治疗的精准应用以及儿童治疗安全性的分子生物学基础，包括在不同儿童患者群体中应用儿科精准医疗，仍需要对儿科医生进行持续的培训和引导，因此，涉及精准医学的继续医学教育将成为儿科医生持续专业发展的重要组成部分。

四、儿童精准医疗伦理和法律、社会支持和科普

（一）伦理挑战

儿科精准医学往往依赖于基因数据和个人健康信息，这带来了重大伦理挑战。主要由于基因数据的隐私和机密性，尤其是对儿童长大成人后的长期影响。伦理方面的考虑还涉及知情同意，特别是在儿童太小而无法理解基因检测和治疗决策影响的情况。对于医疗保健提供者和家长来说，平衡精准医疗的潜在好处与风险和不确定性是儿科医生实施精准诊疗的壁垒。

（二）法律方面

围绕儿童精准医疗的法律框架仍在不断发展。其中关键的法律问题涉及基因信息使用。2008 年美国颁布《基因信息非歧视法案》允许基因信息用于开发个性化药物，引发了基因数据可能被滥用和歧视的问题。此外，医疗保健提供者在精准医疗方面的

法律责任尚未得到充分界定，特别是在数据保护和基因结果解释方面。

（三）社会支持和科学普及

随着精准医学的快速推进，越来越需要提高公众对精准医疗的认识和教育，目前我国医疗服务能力仍存在水平参差不齐，民众认识程度较低。应积极推进基层医疗机构和社区参与精准医学研究，以满足包括基层医疗服务机构在内的医疗需求。这对于减少卫生差距和确保公平获得精准医疗至关重要。

总之，儿童精准医疗是一个快速发展的领域，具有巨大的潜力，但也面临着重大的伦理、法律和社会挑战。医疗保健提供者、研究人员、患者和公众之间的持续对话对于应对上述挑战和在儿科诊疗中充分利用精准医学的潜力至关重要。

五、精准医学的产业化

精准医疗行业正在经历快速增长和转型阶段。精准医学涉及患者基因组学特征、生活环境、文化教育等多种因素影响，通过大数据分析，可以遴选出更为个体化的治疗和随访方案。需要临床医生、生物学家、药理学家、生物信息学和数学家之间紧密合作，很多多维信息需要计算机建模，因此在精准医学领域产业化发展迅速，涉及多个领域。

（1）市场动态：儿童遗传性疾病精准医疗市场受到多个因素的推动，包括分析遗传学检测、疾病特异性遗传背景分析、药物治疗学的精准分析以及疾病预后分析和疾病筛查分析等多个方面。

（2）基因组研究迅猛发展：人们越来越关注到基因组研究对精准医疗至关重要。基因检测和精准诊断是个性化治疗发展的组成部分。越来越多的精准诊断手段和治疗药物获批极大推动了市场的发展。但精准诊断和治疗开发的高成本挑战对市场构成了限制。

（3）市场规模：2021年，精准医疗市场价值为785.8亿美元，预计到2030年将达到1896.4亿美元左右，从2022年到2030年的复合年增长率为11.5%。

（4）驱动因素：增长的主要驱动因素是对基因组研究的日益关注，基因检测和精准诊断地快速进步，以及越来越多的个性化治疗监管获批。

（5）市场分类：精准医疗市场分为以下几个类别。按技术分类：包括大数据分析、生物信息学、基因测序、药物遴选、诊断技术。按应用领域分类：主要应用于儿童遗传性疾病、肿瘤、呼吸系统疾病、中枢神经系统疾病、免疫学等领域。全球癌症患病率的上升是精准医疗市场的主要驱动力，分析肿瘤DNA以发现导致癌症的突变或基因异常，选择针对特定改变的治疗方法促进肿瘤领域精准医学发展迅速。按最终用户划分：医院和诊所、制药公司、诊断公司、医疗保健和IT公司等。

（6）未来展望：精准医疗方面北美正在引领市场。由于慢性病发病率上升、预期寿命延长以及先进医疗设施研发能力迅速提升，亚太地区也显著增长，我国更是发展迅速，尤其是随着目前中国科学技术设施和方法的快速进步，精准医疗领域增长可观。预计未来精准医疗市场将受到基于个人基因图谱的个性化治疗计划需求的增长、持续地技术进步以及医疗保健意识和支出增加的影响而呈现迅猛发展的趋势。

第二节　围生医学及新生儿科相关疾病的精准诊疗进展

精准医疗，又称个体化医学或定制医学，是一种新兴的医学模式，它的目标是根据每个人的遗传、环境和生活方式信息来定制个性化的预防、诊断和治疗策略，从而预防和改善个人健康状况，提高人群健康水平。自 2003 年第一个人类基因组序列完成以来，临床医生一直期待着"数据"驱动的诊疗模式的转变。分子生物学和遗传学表型研究的不断深入，进一步促进了医疗健康领域精确诊断、合理治疗和精准预防目标的实现。精准医疗的发展已经改变了我们对许多疾病的理解和治疗，为疾病机制的发掘提供了新视角，促进了靶标识别、药物再利用和新药研发的发展。临床诊疗中，通过基因测序，识别出癌症的特定基因突变，并针对这些突变给予靶向治疗，这种基于遗传证据支持的疗法，更具针对性，具有更高的临床成功率。随着基于大数据人群队列的建立、人工智能的发展、临床基因组学及表型与环境交互影响研究的深入，精准医疗将在未来十年持续、深刻地影响医疗保健领域。

一、基于"omics 组学"的人工智能和机器学习

术语"omics 组学"包括了基因组、转录组、蛋白质组、微生物组和表观遗传学在内的生物整体系统的结构、功能和动态性信息。通过先进的生物信息学技术整合多个组学的信息可以产生信息网络，从而提供与因果推断相关的机制线索。人工智能是模拟人类智能和行为来执行特定任务的科学领域，在医疗保健领域，人工智能可用于预测建模、诊断、早期检测和监测。通过机器学习，建立开发合适的预测模型，助力临床决策。机器学习，无论是监督、半监督、无监督还是强化，都是人工智能的一部分，涉及使用算法和计算机模型来实现一定的目标。此外，深度学习是一种机器学习技术，它使用类似于人脑神经元的神经网络，在给定输入的情况下提取多维度的数据来解决问题，机器学习可以用来从现有数据中学习，并从新数据中做出预测。与统计学中的参数模型不同，通过机器学习建模所需的假设更少，而且具有比传统统计模型更好的潜力，因为其能够处理非线性复杂数据、变量之间的多重相互作用，并同时处理多个预测因子和事件链。在医疗保健研究中，了解特定疾病的表型谱有助于更好地做出预

测，例如利用多模态数据（如图像、实验室测试、临床诊断和遗传学信息）提供更加丰富的表型。研究表明，利用机器学习可能改善多种疾病的临床结局，如转移性乳腺癌、餐后血糖预测和糖尿病视网膜病。

二、人工智能和多组学研究在围生医学领域的应用

人工智能和多组学研究在围生医学领域的价值越来越被人们所认可。例如，妊娠相关疾病引起的并发症，如早产、先兆子痫和宫内胎儿生长受限等，是新生儿致病和死亡的主要原因。许多早产婴儿需要长时间住院治疗，并出现坏死性小肠结肠炎（necrotizing enterocolitis，NEC）、支气管肺发育不良（bronchopulmonary dysplasia，BPD）、神经发育障碍和生长发育迟缓等并发症。应用高通量分析的组学数据，如显示 DNA 或组蛋白修饰变化情况表观遗传学数据，可以帮助了解发育中的胎儿和胎盘中不同细胞类型的发育过程，以及它们是否为成功妊娠提供了正常的功能。在妊娠的不同阶段进行纵向多组学数据的对比分析，有助于早产风险的早期评估和提供新的治疗和预防方法。

1. 借助多组学信息整合和机器学习对早产的预测及预防

Jehan 等分析了低、中等收入国家 5 个生物库队列中 81 名孕妇的血浆和尿液样本，进行了代谢组学、转录组学和蛋白质组学的多组学信息整合和建模，帮助预测早产发生，其中 81 名孕妇中［年龄为（24.8±5.3）岁］，39 名发生早产（48.1%），42 名足月妊娠（51.9%），将队列调整机器学习算法应用于每个生物数据集，并将结果合并为最终的整合模型。与每个独立组学数据集的模型相比，整合模型对早产的预测更准确。与孕妇早产相关的主要特征包括血清炎症模块和与谷氨酰胺和谷氨酸代谢以及缬氨酸、亮氨酸和异亮氨酸生物合成途径相关的尿代谢模块，这一研究将有助于后续进一步进行预防早产的预测性测试和干预靶点候选研究。

2. 机器学习在产前诊断及围生期出生缺陷研究与应用

在围生期出生缺陷研究中机器学习具有广阔的前景和巨大的潜力。Neocleous 等开发的人工神经网络系统，可以作为一种非整倍体的非侵入性诊断程序，减少在妊娠早期对胎儿非整倍体产前诊断测试的社会和经济成本，可以为胎儿非整倍体提供无创、有效的早期筛查，其结果优于其他现有方法。利用机器学习技术的胎儿智能导航超声心动图已被用于先天性出生缺陷特别是先天性心脏缺陷的产前诊断。

3. 人工智能与多组学结合在新生儿疾病诊疗中的应用

在新生儿重症监护的许多领域，人工智能与多组学的结合可能成为疾病预测、早期诊断和优化治疗的重要辅助手段。心率追踪、脉搏血氧仪和通气模式的纵深连续监测产生的数据可以通过机器学习进行信息整合。在相关疾病诊疗中，一些定义、发病

机制尚不明确的"疾病"，如NEC、BPD、遗传代谢性疾病及各种类型的脑病，使用人工智能和基于多组学的方法有可能显著优化当前的定义并改善临床结局。

（1）早产儿视网膜病：早产儿视网膜病变（retinopathy of prematurity，ROP）的诊疗中人工智能的使用已取得不错的进展，通过人工智能技术可以更早、更准确地检测到ROP的发生与进展。Coyner等人通过人工智能建模可能能够在临床诊断之前（平均在诊断前1个月）检测到需要治疗的早产儿视网膜病变，并具有中等到较高的特异性。Jie等通过深度学习算法确定的DeepROP评分预测衡量ROP严重程度，该评分具有客观、定量、具有自动检测临床意义严重ROP的潜力。通过机器学习，还可以使用用户定义或机器学习特征来提供早产儿在发育过程中视网膜ROP的准确诊断。

（2）NEC：NEC的定义和发病机制仍然不够明确，尚无有效的预防手段。最近的研究数据表明，遗传易感性和粪便微生物群特征可能有助于识别疾病风险增加的早产儿。单组学或多组整合的方法可能有助于寻找生物标志物，预测不同肠道损伤类型和程度。肠道超声可协助提高NEC的诊断准确性。单纯基于临床信息和实验室检查结果，NEC与自发性肠穿孔无法在手术前有效地鉴别，而通过整合临床信息和影像学特征，机器学习能够容易地在手术前描述有助于鉴别诊断相关特征。Li等前瞻性地收集来自6个临床中心的NEC患儿数据，建立临床数据库开发NEC诊断和预后模型，该算法可以协助NEC的诊断，同时可以对患者进行病情分级确定风险、预测疾病进展，有助于临床医生明确是否需要额外检查，动态监测、选择潜在有效的治疗方法。

（3）早产儿精准营养：早产儿救治面临的挑战之一是如何优化早产儿的营养结构，以实现最佳的生长模式，同时最大限度地减少肠道损伤、晚发型败血症、BPD和ROP等并发症的发生。目前临床应用的营养指南具有良好的循证依据，对多数早产儿来说是足够的，但仍有相当一部分患儿需要基于基因组学和代谢组学数据提供个体化的营养方案。临床实践中，性别是与营养需求相关的重要变量，但没有更多地被考虑在营养策略中。此外，部分早产儿的体重增长与标准化生长曲线相符，但仍会出现NEC、ROP、支气管肺发育不良和晚发型败血症等并发症。利用"多组学"研究、系统生物学和机器学习进行信息整合，开发基于精准化的营养策略，将显著改善和优化早产儿的生长，并减少不良结局发生。使用多组学（微生物组学、代谢组学和炎性小体）为基础的系统生物学网络分析以及人工智能识别生物标志物，以指导高危儿的个性化营养干预策略，改善患儿近远期的预后。血液参数、饮食习惯、人体测量学、体力活动和肠道微生物群的信息整合已被证明可预测成人对现实生活中的饮食产生的个体化餐后血糖反应，目前尚未有新生儿精准营养的类似研究。

三、人工智能在围产医学未来的研究应用

建立并收集具有代表性的、用于大规模的健康研究常规临床数据库，特别是围生期和新生儿的数据库，精心构建包含大量样本的多模态数据集合，用于人工智能的研究。常规收集的、具有人口代表性的、系统收集的行政一级和二级保健电子健康记录数据为开展人工智能研究提供了坚实的基础，但应注意电子病历数据的固有局限性，如测量不精确、知情存在偏差和数据缺失等。

在神经病学、心脏病学等医学重点领域，人工智能在预测事件和疾病发生方面已经取得了很多进展。对当前已有的模型算法进一步优化改进，使之应用于围生期医学领域，尤其是能够有效预测早产和胎儿低出生体重将对母婴结局的改善，将具有重大意义。同时，2013 年的一项研究发现，在高人类发展指数国家实施循证干预措施，2010—2015 年早产发生率估计相对降低 5%，就可节省 30 亿美元的总经济成本。

多任务学习是机器学习研究中一个极具前景的领域，它可以通过共享模型同时学习多个任务。妊娠是一个特殊的时期，涉及母体和胎儿共同暴露，涉及产妇和婴儿的双重结局。在这种情况下，多任务学习可以应用于研究母亲和胎儿共同或独特的暴露，它们之间的相互作用，可以使用单一模型来研究胎儿结局，如活产、死产、先天性异常、低体重，以及产妇结局，如产科出血、产时感染等。

在低收入国家的卫生保健系统，通过实时电子健康记录和预测建模，可以帮助患有先兆子痫等疾病的孕妇识别体征和症状，并及时寻求帮助，改善母婴预后。医疗资源匮乏地区的卫生保健人员仅能通过最后一次月经粗略地估计胎龄，而基于人工智能的工具可以实现低成本效益且更准确的胎龄评估。

四、总结和未来

技术进步给医疗领域带来了巨大的变革，可以利用机器学习将多组学和临床数据信息与现代计算平台集成，从而改善患者预后。这些进步有可能为围医学、新生儿医学领域的临床实践带来巨大转变。预测分析为疾病预防、精准诊断和合理治疗带来了希望。由于在医疗保健中使用机器学习技术而产生的潜在伦理和社会问题，需要以富有远见和明智的决策来解决。

第三节　孤独症谱系障碍

一、概念及临床特征

孤独症谱系障碍（autism spectrum disorder，ASD）是一种有生物学基础的神经发育障碍，特征包括社交交流和交互性社交互动存在持续缺陷（例如社交互动缺陷、非语言交流行为缺陷、发展和理解人际关系的技能缺陷），以及受限、重复的行为、兴趣和活动模式。这些症状必须出现在发育早期。不过，由于可能要到社交需求超过患者有限的能力时才有明显症状，所以"发育早期"没有具体的年龄界限。其症状也必须显著损害个人、社会、教育、职业或其他重要领域的功能。

二、流行病学

ASD 的估计患病率因研究方法和评估人群而异。欧洲、亚洲和美国的 ASD 总患病率为 1/500 ～ 1/40。ASD 在男性中的患病率是女性的 3 ～ 4 倍，对于没有相关疾病或综合征的 ASD 患儿，其同胞的 ASD 估计患病率为 10%。自 20 世纪 90 年代末以来，ASD 的患病率逐年增加，主要是由于病例定义发生改变及人们对疾病的意识增强。美国国家监测数据显示 ASD 患病率为 1/60~1/40。

三、相关疾病和综合征

ASD 儿童常合并智力障碍、注意缺陷多动障碍、情绪障碍、语言障碍、喂养困难及癫痫。目前已知多种神经发育问题和遗传综合征患儿可表现出 ASD 相关症状，如结节性硬化症、脆性 X 染色体综合征、染色体 15q11-q13 重复综合征、Angelman 综合征、Rett 综合征、Cohen 综合征、Cornelia de Lange 综合征、1 型神经纤维瘤病、唐氏综合征、Noonan 综合征、Williams-Beuren 综合征、Joubert 综合征等。

四、发病机制

目前，ASD 具体发病机制尚不完全清楚，可能机制包括遗传因素、神经生物学因素、父母年龄、环境因素和围生期因素等。

针对遗传因素方面，鉴于 ASD 的复杂性和临床表现的多样性，多个基因或基因组合间的相互作用很可能是 ASD 的原因，而表观遗传因素及暴露于环境影响因素导致了多种多样的表达。ASD 与多基因变异、单核苷酸变异、拷贝数变异、罕见的遗传变异、串联重复和非编码区变异相关。临床表型与特定基因谱的相关性仍在继续研究中。尽管连锁研究和全外显子组测序已发现了许多诱发 ASD 的遗传变异，但没有任何单个变异占 ASD 病例的 1% 以上，并且没有特定的突变是 ASD 独有的。

五、早期筛查和评估

早期筛查和评估是识别 ASD 的关键步骤，在关键的早期发展阶段对疑似患儿提供必要治疗和管理。

1.早期筛查工具

（1）儿童孤独症改良筛查量表：针对 18 ～ 30 个月龄婴幼儿的问卷，父母或照护者根据患儿的日常行为回答。协助识别患儿在社交互动、沟通技能和典型行为方面可能存在的异常。

（2）年龄与阶段评估问卷：评估儿童发展关键领域的问卷，涵盖粗大动作技能、细小动作技能、沟通技能、问题解决能力和个人社交能力。由各个年龄段儿童父母填写，以监测儿童发展过程。

（3）早期社交沟通问卷：该工具专注评估儿童的非语言沟通技能，如目光追踪、指点行为和模仿能力等社交能力。

2.综合评估

若筛查工具指示儿童可能存在 ASD，应进行全面评估。

（1）发展和行为评估：发育儿科医生、儿童心理学家或神经科医生进行，详细记录儿童发展历史和当前行为表现，包括对儿童的认知、沟通、家庭互动、社交技能和感官处理能力的观察和评估。

（2）物理和神经学检查：包括体格和神经系统测试，以排除其他可能导致类似症状的状况。

（3）听力测试：必要时进行，以确保听力问题不是导致沟通或社交障碍的原因。

（4）言语和语言评估：由言语语言病理学家进行，评估儿童的言语及语言发展水平和沟通能力。

（5）职业和物理治疗评估：评估儿童在精细动作、协调和日常活动技能方面的发展情况。

3.人工智能在孤独症谱系疾病的应用

人工智能在儿童孤独症谱系疾病诊断中的应用正在快速发展，提供了新的途径来辅助早期识别和诊断。AI 技术通过分析大量数据识别出可能难以人工观察到情况。人工智能为 ASD 的早期诊断提供了新的工具和方法。

（1）自动化面部和情感识别：AI 通过分析儿童的面部表情和反应来辅助诊断。例如，分析视频中儿童面部表情和眼部移动，检测到 ASD 儿童在社交互动中可能展现的非典型表情和视觉关注模式。

（2）语言和声音分析：人工智能分析语音和语言模式。例如，通过对儿童的语音录音进行分析，AI 可以检测到语音的特定特征，如音调、节奏和发音模式在 ASD 儿童中可能表现异常。此外，自然语言处理技术可以用来分析语言使用的复杂性和连贯性。

（3）行为模式分析：AI 技术可以应用于分析儿童的行为视频，识别出可能提示 ASD 的行为模式。例如，通过跟踪儿童在特定环境中的活动和互动行为，AI 可以帮助识别出社交互动、重复行为和兴趣范围的限制等 ASD 特征。

（4）生物标志物和医学影像分析：AI 在分析医学影像和生物标志物方面显示出了潜力。利用深度学习技术，AI 可以分析来自脑部成像（如 MRI 或 fMRI）的复杂数据，以寻找 ASD 的神经生物学标志。此外，AI 也用于分析遗传信息，帮助研究人员更好地理解 ASD 的遗传背景。

（5）预测模型和风险评估：AI 可以通过分析临床数据、家庭历史和其他相关信息来构建预测模型评估个体发展 ASD 的风险。可以在儿童出现明显症状之前提供有价值的信息实现早期干预。

六、治疗

ASD 是一种需要综合治疗的慢性疾病。ASD 人士有不同程度的社会功能损害和行为功能损害。必须根据患者的年龄和具体需求来给予个体化治疗。ASD 的治疗需要采取多学科方法，从而利用儿童自身优势来应对其缺陷。ASD 的治疗着重于针对核心症状（即社会交流 / 互动缺陷，以及重复刻板的行为、兴趣和活动模式）采取行为干预和教育干预，目前尚无成熟的精准治疗方案。药物干预可用于治疗共存的躯体疾病或精神疾病或者用于控制症状，如焦虑、抑郁、睡眠紊乱等，但不用于治疗核心缺陷。

治疗的首要目标是最大程度提升功能、促使儿童独立以及提高生活质量。具体目标专门针对 ASD 的核心缺陷，以期实现以下改善：提高社会功能和游戏技能、提高交流技能（包括功能性和自发性交流技能）、提高适应能力、减少非功能性或负性行为、提升学习能力和认知。

ASD 儿童的治疗可由早期干预计划、以学校为基础的特殊教育计划或私人诊所的治疗师提供。目前一致认为，必须根据患者的具体优势、弱点和患者及其家庭的需求，个体化制订 ASD 的治疗方案。早期诊断和早期强化治疗有可能影响结局，尤其是在行为、功能性技能和交流方面。虽然目前 ASD 无法治愈，但症状可逐渐减少，少数个体的症状可减少到不再引起失能的程度。

第四节 儿童神经专科遗传相关疾病的精准治疗

一、概述

儿童神经系统疾病通常病因复杂，难以治愈且容易复发。部分神经系统疾病缺乏有效治疗的原因主要是我们对其致病机制尚了解不足。此外，大脑毛细血管内皮细胞与神经血管单元中的周细胞、星形胶质细胞、神经元和小胶质细胞相互作用形成了血-脑屏障。虽然这种屏障对于保护中枢神经系统免受毒素、病原体、炎症等的侵害至关重要，但它是一种选择透过性屏障，限制了大多数候选药物通过周围给药进入中枢神经系统。因此，神经系统疾病的治疗前景受到限制，且现有的治疗方案也较少，新药的批准率也较低。近年来越来越多的研究小组专注于揭示神经系统疾病的分子机制，其中靶向基因治疗领域取得了重大进展，为治疗神经系统疾病开辟了新的途径。理想的可通过基因治疗的疾病通常是由单基因突变引起的遗传性疾病，如脊髓性肌萎缩症。如果疾病的病因涉及多基因突变并受环境因素影响，则遗传缺陷更加分散，这使得传递靶向治疗性基因材料变得困难。目前，基因治疗的策略主要包括以下五种（表 6-4-1）。

表 6-4-1　基因治疗策略

治疗策略	常用方法	机制	临床应用
病毒载体介导	腺病毒、慢病毒、腺相关病毒	修复、替换、静默有缺陷基因，或添加新基因	脊髓性肌萎缩
非病毒载体介导	质粒、纳米颗粒、脂质体	修复、替换、静默有缺陷基因，或添加新基因	亨廷顿舞蹈病
基因编辑	CRISPR-Cas9	精确添加、移除或改变基因组中特定序列	Duchenne肌营养不良、强直性肌营养不良症Ⅰ型、Dravet综合征、癫痫
基于寡核苷酸的治疗	反义寡核苷酸，微小RNA，小发夹RNA	基因敲除，外显子跳跃，基因沉默，基因激活	脊髓性肌萎缩
细胞疗法与基因治疗结合	CAR-T	移植经遗传修饰的细胞	早发型脑白质营养不良症

二、基因治疗策略

（一）病毒载体介导的基因传递

病毒载体介导的基因传递通常使用改造过的病毒（如腺病毒、慢病毒、腺相关病毒等）将治疗基因直接传递到患者的细胞中，以补偿基因突变。通过这些病毒载体，可以修复、替换或静默有缺陷的基因，或向细胞中添加新的基因。目前许多病毒载体平台已被开发并持续改进，用于基因治疗和其他应用，例如腺病毒、慢病毒和单纯疱疹病毒。其中最广泛使用的病毒载体是重组腺相关病毒（recombinant adeno-associated virus，rAAV）。AAV 的大小为 26 nm，由一个衣壳和病毒基因组组成。衣壳的多功能性可以通过以下几种方式来实现：①直接进化；②合理设计；③发现自然存在的变种；④计算机辅助设计。这对以中枢神经系统为目标的基因治疗非常有利，目前已开发出几种非常有效的衣壳能够穿过血 - 脑屏障。此外，病毒基因组的两端由两个反向重复序列（inverted terminal repeats，ITR）夹着，它们是包装细胞中复制 AAVDNA 和包装载体基因组所必需的顺式作用元素。在治疗性载体中，只保留 ITR，病毒基因组被调控元素和转基因取代。1993 年首次在动物体内展示了 rAAV 表达，1995 年 11 月开始了使用 rAAV 的首次人类基因治疗试验。自此，rAAV 展现的极佳安全性，促进了其普及。如治疗脊髓性肌萎缩的 Onasemnogene abeparvovec（Zolgema^{TM}）是一种单剂量、静脉注射的基因疗法药物，其利用非复制、非整合、重组腺相关病毒血清型 9 衣壳来传递稳定且功能完全的人 SMN 转基因，替换突变或缺失的 SMN1 基因，以增加全长 SMN 蛋白的表达，改善神经元和肌肉功能。

（二）非病毒载体介导的基因传递

非病毒载体介导的基因传递主要是利用质粒、纳米粒子、脂质体等非病毒方法传递基因。比如纳米粒子介导的小干扰 RNA 传递，纳米粒子可以作为载体，将小干扰 RNA 有效地递送到目标细胞内。在亨廷顿舞蹈病的研究中，发现使用非病毒载体介导单剂量小干扰 RNA 传递，可暂时降低亨廷顿蛋白表达水平，在小鼠模型中可改善小鼠的运动功能。这些方法通常被认为比病毒载体更安全，但效率可能较低。

（三）基因编辑技术

基因编辑技术是一种在分子水平上修改生物体基因组的方法。这项技术可以精确地添加、移除或改变基因组中的特定序列。基因编辑工作的一个关键组成部分是一系列可编辑的核酸酶，这些酶可以在特定的 DNA 序列上引导必要的改变。基因编辑的基础是 DNA 损伤后修复的能力。为获得有效的基因编辑，需要产生位点特异的 DNA 双链断裂（DNA double strand break，DSB），DSB 可通过细胞 DNA 修复机制改变目的基因。目前存在 4 种 DNA 结合蛋白可被设计成核酸内切酶：来源微生物移动基因元素的归巢核酸内切酶（homing endonucleases，HEs）、基于原核转录因子的锌指核酸内切酶、黄单胞菌的转录激活因子样效应物核酸酶和原核生物的 CRISPR 系统。应用最广的基因编辑工具是 CRISPR-Cas9 系统，该系统是继锌指核酸内切酶和转录激活因子样效应物核酸酶的第三代基因定点编辑技术。CRISPR-Cas 系统在大约 40% 的细菌和 90% 的古菌中发现，是机体长期进化形成的以 RNA 引导的降解入侵病毒或噬菌体 DNA 的适应性免疫系统。CRISPR 是一种由向导 RNA 引导的系统，通过 Watson-Crick 碱基配对识别靶 DNA，再由 Cas 蛋白对特定 DNA 进行靶向切割。经典的 CRISPR-Cas9 编辑技术原理是 Cas9 在向导 RNA 引导下，结合 PAM（protospacer-adjacent motif）序列旁边的靶基因位点并产生一个 DSBs，细胞基因组可以通过非同源末端连接（nonhomologous end-joining，NHEJ）或同源重组（homology directed repair，HDR）的方式来修复 DSBs。其中，NHEJ 导致不精确的插入/缺失突变，HDR 通过同源重组将外源核苷酸序列引入基因组来产生精确修饰。利用 CRISPR-Cas9 技术，通过修复或敲除突变基因以及编辑其他相关基因来治疗神经系统疾病。目前 CRISPR-Cas9 已被应用于多种儿童神经系统疾病，如 Duchenne 肌营养不良、强直性肌营养不良症 1 型、Dravet 综合征、癫痫等。

DMD 是 DMD 基因突变导致的 X 连锁隐性遗传病，其发病率为 1/5000 活产男婴。该病的主要突变方式为外显子的重复或丢失从而造成的编码基因阅读框架异常。对于 DMD 基因突变患者，可以通过跳跃突变所在的外显子或其相邻部位的外显子来创建 DMD 基因组内部的缺失来恢复阅读框架，从而改善 DMD 患者抗肌萎缩蛋白功能。该方法最早是由 OUSTEROUT 等利用 ZFN 在 DMD 患者成肌细胞中去除 DMD 基因第 51 外显子来实现。MAGGIO 等通过设计一体化的腺病毒介导的 CRISPR-Cas9 对 DMD 基因第 45 ~ 52 外显子缺失和第 48 ~ 50 外显子缺失患者来源的成肌细胞 DMD 基因第 51 外显子进行跳跃，成功修饰并表达 Dys 蛋白。此外，LI 等也通过跳跃 DMD 基因第 45 号外显子来恢复 DMD44 外显子缺失患者的部分 Dys 蛋白功能。

DM1 是一种常染色体显性遗传疾病，发病率为 1/8000，主要表现为肌萎缩、肌无力和肌强直。该病主要致病原因为编码强直性肌营养不良蛋白激酶（myotonic dystrophy protein kinase，DMPK）基因非编码区域 3' 端（CTG）n 的重复序列异常扩增。当该三联核苷酸重复次数从正常的 5 ~ 37 增加到超过 50 时，就会造成 RNA 结合蛋白的隔离以及 DMPK 基因的广泛异常剪接和（或）沉默，产生 DM1 的临床表现。有研究利用 CRISPR-Cas9 基因编辑技术，成功敲除 DMPK 基因 3' 端（CTG）n 重复序列来修复 DM1 患者来源 iPSC 诱导的成肌细胞，并通过 Southern 印迹和单分子实时测序证实了 CTG 重复扩增序列的高效切除。该方法介导的核苷酸重复序列切除也适用于 Friedreich 型共济失调或脊髓小脑共济失调 8 型等。

癫痫是最常见的严重脑部疾病之一。癫痫的病因很复杂，部分涉及多个基因变异。最初发现的突变主要发生在编码离子通道的基因中，因此，异常的离子通道是癫痫的病因之一。KCNA1 基因参与的 Kv 1.1 钾通道向大脑中的神经细胞转运钾离子，并调节细胞之间的通信。Colasante 等分别使用 CRISPRa 在 Camk2a-Cre 小鼠和由卡因酸诱导的癫痫小鼠中增加 KCNA1 表达。与对照组相比，CRISPRa 介导的 Kv 1.1 上调降低了实验小鼠的神经元兴奋性。Rubio 等尝试利用 CRISPR-Cas9 系统在干细胞中针对神经系统疾病相关基因 *TSC2* 与 *KCNQ2* 进行靶向灭活。*TSC2* 的突变与结节性硬化相关，*KCNQ2* 基因与家族性先天性癫痫有关。研究者通过在人多功能干细胞中将目的基因靶向灭活，并将其体外培养分化为神经细胞，然后检测目的基因在分化后的细胞内表达与突变程度。结果显示基因灭活的效率达 85%。

（四）基于寡核苷酸的治疗

基于寡核苷酸的治疗主要包括小干扰 RNA（small interference RNA，siRNA）、微小 RNA（microRNA，miRNA）、小发夹 RNA（small hairpin RNA，shRNA）和反义寡核苷酸（antisense oligonucleotide，ASO）。这些小分子可以干扰特定基因的表达，用于治疗遗传性疾病或癌症。从简化的角度来看，基于寡核苷酸的治疗可以是 RNA 或 DNA，并通过细胞内 RNA 干扰（RNA interference，RNAi）途径发挥其功能，如 shRNA 或 miRNA，也可以独立于 RNAi 通路，如 ASO，ASO 可能通过激活核糖核酸酶 H 或调节剪接发挥作用。最突出的例子即用于治疗 SMA 的诺西那生钠（Nusinersen，Spinzara™）。Nusinersen 是由 Ionis Pharmaceuticals 和 Biogen 共同开发的一种 2'-O-（2- 甲氧基乙基）（MOE）磷酸修饰的反义寡核苷酸，靶向内含子 7 位点的单链 DNA，用于治疗 SMN 蛋白水平不足引起的 SMA。在 SMA 发病机制的调控网络中，位于 SMN2 外显子 7 下游 5' 剪接位点的内含子 7 剪接沉默子（intronic splicing silencer，ISS）是调节外显子 7 可选择性剪接的重要组成部分。其中 ISS-N1 的功能是募集抑制外显子 7 包含的正常剪接抑制因子 hnRNP A1 和 A2。Nusinersen 通过序列特异性的碱基互补配对，与 SMN2 pre-mRNA 上 ISS-N1 位点结合，阻断了 hnRNA 蛋白的募集，使 SMN2 外显子 7 在 pre-mRNA 剪接中被包含，增加了全长 SMN 蛋白的量。另一种用于治疗 SMA 的药物是由罗氏、PTC 治疗公司和 SMA 基金会共同开发的口服 RNA 剪接修饰剂，口服使用该药能促进 SMN2 产生全长和功能性的蛋白。在 pre-mRNA 剪接的过程中，U1snRNP 与位于外显子与内含子边界高度保守的 5' 剪接位点的杂交是非常关键的。在 SMN2 pre-mRNA 的剪接过程中，5'SS 的特殊替换使其与 U1snRNP 的结合减弱，直接导致剪接跳过。Risdiplam 类药物特异性地稳定由 5'SS 和 U1snRNP 复合物形成的瞬时双链 RNA 结果，从而将 SMN2 外显子 7 的弱 5'SS 转化为强 5'SS，有利于剪接的进行。同时此类化合物还可以选择性地与 SMN2 外显子 7 中的外显子剪接增强子 ESE2 结合，以增强靶向 SMN2 的特异性。Risdiplam 与 SMN2 外显子 7 的 5'SS 以及 ESE2 的结合，使其对 SMN2 靶标具有特异性。在来源于患者的成纤维细胞以及由诱导多能干细胞产生的运动神经元细胞中，Risdiplam 促进了外显子 7 的包含，产生全长的 FLmRNA，使全长 SMN 蛋白增加。此外还有治疗 DMD 的 Exondys 51（Eteplisen），该药针对 DMD 中特定类型的基因突变，通过跳过突变的外显子 51 来促进功能性的肌萎缩蛋白的产生，这是一种基于 ASO 的治疗方法，它可以改变前体 mRNA 的剪接模式。

寡核苷酸治疗还可以沉默或激活特定基因的表达。这可以调节基因的活性，而不改变其 DNA 序列。基因沉默可能是最常见的用途，其原理是设计特异性序列的寡核苷酸结合到靶向的转录后 RNA，并因此阻止翻译，同时还会激活 RNA 酶 H 介导的降解。相反，有几种策略可以实现基因激活，如抑制非编码 RNA 或调节启动子区域。

（五）细胞疗法与基因治疗结合

可诱导多功能干细胞技术和嵌合抗原受体 T 细胞（chimeric antigen receptor t-cell，CAR-T）技术结合，将经过遗传修饰的细胞移植到患者体内。如用于治疗早发型脑白质营养不良症（early-onset metachromatic leukodystrophy，MLD）的基因治疗药物 Libmeldy。MLD 是一种罕见的遗传性疾病，是患者体内一个用于制造一种名为芳基硫酸酶 A（arylsulfatase A，ARSA）的酶相关基因发生变异导致。Libmeldy 的治疗涉及从患者的骨髓或血液中采集干细胞，修改它们以替换有缺陷的 ARSA 基因，并将这些功能性的细胞通过静脉输液重新引入患者体内。这种治疗使用了外源性基因转导，即通过携带 ARSAcDNA 的逆转录病毒载体在体外转导 CD34+ 造血干细胞和祖细胞。这是一种自体基因治疗方法，意味着患者自己的干细胞经过基因修正，插入 ARSA 基因的功能性拷贝，然后这些细胞被返回到他们体内。

三、挑战

目前基因治疗还面对较多挑战，如针对中枢神经系统疾病应如何给药；CRISPR-Cas9 介导的基因治疗研究中不可忽视的脱靶效应；以及借助载体的不同会导致不同反应，基于 AAV 的疗法可能会引起免疫反应，并存在基因组整合和致癌的风险等。目前已被 FDA 批准的治疗儿童神经系统疾病的药物仅包括治疗 SMA 的 Zolgensma、Nusinersen、Risdiplam，治疗 DMD 的 Eteplirsen，治疗 MLD 的 Libmeldy。但在国内批准使用的药物仅有 Nusinersen 和 Risdiplam。由于上市时间短，尚缺乏大样本的长期随访研究数据。在后续随访过程中需监测药物治疗效果是否随时间持续，同时有的药物如 Zolgensma 只需终生 1 次治疗，需观察是否有重复治疗的必要。长期观察药物可能出现的不良反应或延迟性副作用。跟踪患者对治疗或载体产生的免疫应答。评估基因治疗对儿童正常成长和发育可能的影响。检查基因治疗是否影响了患者的基因组，并评估这些变化是否可能遗传给后代。监测认知发展和行为变化。定期评估患者的生活质量和功能状况，包括心理社会发展。跟踪患儿在社会交往和教育方面的进展。确保收集数据的完整性和保密性，并遵守数据保护法规。提供必要的支持给患者家庭，帮助他们应对治疗的长期影响。保护患儿的权益，确保随访研究符合伦理和法律标准。

需包括专家团队在内的跨学科合作，如遗传学家、儿科医生、心理学家和其他相关专业人士，以全面评估患者的状况。整个随访计划应符合国家和国际指南，以及相关的卫生政策。

四、患者管理

（1）全面了解疾病的基因表型和分子表型：需对患有特定神经系统遗传疾病的儿童进行全面的遗传学评估，包括通过高通量测序技术如全基因组测序和全外显子测序等方法识别病因，明确致病基因和变异形式，是否可实施精准治疗。作为疾病诊断和预防的标准工具，基因检测需易于获得和掌握。对疾病的表型进行详细记录，包括症状、疾病进程和生物标志物的变化，并整合基因检测结果到电子健康记录，以便于长期追踪和管理。利用 AI 技术进行复杂数据分析，以识别遗传病的模式和生物标记。开发智能诊断工具，以帮助医生更快地诊断和制订个性化治疗方案。发展个性化医疗计划，考虑患者的遗传背景、生活方式和偏好。

（2）可以利用 5G 高速网络实现远程医疗服务，提供即时的医疗资源和支持，支持大数据传输，提高遗传数据分析和远程监控的速度和效率。加强与患者和家庭的沟通，确保他们在治疗决策中有更多的参与和控制权。通过互联网平台分享医疗知识，提高患者和医疗提供者之间的沟通效率。使用云计算和网络资源，为疾病管理提供实时更新的数据库和资源。

（3）确保精准医疗和遗传病管理框架得到保险政策的支持和覆盖，与保险公司合作，开发合理的保险产品，减少治疗成本对家庭的负担。

（4）发展先进的健康记录系统，整合患者的遗传信息、医疗历史和治疗反应。提高安全的数据访问，以供医疗团队和患者共享和利用这些信息。

（5）设计用于长期追踪患者健康状况的管理计划，包括定期检测和健康咨询。提供持续的教育和心理支持，帮助患者和家庭适应和管理长期疾病。

以上所有的研究和治疗方案需遵守相关的伦理指南和法律法规，包括但不限于患者知情同意、数据保护和监管机构的批准。在整个开发过程中，与患者家庭合作，确保他们的需求和期望被理解和满足。提供教育和支持，帮助家庭理解疾病、治疗选择和可能结果。医生、遗传学家、研究人员、药物开发专家和伦理学家等多学科团队的合作是成功开发精准医疗框架的关键。

五、展望

FDA 对第一种基于 rAAV 疗法的批准代表着对安全有效的基因疗法的追求迈出了重要一步。尽管针对中枢神经系统基因治疗的发展受到对疾病机制理解、如何有效传递和转导目标细胞以及有效预防不良反应能力的限制，但随着近年来分子生物学、遗传学和影像学的迅速发展，结合多维度健康医疗数据的综合分析，人们对罕见神经系统疾病的发病机制和病理变化有了深入理解。同时分子诊断技术和基因编辑技术的飞速进步为疾病的诊断和治疗带来了关键突破。相信将基础研究与临床实践相结合，不仅有助于个体评估，也能实现早期诊断和治疗，从而提高患者预后。精准医学的研究有望推动罕见神经疾病诊疗水平迈向新高度。

第五节　儿童呼吸系统遗传相关性疾病的诊疗现状及对未来的展望

一、概述

广义的呼吸系统包括上下气道、肺部（肺实质、肺间质）和参与呼吸运动的组织器官，如胸膜、呼吸肌以及胸廓等结构，这些结构在胚胎发育的过程中均受到体内遗传物质的精确调控，因此，呼吸系统遗传性疾病可在上述任何部位起病并产生相应的症状和体征，这使得呼吸系统遗传性疾病种类繁多、病情复杂。而其中，以单基因病病种多，累积范围广，病情通常较重、预后差、危害大，给家庭及社会造成了极大负担。广义上的肺单基因病大多属于罕见病，除了直接源于肺部的遗传病外，还包括某些累及肺部的单基因遗传病。其分类主要包括：①累及气道的疾病：如原发性纤毛运动障碍、囊性纤维化等；②累及肺间实质的疾病：如肺泡蛋白沉积症、α1 抗胰蛋白酶缺乏症等；③累及肺血管的疾病：如遗传性毛细血管扩张症、肺泡毛细血管发育不良等；④累及肺淋巴管的疾病：如先天性淋巴管扩张症、淋巴管肌瘤病等；⑤与睡眠相关的疾病：如各种遗传性因素如软骨发育不全、唐氏综合征、普拉德 - 威利综合征等遗传性疾病引起的中枢性睡眠呼吸低通气综合征；⑥以呼吸系统症状起病或累及呼吸系统的遗传病，如杜氏肌营养不良等神经肌肉病，X 连锁无丙种球蛋白血症等原发性免疫缺陷，甲基丙二酸血症等遗传代谢病及如马凡氏综合征等其他综合征。

二、儿童呼吸系统遗传性疾病的诊疗现状

呼吸系统单基因遗传病具有三大异质性特点，分别是临床异质性、基因异质性和基因突变异质性。临床异质性指的是，同一个基因突变，临床表型不同；基因异质性指的是，相似的临床表型，却有着不同的基因突变及遗传方式；基因突变异质性指的是，不同的基因突变类型与临床表型不同具有相关性。正因上述这些特点，使得呼吸系统的遗传性疾病临床诊断不尽理想。一些呼吸系统遗传病，或者伴有呼吸系统受累

的遗传性疾病，其呼吸道临床表现往往具有非特异性，且这些患儿往往病程时间较长，可能反复就诊于不同的医疗机构，使得动态监测病情的变化成为难点，加之临床医生对于遗传学知识的缺乏、呼吸道遗传性疾病的认识不足，很多呼吸系统遗传性疾病的诊断常常无疾而终。另一方面，遗传性疾病的分子诊断技术及随之带来的精准医疗是目前遗传性疾病研究的前沿热点，随着基因检测技术的提升，以及多学科诊疗的成熟，越来越多的临床诊断不清的罕见病，其致病基因逐渐被发现并认识，其发病机制的研究也日新月异。但由于目前国内外分子诊断水平参差不齐、诊断技术价格昂贵、基因诊断结果解读差异等原因，使得很多家庭望而却步，或患儿家长花费大量时间、精力及金钱才能明确诊断。在治疗方面，同很多遗传性疾病类似，绝大多数呼吸系统遗传性疾病的病因治疗目前尚处于研究阶段或者临床试验阶段，尽管研究成果层出不穷，但从成果转化到市场的道路往往漫长而曲折，因此很多罹患呼吸系统遗传性疾病的患儿，即便通过基因检测技术得到明确诊断，也要面对高昂的治疗费用、漫长的对症治疗甚至面临肺移植或者无药可医的局面，严重影响患儿生存、生活质量，给及其家庭及社会带来了巨大的负担。综上所述，呼吸系统遗传性疾病的诊治现状，既有严峻的形势，但又有巨大的希望。

三、儿童呼吸系统遗传性疾病的展望

（一）从 CFTR 调节剂治疗看小分子药物的前景

囊性纤维化（cystic fibrosis，CF）是由囊性纤维化跨膜传导调节因子（cystic fibrosis transmembrane conductance regulator，CFTR）基因缺陷导致的一组遗传性疾病，在高加索人种中属于常见的遗传病，在我国属于罕见病。CF 可累及呼吸系统、消化系统、内分泌系统及生殖系统等全身多个系统，呼吸系统的主要表现为反复的喘息、慢性鼻窦炎以及频繁的肺部感染，CF 伴发变应性肺曲霉菌病、睡眠呼吸暂停、肺动脉高压等的风险也高于正常人群。汗液氯离子检测及基因检测是诊断的 CF 的重要依据。CF 的传统治疗方案包括抗感染、抗炎及气道分泌的及时清除，病情恶化时甚至需要肺移植。近年来，针对 CFTR 缺陷的特异性分子治疗取得了重大的进展，小分子药物通过重塑突变蛋白的功能，进一步改善了 CF 患者的临床表现，这类药物被称为 CFTR 的调节剂（CFTR modulators）。首先被开发出来的药物是 CFTR 增强剂（CFTR potentiators），它是一种作用于 *p.Gly551Asp* 突变的小分子药物。携带该突变的患者，其细胞膜上通道蛋白的功能是缺失的，CFTR 增强剂与突变的通道蛋白相互作用，增加其开放概率，以增强氯离子的跨膜运动。CFTR 增强剂通过修复氯离子转运蛋白，帮助气道上皮细胞分泌黏液，并帮助纤毛恢复正常的摆动。CFTR 增强剂的代表是依伐卡托（Ivacaftor），临床研究发现该药物可有效降低汗液氯离子浓度，改善肺功能，于 2012 年经美国 FDA 批准用于 6 个月以上的 CF 治疗。虽然实际上通过 Ivacaftor 治疗而受益的 CF 患者不到 10%，但其发现极大地促使了小分子药物治疗领域的快速转变，越来越多的临床试验致力于发现更多 CFTR 的调节剂。重大的突破来自于 CFTR 修正剂（CFTR corrector）的发现以及与 Ivacaftor 的联合使用，这类新的小分子药物用于修正 *p.Phe508del* 突变导致的蛋白质错误折叠，而 *p.Phe508del* 突变是多达 90%CF 患者所携带的基因突变，该类药物的发现必将造福更多 CF 患者。但研究发现单一使用 CFTR 修正剂是无效的，其与 CFTR 增强剂的联合使用可以改善 *p.Phe508del* 突变乃至纯合突变患者肺功能水平。研究表明新一代 CFTR 修正剂与替扎卡托和依法卡托共同组成的三联疗法在体外试验和临床试验均证实对基因型为 *p.Phe508del* 突变患者有效，三联疗法扩大了 CFTR 调节剂治疗的有效范围，有望使更多的 CF 患者受益。回溯囊性纤维化小分子药物的研发经历，可以发现通过小分子化学物质改变突变蛋白的结构，恢复其丧失的功能，能为某些遗传性疾病的病因学精准治疗提供新的思路；多种增强剂和修正剂的联合使用，也能从不同的方向进一步扩大修复范围，提升治疗效果，也能为遗传性疾病的药物方案决策提供新的方向。

（二）从 PCD、CPAP 的基因治疗看基因治疗的前景

原发性纤毛运动障碍（primary ciliary dyskinesia，PCD）是一组罕见的以常染色体隐性遗传为主的遗传性疾病，目前已经发现多达 50 种以上的基因突变与 PCD 相关。PCD 导致患者体内的运动纤毛的结构及功能缺失或异常，其呼吸系统表现为慢性鼻炎、鼻窦炎，反复的呼吸道感染、支气管扩张等，50% 的 PCD 患者具有内脏转位，联合鼻窦炎、支气管扩张组成的三联征被称为 Kartagener 综合征。通过电镜检查及基因检测是诊断 PCD 的主要方法。目前 PCD 治疗的重点是控制感染及清除气道分泌物，上述治疗手段虽然能在短时间内控制呼吸道症状，但长期仍无法改善疾病预后。而如果能明确 PCD 的特定基因型和潜在的发病机制，通过基因疗法修复特定的突变基因，实现部分或完全恢复患者的纤毛运动功能，就能够使得基因治疗成为 PCD 精准化治疗的一个可行方案。最初的尝试开始于 2009 年，Chhin 和其同事利用包含 *DNAI1* 基因 cDNA 的慢病毒载体尝试在体外恢复 *DNAI1* 基因缺陷，试图部分恢复气道上皮细胞的纤毛运动功能，而 *DNAI1* 基因是参与编码外动力蛋白臂（outer dynein arm，ODA）重要基因，其突变约占 PCD 患者的 10% ~ 14%。其后越来越多的研究开始聚焦 PCD 的基因治疗，但是这些研究面临一些巨大的挑战，首先，PCD 的致病基因序列体积较大，很难被现有的载体转运；而且，通过不同载体转录的基因，在体内产生不同的调控机制，有可能产生对机体负面的影响，一些转录的基因永久整合进宿主基因中，还会产生严重的副作用。针对这些挑战，研究人员使用基因编辑技术（gene editing）代替载体转录，继续为 PCD 的基因治疗提供新的方向。目前已经发现三种

不同位点的特异性内切酶，分别是锌指核酸酶（zinc finger nucleases，ZFNs），转录激活物样效应核酸酶（Transcription-activator-like effector nucleases，TALEN）以及 CRISPR/Cas9]。首先且唯一利用基因编辑技术治疗 PCD 的探索来自 2016 年 Lai 和其同事的研究，他们利用 TALEN 技术尝试在体外对 *DNAH11* 突变的细胞系进行基因编辑，以恢复部分纤毛运动功能。上述研究的出现表明，基因治疗在恢复纤毛运动功能上是可行的，进而能够在 PCD 的病因治疗、精准治疗上提供更多思路。

以 PCD 为代表，基因编辑技术在其他呼吸系统遗传病的研究中也有可能起到重要作用。先天性肺泡蛋白沉积症（congenital pulmonary alveolar proteinosis，CPAP）是一组由于编码肺表面活性物质（pulmonary surfactant，PS）的基因突变而引起的综合征。致病基因包括包括 *SFTPB*、*SFTPC*、*ABCA3*、*NKX2-1* 等，这些基因突变引起肺表面活性物质产生障碍，使无效表面活性物质在肺泡腔中不同程度的积聚，引起的肺换气功能障碍，进一步导致呼吸功能不全。CPAP 起病年龄早，患儿多起病于新生儿期，常表现为紫绀、呼吸窘迫、气促等新生儿呼吸窘迫综合征的表现，年长儿常表现为咳嗽、进行性气促、呼吸窘迫等，且不同基因突变所致的 CPAP 临床表现之间也具有明显差异。目前 CPAP 的主要治疗方式为全肺灌洗，但因其仍属于对症治疗，很多患儿最终因为严重的呼吸衰竭而需要肺移植治疗，该病整体预后较差。目前，基因编辑技术在 CPAP 的治疗上也有了一些思考。由于 CPAP 的致病基因主要在 II 型肺泡上皮细胞中表达，因此通过鼻腔或气道定向实施基因修正技术，改善 II 型肺泡上皮细胞对于肺表面活性物质的表达，成了较为吸引研究人员探索 CPAP 基因治疗的一个方向。但该技术目前仍面临的诸多挑战，载体的选择就是其中之一；另外，因为肺泡上皮细胞会自然更替，并非持续表达肺表面活性物质，因此需要在多大程度和数量上对 II 型肺泡上皮细胞进行基因修正以产生足够需要的肺表面活性物质，这些都是目前 CPAP 基因治疗探索的热点。

（三）从神经网络对 CSA 的分类看人工智能技术在呼吸系统遗传病诊疗上的应用

中枢型睡眠呼吸暂停（central sleep apnea，CSA）是睡眠呼吸障碍的一种，在儿童中其患病率远低于另一种形式的睡眠呼吸暂停，即阻塞型睡眠呼吸暂停（obstructive sleep apnea，OSA）。相较于 OSA 常见于一些上气道疾病或额面部疾病，CSA 则是由于睡眠期间呼吸中枢的驱动减少或暂停而引起的呼吸节律异常，导致深睡眠时患儿出现呼吸暂停、低氧血症、二氧化碳潴留，严重影响患儿睡眠质量，甚至出现生命危险甚至猝死。CSA 在儿童当中多见，部分类型的 CSA 与一些遗传性疾病相关，属于遗传性疾病在呼吸系统中的表现之一，在软骨发育不全、唐氏综合征、普拉德 - 威利综合征等遗传性疾病，以及杜氏肌营养不良等遗传性神经肌肉病当中，CSA 都较

OSA 更为多见。除 OSA 和 CSA 外，部分睡眠呼吸暂停患者兼具二者，称为混合型睡眠呼吸暂停（mixed sleep apnea，MSA），在睡眠多导监测中，可通过对睡眠呼吸暂停或低通气事件的分析对 CSA、OSA 及 MSA 三者进行区分。目前，随着人工智能技术的发展，人工智能神经网络（artificial neural network，ANN）可通过深度学习对不同类型的睡眠呼吸暂停进行分类。2004 年 Fontenla-Romero 和其同事开发了一种模型，通过搭建人工神经网络系统分析睡眠呼吸暂停患者的睡眠监测数据（气流及胸部信号），对睡眠呼吸暂停综合征进行分类，平均准确率为（83.78 ± 1.90）%；2009 年 M. Emin Tagluk 和其同事们利用类似的神经网络系统分析患者睡眠监测数据中的气流及腹部信号，并于纳入实验的患者的实际诊断进行对比，其中 OSA 的平均准确率为 84.88%，CSA 的平均准确率为 93.84%，MSA 的平均准确率为 78.15%，CSA 的平均准确率较 OSA 和 MSA 更高。基于神经网络的人工智能辅助诊断系统使得通过便携的智能可穿戴设备监测睡眠呼吸暂停成为现实。依托生命体征传感技术，人工智能算法对连续大数据进行深度学习，可形成个性化健康模型，用以检测 AHI 指数，其对睡眠呼吸暂停的判读结果与金标准的多导睡眠监测有较好的一致性。

神经网络系统在睡眠呼吸暂停分类诊断中的应用只是人工智能技术在呼吸系统疾病中应用过的冰山一角，而且 CSA 严格意义上属于遗传性疾病的呼吸系统表现，相较于更多呼吸系统遗传病来说，患病率更高，更为常见。绝大多数呼吸系统遗传病属于罕见病，病例数量稀少，接触过真实病例的医生也是相对较少，并主要集中在医疗资源发达的地区，这使得广大的儿童呼吸专科医生鲜有机会获得这些罕见的呼吸系统遗传病的诊疗经验。目前人工智能技术正处于发展的井喷状态，在诸如医学影像等领域上的表现可以媲美甚至超过一些高年资主治医师，国内众多大型三甲医院的影像科已经引入并广泛使用大数据、人工智能等技术进行肺结节的评估和早期肺部肿瘤的识别，而一些呼吸系统遗传病的肺部 CT 影像对于疾病的诊断具有重要的参考意义，而对海量图像数据的能力、深入挖掘可视化图像信息和深度学习正是人工智能技术的无可替代优势，假以时日必将在呼吸系统罕见病的影像学诊断上取得突破。

另外，大部分呼吸系统遗传性疾病的诊断依赖于基因检测，但不同的甚至同一种遗传性疾病的基因突变位点不同，且数量庞大而繁杂，不同的基因型与疾病表型之间的又有着复杂的关联，这使得检测时基因位点的选择以及检测后结果的判读带来了挑战。人工智能技术可以借助神经网络、知识图谱等先进技术，辅助临床医生选择合适的基因检测手段，并通过对检测结果的精准判读，提高临床决策的效率和准确率。人工智能已经在二代测序、基因型 - 表型整合分析、表型驱动诊断、罕见病数据库构建与挖掘等领域开展出众多辅助工具专注特定遗传性疾病的诊断。5G 网络建设和人工智能的结合也赋予了远程医疗技术以新的发展，使得全国乃至全世界各地的、各级的医疗机构都能获得高质量的医学指导，提升偏远地区遗传性疾病的识别、诊疗能力。

第六节　儿童心血管疾病精准诊疗的研究进展

众所周知，心血管疾病是全球主要死因，世界卫生组织公布 2012 年 1750 万人死于心血管疾病，占全球死亡总数的 31%。我国心血管疾病患者近 3 亿，死亡率占我国居民疾病死亡构成比首位。而心血管疾病如先天性心脏病、儿童心肌病等也是儿童主要死因之一，因此通过精准医学研究提升儿童心血管疾病的诊疗水平刻不容缓。本节就基因检测、基因编辑及基因治疗在儿童心肌病、先天性心脏病、遗传性心律失常中的研究做一概述。

一、儿童心肌病

心肌病是指非冠心病、高血压、瓣膜病和先天性心脏病所引起的心脏结构和功能异常的一种异质性疾病。心肌病主要包括扩张型心肌病、肥厚型心肌病、限制型心肌病、致心律失常性右室心肌病、特异性心肌病及未分类心肌病。心肌病病因复杂多样，是一种与遗传高度相关的疾病，儿童心肌病的遗传异质性较成人更强，先天性代谢缺陷和畸形综合征的占比较高，尤其是在婴幼儿患者中更为多见。

（一）肥厚型心肌病

肥厚型心肌病（hypertrophic cardiomyopathy，HCM）特征表现为原发性心肌肥厚、心肌细胞排列紊乱及纤维化，是青少年和运动员心源性猝死的最常见原因之一。研究表明，肌小节蛋白及其结构相关蛋白的编码基因变异是 HCM 最常见的病因，在成人 HCM 患者中占比达 40% ~ 60%；在除外先天性代谢缺陷和畸形综合征后，该类基因变异的发生率在儿童和成人患者中无明显差异。2019 年德国 Justus Liebig 大学对 36 例肥厚型心肌病患儿进行基因测序遗传分析，发现 78% 的患儿存在遗传缺陷，其中 42% 的患儿（15 例）在肌节蛋白编码基因中有致病性变异。目前已报道近 30 个基因与 HCM 发病有关，其中 10 个肌小节蛋白及其他相关蛋白编码基因的变异为明确致病基因（*MYH7*、*MYBPC3*、*MYL2*、*MYL3*、*TNNT2*、*TNNI3*、*TPM1*、*ACTC1*、*PLN*、*FLNC*），其中最常见的是 *MYH7* 和 *MYBPC3* 基因变异。其中，*MYBPC3* 错义突变在儿童发生率显著多于成人。基因疗法主要包括基因组编辑、外显子跳跃、RNA 反式剪接、基因替代和基因沉默，目前已在动物实验中取得诸多进展，通过外显子跳跃干预 *MYBPC3* 突变的小鼠，成功抑制了异常转录 mRNA 的表达，从而抑制了小鼠心肌肥厚的进展；且已成功将等位基因沉默技术应用于 α 肌球蛋白重链基因（*MYH6*）、肌球轻链蛋白 2 基因（*MYL2*）突变导致 HCM 的小鼠。但是由于多个疾病之间致病基因有重叠以及 HCM 患者基因型与表型之间并不一致，基因诊断及治疗仍面临诸多挑战。

（二）扩张型心肌病

扩张型心肌病（dilated cardiomyopathy，DCM）是以左心室或双心室扩大，并伴有心室收缩功能障碍的一类心肌病，是儿童心肌病中常见的类型之一，部分由遗传因素所导致。迄今为止报道的 DCM 相关致病基因超过 60 个，肌小节蛋白及其结构相关蛋白的编码基因变异是 DCM 最常见的遗传病因，其中，*TTN* 基因截段变异在成人中占比最高，但在儿童中比例相对较低。细胞骨架蛋白的编码基因（如 *DMD*、*SGCD* 等）变异、核被膜蛋白的编码基因（如 *LMNA*）变异、心脏离子通道蛋白的编码基因（*SCN5A*）变异都可引起 DCM。此外，*RAF1* 基因变异可导致非综合征型 DCM，多在儿童期发病。有研究表明，将整合 *δ-SG* 基因的腺病毒导入 TO-2DCM 大鼠心尖和心室游离壁，转染组大鼠室壁厚度明显增加，心室舒张功能及射血分数明显改善。不仅如此，Nagaya 等研究证实骨髓间充质干细胞（MSC）可在 DCM 大鼠体内分化为正常功能心肌细胞。但是迄今没有一项临床研究证实干细胞疗法可以改善扩张型心肌病患者的临床结局。

（三）限制型心肌病

限制型心肌病（restrictive cardiomyopathy，RCM）是儿童时期较为少见的心肌病。RCM 是以单侧或双侧心室充盈受限和舒张功能异常为特征，心室收缩功能正常或接近正常的一类心肌病，可分为原发性及继发性 RCM，原发性 RCM 儿童较成人多见。目前报道导致 RCM 的相关突变基因超过 20 个，与原发性 RCM 相关基因包括肌钙蛋白基因（如 *TNNI3*、*TNNI2*）、肌球蛋白轻链基因（如 *MYL2*、*MYL3*）、肌球蛋白结合蛋白 C 基因（*MyBP-C*）、肌钯蛋白基因（*MYPN*）、DES 基因等。有研究证实，以 E143K 肌球蛋白为靶点通过抑制其超收缩反应，可防止心脏病理性重构，但心脏移植仍是目前原发性 RCM 唯一有效的治疗方法。

（四）致心律失常性右心室心肌病

致心律失常性右心室心肌病（arrhythmogenic right ventricular cardiomyopathy，ARVC）是以室性心律失常和右心室收缩功能障碍为临床表现，以心肌组织被纤维和脂肪组织替代为病理特征的一类心肌病，儿童时期较为少见。ARVC 以编码桥粒蛋白的基因变异最为常见，但编码非桥粒蛋白的基因变异也会导致 ARVC 表型。ARVC 的致病基因中以 *PKP2* 基因为多见，其次为 *DSG2*、*DSC2* 和 *DSP* 基因，*TMEM43*、*JUP* 基因变异引起的 ARVC 少见。对于有临床症状 ARVC 患者的治疗，主要包括药物及非药物疗法，但这不能阻止疾病的发生发展。此外，研究表明，在表达突变的 pg-2057 del2 新生大鼠心室肌细胞中，SB 216763（一种 GSK3β 抑制剂）能阻止桥粒蛋白和缝隙连接重构；在发生 PKP2 突变的人类诱导多能性干细胞中，SB 216763 可逆转 ARVC 的形成过程；在过度表达缺陷 PG 蛋白的斑马鱼模型及大鼠心肌细胞中，SB 216763 分子可以阻止或逆转 ARVC 的表型表现。由此可见，该信号小分子可能是一种潜在的治疗手段，但尚未在人体中进行研究，有待进一步证实。

（五）代谢性心肌病

代谢性心肌病是一系列由代谢性疾病引起的继发性心肌病变，根据原发病的不同，可以呈现 HCM、DCM 或 RCM 等表型，通常在婴幼儿时期已有表现，常合并多脏器功能障碍。单基因代谢性心肌病的病因学分类尚无统一标准，糖原代谢疾病（如糖原贮积病）、脂肪酸氧化代谢疾病（如原发性肉碱缺乏症）、溶酶体疾病（如黏多糖贮积症、Fabry 病）以及线粒体疾病被认为是最常见的四大类，另外还包括氨基酸代谢疾病、过氧化物代谢疾病等其他类型。随着基因组学、代谢组学和蛋白组学等检测分析技术的不断提高，将会为遗传代谢性心肌病患者提供更加精准和快捷的诊疗手段。目前国外已有在动物实验的基础上，采用腺相关病毒介导的 GAA 基因治疗 Pompe 病已经进行了 I / II 期临床试验，此外，对于 Fabry 病的基因治疗也正在研发中，有望为此类疾病患者的治疗带来新的希望。

二、先天性心脏病

先天性心脏病（congenital heart disease，CHD）为胚胎发育中心血管发育异常所致，是新生儿最常见的先天性缺陷疾病之一。先天性心脏病的发生可能是单纯基因因素、环境因素或基因 - 环境相互作用导致的结果，其中由单纯基因因素导致的先天性心脏病仅占发病群体中的 30%。有研究表明，CITED2 基因的异常甲基化可能导致其转录活性的降低，使对应 mRNA 表达低下，提高先天性心脏病发病率。Sheng 等的一项研究发现 NKX2-5 基因体及 HAND1 启动子区的异常甲基化状态可能与法洛四联症患者的基因转录调控有关。此外，SCO2、APOA5、PCSK9 基因的变异也可引起 CHD 的发生。

三、遗传性心律失常

心律失常在儿童人群中猝死的发生率为每年（13 ~ 85）/100 万。2013 年，美国心律学会、欧洲心律协会及亚太心律学会共同发布了"遗传性原发心律失常综合征患者的诊断治疗专家共识"，首次提出了"遗传性原发心律失常综合征"，其中长 QT 综合征（LQTS）、儿茶酚胺敏感性多形性室性心动过速（CPVT）是儿童恶性心律失常和猝死的主要原因。LQTS 是一种心脏结构正常但心肌复极延迟的单基因遗传性心血管疾病，主要表现为心电图校正的 QT 间期延长，易发尖端扭转型室速导致晕厥甚至心源性猝死。目前报道的 LQTS 相关致病基因至少 16 个，明确的致病基因 9 个，

其中 *KCNQ1*（*LQTS1*）、*KCNH2*（*LQTS2*）和 *SCN5A*（*LQTS3*）3 个致病基因可解释约 75% 的患者。CPVT 是一种少见却严重的遗传性心律失常和离子通道病，表现为无器质性心脏病的个体在运动或激动时发生双向性、多形性室速导致发作性晕厥，其致病基因主要包括 *RYR2* 和 *CASQ2*。此外，遗传性病态窦房结综合征（SSS）指由遗传因素引起的心脏窦房结功能障碍并导致黑矇、眩晕、晕厥等临床表现的综合征，可见于无心脏结构异常或其他心脏疾病的胎儿、婴幼儿或儿童。遗传性 SSS 分Ⅰ、Ⅱ、Ⅲ、Ⅳ型，分别由 *SCN5A*、*HCN4*、*MYH6*、*GNB2* 4 个明确致病基因引起，占整个疾病基因突变总数的 85% ~ 90%。

随着人类基因组计划的进行和高通量测序技术的发展，心血管疾病方面大量的基因组信息已被掌握，人们迫切地需要了解基因的功能，并在此基础上对致病突变进行改造，从而达到对疾病治疗的目的。而基因编辑技术的不断发展，把通过改造基因治疗疾病变成了现实。基因编辑技术是直接对靶基因序列进行精准定位修饰的技术。随着人工重组核酸内切酶的开发与应用，研究者在真核生物，特别是哺乳动物中实现了精准高效的基因编辑，基因编辑技术得到了快速发展。1996 年出现了第一代基因编辑技术——锌指核酸酶（ZFNs）；2010 年出现了第二代基因编辑技术——类转录激活因子效应核酸酶（TALENs）；2012 年出现了第三代基因编辑技术——CRISPR-Cas9，从此开启了基因编辑技术领域的新篇章。这三代基因编辑技术都是利用重组核酸酶切割 DNA，引起 DNA 双链断裂，激活细胞内的 DNA 修复，从而实现基因编辑。CRISPR-Cas 系统主要由 Cas 基因和 CRISPR 序列组成，其中 CRISPR 序列由多个保守重复序列和间隔序列有规律地组成，而 Cas 作为一种核酸内切酶，主要起到"剪刀"作用，在对应的向导 RNA 引导下，可以识别并切割靶位点特定的互补 DNA 链。与 ZFNs 和 TALENs 相比，CRISPR-Cas9 技术能够实现由 RNA 介导的 DNA 编辑，为构建更简单高效的基因编辑工具提供了全新的思路。

第七节　儿童消化系统疾病精准诊疗进展

精准医学遵循因人制宜的思想，制订个体化治疗方案，使治疗更具针对性、安全性和有效性，其特点决定了其在儿科领域，尤其是先天性遗传疾病的诊断、治疗和预防中拥有广阔前景。现就精准医学在儿童消化系统相关疾病的诊治现状和治疗情况加以介绍。

一、先天性腹泻与肠病

儿童先天性腹泻与肠病（Congenital diarrhea and enteropathies，CODEs）属于

罕见疾病，多由于单基因突变所致。其发病机制与免疫缺陷或肠道上皮功能障碍有关。患儿发病年龄早，常在新生儿期起病，通常表现为持续、严重腹泻，部分合并多种肠外表现。CODEs 患儿常存在诊断延迟、治疗困难及较高病死率。随着二代测序技术的推广，对于 CODEs 发病机制认识逐渐加深，可对部分病例进行精准诊断。例如：肠道上皮酶及代谢障碍性疾病（包括蔗糖酶 - 异麦芽糖酶缺陷、乳糖酶缺陷、*DGAT1* 基因缺陷等），肠道内分泌细胞异常性疾病（包括 *PCSK1* 基因缺陷、Mitchell-Riley 综合征等），以及免疫功能异常相关肠病（如 IL10 信号通路相关基因 *IL10*、*IL10RA*、*IL10RB*、*CYBB*、*CYBA*、*NCF1*、*NCF2*、*NCF4*、*FOXP3*、*XIAP*、*LRBA*、*CTLA4* 等）。早期及时诊断有利于进一步精准治疗。复旦大学附属儿科医院消化科黄瑛教授团队于 2019 年发表文章《中国先天性腹泻与肠病患儿临床与基因学特点》。该文章通过基因测序的方式测序了 137 例患有先天性腹泻与肠病患儿的基因，结果发现 88 例患儿为单基因缺陷疾病，由 17 个致病基因突变所致，根据不同基因突变情况选择精准治疗极大改善了患儿的预后。例如：由于 IL10 信号通路相关的 *IL10*、*IL10RA*、*CYBB*、*CYBA*、*FOXP3* 等基因突变患儿接受脐血造血干细胞移植治疗；*SBDS*、*UBR1* 基因突变患儿接受胰酶替代治疗；部分肠道上皮代谢障碍相关疾病患儿可行特殊营养支持：如 *DGAT1* 基因突变可选用低脂肪喂养；*SLC5A1* 基因突变引起的葡萄糖 - 半乳糖吸收不良引起的水样泻患儿予以去碳水化合物特殊配方奶粉治疗。此外，部分单基因突变致病患儿亦可选用特定药物进行精准治疗：如 *IL1β* 抑制剂阿那白滞素可用于 *MVK*、*NLRC4* 基因突变患儿；*CTLA4-IgG* 可用于 *LRBA* 基因突变的患儿。有研究显示，接受二代测序后，超过 50% 的 CODEs 患儿可进行下一步精准治疗，证实二代测序技术有助于开展精准治疗，改善患儿预后。但目前仍有部分已识别的单基因致病 CODEs 病例，如 *CARMIL2* 基因、*RIPK1* 基因缺陷等，尚无有效治疗措施，仅能予支持性治疗，有待结合具体致病机制及相关通路开展进一步研究，寻求新的治疗措施。二代测序技术极大地缩短了 CODEs 诊断时间，对于临床明确的单基因 CODEs，可考虑进行 Sanger 测序或靶向基因检测，以助于加快诊断速度，早日开展进一步治疗；若临床可供诊断线索有限，则一般需进行全外显子组测序以确定可能致病基因。值得注意的是，全外显子组测序无法识别覆盖率较低的基因缺陷、大片段插入或缺失突变、剪接突变及内含子区域突变，故对于高度疑似单基因突变 CODEs 病例，必要时可考虑行全基因组测序或 RNA 测序。最新一项研究通过全基因组测序及相关后续动物实验显示，人类第 16 号染色体非编码序列肠道关键区域缺失是导致婴儿难治性腹泻的原因之一。该研究提示全基因组测序对于发现 CODEs 新致病基因可发挥更重要的作用。

二、先天性巨结肠

先天性巨结肠（Hirschsprung's disease，HSCR）属于一类致命性出生缺陷，其自然转归预后差，患儿表现为顽固性便秘、腹胀、生长发育迟缓，30% 的患儿合并多种其他畸形（如先天性心脏病、中枢神经系统功能异常等），6 个月内死亡率达50%～70%。鉴于先天性巨结肠本身的高度复杂性，期望以一种治疗方案惠及所有患者的可能性非常小。因此目前的关键是如何将精准医学付诸实践。随着第二代测序技术的不断革新，先天性巨结肠逐渐走向分子诊断进程。绝大多数与先天性巨结肠发病进程相关的易感基因大致可划分为三类：①与 RET 信号通路相关（*RET*、*GDNF*、*PSPN* 等）；②与 EDNRB 信号通路相关（*EDNRB*、*EDN3*、*ECE-1* 等）；③作用于RET 或 EDNRB 信号通路的转录因子（*SOX10*、*PHOX2B*、*ZFXH1B* 等）。但是，如何构建相应的多基因风险评估模型并将其应用于先天性巨结肠遗传风险预测，是目前亟待解决的难题。NGS 应用于临床诊断无疑加速先天性巨结肠走向分子诊断的进程。近期 *LuzónToro* 等借助 RET 等 26 个 HSCR 易感基因构成的 panel，对 11 位 HSCR 患者进行 NGS 靶向测序，其中 13 个编码区突变位点及 11 个调控区突变位点均被证实与 HSCR 相关，其认为该 NGSpanel 可作为一种快速、有效的方法来鉴别 HSCR 患者遗传背景。另外，一项基于全外显子测序的研究进一步发现在先天性巨结肠家系样本中存在高度遗传异质性。但将精准引入复杂疾病分子诊断注定是一个漫长的过程；引入基于系统水平的研究方法十分必要，即将基因组学、表观遗传学、蛋白质组、代谢组、转录组等相互结合分析基因型 - 表现相互关系及其相应分子机制。

三、遗传代谢性肝病

遗传代谢性肝病是指因基因突变所引起的肝脏代谢障碍性疾病。不同基因缺陷引起的遗传性代谢性肝病的临床表现各异，同一基因缺陷引起疾病的严重程度和对治疗的反应也差异显著，因此，早期基因诊断对改善患者的临床管理具有重要价值。此外，在治疗方面，靶向治疗和基因治疗等技术的快速发展使得未来对遗传代谢性肝病患儿的个体化精准治疗成为可能。

（一）Crigler-Najjar 综合征

Crigler-Najjar 综合征是一种罕见的遗传性代谢疾病，由尿苷二磷酸葡萄糖醛酸转移酶 1A1（*UGT1A1*）基因突变引起，其通过影响 *UGT1A1* 的表达及其酶活性，使胆红素代谢减慢，导致高未结合胆红素血症，进而引起游离胆红素在血清和身体所有组织中潜在致死性蓄积。目前唯一的治愈方法为肝脏移植。Génethon 开发的基因疗法GNT0003 治疗 Crigler-Najjar 综合征的 1/2 期临床试验结果在《新英格兰医学杂志》上发表。该研究结果显示，利用腺相关病毒 8（AAV8）载体表达编码 *UGT1A1* 的转基因，旨在通过一次性治疗，让患者的肝脏细胞自己生成 *UGT1A1*，降低胆红素水平。在安全性方面，没有发现严重副作用，出现的不良事件包括肝酶水平升高和头痛，但这些症状均可得到解决。这也是肝脏遗传代谢性疾病中首次通过临床试验证明基因疗法的疗效。

（二）鸟氨酸氨甲酰基转移酶缺乏症

鸟氨酸氨甲酰基转移酶缺乏症（Ornithine transcarbamylase deficiency，OTCD）是尿素循环障碍中最常见的一种遗传性代谢病，是由于鸟氨酸氨甲酰转移酶（Ornithine transcarbamylase，OTC）基因突变导致的一种以高氨血症为主要表现的遗传代谢性疾病。本病又称为"高氨血症 2 型"，属于 X 连锁不完全显性遗传代谢病。2020 年，宾夕法尼亚大学开发了一种不依赖于插入突变的 CRISPR-Cas9 介导的基因靶向方法，该方法利用了一种"双重"AAV 载体系统，并在鸟氨酸氨甲酰基转移酶缺乏症的小鼠模型实验了该基因靶向方法。

（三）肝豆状核变性

肝豆状核变性（Hepatolenticular degeneration，HLD）又称 Wilson 病（Wilson's disease，WD），是由于 *ATP7B* 基因编码的一种铜转运蛋白异常所致铜在肝脏、脑组织等过量沉积，进而引起肝功能损伤、肝硬化、脑基底节尤其是豆状核变性、肾损害及角膜色素环等临床表现。该基因主要的突变类型为 SNV 和 Indel（98%），也有少量的拷贝数变异报道。肝豆状核变性的基因检测方式包括常见点突变的聚合酶链反应检测、全基因组测序、新一代测序和多重连接探针扩增技术；一旦发现致病突变，可以进行生育指导，减少患儿出生及加强早期干预，降低家庭负担。目前肝豆状核变性的治疗主要通过减少铜的摄入、终身使用螯合疗法、锌剂等方式去除体内过量的铜来治疗，但因其药物相关副作用，临床需求仍未满足。未来基因治疗可能是肝豆状核变性的新疗法。其旨在向肝细胞提供足够数量的有功能 *ATP7B* 蛋白，在肝脏及神经系统症状发作之前的疾病早期阶段恢复铜代谢。目前的基因治疗尚处于动物研究阶段，主要包括以病毒载体的基因治疗和基于 CRISPR-Cas9 基因编辑系统的基因治疗。早期研究提示，应用腺病毒或慢病毒为载体转导 *ATP7B* 基因对大鼠进行治疗后，可以检测到铜跨膜转运蛋白在肝脏中表达，使铜蓝蛋白的代谢及铜经胆汁排泄恢复正常，但因其治疗效果的暂时性及安全性等问题，暂不推荐用于 WD 的治疗。近年来，AAV 载体因其具有可以接到基因长期表达、转染效率高、特定组织嗜性（AAV8）、表达水平高、无插入诱变等风险，使得 AAV8 载体被广泛用于 WD 小鼠的治疗。Murillo 等在研究中用编码人 ATP7B cDNA 的 AAV8 载体转导了 WD 小鼠模型的肝脏，发现治疗后血清转氨酶降低、肝脏铜含量降低，血清铜蓝蛋白升高。值得注意的是，使用重组 AAV 治疗 WD 可能面临的主要限制是对载体产生急性反应，这将加剧肝损伤，或者产生免疫反应，导致转导的肝细胞被消除。基因组编辑工具 CRISPR-Cas9 通过对 crRNA 和 tracrRNA 进行改造并连接在一起，得到小向导 RNA（small guide RNA，sgRNA），在 sgRNA 的指引下，Cas9 蛋白与 DNA 靶序列邻近原始间隔区相邻基序的特定位点相互作用并引起 DNA 双链断裂。DSB 的产生可诱导两种 DNA 修复途径：同源重组修复和非同源末端连接重组修复。利用这两种修复途径可实现基因组编辑的目的并应用于基因治疗中。基因组编辑工具 CRISPR-Cas9 为单基因遗传疾病和感染性疾病提供了一种新的基因治疗潜力工具。2019 年，Liu 等首次通过 CRISPR-Cas9 替换了小鼠模型中 *ATP7B* 基因的第 8 外显子。近期，Pohler 等使用 CRISPR-Cas9 基因编辑在 HEK293T 细胞中产生 *ATP7B* 点突变，以模拟 WD 相关基因型，然后通过使用单链寡核苷酸来纠正这一突变，模拟了体外 WD 点突变的基因校正。结果表明，CRISPR-Cas9 介导的 *ATP7B* 点突变校正是可行的，并有可能应用到临床上。尽管基因疗法在模式动物研究中已显示出良好的治疗前景，但其确切疗效和安全性仍需大量临床试验证实。

（四）糖原累积症

糖原累积症是一种因为糖原合成或分解过程中的特异性酶障碍而引起的先天性糖代谢异常疾病，主要涉及肝脏、肌肉组织和脑组织中的糖代谢异常；大部分均是常染色体隐性遗传病，主要有 16 种类型。

糖原累积病 - Ⅰ型（Glycogen storage disease Ⅰ，GSD-Ⅰ）是一组由基因缺陷导致糖原分解障碍的常染色体隐性遗传疾病，是肝糖原累积病常见的类型。包括 2 种亚型：葡萄糖 -6- 磷酸酶（ Glucose-6-phosphatase，G6Pase，G6PC ）缺陷的 GSD-Ⅰ a 型（ 80% ）和葡萄糖 -6- 磷酸转运酶（ glucose-6-phosphate translocase，G6PT ）缺陷的 GSD-Ⅰ b 型（20%）。GSD-Ⅰ型患者的临床表现包括肝肾肿大、矮小、低血糖、高乳酸血症、高尿酸血症等。G6PT 不仅参与糖原分解，还在中性粒细胞的呼吸爆发功能中发挥作用。所以，GSD-Ⅰ b 型患者不但有 GSD-Ⅰ型的共有临床表现，还会并发中性粒细胞减少和功能障碍。

DTX401 是 Ultragenyx 开发的研究性 AAV8 基因治疗疗法，针对糖原累积症Ⅰ a 型，旨在天然启动子的控制下实现 G6PC 的稳定表达和活性。DTX401 以单次静脉的形式给药，并已在临床前研究中证明可改善 G6PC 活性并降低肝糖原水平。在 1/2 期研究中，没有报告输液相关的不良事件和治疗相关的严重不良事件。ZFN 基因编辑，是另一种基因治疗的思路。通过在基因组 *ROSA26* 这个位点上切开并插入 G6PC，使得 G6PC$^{-/-}$ 细胞重新表达 G6PC。值得注意的是，*ZFN* 基因编辑会把外来基因整合进入肝细胞基因组中，因此还会带来其他风险。此外，伴随着 mRNA 的修饰、递送等技术的发展，基于 mRNA 的蛋白质替代治疗应运而生；其通过注射 mRNA 转染至体细胞后翻译出蛋白质，以替换异常蛋白质或作为缺乏蛋白质的补充。mRNA-3745 是一款编码 G6PC 的 mRNA 疗法，用于治疗 GSD- Ⅰ a。初步数据显示在已经接受静脉输注 mRNA-3745 治疗的两位患者中未发现严重不良事件和实验室检测指标的具有意义的改变。而且在接受治疗后，两位患者在接受空腹挑战测试时血糖水平均能在更长时间维持在低血糖阈值以上。同理，利用 AAV8 载体，通过在小鼠中重复注射编码 G6PT 的 mRNA，可使小鼠肝脏 G6PT 活性得到一定恢复。这也为 GSD-Ib 型的基因治疗提供新的方法。

四、乙型病毒性肝炎

慢性 HBV 感染的特征是共价闭合环 DNA（cccDNA）的持续存在，这是一种独特的 DNA 结构，在肝细胞的细胞核中形成对 HBV 感染的响应。更重要的是，HBV 的 DNA 可以融入人类基因组，成为表面抗原（HBsAg）的来源。目前用于治疗 HBV 感染的抗病毒药物主要包括核苷类似物和干扰素两大类，两者合理联用已可以实现临床治愈。乙肝的完全治愈主要指 cccDNA 和整合 HBVDNA 的完全清除。实现完全治愈主要有两种策略：一是通过安全清除受感染的肝细胞，这需要通过诱导免疫调节来实现；二是通过清除 cccDNA 或永久沉默 cccDNA 转录。由于 HBV 感染宿主后形成的 cccDNA 十分稳定，且部分 HBVDNA 能整合到人类基因组中，导致对 HBV 的完全清除十分困难，慢性乙肝完全治愈至今未能实现。2022 年 9 月，BeamTherapeutics 公布了在研乙肝基因编辑类新药胞嘧啶碱基编辑器（CBE）的临床前数据。数据显示，CBE 可以靶向 HBV 基因组的 cccDNA 和整合 HBVDNA，在不引起双链 DNA 断裂的情况下引入精确和永久的终止密码子 / 错义突变，在达到沉默 HBV 基因的同时最大限度地减少染色体重排 / 缺失风险。在体外细胞实验中，向导 RNA 能够引导 CBE 靶向 HBV，并在其 DNA 中引入终止密码子，从而导致 HBV 病毒相关标志物的大幅减少。此外，在 HBV 感染的小鼠模型中进行了体内动物实验评估；结果亦显示，CBE 治疗可导致 HBV 小鼠血清中 HBV 病毒相关标识物持续减少。上述研究也为实现慢性乙肝完全治愈带来新的希望。

第八节　肾脏疾病精准诊疗的研究进展

一、肾脏疾病认识发展历程回顾

　　纵观医学发展史，任何疾病的研究都不应离开对其发展历程的认识，肾脏疾病亦是如此（图 6-8-1）。人类对肾脏疾病的认识和研究经历了漫长的过程，最早有关肾脏疾病的记载见于古埃及时期，公元前 3200 年，古美索不达米亚的楔形文字记录了有关肾脏的疾病，如血尿、结石所致的肾积水和肾囊肿。随后经过对肾脏疾病相关临床症状的观察，科学先驱们总结并推论着相关肾脏疾病的诊治，希波克拉底描述了尿路结石及其他泌尿系症状，包括尿痛，排尿困难，尿失禁，尿潴留，他也描述了肾绞痛、肾结核和慢性肾感染，依希波克拉底所述，肾结石是因为喝了含过多矿物质的水；希波克拉底还在书中写道："尿中有泡沫提示有慢性肾病，无色尿是不好的表现，突发血尿提示肾脏小血管破裂"。此后在前辈研究的基础上，随着科学研究方法的进展。1695 年尿蛋白首次露出面目：德克斯把一位肺痨患者的尿液煮沸，然后加入几滴醋酸，发现尿液中出现了混浊——这是人类第一次发现尿蛋白；1811 年尿蛋白被发现是水肿病的特征：威尔斯观察到 60% 的水肿患者尿蛋白是阳性的，由此人们开始探索尿蛋白和水肿病的关系；1827 年慢性肾脏病露出庐山真面目，布赖特通过病理解剖指出：大部分水肿病，其实是肾脏出现的病变，自此人类第一次认识到了世上存在一种疾病：慢性肾脏病，开启了现代临床肾脏学，布赖特被认为是现代临床肾脏病学之父。进入 20 世纪后，肾脏疾病进入了快速发展时期，检验技术突飞猛进，肌酐、尿素氮、肾小球的滤过率、尿比重、肾血流量等检测方法在 20 世纪初相继面世；20 世纪初恰好也是免疫学高歌猛进的发展时期，此时的肾病学者们发现，慢性肾炎主要是由免疫炎症引起的，免疫学的发展，在更深刻的层面上彻底革新了医学界对肾炎的认知；肾病的检验技术和发病机制双双取得突破，预示着治疗方法即将问世。1923 年，德国首先采用腹膜透析治疗肾衰竭患者，虽然当时技术不成熟，还不能用于尿毒症的长期治疗，但它开辟了肾脏替代疗法的新纪元。1948 年，糖皮质激素药物问世，菲利普·亨奇医生首次将激素应用于一位饱受病痛折磨的风湿免疫病患者，这位患者仅用 8 天便神奇般地行走如初，震惊科学界，激素仅用了短短两年的时间便获得诺贝尔生理学或医学奖（创造最快纪录），也给肾病带来了一种新药。1951 年意大利开展了第一例经皮肾穿刺活检术，肾穿刺的发展，帮助我们发现了微小病变肾病、膜性肾病、局灶节段性肾小球硬化等多种肾病，为各类肾病的临床治疗奠定了基础。1954 年世界上第一例肾移植手术成功，美国医生首次在同卵双胞胎兄弟之间成功进行了肾移植。此后各种肾脏病学会成立，肾脏病成为一个独立的学科。随后，普利类药物的问世、病理分级的诊断、利妥昔单抗的上市，肾脏病诊治逐渐进入了循证主导的规范时代。然而面对慢性肾脏病，治疗手段虽然已经取得了长足的进步，有效控制了相关并发症，延长了生存期，但是仍然没有特效药，甚至连病因都还没有研究明白。如何进一步探索肾脏疾病的诊治，精准医疗能否助力肾脏疾病的研究，这些问题值得深入探讨。

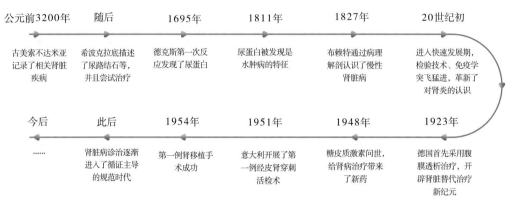

图6-8-1　肾脏疾病认识的发展历程

二、精准医疗助力肾脏疾病的发展

国际上先后开展了几项大型的肾脏病的队列研究，例如欧洲肾脏 cDNA 样本库，以及北美人群的肾病综合征研究网络和临床表型及生物资源样本库，这些队列研究为精准医学奠定了良好的基础。多个研究已经证明了肾脏病学中开展精准医学方法的可行性，例如在非洲裔的患者中确定了 APOL1 基因多态性等。肾脏病学中精准医疗的目的之一是确定比经典的血清肌酐或蛋白尿更能短期内预测治疗成败的生物标志物，2016 年来自西奈山伊坎医学院的 Christina M. Wyatt 和 Detlef Schlondorff 总结了精准医学在肾脏病学中的应用，提出通过分子学途径确定特定的生物标志物和发展新的治疗方法，改善患者的临床预后。

慢性肾脏病（chronic kidney disease，CKD）在全球疾病病死率中排在第 11 位，有统计显示 2012 年中国 CKD 发生率达 10.8%，患者数量约 1.2 亿人；并且近十年来 CKD 增长率攀升，进展至终末期肾病的数量逐年递增（新增 > 4.5 万 / 年），且归因于 CKD 死亡的人数增加 33.7%。CKD 致残率和致死率的增幅，在所有慢性疾病中也位居前列，加剧了社会和家庭的经济负担。但是由于人体肾脏模型的缺乏限制了开发治疗或预防肾脏疾病新药的能力，因此科学家们一直在努力开发能准确代表人类肾脏结构和功能的肾脏模型。在精准医疗迅速发展的时代背景下，来自美国华盛顿大学、密歇根大学、加州大学圣地亚哥分校、印第安纳大学医学院和肾脏精准医疗项目

（kidney precision medicine project，KPMP）联盟的研究人员在了解和治疗肾脏疾病方面取得了重大突破，绘制出最全面的人类肾脏组织图谱。来自这种肾脏组织图谱的数据可以将健康的肾脏细胞与因肾脏疾病而受伤的细胞进行比较，帮助科学家们了解导致肾脏疾病进展、肾衰竭或从损伤中恢复的因素。精准医学探索的是更加个性化的治疗方法，而不是"一刀切"的肾病治疗方法。

IgA 肾病是常见的原发性肾小球疾病，主要流行于亚洲地区，有 13% ~ 22% 的患者会在 10 年内进展为终末期肾脏病，现有 IgA 肾病的对因治疗方案为免疫抑制疗法，然而免疫抑制疗法的不良事件发生率较高，容易导致感染、治疗中断。事实上，IgA 肾病在不同种族中的患病率、病理改变、对治疗的反应有显著差异，这表明基因变异是 IgA 肾病发生发展的重要因素，而治疗方案的选择也应该考虑患者的基因。借助于精准医学理念和技术，一项大型研究纳入了 10146 例肾活检确诊为原发性 IgA 肾病的患者，IgA 肾病组和对照组接受了全基因组检查。该研究除了再次证明了 30 个已知基因变异位点与 IgA 肾病的发生发展相关以外，还发现了 16 个新增基因变异位点，并且研究了相关位点变异对 IgA 肾病发展的影响。研究人员同时还对小鼠的基因进行了处理，发现基因突变与炎症信号通路、细胞因子配体和受体的改变显著相关。再结合临床数据，研究人员提出按照患者的基因变异情况给药可能是治疗 IgA 肾病的最优解。

因此，精准医学将会进一步助力我们对肾脏疾病诊治的深入认识，精准诊断精准治疗将是我们借助现代技术手段不断努力的方向。

第九节　基因治疗和感染性疾病

基因治疗作为分子医学的一项新研究，将在不久的将来对人类健康产生重大影响。近年来，其运用范围不断扩大，在治疗单基因疾病和癌症方面取得了一些成功，并正通过各种基因递送载体在临床试验中研究和治疗许多类型的疾病，其中就包括被考虑用于治疗严重的传染病和开发相应的疫苗。人类免疫缺陷病毒/艾滋病毒（human immunodeficiency virus，HIV）是基因治疗在感染性疾病的重点关注和研究的对象。尽管抗反转录病毒疗法可以控制大多数患者的艾滋病毒感染，但由于该病毒具有高诱变率、颠覆宿主免疫系统以及能够长时间潜伏于存活的 T 细胞的特点，目前尚无针对该病毒的疫苗或治愈方法。这一严酷现实的唯一一例外是所谓的柏林患者，他在接受带有缺陷 CCR5 基因（CCR5D32）捐赠者的骨髓移植后，艾滋病毒似乎已被治愈。该病例让人们对基因疗法用于对抗 HIV 的潜力感到兴奋。此外，最近的新型冠状病毒病 COVID-19 大流行证明了，利用重组病毒和含有 mRNA 的脂质纳米粒子可针对暴发流行的病毒株快速开发有效且安全的疫苗，为感染性疾病的预防提供帮助。下面将从不同的基因治疗策略入手，讨论这些基因编辑技术在感染性疾病的治疗和预防中的运用。

一、破坏病毒的进入受体

在 HIV 感染的情况下，基因破坏技术通过将 *CCR5* 突变引入自体淋巴细胞或前体造血干细胞 / 祖细胞中，提供了复制柏林患者病例的潜力。*CCR5D32* 突变在欧洲人群中相对常见，并且与任何主要有害表型无关。通过将针对 *CCR5* 的工程化锌指核酸酶包装到腺病毒载体中，Perez 等首次证明基因编辑可以在培养物和人源化小鼠中保护人类 CD4⁺T 细胞免受 HIV 感染。在使用该策略进行的一项临床试验中，自体 T 细胞可以在体外进行修饰和扩增，从而在回输时安全有效地植入 HIV 阳性患者。令人鼓舞的是，当患者退出 ART 治疗时，观察到修饰的 CD4⁺T 细胞的消耗速度比未修饰的细胞慢。

除了这些初步试验外，正在开发的其他 *CCR5* 编辑破坏策略包括使用 *ZFN* 靶向 *CCR5* 中的替代位点或使用 Cas9-sgRNA 构建体、替代递送系统，例如非整合慢病毒载体或电穿孔的体外 mRNA 转录和通过修饰自体 HSPC 来替代靶细胞。而 CCR5 破坏策略的一个潜在缺点是缺乏对可使用替代辅助受体（例如 *CXCR4*）的 HIV 毒株的影响。

基因编辑技术还可用于破坏其他病毒的进入受体。RNAi 或可溶性抑制剂的实验表明，破坏进入受体可能是对抗丙型肝炎病毒和登革热病毒等其他病毒的可行策略。期待更多研究来验证是否可以安全破坏这些目标。

二、直接针对病毒基因组

除了可以破坏病毒受体，还可以设计靶向核酸酶来直接识别病毒遗传物质。这种方法在艾滋病毒治疗研究中特别有吸引力，因为它提供了一种破坏潜伏的艾滋病毒的途径。核酸酶可以靶向病毒基因组中的编码区，以灭活必需的病毒基因，或靶向控制病毒转录和复制的侧翼及末端重复序列（LTR）。HIV 失活可能是由于目标区域受到破坏，或者是因为针对 LTR 的核酸酶可以通过在原病毒基因组两端创建双链断裂来切除大部分 HIV 基因组。已经报道了使用 ZFN、TALEN、CRISPR-Cas9 系统的类似方法。除了核酸酶活性外，Cas9 变体还针对 LTR 引起转录激活，从而激活潜伏病毒。这些方法可以与其他针对活跃复制病毒的策略结合起来，促进病毒根除。

与艾滋病毒一样，慢性乙型肝炎病毒（HBV）感染目前可以通过抑制病毒复制的药物来控制。然而，这些方法并不能清除 cccDNA 基因组，该基因组可能保留在受感染的肝细胞内。许多研究人员已经证明了 CRISPR-Cas9、ZFN 或 TALEN 在体外清除受感染细胞中 HBV cccDNA 的能力，以及基于通过流体动力注射将 HBV DNA 和 CRISPR-Cas9 共同递送至肝细胞的体内模型。其他病毒包括人乳头状瘤病毒、EB 病毒、单纯疱疹病毒等，DNA 基因组均已被 CRISPR-Cas9 靶向。

尽管迄今为止破坏病毒基因组的大多数努力都集中在 DNA 病毒上，但裂解 RNA 基因组也是可能的。典型的化脓性链球菌 Cas9 需要非靶标 DNA 链上的一段原间隔相邻序列（PAM）。通过提供反式 PAM 作为 DNA 寡核苷酸，也可以靶向 RNA 分子。另外，已经鉴定出 CRISPR-Cas9 家族的其他成员具有 RNA 靶向能力，可以靶向真核细胞中的丙型肝炎病毒（1ssRNA 基因组）。最后，针对病毒遗传物质的核酸酶表达也可以被设想为一种预防感染的机制，而非消除感染。

三、抗病毒因子的系统表达

使用循环抗病毒因子（例如抗体）进行长期被动免疫是另一种可以使用基因治疗方法变得更加实用的策略。广泛中和抗体（bNAB）是一类有趣的抗 HIV 因子。这些抗体仅存在于一小部分患者中，但对多种 HIV 分离株有效，并且它们的出现需要病毒和抗体反应之间长期的共同进化。由于这些原因，bNAB 是被动免疫的绝佳候选者。事实上，注射 bNAB，例如 3BNC117 和 10-1074 的临床试验已经在人类受试者中进行，并显示出通过多种机制控制 HIV 的前景。

载体被动免疫是将编码保护性抗体或抗病毒蛋白的合成基因递送至组织。为了实现抗病毒因子持续、内在地产生，研究人员使用 AAV 载体进行肌肉定向基因转移。这些载体已被用于在小鼠和猕猴中表达 bNAB 或免疫黏附素构建体，并已被证明可以提供针对 HIV 或猿猴免疫缺陷病毒的保护。已有细胞和动物试验证实，使用 AAV 载体进行广泛且有效的双特异性中和抗体基因递送，可产生针对 HIV-1 的被动免疫。而在人类的两项临床试验中，AAV 介导的 bNAB 抗体递送由于受到抗药物抗体的诱导的限制，并未达到预期效果。因此，新近的研究则尝试通过 mRNA 和 B 细胞基因工程的方式递送 bNAB。

作为 bNAB 的替代品，能够中和 HIV 的可溶性受体也被考虑用于内在表达。其中一种构建体是一种称为"eCD4-Ig"的免疫黏附素，它整合了 HIV 受体 CD4 的胞外结构域以及 IgG-Fc 区域和 CCR5 模拟肽。由于 HIV 能够识别其结构域，eCD4-Ig 同样具有广泛的中和能力。已有研究使用表达恒河猴 eCD4-Ig 构建体的 AAV 载体进行肌肉定向基因转移，可保护猕猴免受猿猴人类免疫缺陷病毒的攻击，同时其相对于 bNAB 表现出较低的免疫原性。

此外，人们还正在探索 AAV 载体表达抗体，以预防高危人群（例如婴儿、老年人和免疫功能低下个体）的呼吸道病毒感染。胸腔内注射表达单克隆抗体（帕利珠单抗）的 AAV 载体（目前用于预防），可实现持续表达并保护其免受呼吸道合胞病毒（RSV）感染。同样，AAV 介导的广泛中和流感抗体在骨骼肌或肺中的表达可以保护小鼠（包括免疫缺陷小鼠）免受各种流感病毒的侵害。

作为实现长期表达的替代策略，同源定向修复介导的基因插入也可用于将基因片段整合到基因组中的特定位点，从而表达分泌性抗病毒因子。其中一个目标是肝细胞中的白蛋白位点，它正在被开发为一个通用平台，以促进循环中蛋白质的表达，也可将其设想作为表达抗病毒因子的策略。最后，免疫细胞本身也可以被修饰以表达此类分子。

四、引入其他病毒抵抗因子

许多抗病毒因子被认为是基因治疗方法表达的潜在候选因子。在 HIV 中，这些因素包括融合抑制剂、基因诱饵或反式显性变体，以及在 HIV 进入后发挥作用以阻止病毒复制的内源性因子（即 TRIM5a、tetherin 和 APOBEC3G）。对于这些内源性因子，病毒已经进化出机制来避免它们在人类宿主中发挥作用。同样，全基因组关联研究已经确定了增强 HIV 感染性的依赖性因素，或能更好地控制 HIV 相关的基因变异。总之，这些提供了可以引入细胞或操纵以增强 HIV 抵抗力的靶标。

五、增强免疫功能

旨在增强免疫功能的基因疗法是另一个正在考虑用于治疗传染病的有趣领域。通过离体修饰导致病原体特异性 T 细胞受体或 CAR 的表达，从而将 $CD8^+T$ 细胞重新定向到 HIV 感染细胞。而生产 HIV 特异性的 CAR-T 细胞主要使用 bNAB 或 CD4 以提供识别结构域。最新针对 HIV gp120 包膜糖蛋白的 CAR-T 细胞已被用于靶向 HIV 感染细胞，显示出有希望的结果。并且类似的技术被用于修饰 HSPC，后者可分化为功能性 HIV 特异性 T 细胞和自然杀伤细胞，抑制人源化小鼠体内的 HIV 复制。然而，考虑到免疫耗竭在 HIV 发病机制中的作用，这些策略可能还需要结合癌症研究中的开发策略，例如，可以通过 Cas9 介导的程序性细胞凋亡蛋白 1（PD-1）的耗竭来增强 CAR-T 细胞抗肿瘤活性。上述增强免疫功能的 CAR-T 细胞技术除了可用于治疗 HIV 外，目前也正在研究用于其他病原体，例如用于 EB 病毒相关血液恶性肿瘤患者的治疗。

六、抗菌策略

尽管迄今为止大多数基因疗法都针对病毒感染，但抗生素耐药性的增加意味着人们对使用基因疗法来针对细菌感染也越来越感兴趣。一种方法是利用限制噬菌体的趋向性来修饰噬菌体以感染特定细菌，并且可以对其进行工程改造以表达对致病菌有毒但对共生菌无毒的 CRISPR-Cas9 构建体。或者，非病原细菌已被基因修饰用于多种目的，包括表达用于疫苗接种的异源抗原、破坏病原细菌之间的通信，或作为分泌抗毒素或抗菌剂的工厂。此类细菌分泌效应因子的潜力不仅限于细菌感染，例如引入了经过改造的乳酸杆菌，可分泌一种 HIV 进入抑制剂，从而为猕猴提供了部分保护，使其免受阴道内 SHIV 攻击。

七、针对感染性疾病的新型基因疫苗的研发

关于病毒感染的预防，传统的疫苗一方面无法针对引起慢性或反复感染的病毒（例如 HIV、单纯疱疹病毒或 RSV）提供持久的保护；另一方面，对于流感等快速变异的病毒，还面临着适应每年新出现的病毒变种的挑战。此外，当急性病毒性疾病如 2014—2016 年埃博拉和寨卡病毒的暴发以及新近 COVID-19 大流行出现时，建立比传统疫苗平台更快、更通用的疫苗平台至关重要。所有这些都可以通过基因技术来解决，包括开发 mRNA 疫苗和病毒载体疫苗。

自 30 年前体外转录的 mRNA 成功在动物模型中表达蛋白质开始，mRNA 疫苗技术经过了数十年的研究。通过改进 mRNA 序列和密码子的设计，优化 5' 和 3' 非翻译区，并整合正确的 5' 帽结构和聚腺苷酸化序列，以提高 mRNA 的翻译和稳定性。使用纯化方法和高效无毒的 RNA 载体以延长体内抗原的表达。此外，采用阳离子脂质和含有碳水化合物或糖模拟物修饰的聚合物 LNP 配方是促进 mRNA 疫苗体内功效的一项重大进展。上述进展被成功运用于 COVID-19 大流行期间，开发了针对 SARS-CoV-2 刺突蛋白的非复制 mRNA 疫苗，即辉瑞 /BioNTech 和 Moderna 疫苗。此外，更多的 mRNA 非复制疫苗也处于临床试验阶段，有望为寨卡病毒、流感病毒、结核分枝杆菌、尼帕病毒、水痘带状疱疹病毒、HIV、RSV 和巨细胞病毒等感染性疾病提供免疫保护。除了上述非复制 mRNA 疫苗外，自扩增 mRNA（SAM）疫苗也在开发中。

常规的病毒载体疫苗主要使用的是腺病毒载体，因其能够表达复杂的抗原表位，引发持久的抗体、CD8[+]T 细胞和 CD4[+] 辅助性 T 细胞 -1 反应，对佐剂的需求低，已开发用于 SARS-CoV-2 和埃博拉病毒预防。而其运用缺点包括，一方面，部分地区人群中针对腺病毒某些血清型的阳性率较高，可干扰疫苗功效；另一方面，已观察到与疫苗相关的血栓性血小板减少综合征等不良反应。目前关注的其他可开发为疫苗的病毒载体还包括沙粒病毒、慢病毒、麻疹病毒等，为新型疫苗的研发提供更多选择。

基因疗法越来越多地被考虑作为新方法用于治疗慢性和严重传染病及开发针对性疫苗，其中抗艾滋病毒方法处于领先地位。基因编辑能力的最新发展使得有机会设

计宿主对感染的抵抗力，以及直接靶向病毒基因组进行降解。与其他基因治疗策略相比，基因编辑有可能提供更持久的效果。当然，这仍然是一项相对较新的技术，包括伦理、安全性和功效方面的考虑，可能会成为实际实施的障碍。然而，随着基因疗法的使用，一旦该技术突破主流，基因疗法有可能以以前难以想象的方式彻底改变人类传染病的治疗和预防。

参考文献

［1］Ahlgren C, Oden A,Lycke J. High nationwide prevalence of multiple sclerosis in Sweden [J]. Mult Scler, 2011. 17: 901-8.

［2］Ahmad S, Ullah T, Ahmad I, et al. A Novel Hybrid Deep Learning Model for Metastatic Cancer Detection [J]. Comput Intell Neurosci, 2022. 2022: 8141530.

［3］Ahsan H. Diabetic retinopathy--biomolecules and multiple pathophysiology [J]. Diabetes Metab Syndr, 2015. 9 (1): 51-4.

［4］AI. dH. Omics in Ophthalmology: Advances in Genomics and Precision Medicine for Leber Congenital Amaurosis and Age-Related Macular Degeneration. [J]. Invest Ophthalmol Vis Sci., 2016. 57 (3): 1378-1387.

［5］Aiello LP,Wong JS. Role of vascular endothelial growth factor in diabetic vascular complications [J]. Kidney Int Suppl, 2000. 77: S113-9.

［6］Al-Dalahmah O, Argenziano MG, Kannan A, et al. Re-convolving the compositional landscape of primary and recurrent glioblastoma reveals prognostic and targetable tissue states [J]. Nat Commun, 2023. 14 (1): 2586.

［7］Ali AM, Adam H, Hailu D, et al. Genetic variants of genes involved in thiopurine metabolism pathway are associated with 6-mercaptopurine toxicity in pediatric acute lymphoblastic leukemia patients from Ethiopia [J]. Front Pharmacol, 2023. 14: 1159307.

［8］Allemani C, Matsuda T, Di Carlo V, et al. Global surveillance of trends in cancer survival 2000-14 (CONCORD-3): analysis of individual records for 37 513 025 patients diagnosed with one of 18 cancers from 322 population-based registries in 71 countries [J]. Lancet (London, England), 2018. 391 (10125): 1023-1075.

［9］American Diabetes A. Standards of medical care in diabetes--2006 [J]. Diabetes Care, 2006. 29 Suppl 1: S4-42.

［10］Aminkeng F, Bhavsar AP, Visscher H, et al. A coding variant in RARG confers susceptibility to anthracycline-induced cardiotoxicity in childhood cancer [J]. Nat Genet, 2015. 47 (9): 1079-84.

［11］An Z, Aksoy O, Zheng T, et al. Epidermal growth factor receptor and EGFRvIII in glioblastoma: signaling pathways and targeted therapies [J]. Oncogene, 2018. 37 (12): 1561-1575.

［12］Anzalone AV, Randolph PB, Davis JR, et al. Search-and-replace genome editing without double-strand breaks or donor DNA [J]. Nature, 2019. 576 (7785): 149-157.

［13］Armulik A, Abramsson A,Betsholtz C. Endothelial/pericyte interactions [J]. Circ Res, 2005. 97 (6): 512-23.

［14］Arrigo A, Aragona E,Bandello F. VEGF-targeting drugs for the treatment of retinal neovascularization in diabetic retinopathy [J]. Ann Med, 2022. 54 (1): 1089-1111.

［15］Ascherio A, Munger KL,Simon KC. Vitamin D and multiple sclerosis [J]. Lancet Neurol, 2010. 9: 599-612.

［16］Ascherio A,Munger KL. Environmental risk factors for multiple sclerosis. Part I: the role of infection [J]. Ann Neurol, 2007. 61: 288-99.

［17］Bachelot T, Romieu G, Campone M, et al. Lapatinib plus capecitabine in patients with previously untreated brain metastases from HER2-positive metastatic breast cancer (LANDSCAPE): a single-group phase 2 study [J]. Lancet Oncol, 2013. 14 (1): 64-71.

［18］Bahlas S, Damiati LA, Al-Hazmi AS, et al. Decoding the Role of Sphingosine-1-Phosphate in Asthma and Other Respiratory System Diseases Using Next Generation Knowledge Discovery Platforms Coupled With Luminex Multiple Analyte Profiling Technology [J]. Front Cell Dev Biol, 2020. 8: 444.

［19］Baranowski JR,Claud EC. Necrotizing Enterocolitis and the Preterm Infant Microbiome [J]. Adv Exp Med Biol, 2019. 1125: 25-36.

［20］Behzadian MA, Windsor LJ, Ghaly N, et al. VEGF-induced paracellular permeability in cultured endothelial cells involves urokinase and its receptor [J]. Faseb j, 2003. 17 (6): 752-4.

［21］Boix CA, James BT, Park YP, et al. Regulatory genomic circuitry of human disease loci by integrative epigenomics [J]. Nature, 2021. 590 (7845): 300-307.

［22］Bonastre J LPC, Anderson P, Ganz A, Berto P, Berdeaux G. . The epidemiology, economics and quality of life burden of age-related macular degeneration in France, Germany, Italy and the United Kingdom. [J]. Eur J Health Econ., 2002. 3 (2): 94-102.

［23］Braun DK, Dominguez G,Pellett PE. Human herpesvirus 6 [J]. Clin Microbiol Rev, 1997. 10: 521-67.

［24］Breier G. Functions of the VEGF/VEGF receptor system in the vascular system [J]. Semin Thromb Hemost, 2000. 26 (5): 553-9.

［25］Browne P, Chandraratna D, Angood C, et al. Atlas of Multiple Sclerosis 2013: A growing global problem with widespread inequity [J]. Neurology, 2014. 83 (11): 1022-1024.

［26］Cai M, Lin N, Guo N, et al. Using single nucleotide polymorphism array for prenatal diagnosis in a large multicenter study in Southern China [J]. Sci Rep, 2023. 13 (1): 7242.

［27］Camidge DR, Kim HR, Ahn MJ, et al. Brigatinib versus Crizotinib in ALK-Positive Non-Small-Cell Lung Cancer [J]. N Engl J Med, 2018. 379 (21): 2027-2039.

［28］Casten RJ RB, Tasman W. Age-related macular degeneration and depression: a review of recent research. [J]. Curr Opin Ophthalmol, 2004. 15 (3): 181-183.

［29］CATT Research Group MD, Maguire MG, et al. . Ranibizumab and bevacizumab for neovascular age-related macular degeneration. [J]. N Engl J Med., 2011. 364 (20): 1897-1908.

［30］Ceresoli GL, Cappuzzo F, Gregorc V, et al. Gefitinib in patients with brain metastases from non-small-cell lung cancer: a prospective trial [J]. Ann Oncol, 2004. 15 (7): 1042-7.

［31］Chabas D, Green AJ,Waubant E. Pediatric multiple sclerosis [J]. NeuroRx, 2006. 3: 264-75.

［32］Chamberlain MC,Johnston S. Bevacizumab for recurrent alkylator-refractory anaplastic oligodendroglioma [J]. Cancer, 2009. 115 (8): 1734-43.

［33］Chamberlain MC,Johnston S. Salvage chemotherapy with bevacizumab for recurrent alkylator-refractory anaplastic astrocytoma [J]. J Neurooncol, 2009. 91 (3): 359-67.

［34］Chamberlain MC,Johnston SK. High-dose methotrexate and rituximab with deferred radiotherapy for newly diagnosed primary B-cell CNS lymphoma [J]. Neuro Oncol, 2010. 12 (7): 736-44.

［35］Chang HH, Larson J, Blencowe H, et al. Preventing preterm births: analysis of trends and potential reductions with interventions in 39 countries with very high human development index [J]. Lancet, 2013. 381 (9862): 223-34.

［36］Cheng L, Chen C, Guo W, et al. EFEMP1 Overexpression Contributes to Neovascularization in

重大疾病精准防诊治

Age-Related Macular Degeneration [J]. Front Pharmacol, 2020. 11: 547436.

［37］ Cohen JI. Epstein–Barr virus infection [J]. N Engl J Med, 2000. 343: 481-92.

［38］ Collins FS,Varmus H. A new initiative on precision medicine [J]. N Engl J Med, 2015. 372 (9): 793-5.

［39］ Compston A,Coles A. Multiple Sclerosis [J]. Lancet, 2008. 372(9648): 1502-17.

［40］ Costa DB, Shaw AT, Ou SH, et al. Clinical Experience With Crizotinib in Patients With Advanced ALK-Rearranged Non-Small-Cell Lung Cancer and Brain Metastases [J]. J Clin Oncol, 2015. 33 (17): 1881-8.

［41］ Coyner AS, Chen JS, Singh P, et al. Single-Examination Risk Prediction of Severe Retinopathy of Prematurity [J]. Pediatrics, 2021. 148 (6).

［42］ Davidson L,Boland MR. Towards deep phenotyping pregnancy: a systematic review on artificial intelligence and machine learning methods to improve pregnancy outcomes [J]. Brief Bioinform, 2021. 22 (5).

［43］ Davies MA, Saiag P, Robert C, et al. Dabrafenib plus trametinib in patients with BRAF(V600)-mutant melanoma brain metastases (COMBI-MB): a multicentre, multicohort, open-label, phase 2 trial [J]. Lancet Oncol, 2017. 18 (7): 863-873.

［44］ Souza CF, Sabedot TS, Malta TM, et al. A Distinct DNA Methylation Shift in a Subset of Glioma CpG Island Methylator Phenotypes during Tumor Recurrence [J]. Cell Rep, 2018. 23 (2): 637-651.

［45］ Deciphering Developmental Disorders S. Large-scale discovery of novel genetic causes of developmental disorders [J]. Nature, 2015. 519 (7542): 223-8.

［46］ Denny JC,Collins FS. Precision medicine in 2030-seven ways to transform healthcare [J]. Cell, 2021. 184 (6): 1415-1419.

［47］ Duarte DA, Papadimitriou A, Gilbert RE, et al. Conditioned Medium from Early-Outgrowth Bone Marrow Cells Is Retinal Protective in Experimental Model of Diabetes [J]. PLoS One, 2016. 11 (2): e0147978.

［48］ Eckel-Passow JE, Lachance DH, Molinaro AM, et al. Glioma Groups Based on 1p/19q, IDH, and TERT Promoter Mutations in Tumors [J]. N Engl J Med, 2015. 372 (26): 2499-508.

［49］ El Masri AER, Tobler C, Willemijn B, et al. Case report: Hepatotoxicity and nephrotoxicity induced by methotrexate in a paediatric patient, what is the role of precision medicine in 2023? [J]. Front Pharmacol, 2023. 14: 1130548.

［50］ Fallah J, Brave MH, Weinstock C, et al. FDA Approval Summary: Belzutifan for von Hippel-Lindau Disease-Associated Tumors [J]. Clin Cancer Res, 2022. 28 (22): 4843-4848.

［51］ Fan Q, Maranville JC, Fritsche L, et al. HDL-cholesterol levels and risk of age-related macular degeneration: a multiethnic genetic study using Mendelian randomization [J]. Int J Epidemiol, 2017. 46 (6): 1891-1902.

［52］ Fang L, Cunefare D, Wang C, et al. Automatic segmentation of nine retinal layer boundaries in OCT images of non-exudative AMD patients using deep learning and graph search [J]. Biomed Opt Express, 2017. 8 (5): 2732-2744.

［53］ Farez MF,Correale J. Immunizations and risk of multiple sclerosis: systematic review and meta-analysis [J]. J Neurol, 2011. 258: 1197-206.

［54］ Fatumo S, Chikowore T, Choudhury A, et al. A roadmap to increase diversity in genomic studies [J]. Nat Med, 2022. 28 (2): 243-250.

［55］ Feng Y, Venema VJ, Venema RC, et al. VEGF-induced permeability increase is mediated by caveolae [J]. Invest Ophthalmol Vis Sci, 1999. 40 (1): 157-67.

［56］ Ferrara N, Carver-Moore K, Chen H, et al. Heterozygous embryonic lethality induced by targeted inactivation of the VEGF gene [J]. Nature, 1996. 380 (6573): 439-42.

［57］Ferrara N, Houck K, Jakeman L, et al. Molecular and biological properties of the vascular endothelial growth factor family of proteins [J]. Endocr Rev, 1992. 13 (1): 18-32.

［58］Ferris FL, 3rd, Wilkinson CP, Bird A, et al. Clinical classification of age-related macular degeneration [J]. Ophthalmology, 2013. 120 (4): 844-51.

［59］Franz DN, Belousova E, Sparagana S, et al. Efficacy and safety of everolimus for subependymal giant cell astrocytomas associated with tuberous sclerosis complex (EXIST-1): a multicentre, randomised, placebo-controlled phase 3 trial [J]. Lancet, 2013. 381 (9861): 125-32.

［60］Fritsche LG, Fariss RN, Stambolian D, et al. Age-related macular degeneration: genetics and biology coming together [J]. Annu Rev Genomics Hum Genet, 2014. 15: 151-71.

［61］Gaj T, Gersbach CA,Barbas CF, 3rd. ZFN, TALEN, and CRISPR/Cas-based methods for genome engineering [J]. Trends Biotechnol, 2013. 31 (7): 397-405.

［62］Gajjar A, Mahajan A, Abdelbaki M, et al. Pediatric Central Nervous System Cancers, Version 2.2023, NCCN Clinical Practice Guidelines in Oncology [J]. J Natl Compr Canc Netw, 2022. 20 (12): 1339-1362.

［63］Garcia-Canadilla P, Sanchez-Martinez S, Crispi F, et al. Machine Learning in Fetal Cardiology: What to Expect [J]. Fetal Diagn Ther, 2020. 47 (5): 363-372.

［64］Gavard J,Gutkind JS. VEGF controls endothelial-cell permeability by promoting the beta-arrestin-dependent endocytosis of VE-cadherin [J]. Nat Cell Biol, 2006. 8 (11): 1223-34.

［65］Ghosh D, Venkataramani P, Nandi S, et al. CRISPR-Cas9 a boon or bane: the bumpy road ahead to cancer therapeutics [J]. Cancer Cell Int, 2019. 19: 12.

［66］Goss G, Tsai CM, Shepherd FA, et al. CNS response to osimertinib in patients with T790M-positive advanced NSCLC: pooled data from two phase II trials [J]. Ann Oncol, 2018. 29 (3): 687-693.

［67］Green RM, Cloughesy TF, Stupp R, et al. Bevacizumab for recurrent ependymoma [J]. Neurology, 2009. 73 (20): 1677-80.

［68］Gregory G, Arumugaswamy A, Leung T, et al. Rituximab is associated with improved survival for aggressive B cell CNS lymphoma [J]. Neuro Oncol, 2013. 15 (8): 1068-73.

［69］Grommes C, Pastore A, Palaskas N, et al. Ibrutinib Unmasks Critical Role of Bruton Tyrosine Kinase in Primary CNS Lymphoma [J]. Cancer Discov, 2017. 7 (9): 1018-1029.

［70］Gross AM, Wolters PL, Dombi E, et al. Selumetinib in Children with Inoperable Plexiform Neurofibromas [J]. N Engl J Med, 2020. 382 (15): 1430-1442.

［71］Group. A-REDSR. A randomized, placebo-controlled, clinical trial of high-dose supplementation with vitamins C and E, beta carotene, and zinc for age-related macular degeneration and vision loss: AREDS report no. 8 [J]. Arch Ophthalmol., 2001. 119 (10): 1417-1436.

［72］Guo HL, Zhao YT, Wang WJ, et al. Optimizing thiopurine therapy in children with acute lymphoblastic leukemia: A promising "MINT" sequencing strategy and therapeutic "DNA-TG" monitoring [J]. Front Pharmacol, 2022. 13: 941182.

［73］Handel AE, Williamson AJ, Disanto G, et al. An updated meta-analysis of risk of multiple sclerosis following infectious mononucleosis [J]. PLoS One, 2010. 5: 1-5.

［74］Hayes CE, Cantorna MT,DeLuca HF. Vitamin D and multiple sclerosis [J]. Proc Soc Exp Biol Med, 1997. 216: 21-7.

［75］Hedstrom AK, Alfredsson L,Olsson T. Environmental factors and their interactions with risk genotypes in MS susceptibility [J]. Curr Opin Neurol, 2016. 29(3): 293-8.

［76］Hedstrom AK, Olsson T,Alfredsson L. Smoking is a major preventable risk factor for multiple sclerosis [J]. Mult Scler, 2016. 22(8): 1021-6.

［77］ Hegi ME, Diserens AC, Gorlia T, et al. MGMT gene silencing and benefit from temozolomide in glioblastoma [J]. N Engl J Med, 2005. 352 (10): 997-1003.

［78］ Hoffknecht P, Tufman A, Wehler T, et al. Efficacy of the irreversible ErbB family blocker afatinib in epidermal growth factor receptor (EGFR) tyrosine kinase inhibitor (TKI)-pretreated non-small-cell lung cancer patients with brain metastases or leptomeningeal disease [J]. J Thorac Oncol, 2015. 10 (1): 156-63.

［79］ Holdhoff M, Ambady P, Abdelaziz A, et al. High-dose methotrexate with or without rituximab in newly diagnosed primary CNS lymphoma [J]. Neurology, 2014. 83 (3): 235-9.

［80］ Horbinski C, Nabors LB, Portnow J, et al. NCCN Guidelines® Insights: Central Nervous System Cancers, Version 2.2022 [J]. J Natl Compr Canc Netw, 2023. 21 (1): 12-20.

［81］ Horton RH,Lucassen AM. Recent developments in genetic/genomic medicine [J]. Clin Sci (Lond), 2019. 133 (5): 697-708.

［82］ Hou X, Song Z, Zhang F, et al. Burden of brain and other central nervous system cancer in China, 1990-2019: a systematic analysis of observational data from the global burden of disease study 2019 [J]. BMJ Open, 2022. 12 (7): e059699.

［83］ Houézec D. Evolution of multiple sclerosis in France since the beginning of hepatitis B vaccination [J]. Immunol Res, 2014. 60: 219-25.

［84］ Jänne PA, Riely GJ, Gadgeel SM, et al. Adagrasib in Non-Small-Cell Lung Cancer Harboring a KRAS(G12C) Mutation [J]. N Engl J Med, 2022. 387 (2): 120-131.

［85］ Jehan F, Sazawal S, Baqui AH, et al. Multiomics Characterization of Preterm Birth in Low- and Middle-Income Countries [J]. JAMA Netw Open, 2020. 3 (12): e2029655.

［86］ Ji J, Ling XB, Zhao Y, et al. A data-driven algorithm integrating clinical and laboratory features for the diagnosis and prognosis of necrotizing enterocolitis [J]. PLoS One, 2014. 9 (2): e89860.

［87］ Jinek M, Chylinski K, Fonfara I, et al. A programmable dual-RNA-guided DNA endonuclease in adaptive bacterial immunity [J]. Science, 2012. 337 (6096): 816-21.

［88］ Jung S, Liu W, Baek J, et al. Expression Quantitative Trait Loci (eQTL) Mapping in Korean Patients With Crohn's Disease and Identification of Potential Causal Genes Through Integration With Disease Associations [J]. Front Genet, 2020. 11: 486.

［89］ Kane JR, Zhao J, Tsujiuchi T, et al. CD8(+) T-cell-Mediated Immunoediting Influences Genomic Evolution and Immune Evasion in Murine Gliomas [J]. Clin Cancer Res, 2020. 26 (16): 4390-4401.

［90］ Karunadharma PP, Nordgaard CL, Olsen TW, et al. Mitochondrial DNA damage as a potential mechanism for age-related macular degeneration [J]. Invest Ophthalmol Vis Sci, 2010. 51 (11): 5470-9.

［91］ Kermany DS, Goldbaum M, Cai W, et al. Identifying Medical Diagnoses and Treatable Diseases by Image-Based Deep Learning [J]. Cell, 2018. 172 (5): 1122-1131.

［92］ Kim DW, Mehra R, Tan DSW, et al. Activity and safety of ceritinib in patients with ALK-rearranged non-small-cell lung cancer (ASCEND-1): updated results from the multicentre, open-label, phase 1 trial [J]. Lancet Oncol, 2016. 17 (4): 452-463.

［93］ Kingwell E, Kop M, Zhao Y, et al. Relative mortality and survival in multiple sclerosis: findings from British Columbia, Canada [J]. J Neurol Neurosurg Psychiatry, 2012. 83: 61-6.

［94］ Kingwell E, Zhu F, Marrie RA, et al. High incidence and increasing prevalence of multiple sclerosis in British Columbia, Canada: findings from over two decades (1991–2010) [J]. J Neurol, 2015. 262: 2352-63.

［95］ Kuan V, Warwick A, Hingorani A, et al. Association of Smoking, Alcohol Consumption, Blood Pressure, Body Mass Index, and Glycemic Risk Factors With Age-Related Macular Degeneration:

A Mendelian Randomization Study [J]. JAMA Ophthalmol, 2021. 139 (12): 1299-1306.

［96］Kubota S, Ozawa Y, Kurihara T, et al. Roles of AMP-activated protein kinase in diabetes-induced retinal inflammation [J]. Invest Ophthalmol Vis Sci, 2011. 52 (12): 9142-8.

［97］Kuo C, Jackson LA, Campbell LA, et al. Chlamydia pneumoniae (TWAR) [J]. Clin Microbiol Rev, 1995. 8: 451-61.

［98］Landrum MJ, Lee JM, Benson M, et al. ClinVar: public archive of interpretations of clinically relevant variants [J]. Nucleic Acids Res, 2016. 44 (D1): D862-8.

［99］Langer-Gould A, Brara SM, Beaber BE, et al. Incidence of multiple sclerosis in multiple racial and ethnic groups [J]. Neurology, 2013. 80: 1734–9.

［100］Langer-Gould A, Lucas R, Xiang AH, et al. MS Sunshine Study: sun exposure but not vitamin D is associated with multiple sclerosis risk in blacks and hispanics [J]. Nutrients, 2018. 10: 268.

［101］Langer-Gould A, Qian L, Tartof SY, et al. Vaccines and the risk of multiple sclerosis and other central nervous system demyelinating diseases [J]. JAMA Neurol, 2014. 71: 1506-13.

［102］Lawlor DA, Harbord RM, Sterne JA, et al. Mendelian randomization: using genes as instruments for making causal inferences in epidemiology [J]. Stat Med, 2008. 27: 1133-63.

［103］Levin LI, Munger KL, Reilly EJO, et al. Primary infection with the Epstein-Barr Virus and risk of multiple sclerosis [J]. Ann Neurol, 2010. 67: 824-30.

［104］Li H, Yang Y, Hong W, et al. Applications of genome editing technology in the targeted therapy of human diseases: mechanisms, advances and prospects [J]. Signal Transduct Target Ther, 2020. 5 (1): 1.

［105］Li J, Huang K, Ju R, et al. Evaluation of Artificial Intelligence-Based Quantitative Analysis to Identify Clinically Significant Severe Retinopathy of Prematurity [J]. Retina, 2022. 42 (1): 195-203.

［106］Lin KD, Hsu CC, Ou HY, et al. Diabetes-related kidney, eye, and foot disease in Taiwan: An analysis of nationwide data from 2005 to 2014 [J]. J Formos Med Assoc, 2019. 118 Suppl 2: S103-s110.

［107］Lin NU, Pegram M, Sahebjam S, et al. Pertuzumab Plus High-Dose Trastuzumab in Patients With Progressive Brain Metastases and HER2-Positive Metastatic Breast Cancer: Primary Analysis of a Phase II Study [J]. J Clin Oncol, 2021. 39 (24): 2667-2675.

［108］Liu K, Fang J, Jin J, et al. Serum Metabolomics Reveals Personalized Metabolic Patterns for Macular Neovascular Disease Patient Stratification [J]. J Proteome Res, 2020. 19 (2): 699-707.

［109］Liu K, Song Y, Xu G, et al. Conbercept for Treatment of Neovascular Age-related Macular Degeneration: Results of the Randomized Phase 3 PHOENIX Study [J]. Am J Ophthalmol, 2019. 197: 156-167.

［110］Liu S, Lin YU, Liu X. Protective effects of SIRT1 in patients with proliferative diabetic retinopathy via the inhibition of IL-17 expression [J]. Exp Ther Med, 2016. 11 (1): 257-262.

［111］Liu Y, Feng F, Ji P, et al. Improvement of health related quality of life in patients with recurrent glioma treated with bevacizumab plus daily temozolomide as the salvage therapy [J]. Clin Neurol Neurosurg, 2018. 169: 64-70.

［112］Long GV, Trefzer U, Davies MA, et al. Dabrafenib in patients with Val600Glu or Val600Lys BRAF-mutant melanoma metastatic to the brain (BREAK-MB): a multicentre, open-label, phase 2 trial [J]. Lancet Oncol, 2012. 13 (11): 1087-95.

［113］Lopez de Maturana E, Alonso L, Alarcon P, et al. Challenges in the Integration of Omics and Non-Omics Data [J]. Genes (Basel), 2019. 10 (3).

［114］Louis DN, Perry A, Wesseling P, et al. The 2021 WHO Classification of Tumors of the Central Nervous System: a summary [J]. Neuro Oncol, 2021. 23 (8): 1231-1251.

［115］ Lunde HMB, Assmus J, Myhr KM, et al. Survival and cause of death in multiple sclerosis: a 60-year longitudinal population study [J]. J Neurol Neurosurg Psychiatry, 2017. 88: 621-5.

［116］ Lure AC, Du X, Black EW, et al. Using machine learning analysis to assist in differentiating between necrotizing enterocolitis and spontaneous intestinal perforation: A novel predictive analytic tool [J]. J Pediatr Surg, 2021. 56 (10): 1703-1710.

［117］ Ma Y, Tan Z, Li Q, et al. Combined Analysis of Expression Profiles in a Mouse Model and Patients Identified BHMT2 as a New Regulator of Lipid Metabolism in Metabolic-Associated Fatty Liver Disease [J]. Front Cell Dev Biol, 2021. 9: 741710.

［118］ Maenner MJ, Warren Z, Williams AR, et al. Prevalence and Characteristics of Autism Spectrum Disorder Among Children Aged 8 Years - Autism and Developmental Disabilities Monitoring Network, 11 Sites, United States, 2020 [J]. MMWR Surveill Summ, 2023. 72 (2): 1-14.

［119］ Magavern EF, Daly AK, Gilchrist A, et al. Pharmacogenomics spotlight commentary: From the United Kingdom to global populations [J]. Br J Clin Pharmacol, 2021. 87 (12): 4546-4548.

［120］ Mahmud SM, Bozat-emre S, Mostaço-guidolin LC, et al. Registry cohort study to determine risk for multiple sclerosis after vaccination for pandemic influenza A (H1N1) with Arepanrix, Manitoba, Canada [J]. Emerg Infect Dis, 2018. 24: 1267-74.

［121］ Manouchehrinia A, Tanasescu R, Tench CR, et al. Mortality in multiple sclerosis: meta-analysis of standardised mortality ratios [J]. J Neurol Neurosurg Psychiatry, 2016. 87: 324-31.

［122］ Marrie RA, Yu N, Blanchard J, et al. The rising prevalence and changing age distribution of multiple sclerosis in Manitoba [J]. Neurology, 2010. 74: 465-71.

［123］ Martinelli V, Rodegher M, Moiola L, et al. Late onset multiple sclerosis: clinical characteristics, prognostic factors and differential diagnosis [J]. Neurol Sci, 2004. 25: s350-5.

［124］ Mattar CNZ, Chan JKY, Choolani M. Gene modification therapies for hereditary diseases in the fetus [J]. Prenat Diagn, 2023. 43 (5): 674-686.

［125］ Meggiolaro A, Migliara G, Torre G. Association between Human Papilloma Virus (HPV) vaccination and risk of multiple sclerosis: a systematic review [J]. Hum Vaccin Immunother, 2018. 14: 1266-74.

［126］ Mei IAF, Dwyer T, Blizzard L, et al. Past exposure to sun, skin phenotype, and risk of multiple sclerosis: case-control study [J]. Br Med J, 2003. 327: 316-22.

［127］ Mellinghoff IK, van den Bent MJ, Blumenthal DT, et al. Vorasidenib in IDH1- or IDH2-Mutant Low-Grade Glioma [J]. N Engl J Med, 2023.

［128］ Mendes-Soares H, Raveh-Sadka T, Azulay S, et al. Model of personalized postprandial glycemic response to food developed for an Israeli cohort predicts responses in Midwestern American individuals [J]. Am J Clin Nutr, 2019. 110 (1): 63-75.

［129］ Miere A QG, Semoun O, El Ameen A, Capuano V, Souied EH. OPTICAL COHERENCE TOMOGRAPHY ANGIOGRAPHY IN EARLY TYPE 3 NEOVASCULARIZATION. [J]. Retina., 2015. 35 (11): 2236-2241.

［130］ Mitchell J, Bradley C. Quality of life in age-related macular degeneration: a review of the literature [J]. Health Qual Life Outcomes, 2006. 4: 97.

［131］ Mitchell P, Liew G, Gopinath B, et al. Age-related macular degeneration [J]. Lancet, 2018. 392 (10153): 1147-1159.

［132］ Montemurro F, Delaloge S, Barrios CH, et al. Trastuzumab emtansine (T-DM1) in patients with HER2-positive metastatic breast cancer and brain metastases: exploratory final analysis of cohort 1 from KAMILLA, a single-arm phase IIIb clinical trial[J]. Ann Oncol, 2020. 31 (10): 1350-1358.

［133］ Multiple Sclerosis International Federation. Atlas of MS 2013: mapping multiple sclerosis around the world [J]. Mult Scler Int Fed, 2013. 2013: 1–28.

［134］ Munger KL, Levin LI, Hollis BW, et al. Serum 25-Hydroxyvitamin D levels and risk of multiple sclerosis [J]. JAMA Neurol, 2006. 296: 2832-8.

［135］ Munger KL, Levin LI, O'Reilly EJ, et al. Anti-Epstein-Barr virus antibodies as serological markers of multiple sclerosis: a prospective study among United States military personnel [J]. Mult Scler, 2011. 17: 1185-93.

［136］ Murthy RK, Loi S, Okines A, et al. Tucatinib, Trastuzumab, and Capecitabine for HER2-Positive Metastatic Breast Cancer [J]. N Engl J Med, 2020. 382 (7): 597-609.

［137］ Neftel C, Laffy J, Filbin MG, et al. An Integrative Model of Cellular States, Plasticity, and Genetics for Glioblastoma [J]. Cell, 2019. 178 (4): 835-849.e21.

［138］ Neocleous AC, Nicolaides KH,Schizas CN. Intelligent Noninvasive Diagnosis of Aneuploidy: Raw Values and Highly Imbalanced Dataset [J]. IEEE J Biomed Health Inform, 2017. 21 (5): 1271-1279.

［139］ Neu J, Modi N,Caplan M. Necrotizing enterocolitis comes in different forms: Historical perspectives and defining the disease [J]. Semin Fetal Neonatal Med, 2018. 23 (6): 370-373.

［140］ Neu J. Necrotizing Enterocolitis: A Multi-omic Approach and the Role of the Microbiome [J]. Dig Dis Sci, 2020. 65 (3): 789-796.

［141］ Norden AD, Young GS, Setayesh K, et al. Bevacizumab for recurrent malignant gliomas: efficacy, toxicity, and patterns of recurrence [J]. Neurology, 2008. 70 (10): 779-87.

［142］ Opsahl ML,Kennedy PGE. Early and late HHV-6 gene transcripts in multiple sclerosis lesions and normal appearing white matter [J]. Brain, 2005. 128: 516-27.

［143］ Pakpoor J, Disanto G, Gerber JE, et al. The risk of developing multiple sclerosis in individuals seronegative for Epstein-Barr virus: a meta-analysis [J]. Mult Scler, 2013. 19: 162–6.

［144］ Pakpoor J,Ramagopalan SV. Epstein-Barr virus is a necessary causative agent in the pathogenesis of multiple sclerosis: yes [J]. Mult Scler, 2013. 19: 1690-1.

［145］ Park YW, Vollmuth P, Foltyn-Dumitru M, et al. The 2021 WHO Classification for Gliomas and Implications on Imaging Diagnosis: Part 1-Key Points of the Fifth Edition and Summary of Imaging Findings on Adult-Type Diffuse Gliomas [J]. J Magn Reson Imaging, 2023.

［146］ Parmeggiani F, Sorrentino FS, Romano MR, et al. Mechanism of inflammation in age-related macular degeneration: an up-to-date on genetic landmarks [J]. Mediators Inflamm, 2013. 2013: 435607.

［147］ Parsons DW, Jones S, Zhang X, et al. An integrated genomic analysis of human glioblastoma multiforme [J]. Science, 2008. 321 (5897): 1807-12.

［148］ Pereira R, Oliveira J,Sousa M. Bioinformatics and Computational Tools for Next-Generation Sequencing Analysis in Clinical Genetics [J]. J Clin Med, 2020. 9 (1).

［149］ Phillips HS, Kharbanda S, Chen R, et al. Molecular subclasses of high-grade glioma predict prognosis, delineate a pattern of disease progression, and resemble stages in neurogenesis [J]. Cancer Cell, 2006. 9 (3): 157-73.

［150］ Pradeepa R,Mohan V. Prevalence of type 2 diabetes and its complications in India and economic costs to the nation [J]. Eur J Clin Nutr, 2017. 71 (7): 816-824.

［151］ Ragonese P, Aridon P, Salemi G, et al. Mortality in multiple sclerosis: a review [J]. Eur J Neurol, 2008. 15: 123-7.

［152］ Ramakrishnan R, Rao S,He JR. Perinatal health predictors using artificial intelligence: A review [J]. Womens Health (Lond), 2021. 17: 17455065211046132.

［153］ Ravi VM, Will P, Kueckelhaus J, et al. Spatially resolved multi-omics deciphers bidirectional tumor-host interdependence in glioblastoma [J]. Cancer Cell, 2022. 40 (6): 639-655.e13.

［154］Reibaldi M, Longo A, Pulvirenti A, et al. Geo-Epidemiology of Age-Related Macular Degeneration: New Clues Into the Pathogenesis [J]. Am J Ophthalmol, 2016. 161: 78-93 e1-2.

［155］Rockowitz S, LeCompte N, Carmack M, et al. Children's rare disease cohorts: an integrative research and clinical genomics initiative [J]. NPJ Genom Med, 2020. 5: 29.

［156］Rosenfeld PJ BD, Heier JS, et al. Ranibizumab for neovascular age-related macular degeneration. [J]. N Engl J Med., 2006. 355 (14): 1419-1431.

［157］Rouet P, Smih F,Jasin M. Expression of a site-specific endonuclease stimulates homologous recombination in mammalian cells [J]. Proc Natl Acad Sci U S A, 1994. 91 (13): 6064-8.

［158］Rubertone MV,Brundage JF. The defense medical surveillance system and the department of defense serum repository: glimpses of the future of public health surveillance [J]. Am J Public Health, 2002. 92: 1900-4.

［159］Salzer J,Myhr KM. Epstein–Barr virus is a necessary causative agent in the pathogenesis of multiple sclerosis: no [J]. Mult Scler, 2013. 19: 1692-3.

［160］Sayres R, Taly A, Rahimy E, et al. Using a Deep Learning Algorithm and Integrated Gradients Explanation to Assist Grading for Diabetic Retinopathy [J]. Ophthalmology, 2019. 126 (4): 552-564.

［161］Schendel DE,Thorsteinsson E. Cumulative Incidence of Autism Into Adulthood for Birth Cohorts in Denmark, 1980-2012 [J]. Jama, 2018. 320 (17): 1811-1813.

［162］Schmidt-Erfurth U, Kaiser PK, Korobelnik JF, et al. Intravitreal aflibercept injection for neovascular age-related macular degeneration: ninety-six-week results of the VIEW studies [J]. Ophthalmology, 2014. 121 (1): 193-201.

［163］Shaw AT, Bauer TM, de Marinis F, et al. First-Line Lorlatinib or Crizotinib in Advanced ALK-Positive Lung Cancer [J]. N Engl J Med, 2020. 383 (21): 2018-2029.

［164］Shen Y, Li M, Liu K, et al. Integrated bioinformatics analysis of aberrantly-methylated differentially-expressed genes and pathways in age-related macular degeneration [J]. BMC Ophthalmol, 2020. 20 (1): 119.

［165］Shen Y, Wang H, Xu X, et al. Metabolomics study of treatment response to conbercept of patients with neovascular age-related macular degeneration and polypoidal choroidal vasculopathy [J]. Front Pharmacol, 2022. 13: 991879.

［166］Shirani A, Zhao Y, Petkau J, et al. Multiple sclerosis in older adults: the clinical profile and impact of interferon beta treatment [J]. Biomed Res Int, 2015. 2015: 1-11.

［167］Simpson S, Blizzard L, Otahal P, et al. Latitude is significantly associated with the prevalence of multiple sclerosis: a meta-analysis [J]. J Neurol Neurosurg Psychiatry, 2011. 82: 1132-41.

［168］Song P, Du Y, Chan KY, et al. The national and subnational prevalence and burden of age-related macular degeneration in China [J]. J Glob Health, 2017. 7 (2): 020703.

［169］Song SJ, Han K, Choi KS, et al. Trends in diabetic retinopathy and related medical practices among type 2 diabetes patients: Results from the National Insurance Service Survey 2006-2013 [J]. J Diabetes Investig, 2018. 9 (1): 173-178.

［170］Spaide RF, Jaffe GJ, Sarraf D, et al. Consensus Nomenclature for Reporting Neovascular Age-Related Macular Degeneration Data: Consensus on Neovascular Age-Related Macular Degeneration Nomenclature Study Group [J]. Ophthalmology, 2020. 127 (5): 616-636.

［171］Sriram S, Mitchell W,Stratton C. Multiple sclerosis associated with chlamydia pneumoniae infection of the CNS [J]. Neurology, 1998. 50: 571-2.

［172］Tan Y, Fukutomi A, Sun MT, et al. Anti-VEGF crunch syndrome in proliferative diabetic retinopathy: A review [J]. Surv Ophthalmol, 2021. 66 (6): 926-932.

［173］Tanigawa Y,Kellis M. Power of inclusion: Enhancing polygenic prediction with admixed individuals [J]. Am J Hum Genet, 2023. 110 (11): 1888-1902.

［174］Toll SA, Tran HN, Cotter J, et al. Sustained response of three pediatric BRAF(V600E) mutated high-grade gliomas to combined BRAF and MEK inhibitor therapy [J]. Oncotarget, 2019. 10 (4): 551-557.

［175］Tremlett H, Zhu F, Ascherio A, et al. Sun exposure over the life course and associations with multiple sclerosis [J]. Neurology, 2018. 90: e1191-9.

［176］Tremlett H,Devonshire V. Is late-onset multiple sclerosis associated with a worse outcome? [J]. Neurology, 2006. 67: 954-9.

［177］Vaccaro V, Fabi A, Vidiri A, et al. Activity and safety of bevacizumab plus fotemustine for recurrent malignant gliomas [J]. Biomed Res Int, 2014. 2014: 351252.

［178］Verhaak RG, Hoadley KA, Purdom E, et al. Integrated genomic analysis identifies clinically relevant subtypes of glioblastoma characterized by abnormalities in PDGFRA, IDH1, EGFR, and NF1 [J]. Cancer Cell, 2010. 17 (1): 98-110.

［179］Villoslada P, Juste C, Tintore M, et al. The immune response against herpesvirus is more prominent in the early stages of MS [J]. Neurology, 2003. 60: 1944-8.

［180］Vitt UA, Hsu SY,Hsueh AJ. Evolution and classification of cystine knot-containing hormones and related extracellular signaling molecules [J]. Mol Endocrinol, 2001. 15 (5): 681-94.

［181］Volz C,Pauly D. Antibody therapies and their challenges in the treatment of age-related macular degeneration [J]. Eur J Pharm Biopharm, 2015. 95 (Pt B): 158-72.

［182］Vos T, Allen C, Arora M, et al. Global, regional, and national incidence, prevalence, and years lived with disability for 310 diseases and injuries, 1990–2015: a systematic analysis for the Global Burden of Disease Study 2015 [J]. Lancet, 2016. 388: 1545-602.

［183］Walton C, King R, Rechtman L, et al. Rising prevalence of multiple sclerosis worldwide: Insights from the Atlas of MS, third edition [J]. Mult Scler, 2020. 26 (14): 1816-1821.

［184］Wang W,Lo ACY. Diabetic Retinopathy: Pathophysiology and Treatments [J]. Int J Mol Sci, 2018. 19 (6).

［185］Whitehead M, Wickremasinghe S, Osborne A, et al. Diabetic retinopathy: a complex pathophysiology requiring novel therapeutic strategies [J]. Expert Opin Biol Ther, 2018. 18 (12): 1257-1270.

［186］Wick W, Weller M, van den Bent M, et al. MGMT testing--the challenges for biomarker-based glioma treatment [J]. Nat Rev Neurol, 2014. 10 (7): 372-85.

［187］Wong E, Bertin N, Hebrard M, et al. The Singapore National Precision Medicine Strategy [J]. Nat Genet, 2023. 55 (2): 178-186.

［188］Wong KK, Tsang YT, Chang YM, et al. Genome-wide allelic imbalance analysis of pediatric gliomas by single nucleotide polymorphic allele array [J]. Cancer Res, 2006. 66 (23): 11172-8.

［189］Wong WL, Su X, Li X, et al. Global prevalence of age-related macular degeneration and disease burden projection for 2020 and 2040: a systematic review and meta-analysis [J]. Lancet Glob Health, 2014. 2 (2): e106-16.

［190］Xiao D, Yan C, Li D, et al. National Brain Tumour Registry of China (NBTRC) statistical report of primary brain tumours diagnosed in China in years 2019-2020 [J]. Lancet Reg Health West Pac, 2023. 34: 100715.

［191］Xu G, Strathearn L, Liu B, et al. Prevalence of Autism Spectrum Disorder Among US Children and Adolescents, 2014-2016 [J]. Jama, 2018. 319 (1): 81-82.

［192］Xu T, Wang B, Liu H, et al. Prevalence and causes of vision loss in China from 1990 to 2019: findings from the Global Burden of Disease Study 2019 [J]. Lancet Public Health, 2020. 5 (12):

e682-e691.

［193］Xu Y, Yan K, Kim J, et al. Dual-stage deep learning framework for pigment epithelium detachment segmentation in polypoidal choroidal vasculopathy [J]. Biomed Opt Express, 2017. 8 (9): 4061-4076.

［194］Xue D, Narisu N, Taylor DL, et al. Functional interrogation of twenty type 2 diabetes-associated genes using isogenic human embryonic stem cell-derived beta-like cells [J]. Cell Metab, 2023. 35 (11): 1897-1914.

［195］Yang B, Zhang M,Luo T. Identification of Potential Core Genes Associated With the Progression of Stomach Adenocarcinoma Using Bioinformatic Analysis [J]. Front Genet, 2020. 11: 517362.

［196］Ye H, Zhang Q, Liu X, et al. Prevalence of age-related macular degeneration in an elderly urban chinese population in China: the Jiangning Eye Study [J]. Invest Ophthalmol Vis Sci, 2014. 55 (10): 6374-80.

［197］Zablotsky B, Black LI, Maenner MJ, et al. Estimated Prevalence of Autism and Other Developmental Disabilities Following Questionnaire Changes in the 2014 National Health Interview Survey [J]. Natl Health Stat Report, 2015(87): 1-20.

［198］Zeevi D, Korem T, Zmora N, et al. Personalized Nutrition by Prediction of Glycemic Responses [J]. Cell, 2015. 163 (5): 1079-1094.

［199］Zhan Q, Wang L, Xu X, et al. An APC Mutation in a Large Chinese Kindred With Familial Adenomatous Polyposis Was Identified Using Both Next Generation Sequencing and Simple STR Marker Haplotypes [J]. Front Genet, 2020. 11: 191.

［200］Zhang H, Zhan J, Jin J, et al. A new method for multiancestry polygenic prediction improves performance across diverse populations [J]. Nat Genet, 2023. 55 (10): 1757-1768.

［201］Zhang T, Xin Q,Kang JM. Bevacizumab for recurrent glioblastoma: a systematic review and meta-analysis [J]. Eur Rev Med Pharmacol Sci, 2021. 25 (21): 6480-6491.